国际经典影像学译著

国家自然科学基金（81501469）资助

# Gastrointestinal Imaging
# The Essentials

# 胃肠影像学精要

原　著　Ajay K. Singh

主　译　孙宏亮

主　审　王　武　谢　晟　黄振国

中国科学技术出版社

·北　京·

图书在版编目（CIP）数据

胃肠影像学精要 /（美）阿杰伊·K.辛格原著；孙宏亮主译. — 北京：中国科学技术出版社，2018.7
ISBN 978-7-5046-8062-4

Ⅰ.①胃… Ⅱ.①阿… ②孙… Ⅲ.①胃肠病－影像诊断 Ⅳ.① R573.04

中国版本图书馆 CIP 数据核字（2018）第 147494 号

著作权合同登记号：01-2018-3974

| | |
|---|---|
| 策划编辑 | 焦健姿　王久红 |
| 责任编辑 | 黄维佳 |
| 装帧设计 | 华图文轩 |
| 责任校对 | 龚利霞 |
| 责任印制 | 李晓霖 |

| | |
|---|---|
| 出　　版 | 中国科学技术出版社 |
| 发　　行 | 中国科学技术出版社发行部 |
| 地　　址 | 北京市海淀区中关村南大街 16 号 |
| 邮　　编 | 100081 |
| 发行电话 | 010-62173865 |
| 传　　真 | 010-62173081 |
| 网　　址 | http://www.cspbooks.com.cn |

| | |
|---|---|
| 开　　本 | 889mm×1194mm　1/16 |
| 字　　数 | 495 千字 |
| 印　　张 | 19.75 |
| 版　　次 | 2018 年 7 月第 1 版 |
| 印　　次 | 2018 年 7 月第 1 次印刷 |
| 印　　刷 | 北京威远印刷有限公司 |
| 书　　号 | ISBN 978-7-5046-8062-4/R·2295 |
| 定　　价 | 178.00 元 |

Wolters Kluwer Health did not participate in the translation of this title and therefore it does not take any responsibility for the inaccuracy or errors of this translation.

This is translation of *Gastrointestinal Imaging* : *The Essentials*.

免责声明：这本书提供药物的准确标识、不良反应和剂量表，但是它们有可能改变。请读者务必查看所提及药物生产商提供的包装信息数据。此书的作者、编辑、出版商、分销商对于应用该著作中的信息而导致错误、疏漏或所产生后果不承担任何责任，并不对此出版物内容做出任何明示或暗指的担保。此书的作者、编辑、出版商、分销商对出版物所引起的人员伤害或财产毁坏不承担任何责任。

Accurate indications，adverse reactions，and dosage schedules for drugs are provided in this book，but it is possible that they may change. The reader is urged to review the package information data of the manufacturers of the medications mentioned. The authors，editors，publishers，or distributors are not responsible for errors or omissions or for any consequences from application of the information in this work，and make no warranty，expressed or implied，with respect to the contents of the publication. The authors，editors，publishers，and distributors do not assume any liability for any injury and / or damage to persons or property arising from this publication.

Published by arrangement with Wolters Kluwer Health Inc., USA.
本翻译版受世界版权公约保护。

# 译者名单

主　译　孙宏亮

主　审　王　武　谢　晟　黄振国

译　者（以姓氏笔画为序）

付　磊　刘茜玮　刘桐希　李　苗　杨敏星

张海波　陈晓亮　段江晖　徐妍妍　徐俏宇

# 内容提要

　　本书是引进自 Wolters Kluwer 出版社的一部高质量医学影像学著作。由于影像技术的快速发展，影像医师不但要熟悉传统的荧光影像技术，还要熟悉断层影像技术。影像学在胃肠道疾病的早期诊断和治疗中扮演着重要角色，影像领域的快速发展使医生诊断胃肠道疾病的水平显著提高。原著者汇集了一批胃肠道影像领域的知名专家，共同编写了本书，对胃肠常规影像和影像学进展进行了详细说明，对钡餐、MR 成像等内容也做了介绍，还对胃肠道不同器官的常见疾病影像学表现及鉴别诊断进行了具体阐述。书中每章章首均列有学习目标，章末均附有自测题，书末还附有自我测评，帮助读者检验整体学习情况。本书内容紧凑实用，讲解系统详细，可作为放射科医师或临床医师的参考书，也可作为高年资医生指导住院医师和实习医师的教学用书。

# 丛书序

　　本套丛书是一系列遵循标准化格式的工具书。对于那些想要在某一专业领域快速汲取广博知识的医师来说，该系列里的每一本书都是一部实用的工具书。由于书中内容主要体现各系统的精要，所以没有过多考虑到初学者的水平，但是该丛书的内容足够详细，可用于住院医师或影像执业医师的快速学习，也可以用来指导专业教学，对专业医师及其他医务人员阅读患者的影像资料也有重要的参考价值。本套丛书相较于其他类似图书有以下特点：①书中内容紧凑实用，适合那些尚在轮转的住院医师；②书中每一章开头均会列出学习目标；③书中每一章末及书末均提供自测题或自我测评。书中的引文都是从最近的文献中引用的，这些文献均在每章末列出。

　　自测题是本套丛书的重要组成部分。每一章的末尾均附有自测题，书末还有自我测评。这尤其适合那些正准备参加新形式上机考试的医师，这些考试是专业认证和专业证书维护的一部分。

　　本套丛书不仅包含临床相关的内容，有丰富的影像学图像和插图，还包括相关学科的内容，如放射物理学和医学成像质量与安全。本套丛书旨在提供一些实用的参考内容，用于影像诊断的全面教育和影像引导下的治疗参考。

Jannette Collins

# 译者前言

  Ajay K. Singh 博士编著的《胃肠影像学精要》一书主要阐述了胃肠道疾病的影像学诊断精要，提纲挈领地描述了胃肠道不同器官常见疾病的影像学表现及鉴别诊断，既可作为放射科医生或临床医生的参考书和考试用书，又可用来帮助高年资医生指导住院医师和实习医师的教学。

  本书结构合理、内容丰富。第一章讲解了胃肠道造影检查的步骤及结果的判读，对消化系统空腔脏器的良、恶性病变鉴别诊断做了详细阐述。后面的章节分别对消化系统空腔脏器及肝、胆、胰、脾等实质脏器的肿瘤和非肿瘤性病变进行了逐一讲解。每一章末均附有自测题，便于读者进行学习效果的评价。

  我国放射科住院医师规范化培训制度正在逐步完善中，翻译并引进本书，为广大放射科住院医师和指导教师提供了一本高水平、高质量的参考书，本书也可直接作为指导教材。在翻译过程中，我们尽量兼顾原文语意的保留与汉语表述的习惯，但由于英语与汉语表达方式存在差异，行文中仍有部分直译的痕迹，望读者见谅。

  本书的翻译和审阅工作主要由中日友好医院放射诊断科的中青年医生完成，并得到科室内影像学前辈的精心审校。感谢所有同事的辛苦及出版社的支持。

孙宏亮

中日友好医院放射诊断科

# 目 录

## Chapter 1　钡餐检查：基础知识

## Chapter 2　食管

## Chapter 3A　胃：非肿瘤性病变

## Chapter 3B　胃：肿瘤性病变

## Chapter 4A　十二指肠

## Chapter 4B　小肠

## Chapter 5A　大肠：非肿瘤性病变

## Chapter 5B　大肠：肿瘤性病变

## Chapter 6　阑尾

## Chapter 7　腹膜

## Chapter 8A　肝脏：非肿瘤性疾病

## Chapter 8B　肝脏：肿瘤性疾病

## Chapter 9　胆囊和胆管

## Chapter 10A　胰腺：非肿瘤性疾病

## Chapter 10B　胰腺：肿瘤性疾病

# Chapter 11　脾

# 自我测评

# Chapter 1
# 钡餐检查：基础知识

# Barium Studies: The Basics

原著　Ajay K. Singh

翻译　刘桐希　孙宏亮

学习目标

► 介绍用于胃肠道疾病诊断的不同钡餐检查方法。

► 学习胃肠道肿物、溃疡、息肉、狭窄和憩室的影像学表现。

1

## 吞钡和上消化道造影流程

- 开始检查时，静脉注射 0.1mg 胰高血糖素（低张剂使胃和十二指肠松弛）。
- 使用浓稠的钡剂和产气粉产生双对比效果（评估黏膜异常的最佳方法）。
- 产气粉和 10ml 水一同服下（释放 300 ~ 400ml 二氧化碳）。
- 通常钡餐检查时需要对患者进行口头指导和体位帮助。
- 触诊时特定器官需要在仰卧位进行并戴上手套。
- 使图像放大器尽可能靠近患者。上消化道点片通常在 100kVp 获得。

## 评估食管

- 患者站立左后斜位（避免脊柱遮挡食管），口服高浓度的钡剂（250% w/v）然后取得食管的多个点片（图 1-1 和图 1-2）。
- 患者在检查床上俯卧右前斜位，口服稀钡剂得到胸段食管单对比图像。
- 胃食管反流可以通过 Valsalva 动作和水虹吸试验来检测。水虹吸试验：患者仰卧位，通过吸管喝下 50ml 水。如果没有观察到胃食管反流，患者右后斜位仰卧然后再次喝水。在这个体位，胃食管交界处于下垂位置。钡餐检查发现自发性胃食管反流的敏感度是 20% ~ 35%。与 pH 监测法比较，使用水虹吸试验时敏感度升高至 70%。在双对比检查时敏感度升高至 90%。
- 如果食管内有异物感，可以口服 13mm 大小的钡片和一口水观察钡片的移动。

## 评估胃和十二指肠

- 患者仰卧位，然后 360° 转动使钡剂涂布至所有胃壁。观察胃和十二指肠的多个位置，包括仰卧位、右后斜位和左后斜位。
- 患者右侧卧位静止，观察胃食管交界处和贲门。

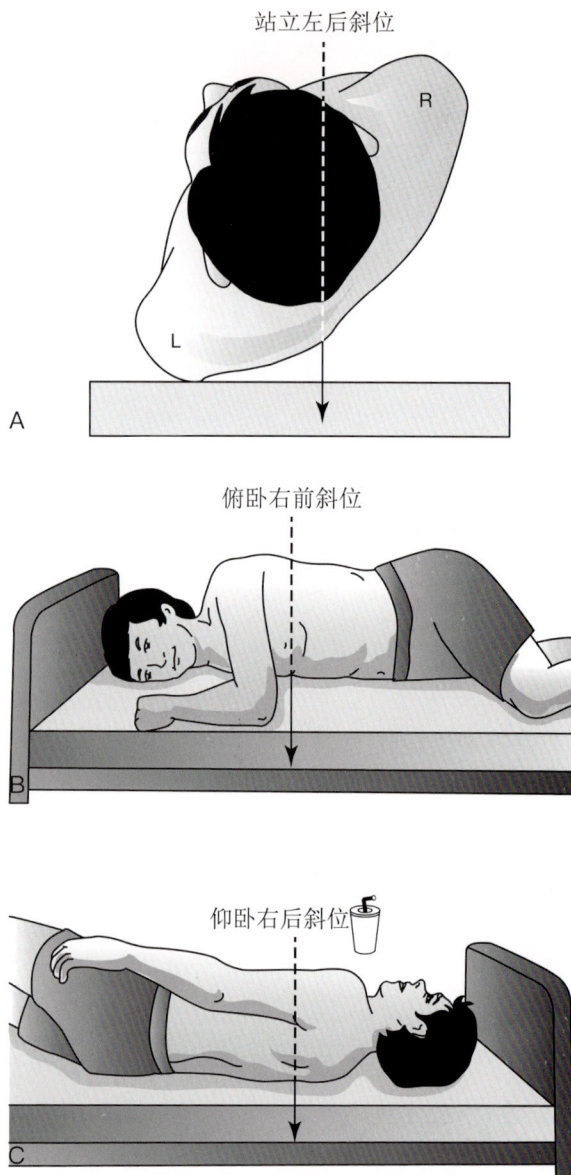

▲ 图 1-1  患者在吞钡检查中的体位

示意图显示患者在吞钡检查中三个最重要的体位：站立左后斜位和俯卧右前斜位可以对食管分别进行双对比和单对比成像；仰卧右后斜位用于虹吸试验中评价胃食管反流

- 把检查床放在 45° 位置，额外观察胃的斜位。
- 十二指肠球的双对比像在左后斜位取得（图 1-3）。十二指肠球单对比像在患者俯卧和右前斜位置取得。

## 小肠通过试验

- 小肠通过试验是小肠的单对比检查，最少

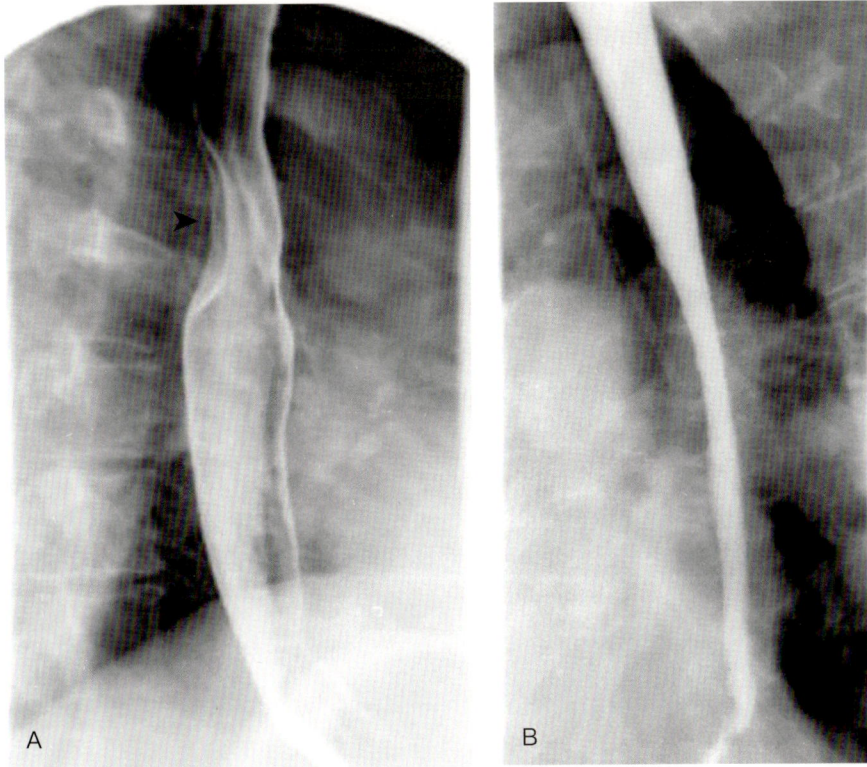

◀ 图 1-2　吞钡检查图像

A. 食管左后斜位显示双对比成像，注意食管并没有和脊柱重叠。此患者在食管后壁有黏膜下平滑肌瘤。B. 食管俯卧右前斜位显示单对比成像，伴有下胸段食管较长的光滑的狭窄，此患者有反流性食管炎

使用 16 盎司（500 ～ 1000ml）的 30% ～ 50% w/v 的低浓度钡剂。联合使用透视和点片，每隔 15 ～ 45min 观察小肠的仰卧位图像（图 1-4）。

• 检查开始前 30min 口服 20mg 甲氧氯普胺可以缩短小肠通过试验时间。

• 显示回盲部最好通过点片，通常在左后斜位。

• 结肠充气是通过直肠导管注射气体使结肠膨胀。在小肠通过试验的最后进行结肠充气来提供末段回肠的双对比成像。插入直肠导管时需要侧卧位，然后患者俯卧使气体反流至末段回肠。这个常用于克罗恩病引起末段回肠炎的患者。

• 小肠正常通过时间为 30 ～ 120min。

• 小肠通过试验的缺陷是小肠膨胀不完全时，可能无法很好地评估狭窄和充盈缺损。

## 小肠造影

• 在检查的前一天，患者采用进流食和服用比沙可啶来清洁小肠和结肠。

• 在检查前静脉注射（10mg；检查前）或

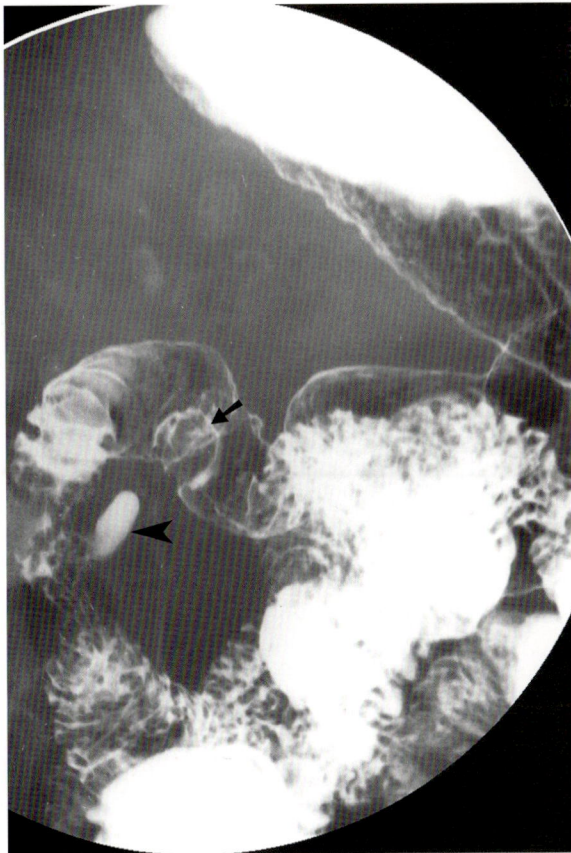

▲ 图 1-3　在上消化道检查中评价十二指肠

十二指肠左后斜位显示十二指肠球双对比成像。此患者有偶然发现的十二指肠憩室（箭头）和胃窦息肉（箭）

▲ 图 1-4　小肠通过试验

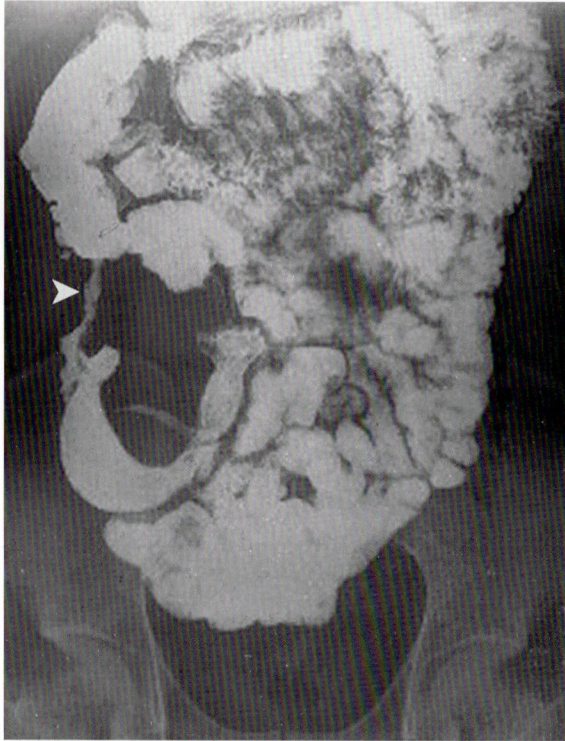

腹部俯卧位片显示 30min 时小肠显影；回肠末段可见狭窄（箭头），继发于慢性克罗恩病

口服甲氧氯普胺（20mg；检查前 30min）。

- 小肠造影导管要通过十二指肠空肠交界处来进行双对比小肠造影检查。需要使气囊膨胀来防止对比剂进入胃。

- 对于单对比小肠造影，需要以 75ml/min 的速度注入约 1L 的低浓度钡剂。

- 对于双对比小肠造影，需要以 75ml/min 的速度注入 50% w/v 的钡剂，然后注入空气或甲基纤维素来产生双对比效果（图 1-5）[1]。

## 钡灌肠

- 单对比钡灌肠检查使用 20% w/v 的钡剂，双对比钡灌肠检查使用 80%～100% w/v 的钡剂。

- 患者需要提前 24h 进流食并口服泻药（比沙可啶药片和栓剂）。

- 可以静脉注射 1mg 的胰高血糖素来降低结肠张力。禁忌证是患者有胰岛细胞瘤或嗜铬细胞瘤。

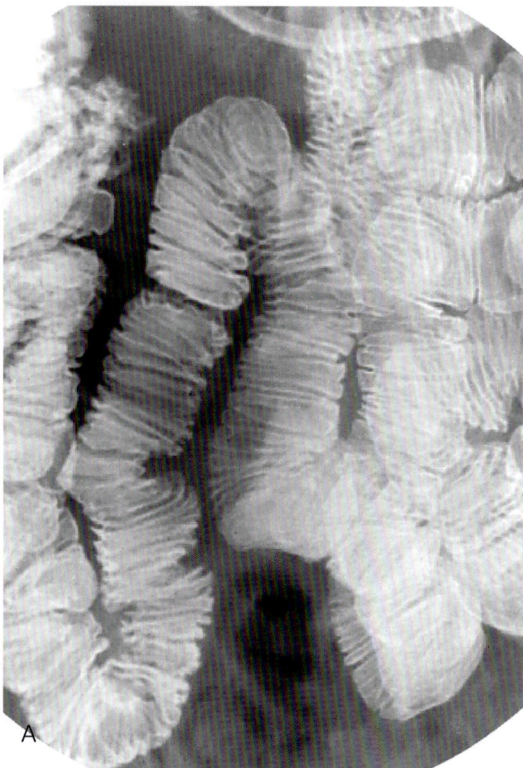

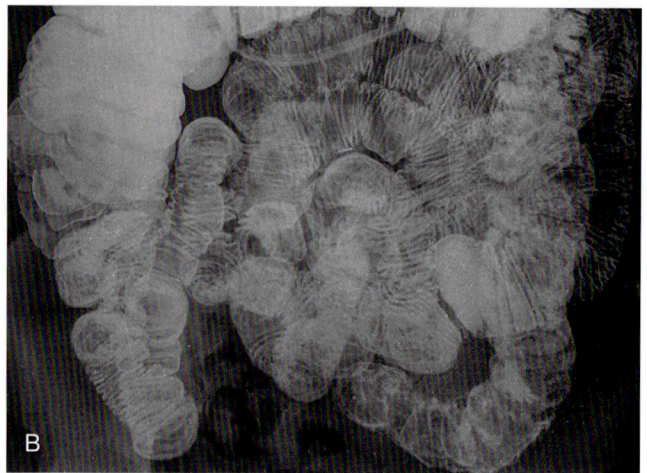

▲ 图 1-5　双对比小肠造影

腹部点片（A）和俯卧位片（B）显示很好的双对比成像，用于评估小肠的环形瓣；头位片同样显示结肠显影，有时会遮挡邻近小肠

在双对比检查时，患者俯卧位，通过直肠导管注入钡剂直至钡剂达到横结肠中部。然后通过直肠导管注入空气来产生双对比效果并将钡剂推挤至近端结肠。

患者向右转动来帮助钡剂移动至结肠肝曲，然后患者仰卧位使对比剂移动至升结肠，患者可以左侧向下转动或半直立。

透视点片可以在注射空气后进行，从直肠开始至盲肠。乙状结肠点片应该在钡剂到达盲肠之前进行，因为对比剂反流至回肠会遮挡乙状结肠[2]。

在钡灌肠过程中点片包括以下部位。

1. 直肠侧位和后前位。

2. 直肠乙状结肠交界处侧位。

3. 乙状结肠左后斜位。

4. 远端乙状结肠，常在仰卧位或右后斜位显示最佳。

5. 结肠肝曲、横结肠和结肠脾曲直立位。

6. 结肠脾曲在直立右后斜位显示最佳。

7. 结肠肝曲在直立左后斜位显示最佳。

8. 盲肠在左后斜位和右后斜位观察。

要去除盲肠内多余的钡剂，可以使患者处于头低足高位（Trendelenburg position），使钡剂进入升结肠，然后患者可以转向左侧。

在点片后可以照头位腹部 X 线片（俯卧位成角和右侧 / 左侧卧位）。直肠乙状结肠交界处可以在俯卧头位平片观察，管球向尾部转 30°（图 1-6）。

单对比钡灌肠检查需要患者在左侧位将低浓度钡剂注入直肠。直肠检查后，患者依然仰卧位，然后用手逐步挤压来评价结肠的不同部位。

## 肠壁局部肿物

黏膜肿物：黏膜息肉可以是无蒂的或有蒂的。有蒂的黏膜息肉与邻近肠壁形成锐角（图 1-7 和图 1-8）。这些息肉在胃部通常是增生性的，在小肠是腺瘤样或错构瘤样的。多发黏膜息肉提示存在息肉病综合征，例如家族性腺瘤样息

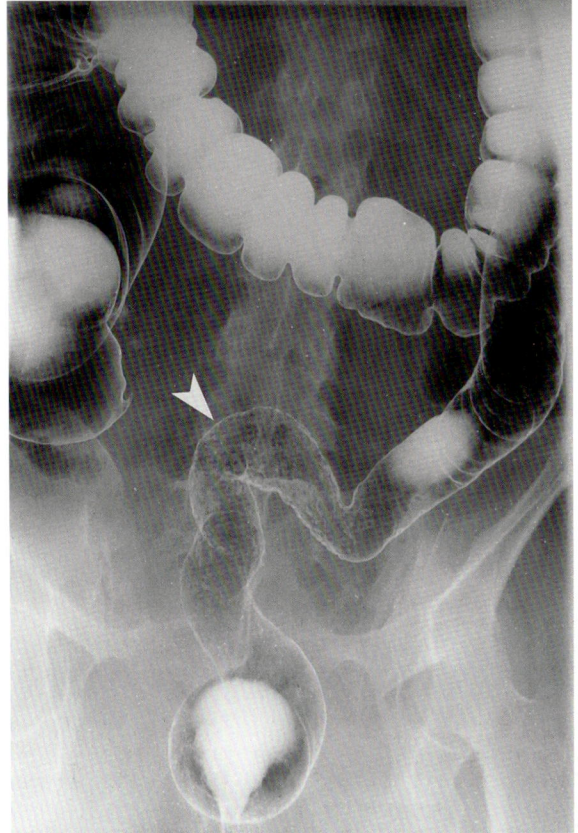

▲ 图 1-6　钡灌肠
腹部头位俯卧位片伴球管向尾部转 30°，可以清楚显示患有克罗恩病结肠炎的患者乙状结肠颗粒状的黏膜（箭头）

肉病和波伊茨 - 耶格综合征。

当正面观察有蒂息肉时可见"墨西哥帽征"，息肉的头部形成"帽子"的外环而息肉柄形成内环。"圆顶高帽征"可见于息肉或憩室。如果"圆顶礼帽"指向肠腔代表的是息肉，而背离肠腔时则代表是憩室。

黏膜下肿物：在双对比吞钡检查时，黏膜下息肉的典型征象是光滑的半圆形充盈缺损，与邻近肠壁形成直角或轻度钝角（图 1-9）。黏膜下肿物的鉴别诊断包括平滑肌瘤、胃肠道间质瘤、脂肪瘤、错构瘤、血管瘤、神经纤维瘤、颗粒细胞瘤和重复囊肿。多发黏膜下肿物可以来源于颗粒细胞瘤、血管瘤、卡波西肉瘤和淋巴瘤。约 50% 的黏膜下肿物可发生中心坏死而形成溃疡性黏膜下肿物，被称为牛眼样或靶样病变。小肠多发黏膜下肿物的鉴别诊断包括转

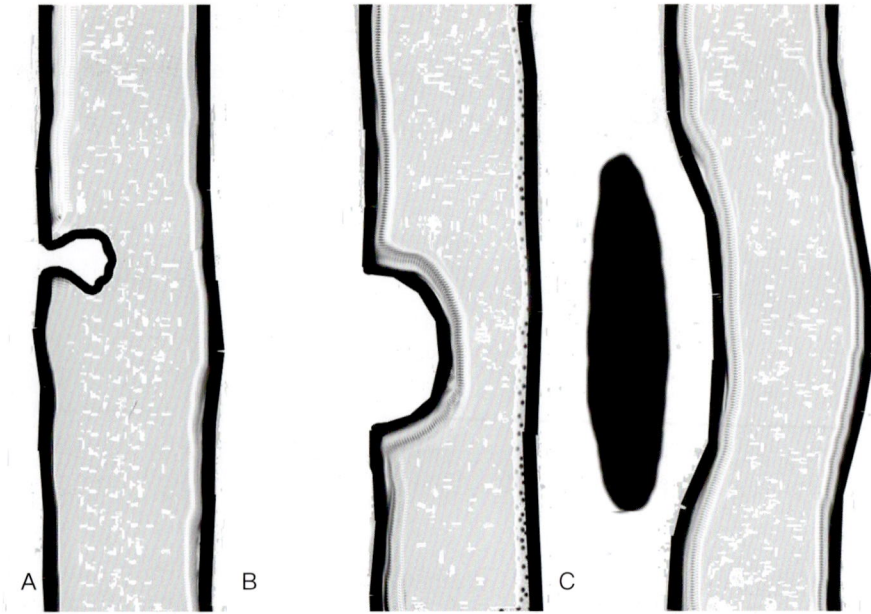

图 1-7 肠道肿物与肠壁的关系

示意图显示黏膜（A），黏膜下（B）和肠外病变（C）；黏膜病变形成锐角，而黏膜下病变与肠壁形成直角或轻度钝角；肠外肿物压迫与肠壁形成钝角，并且经常将推挤肠壁使其离开正常位置

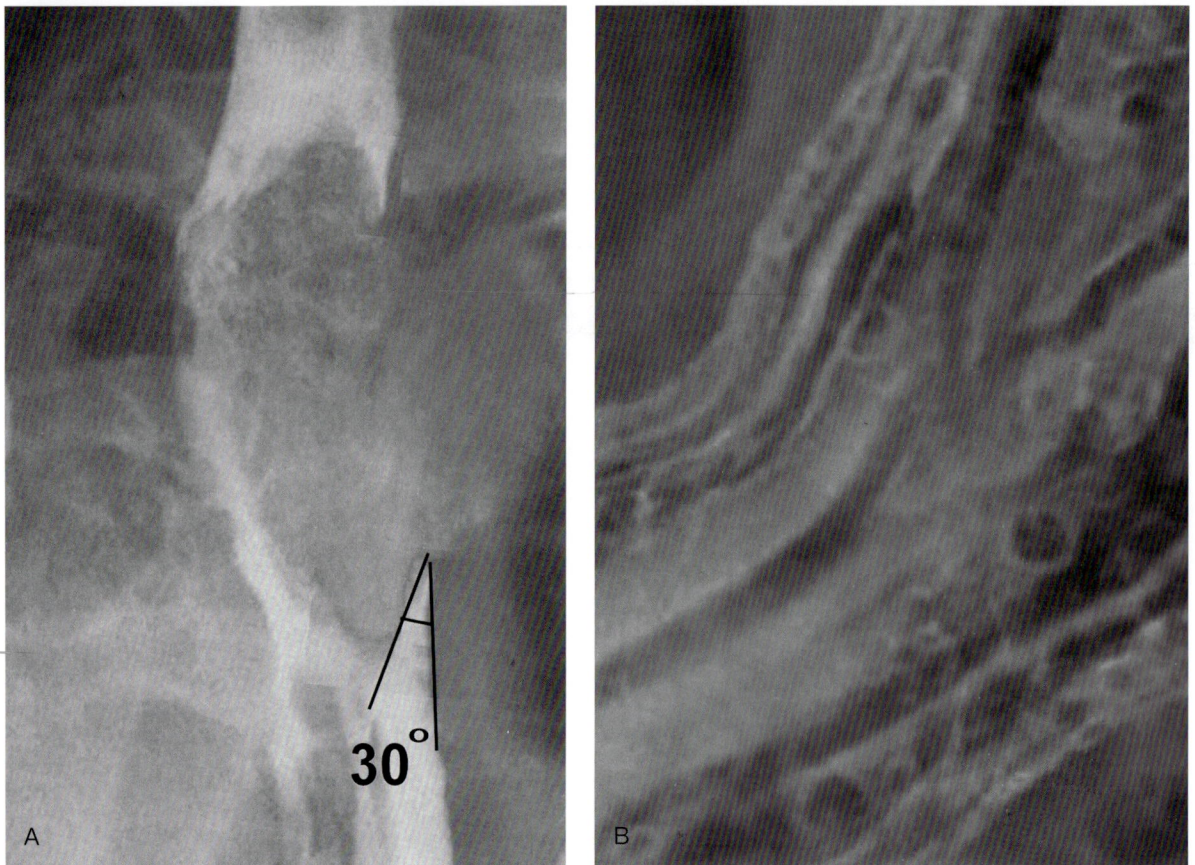

图 1-8 黏膜肿物（鳞状细胞癌和增生息肉）

A．吞钡检查显示上胸段食管边界不规则的巨大充盈缺损，与食管壁形成锐角；B．上消化道双对比成像显示胃的多个息肉，可见圆形或卵圆形充盈缺损，边缘为白色

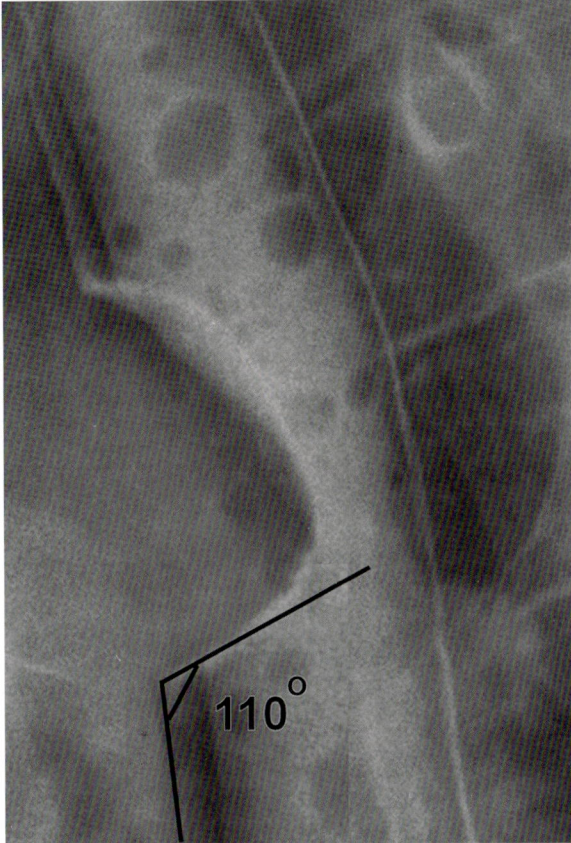

▲ 图 1-9　黏膜下肿物（平滑肌瘤）
吞钡检查显示上胸段食管光滑的半圆形充盈缺损，与食管壁形成轻度钝角

移（黑色素瘤、乳腺癌和肺癌）、淋巴瘤、类癌、神经纤维瘤和卡波西肉瘤[3]。

• 肠外肿物：肠外压迫与肠壁形成钝角。充盈缺损的中心在肠壁外（图 1-10）。

## 鉴别良性和恶性狭窄

良性狭窄经常是光滑的、对称的、长节段的、逐渐变细的向心性狭窄，不伴有溃疡或结节状充盈缺损（图 1-11 和图 1-12）[4]。恶性狭窄经常是短节段的、非对称性狭窄，伴有黏膜溃疡、结节和肩状改变（图 1-13）。

## 鉴别良性和恶性溃疡

糜烂是指黏膜层或固有层坏死，未到达黏膜肌层。与溃疡不同的是，糜烂未到达黏膜下层。它们是 1 ～ 2mm 深的钡斑，周围是水肿的黏膜

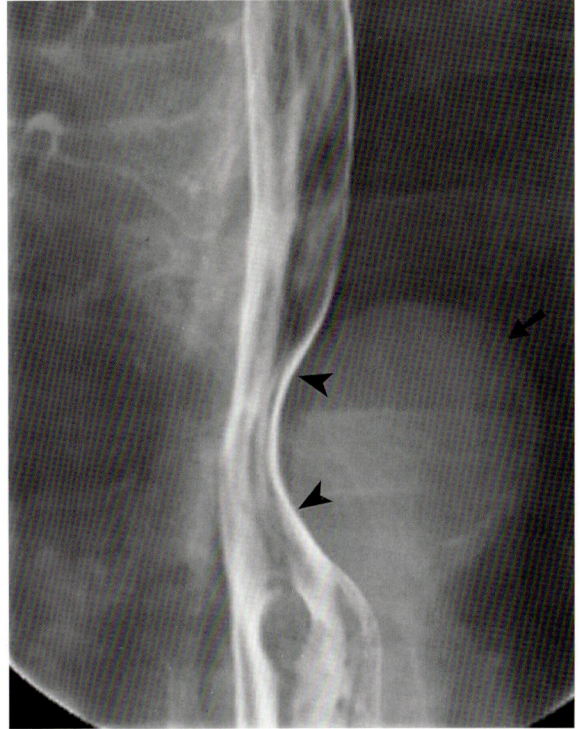

▲ 图 1-10　主动脉瘤外压
双对比吞钡检查显示上胸段食管前方外压（箭头），由主动脉弓的动脉瘤（箭）引起

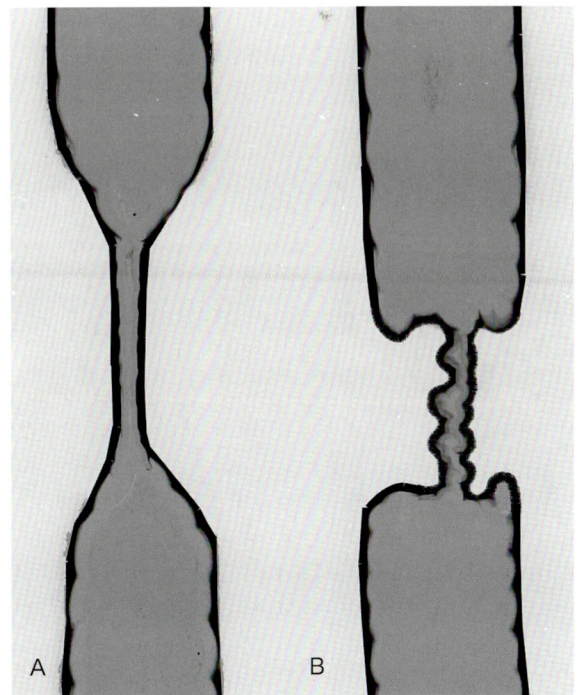

▲ 图 1-11　肠道良性和恶性狭窄
示意图显示肠道良性和恶性狭窄的形状；良性狭窄（A）显示为长范围的、对称的、光滑的向心性狭窄，而恶性狭窄（B）显示为更加局限的、非对称的狭窄，伴有结节状充盈缺损和溃疡，并且近端和远端呈肩状

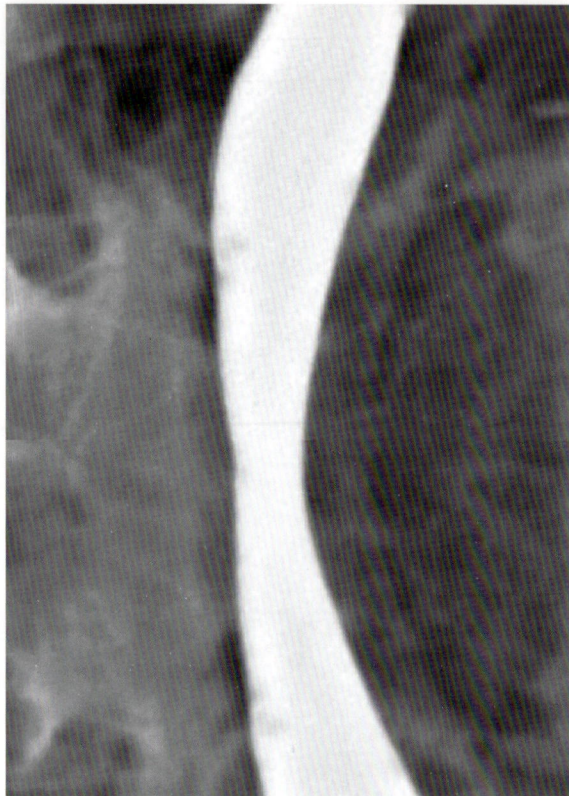

▲ 图 1-12　食管良性狭窄
单对比吞钡检查显示反流性食管炎患者胸段食管长范围逐渐变细的狭窄

环，常位于胃窦皱襞（图 1-14）[5]。

在美国，95% 的溃疡是良性溃疡。良性胃溃疡的影像特征包括溃疡口延伸至胃轮廓外（在侧位）（图 1-15）。良性溃疡周围呈光滑的丘状，水肿的黏膜皱襞延伸至溃疡口的边缘。Hampton 线是诊断良性胃溃疡的征象，表现为横贯溃疡颈部的透亮细线，是胃黏膜水肿的表现。胃小弯和胃窦的小溃疡多数是良性的。

恶性胃溃疡不超过胃轮廓，它们常表现为溃疡口不规则，边缘伴有结节，并且黏膜皱襞未延伸至溃疡口边缘（图 1-16）。胃底的溃疡大多数是恶性的。

## 憩室

憩室是肠壁向外的光滑突起，多数发生在结肠（图 1-17）。真性憩室是先天性的，包含肠壁的所有层面。胃肠道憩室大多数是假性憩室，只含有黏膜层，是由于肌层缺失向外疝出而形成的。小肠真性憩室发生在小肠系膜游离缘，而假性憩

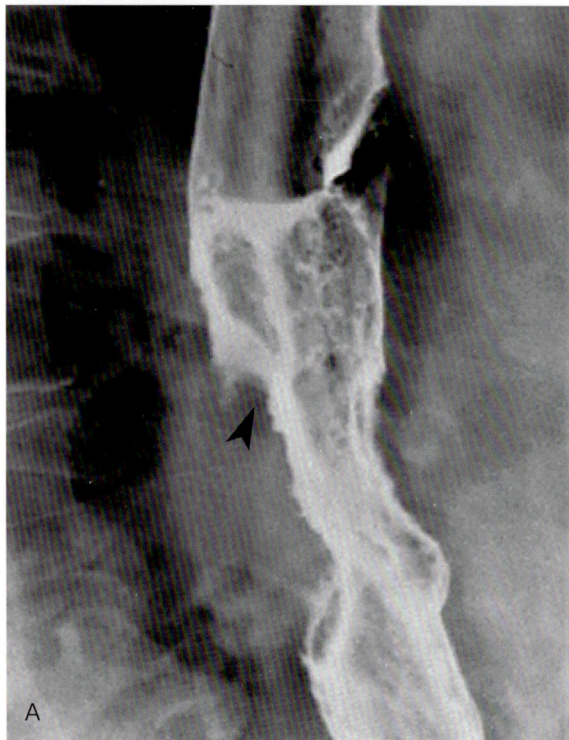

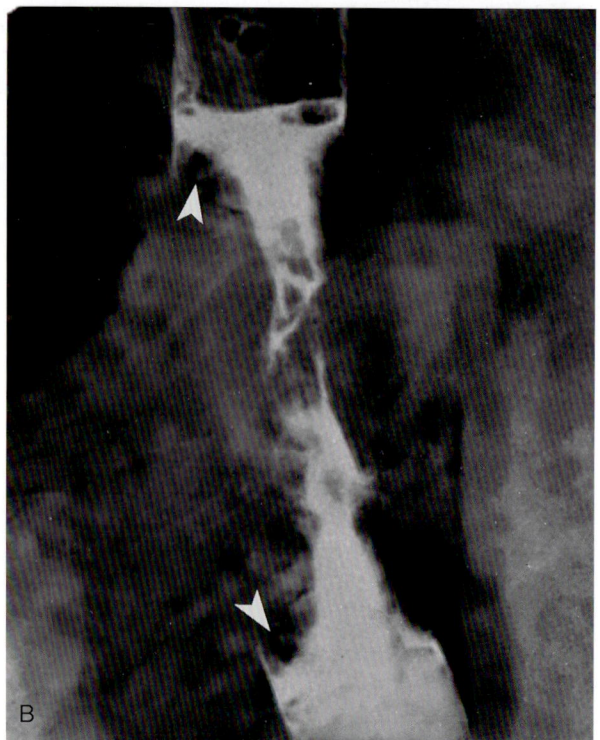

▲ 图 1-13　来源于鳞状细胞癌的恶性狭窄
双对比吞钡检查显示食管恶性狭窄，伴有肩状改变（箭头），溃疡和结节状充盈缺损

室发生在小肠系膜缘。憩室可见背离肠腔的"圆顶礼帽征"[6]。牵引性憩室的憩室壁有黏膜层，起源于炎性过程，例如结核性淋巴结炎。内压性憩室的憩室壁没有黏膜层，是由肠壁运动障碍引起的。内压性憩室常为圆形，有一个宽颈，而牵引性憩室常为帐篷状或三角形。

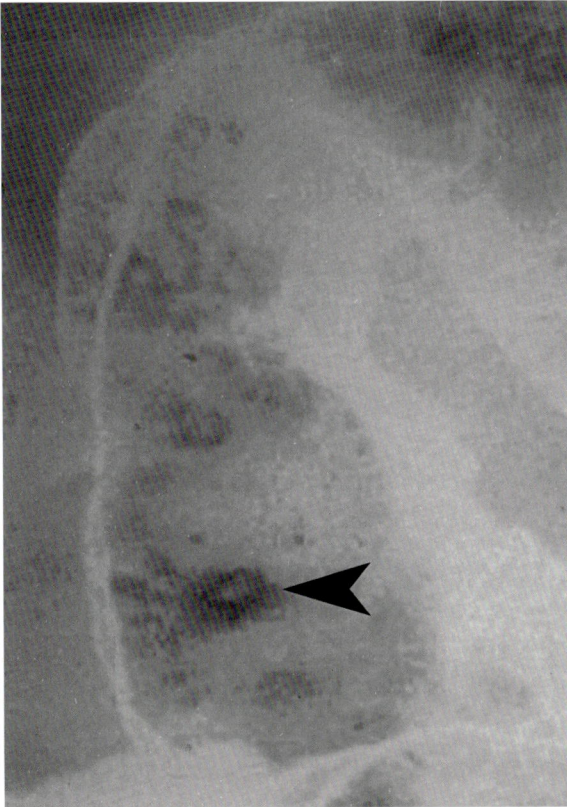

▲ 图 1-14 克罗恩病口疮样溃疡
双对比钡灌肠检查显示结肠壁口疮样溃疡（箭头）

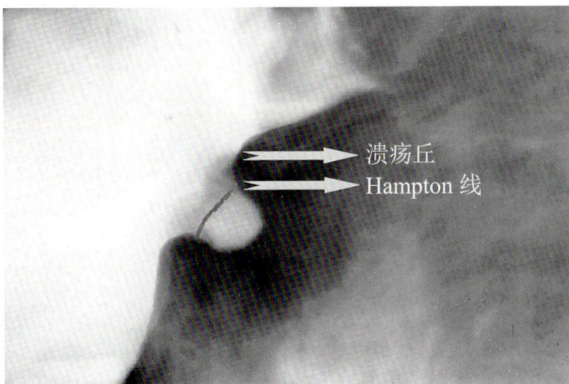

▲ 图 1-15 良性胃溃疡
在侧位显示一个良性胃溃疡，为对称的锥形，这是由水肿造成的，可见一条窄的 Hampton 线环绕溃疡颈部，它由黏膜水肿形成

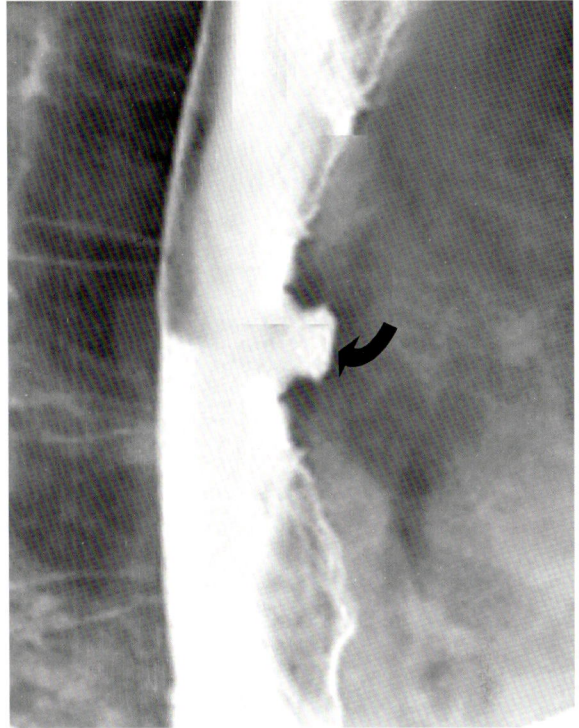

▲ 图 1-16 食管癌恶性溃疡
吞钡检查显示食管肿物内火山口样溃疡（弯箭），溃疡为形态不规则的锥形

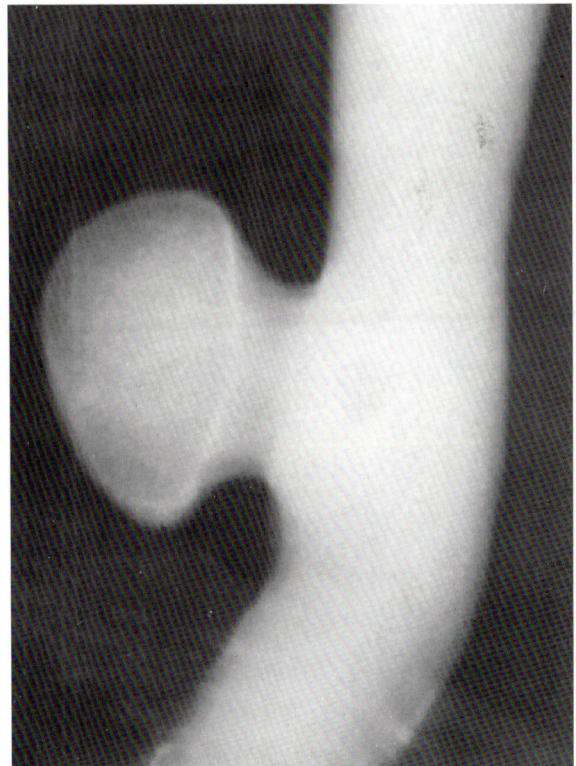

▲ 图 1-17 内压性食管憩室
单对比食管成像检查显示一个光滑的蘑菇状突起，不伴有黏膜不规则或者溃疡

9

## 解剖测量

- 下食管括约肌环（Schatzki 环）：＜ 12mm 时有症状。
- 食管纵向皱襞厚度：1 ～ 3mm。
- 胃小区大小：胃窦处 2 ～ 3mm，体部 / 底部 3 ～ 5mm（见于 70% 患者）。
- 胃黏膜皱襞厚度 3 ～ 5mm[5]。
- 环状襞厚度：空肠 2 ～ 3mm，回肠 1 ～ 2mm（空肠厚度＜ 3mm 和回肠厚度＜ 2mm 被认为是正常的）。
- 胃肠壁厚度：胃 2 ～ 5mm，小肠 1 ～ 1.5mm。
- 小肠口径：空肠小于 3cm，回肠小于 2.5cm，结肠小于 6cm。
- 小肠口径（灌肠时）：空肠小于 4cm，回肠小于 3cm。
- 气 - 液平面：站立位腹部 X 线片两个或少于两个气 - 液平面是正常的[7]。

## 参考文献

[1] Richard M, Gore RM, Levine MS. Textbook of Gastrointestinal Radiology. 3rd ed. Philadelphia, PA: Saunders; 2007.

[2] Rubesin SE, Levine MS, Laufer I, et al. Double-contrast barium enema examination technique. Radiology. 2000;215:642–650.

[3] Levine MS, Rubesin SE, Laufer I. Pattern approach for diseases of mesenteric small bowel on barium studies. Radiology. 2008;249:445–460.

[4] Gupta S, Levine MS, Rubesin SE, et al. Usefulness of barium studies for differentiating benign and malignant strictures of the esophagus. AJR Am J Roentgenol. 2003;180(3):737–744.

[5] Rubesin SE, Levine MS, Laufer I. Double-contrast, upper gastrointestinal radiography: a pattern approach for diseases of the stomach. Radiology. 2008;246(1):33–48.

[6] Miller WT Jr, Levine MS, Rubesin SE, et al. Bowler-hat sign: a simple principle for differentiating polyps from diverticula. Radiology. 1989 Dec;173(3):615–617.

[7] Silva AC, Pimenta M, Guimarães LS. Small bowel obstruction: what to look for. Radiographics. 2009;29(2):423–439. http://www.ncbi.nlm. nih.gov/pubmed/19325057

# 自测题

1. 钡灌肠在点片显示异常（箭头）。引起这个异常的可能原因是什么？

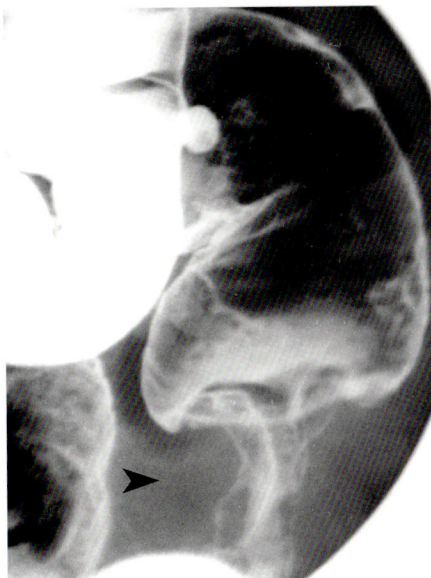

    A. 克罗恩病
    B. 腺癌
    C. 结核
    D. 绒毛息肉

2. 钡灌肠评价结肠脾曲的最好体位是哪个？

    A. 直立右后斜位
    B. 直立左后斜位
    C. 左侧位
    D. 仰卧左后斜位

3. 一位吞咽困难的患者，吞钡检查显示的异常是什么？

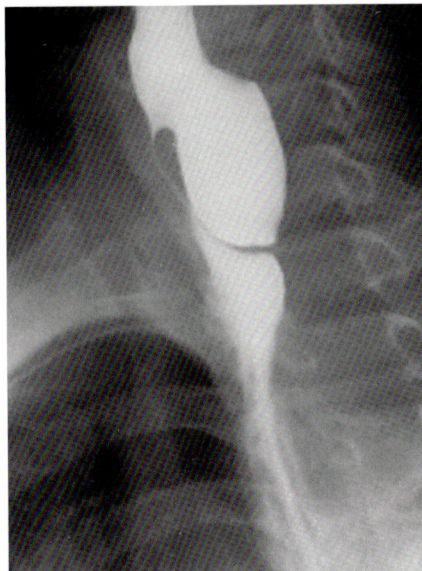

    A. 憩室
    B. 溃疡
    C. 肿瘤
    D. 穿孔

4. 一位慢性腹痛的患者，单对比钡灌肠检查显示的异常是什么？

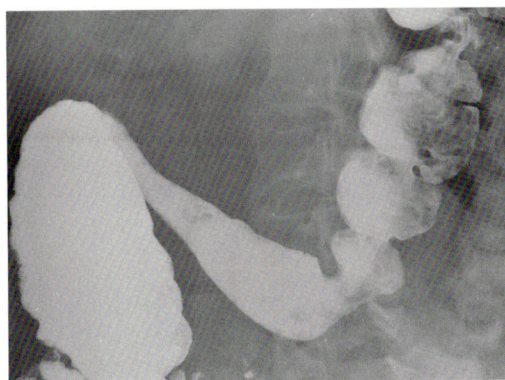

    A. 恶性狭窄
    B. 良性狭窄
    C. 外压性改变
    D. 结肠痉挛

5. 钡灌肠检查前静脉注射胰高血糖素的剂量是多少？

   A. 0.1mg

   B. 0.2mg

   C. 1.0mg

   D. 5mg

## 答案与解析

1. B。双对比钡灌肠显示一个苹果核样病变（箭头），诊断为恶性狭窄。

2. B。直立右后斜位显示结肠脾曲，而直立左后斜位显示结肠肝曲。

3. A。憩室。吞钡检查显示一个向后伸出的 Zenker 憩室。它是内压性咽部憩室，起自 Killian 裂隙（在环咽肌的环形和斜行纤维之间）。

4. B。良性狭窄。钡灌肠显示横结肠近端一个长的对称性狭窄，患者有克罗恩结肠炎。

5. C。钡灌肠前静脉注射胰高血糖素的剂量是 1.0mg，低张十二指肠造影前静脉注射剂量是 0.1mg。

# Chapter 2
# 食管

# Esophagus

原著　Vijetha Vinod Maller　Sridhar Shankar

翻译　付　磊　张海波　孙宏亮

## 学习目标

► 回顾食管良恶性病变的影像学
表现。

2

在食管梗阻、肿瘤、炎症、漏和运动障碍的原因分析中，食管造影起着非常重要的作用。尽管断层影像已有所发展，但单或双对比造影仍然是有价值的。由于食管的小口径和位置，CT 和 MR 并不是首选的检查方法。钡餐检查还能发现累及会厌谷、舌根、下咽及咽食管连接处的病变，这些在内镜检查中是难以观察的部位。CT 和 MR 的作用是进一步明确结果，特别是评估食管周围的区域，比如当食管癌需要分期时。

## 正常解剖

食管上括约肌，由环咽肌形成，位于 $C_5$–$C_6$ 水平，吞咽时会松弛。食管造影可发现这一部位的异常，比如延迟闭合、早闭和松弛障碍，也称为环咽肌失弛缓症（图 2-1）。

食管下括约肌（LOS）：食管的远端 2 ~ 4cm 是一个高压区，这对应于远端球形扩张的食管，又称为前庭或膈壶腹（图 2-2）。

## 食管环

A 环：A 环代表了食管下括约肌，是食管在管状部和前庭结合部的肌肉收缩引起的（图 2-2）。它代表的是膈壶腹上边界，位于 B 环上方 2 ~ 4cm。

B 环：B 环是黏膜环，在鳞柱状上皮的结合部或 Z 线（图 2-2）。它代表了膈壶腹的下边界和对应的 Z 线，代表鳞柱交界处。通常食管舒张时可见 B 环，但有 15% 的病例看不到，使得食管裂孔疝的诊断困难。然而，这可能会导致偶发性的吞咽困难，然后被称为 Schatzki 环（图 2-3）。当 B 环管腔的最大直径 > 20mm 时很少导致吞咽困难，而环的最大直径 < 13mm 的几乎总是引起吞咽困难[1, 2]。

## 血管压迹

迷走右锁骨下动脉是动脉发育异常，引起食管侧后方压迫的表现，但很少引起症状（图 2-4）。

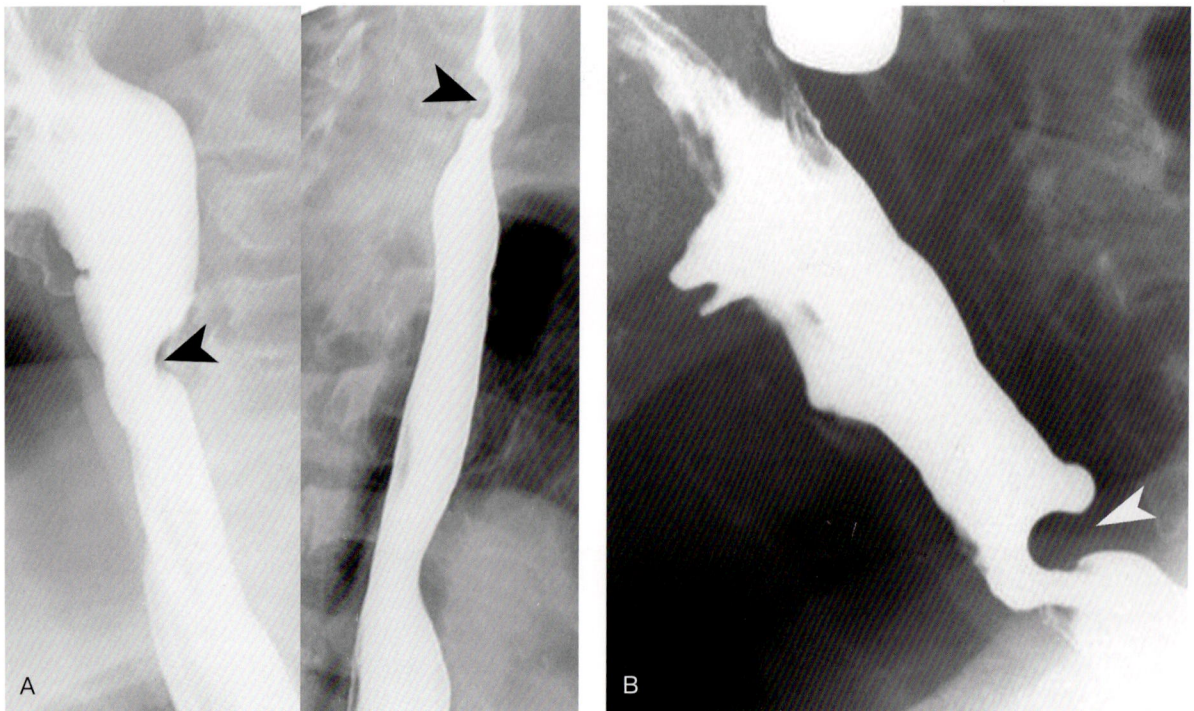

▲ 图 2-1 环咽肌失弛缓症
钡餐造影中持续的压痕，代表环咽肌痕（箭头）。A. 偶然看到前方食管蹼

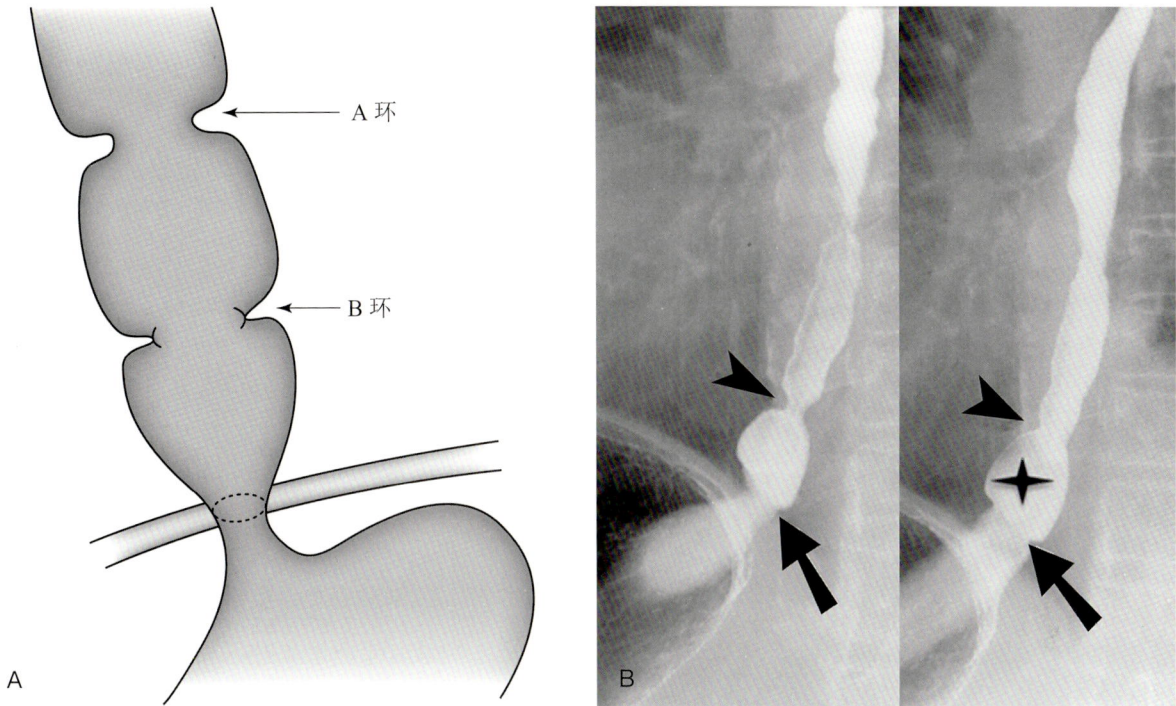

▲ 图 2-2　A 环和 B 环
在钡餐造影中，肌肉收缩引起的 A 环（箭头），在检查中位置多变；B 环（箭）对应于鳞柱交界，在检查中位置不变；下段食管 A/B 环之间球形扩张部分（黑星）代表食管前庭，对应于解剖上的食管下括约肌（LOS）

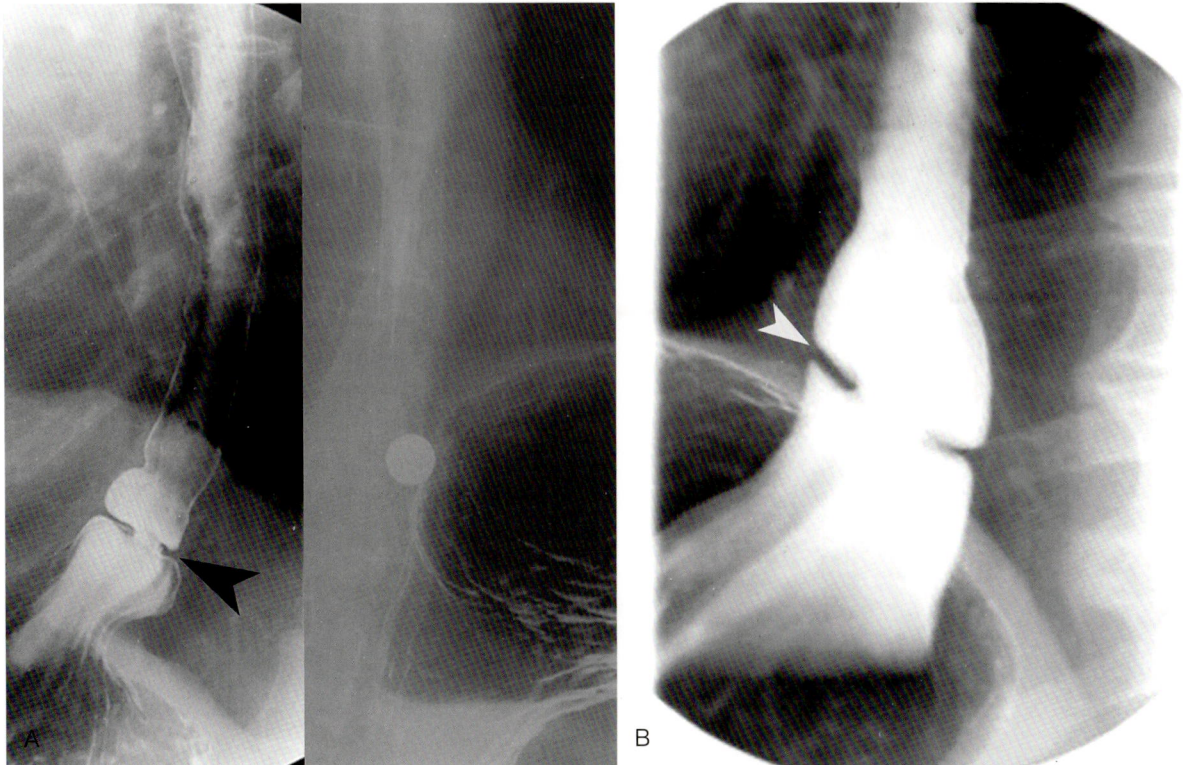

▲ 图 2-3　Schatzki 环
两名吞咽困难患者的食管双重造影示鳞柱交界处的 Schatzki 环，位于食管裂孔疝的顶点（箭头）；A 示该水平滞留管钡剂

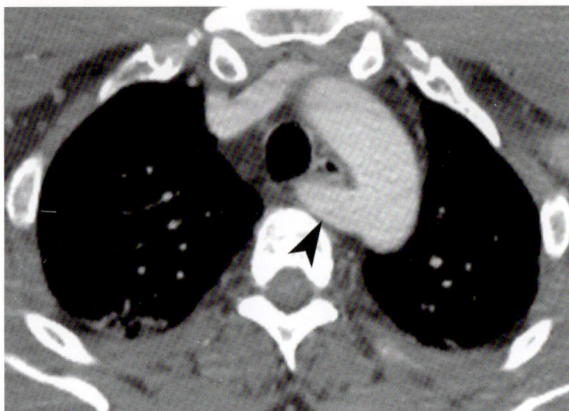

▲ 图 2-4　迷走右侧锁骨下动脉
迷走右锁骨下动脉（箭头）起源于主动脉弓左侧，并朝右侧走行，穿行于食管背侧

右位主动脉弓合并迷走左锁骨下动脉，产生的食管背部的压迹是由于左锁骨下动脉从右下经食管后方延伸至左侧引起（图 2-5）。

双主动脉弓最常表现为儿童的气道梗阻、吞咽困难和误吸。在左右的不同层面，主动脉弓引起食管的压迹。

迷走左肺动脉走行于气管和食管之间，因此会压迫气管背侧及食管腹侧。右侧支气管狭窄可引起空气潴留或肺不张。

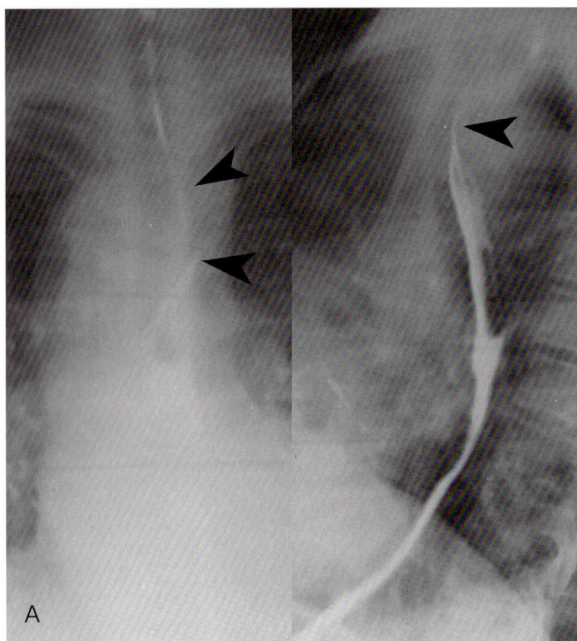

主动脉迂曲或主动脉瘤也可以产生食管的外压性改变（图 2-6）。

主动脉缩窄会在食管上产生反"3"压痕，是由于主动脉狭窄前、后的主动脉扩张引起的。

内部血管压迹：静脉曲张发生在肝门静脉高压或上腔静脉梗阻的患者，血流的逆转引起食管及食管周围静脉的扩张。钡餐造影检查可以表现为食管的线性充盈缺损，在检查过程中随着呼吸运动产生变化[3]。CT 扫描可进一步证实静脉曲张的诊断（图 2-7）。

## 食管裂孔疝

食管裂孔疝可无症状，在许多患者中偶然发现。然而，部分患者由于反流可出现上腹或胸痛，餐后饱胀，恶心，呕吐[4]。在平片，心影后可以看到气液平面。B 环超过膈肌压痕 2cm 以上时可诊断食管裂孔疝。

● 滑动型食管裂孔疝是食管最常见的类型（95%）[4]。由于食管裂孔的扩大，胃食管交界处上移超过裂孔 2cm 以上（图 2-8）。小的滑食管裂孔疝在站立位可以减轻。

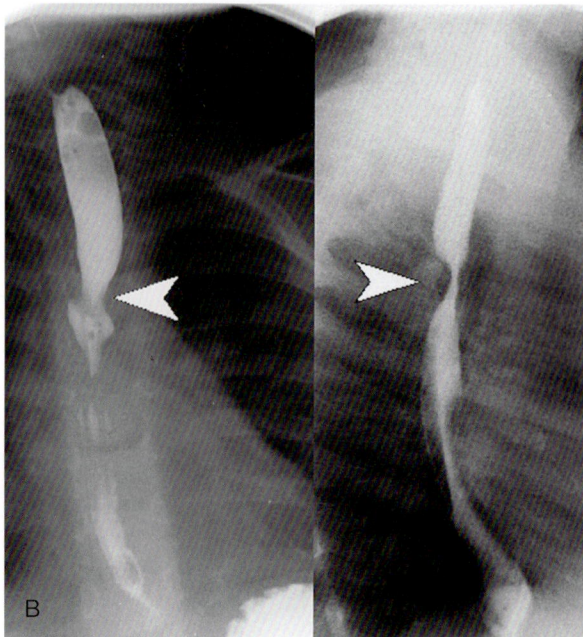

▲ 图 2-5　迷走锁骨下动脉
A．迷走左锁骨下动脉，钡餐造影示：右位主动脉弓和左锁骨下动脉变异，造成食管右侧背侧压痕（箭头）；B．迷走右锁骨下动脉，钡餐造影示：迷走右锁骨下动脉穿过食管背侧，产生压痕（箭头）

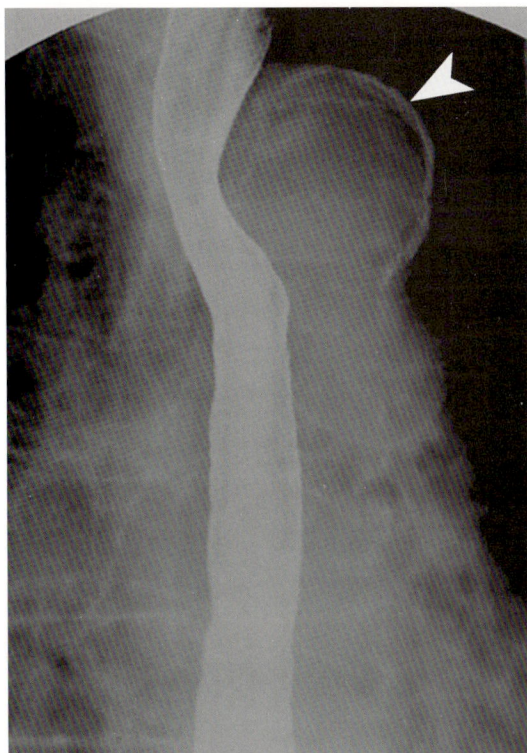

▲ 图 2-6 血管压迹

钡餐造影显示主动脉弓的食管压迹，这是由于主动脉弓的迂曲扩张引起（箭头）

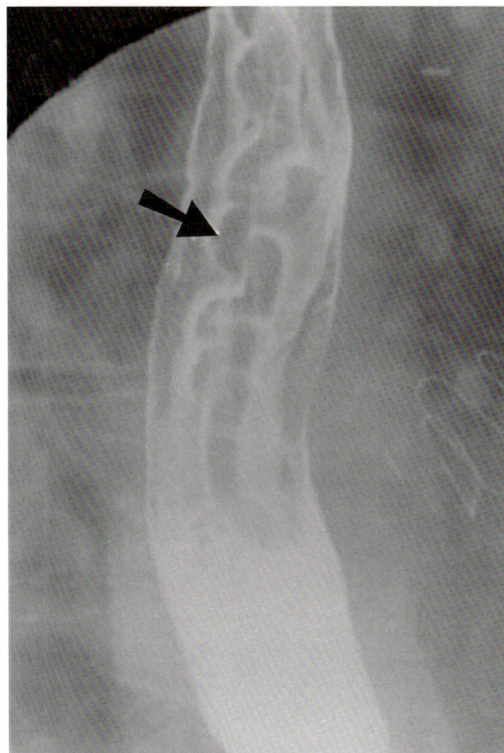

▲ 图 2-7 食管静脉曲张

静脉曲张的匍行性状充盈缺损（箭），通过 CT 增强扫描证实

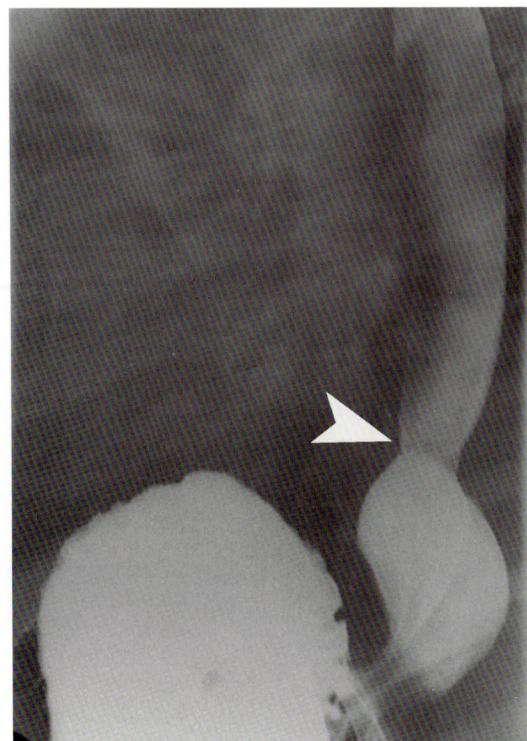

▲ 图 2-8 滑动型食管裂孔疝

钡餐造影中的胃食管结合部（箭头），超过食管裂孔 2cm 以上

- 食管旁型裂孔疝很少见（5%）。胃食管交界处位于它的正常位置，而胃底疝入膈上（图 2-9）。大的疝可因胃旋转进展为胃扭转、梗阻、绞窄和穿孔[4]。

- 混合型食管裂孔疝：胃食管结合部和胃底一同进入胸腔（图 2-10）。

## 食管蹼

食管蹼可以是先天性的或后天性的。蹼通常出现在下咽和颈段食管，从食管前壁突出（图 2-11）。当超过管腔 50%，会有症状出现[5]。Plummer-Vinson 综合征即食管蹼伴缺铁性贫血引起的吞咽困难。Plummer-Vinson 综合征可增加癌症的患病概率[6]。

## 食管憩室

压力型憩室是由于腔内压力增加引起的。牵引性憩室的发生是由于肺门部肉芽肿性病变[3, 7]。

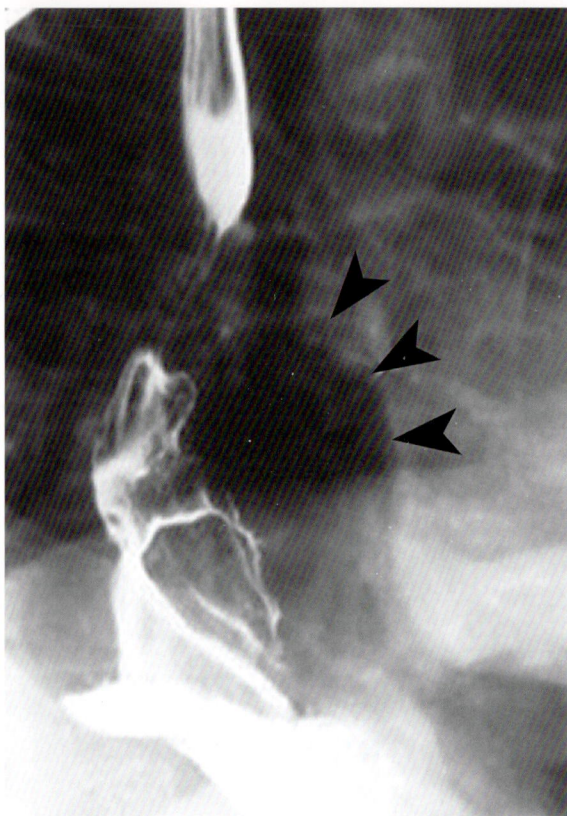

▲ 图 2-9 食管旁型裂孔疝
钡餐造影所示胃底（箭头）位于膈肌裂孔上方

Zenker 憩室是一个压力性下咽憩室，由于黏膜和黏膜下突出，通过环咽肌水平和斜行肌之间的三角形薄弱部位即 Killian 裂隙向外突出形成。可能是由于食管上段压力升高和环咽肌功能障碍引起[7]。患者可以表现为吞咽困难，反流，或误吸。在平片上，表现为颈部肿块或气液平面。食管造影显示食管中线后壁的外突，在环咽的上部，侧位显示更佳（图 2-12A）。

Killian-Jamieson 憩室是压力性憩室，在环咽肌下方的颈段食管侧面解剖薄弱部位突出。这型憩室是横向外突，前后位观察更佳（图 2-12B）[7]。

Midesophageal 憩室发生在食管中 1/3，近气管分叉水平。牵拉性 Midesophageal 憩室是由于食管周围的炎症与食管之间牵拉引起的。Mdesophageal 憩室被认为与胡桃夹食管、弥漫性食管痉挛、贲门失弛缓症、LOS 高压和非特异性食管动力障碍相关[7]。经典 Midesophageal 憩室体积小，憩室颈部很大，很少有症状或需要进一步手术干预（图 2-13）。

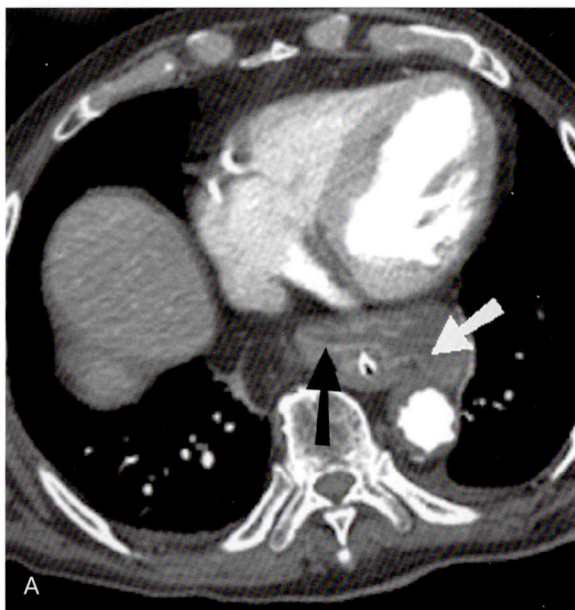

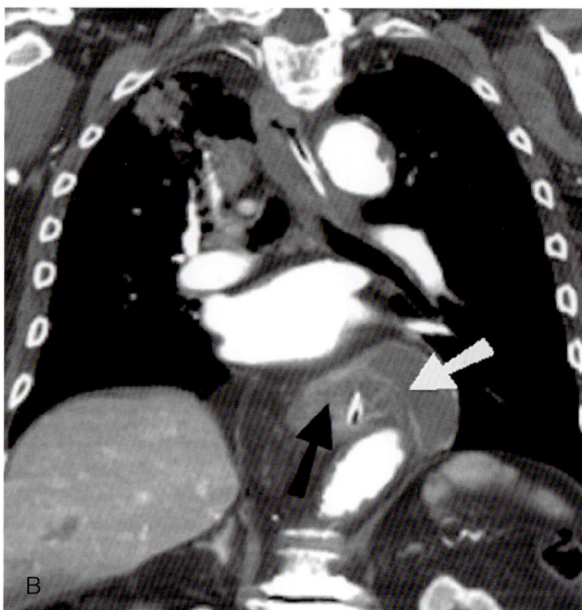

▲ 图 2-10 混合型食管裂孔疝
轴位和冠状对比增强 CT 图像（A，B）所示：显示胃底（白色箭）疝入胸腔，与食管相邻；胃食管结合部位于裂孔上方（黑色箭）

Epiphrenic 憩室是压力性憩室，位于食管邻近膈肌的部位（图 2-14）。持续性增加音调，常会引起 Epiphrenic 憩室。据报道 Epiphrenic 憩室可以合并胡桃夹食管、贲门失弛缓症，及其他运动功能紊乱[7]。大的 Epiphrenic 憩室可以引起吞咽困难、狭窄食管，或误吸[3, 7]。

主肺动脉窗食管憩室发生在食管进入主肺动脉窗段。[7]

## 食管运动功能障碍

在生理上，第一收缩波推动食物下行进入食管，第二收缩波始于胸段食管，推动食管内剩余食物继续下行。第三收缩波是食管的异常收缩，没有推送食物的作用，瞬间间歇性收缩，位置多变，但不伴有症状。当在老年患者看到时，这些被称为老年性食管[8]。

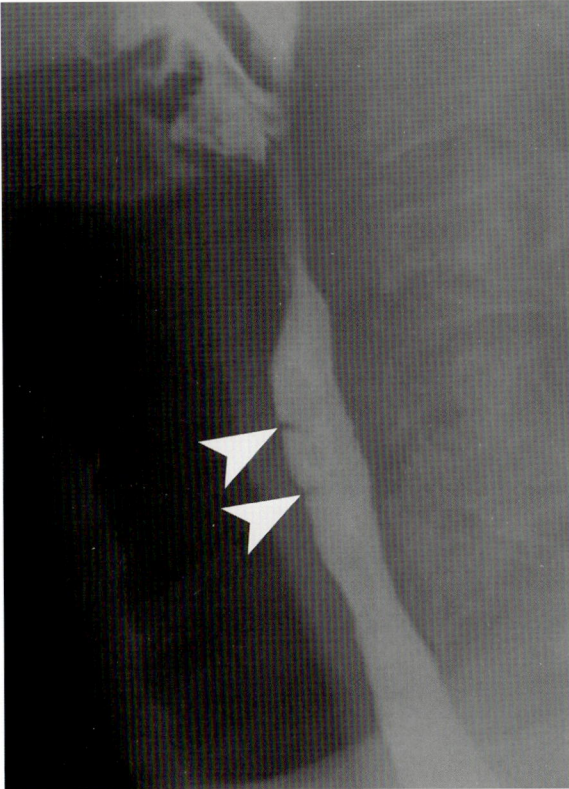

▲ 图 2-11　食管蹼
钡餐造影：食管前壁的两个短片状蹼（箭头）

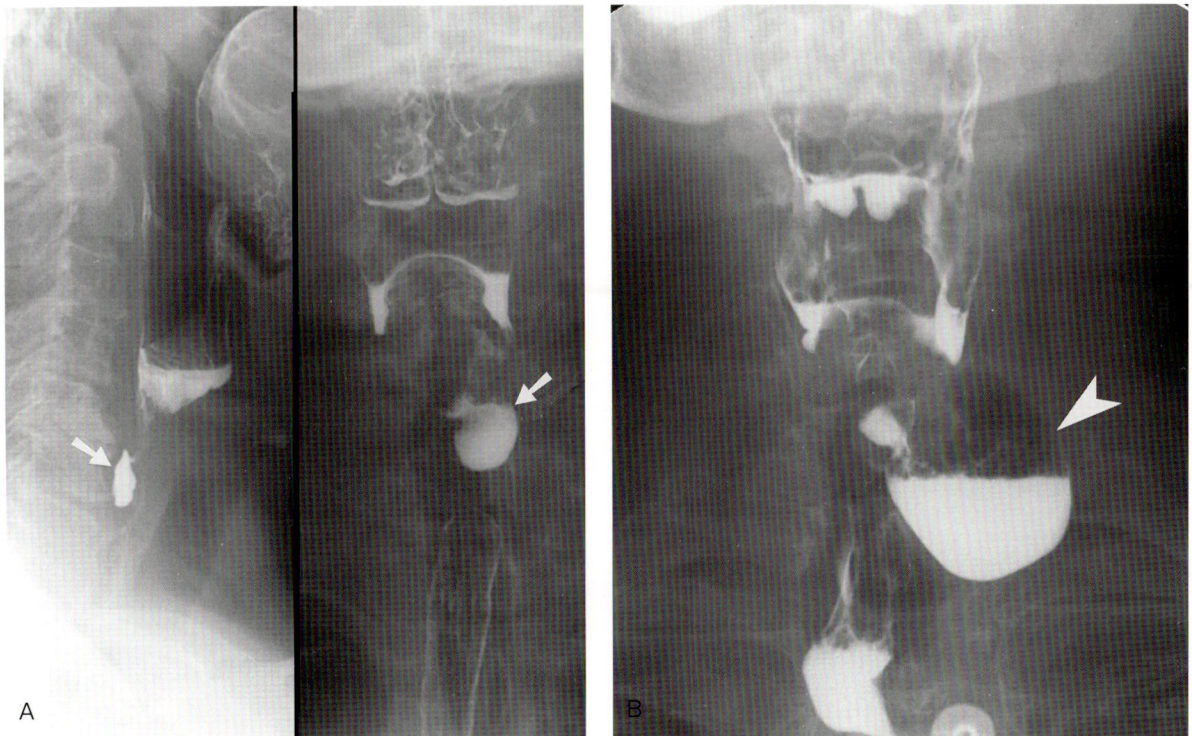

▲ 图 2-12　Zenker 和 Killian–Jamieson 憩室
A．Zenker 憩室，钡餐造影显示憩室（箭），从咽食管交界处的后方突出；B．Killian-Jamieson 憩室，钡餐造影显示食管憩室（箭头），向左侧咽食管交界处突出

弥漫性食管痉挛是中远段食管平滑肌产生间歇性的不协调的收缩，可以伴随胸部症状。食管钡餐造影时它通常被描述为螺旋状食管（图2-15）。

贲门失弛缓症是原发性食管运动功能障碍，其特征是远端食管蠕动丧失和 LOS 的不松弛。贲门失弛缓通常发生在中年人，男女发生率大致相当。贲门失弛缓症会增加癌症的患病风险。原发性贲门失弛缓症的病因未知，可能是食管神经节细胞的某些炎性变性[3]引起的。患者通常具有长期的吞咽困难和症状进展缓慢的特点。

继发性的贲门失弛缓或假性贲门失弛缓症，通常是由于食管的病理性原因引起的，但通常与原发性贲门失弛缓难以鉴别。恶性肿瘤（特别是胃癌）、美洲锥虫病（Chagas disease）、干燥综合征、淀粉样变性、结节病与硬皮病可能是假性贲门失弛缓的原因（图2-16）[9]。

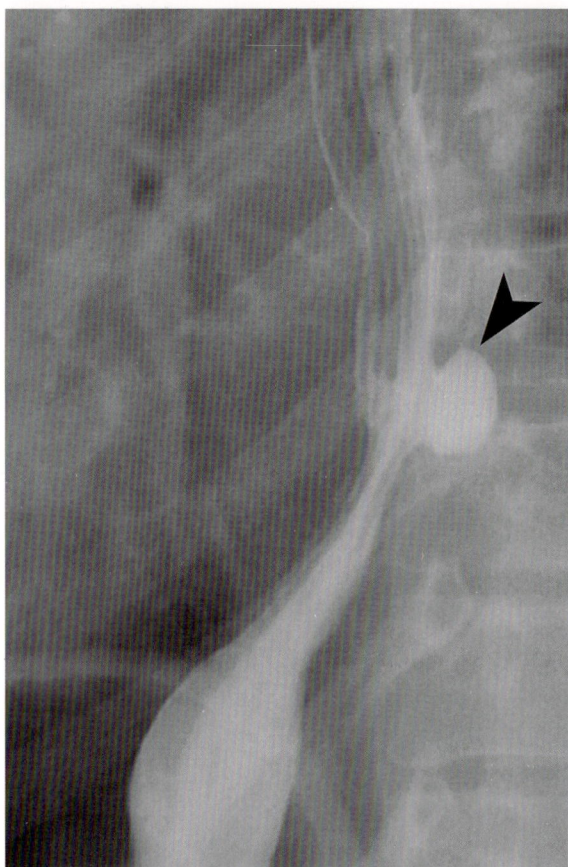

▲ 图 2-13　压力性憩室
钡餐造影显示胸段食管压力性憩室（箭头），有着较宽的颈部

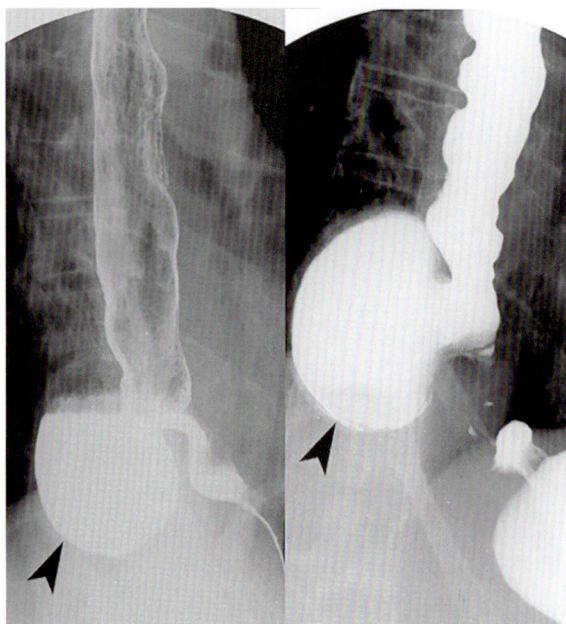

▲ 图 2-14　大的膈上憩室
钡餐造影显示大的膈上憩室（箭头），胸段食管出现第三收缩波

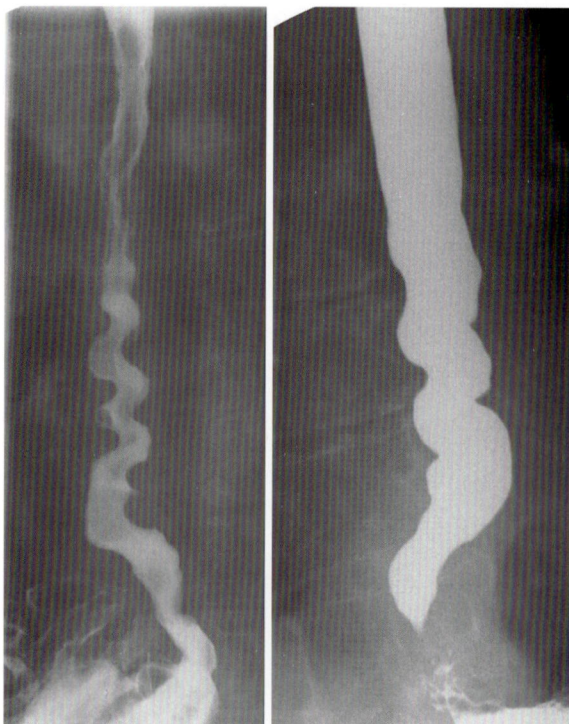

▲ 图 2-15　螺旋状食管
钡餐造影显示食管胸段螺旋形表现，患者出现吞咽困难的症状

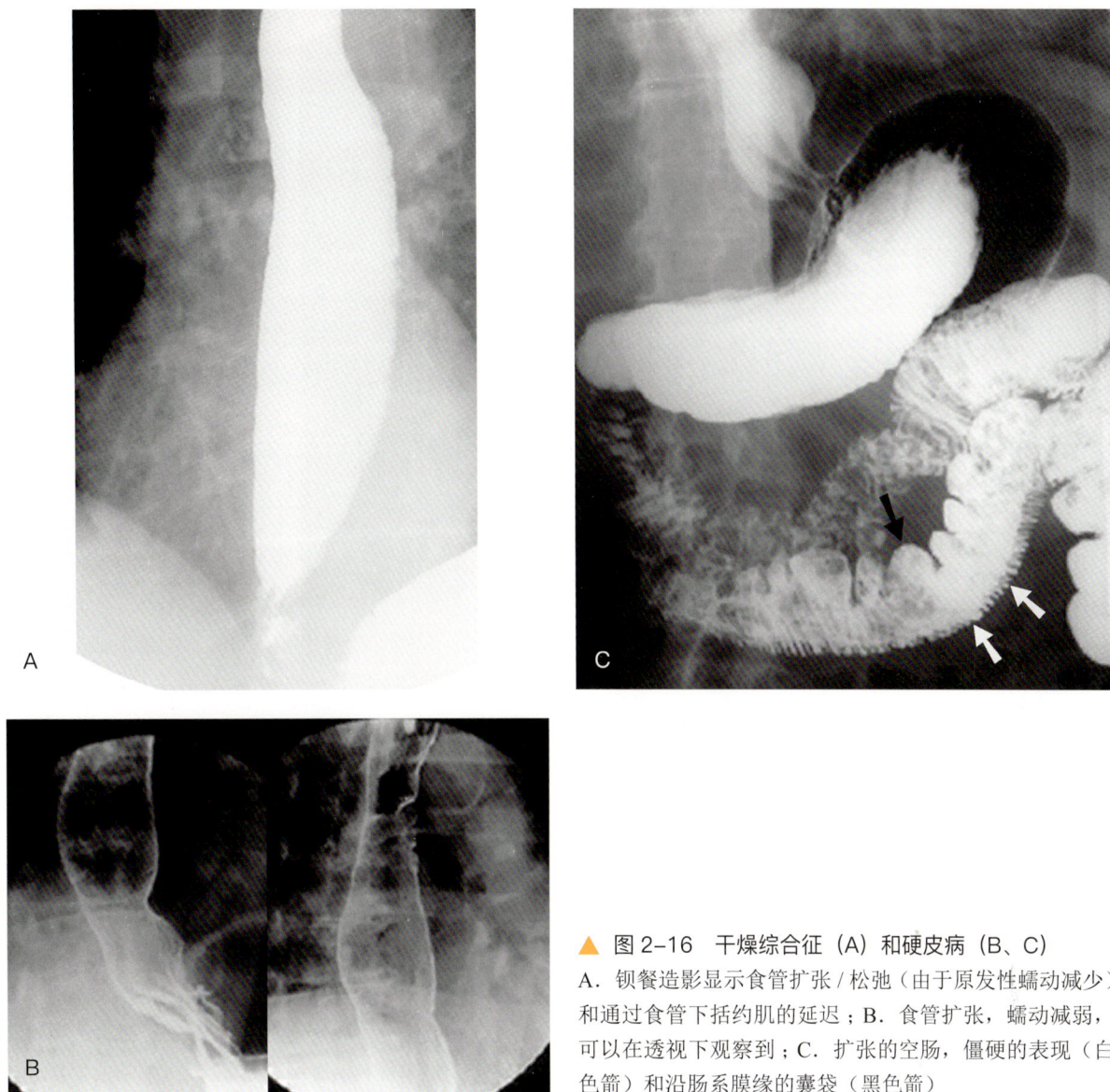

▲ 图 2-16 干燥综合征（A）和硬皮病（B、C）
A. 钡餐造影显示食管扩张 / 松弛（由于原发性蠕动减少）和通过食管下括约肌的延迟；B. 食管扩张，蠕动减弱，可以在透视下观察到；C. 扩张的空肠，僵硬的表现（白色箭）和沿肠系膜缘的囊袋（黑色箭）

### 影像学表现

X 线片显示胃底没有气体。食管钡餐造影显示食管不协调的扩张，没有推进功能，并可见第三收缩波（图 2-17）。不完全的 LOS 松弛，并与食管收缩不协调常引起典型的鸟嘴征象（图 2-17 ～图 2-19）。当患者在卧位时，食管正常蠕动不能推动钡剂。在站立位置时，钡剂由于足够高的静水压力可以克服 LOS 压力，允许食管内容物通过。如果疾病进一步发展，食管可以明显扩张、迂曲，亦称乙状结肠样食管（图 2-18）[3]。如果疾病进一步发展，当食管失去张力，食管

会显著扩张，并可以看到实物和液体的潴留。食管贲门失弛缓症中，会有许多微小的气泡分布在钡剂中，可能是由于念珠菌长期停滞继发感染引起的。[3]，CT 一般不用于贲门失弛缓症的诊断，但也可以显示食管扩张程度及其内食物残渣滞留情况。

继发性贲门失弛缓症的另一个特点是食管缺乏正常收缩波及食管 - 胃结合部鸟嘴样狭窄。当继发性贲门失弛缓症是由于食管 - 胃结合部的食管癌造成时，食管狭窄段的长度很长且不对称，还可看到肿瘤浸润引起的结节或溃疡[9]（图 2-20）。

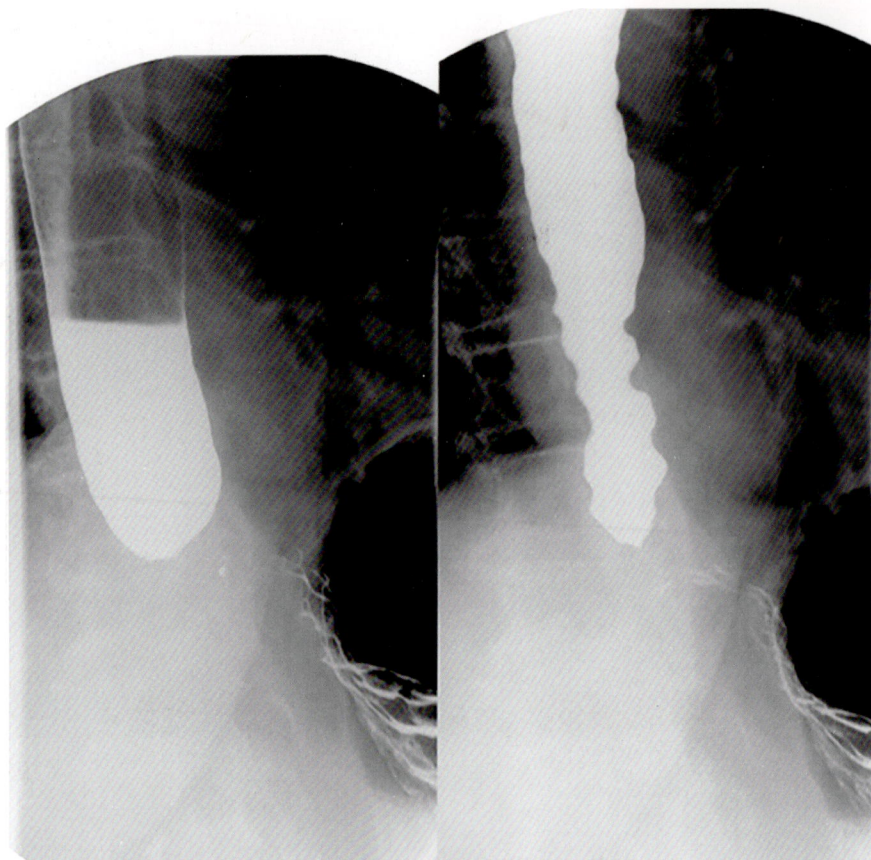

▶ 图 2-17　贲门失弛缓症
钡餐造影显示扩张的食管与
食管下括约肌的痉挛；胸段
食管出现第三收缩波

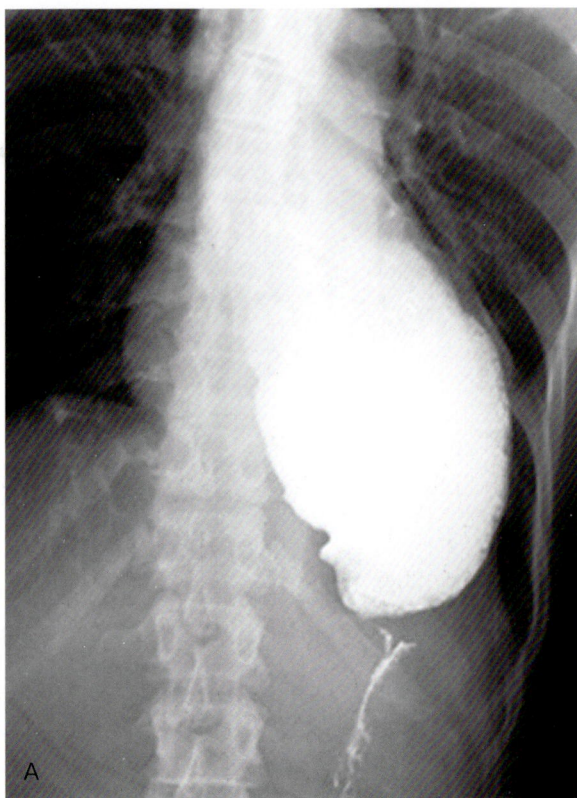

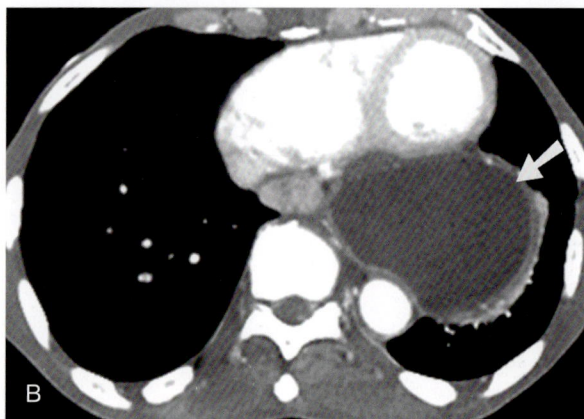

▲ 图 2-18　贲门失弛缓症
A．大量钡剂位于明显扩张的食管内，呈乙状结肠型扩张
鸟嘴样征象；B．轴位 CT 也表现为明显扩张的食管（箭）

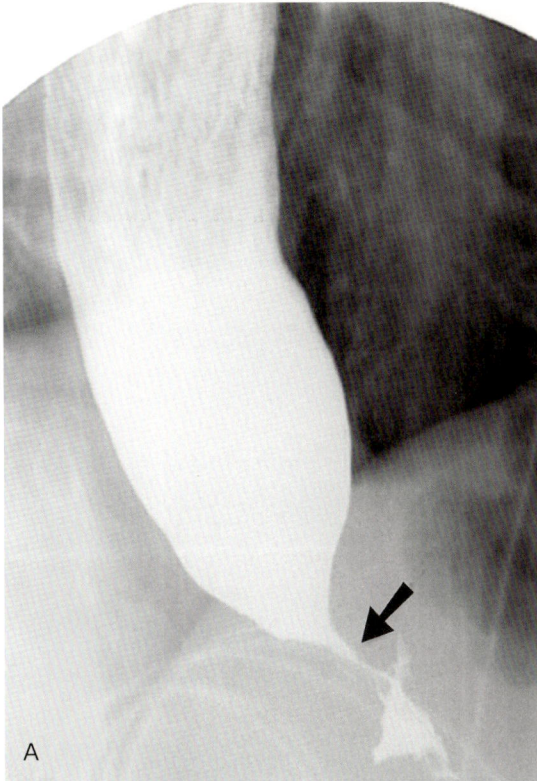

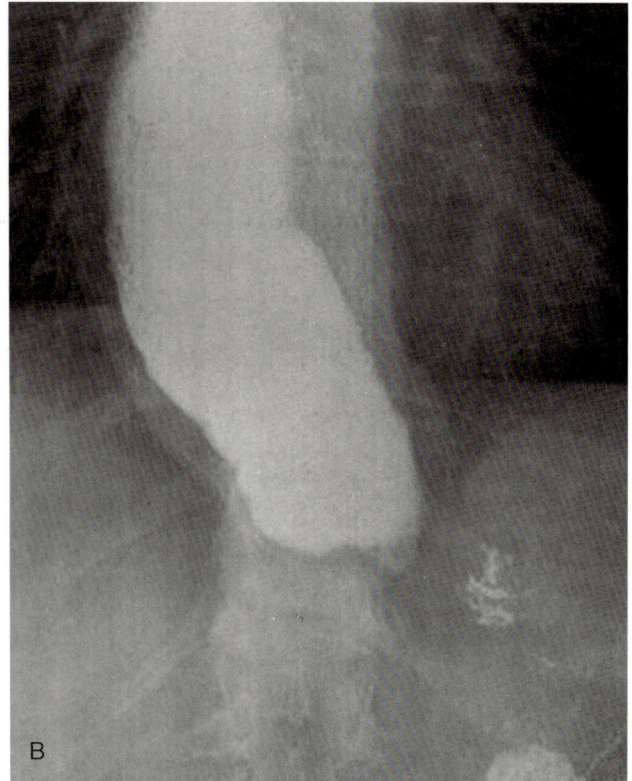

▲ 图 2-19　贲门失弛缓症
显示了两名不同患者的明显扩张食管；第二名患者食管末端鸟喙样狭窄（箭），与第一名患者极为相似

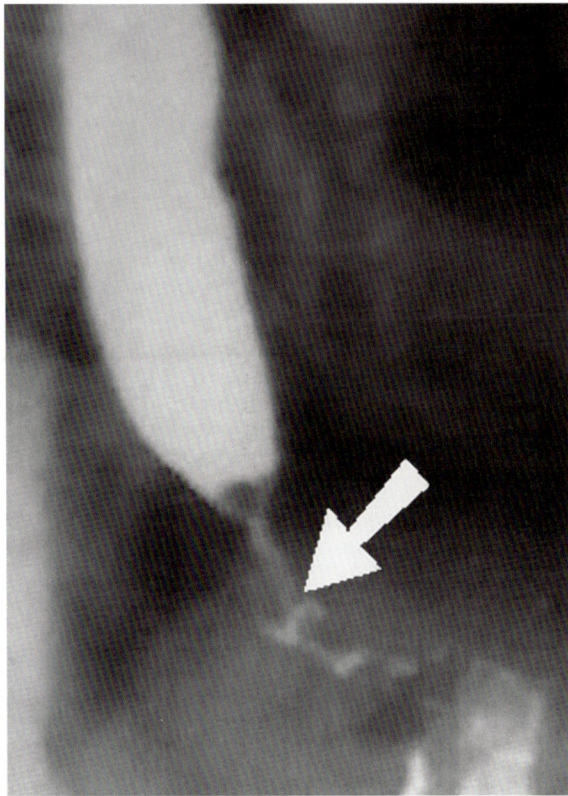

▲ 图 2-20　继发于食管癌的贲门失弛缓症
钡剂造影，食管扩张，下段呈现非对称的狭窄（箭）

### 贲门失弛缓症的鉴别诊断

1. 美洲锥虫病。

2. 硬皮病（晚期）。

3. GE 交界部肿瘤（假性贲门失弛缓）。

4. 消化道狭窄（反流性食管炎的 10%～20%）。

5. 假性肠梗阻。

## 胃食管反流

反流性食管炎是最常见的食管炎性疾病。较轻的患者，在食管造影中表现正常，而在胃镜中表现为黏膜红斑和脆性的增加。双对比造影相比单对比造影，对于黏膜病变的显示更为敏感 [10]。最常见的反流性食管炎的食管双对比表现呈微小的结节状或颗粒状黏膜外观，这是由黏膜水肿和炎症引起的 [3, 10]。食管远端的浅糜烂（图 2-21）和溃疡，可以表现为点状、线性或星状结构（图 2-22）。扩张的腺体基质可以表现为假性憩室的外观（图 2-23）。慢性反流性食管炎可以引起单一粗大皱襞，从胃贲门向上延伸至食管远端，表现为一个光滑的息肉样突起，也称为炎性胃食管息肉[3]。食管反流引起的局部瘢痕，表现为邻近食管的压扁、折叠，或囊变，常伴有辐射状的皱褶。进一步的瘢痕会导致食管远端的环状狭窄，最常伴发食管裂孔疝。消化道狭窄可表现为短环区域的缩小，在吞咽困难的患者可能被误认为 Schatzki 环的狭窄[3, 10]。长期瘢痕可以导致食管纵向缩短和横行褶皱，并在之间出现钡剂残留（图 2-24）。这些褶皱应区别于猫科食管的细横条纹，后者是由短暂的纵向黏膜肌层收缩引起的，也常见于食管反流的患者中（图 2-25）。

巴雷特食管发生是由于长期慢性胃食管反流引起的柱状上皮化生。巴雷特食管是一种癌前状态，这与食管腺癌发病相关[11, 12]。食管钡餐造影的经典表现是中等或高度的食管溃疡

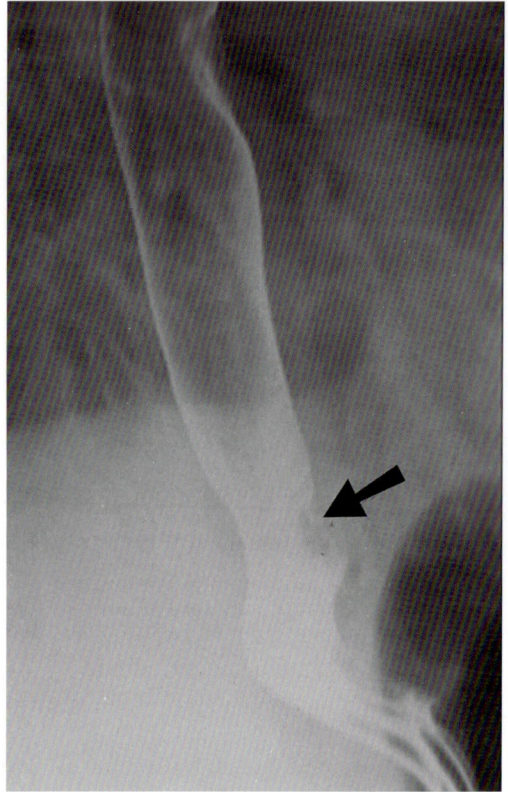

▲ 图 2-22 反流性食管炎的远端食管溃疡
钡餐造影图像显示远端食管点状溃疡（箭）

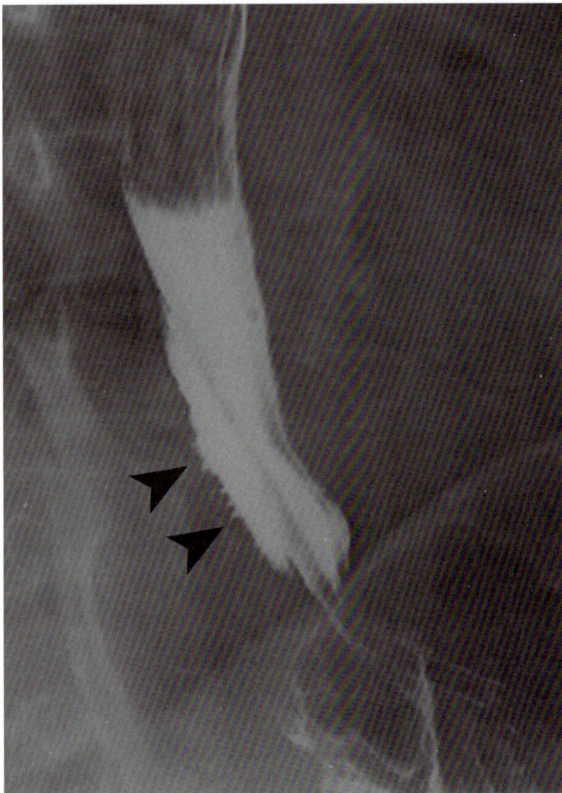

▲ 图 2-21 反流性食管炎
钡餐造影图像显示，下段食管黏膜糜烂（箭头）和黏膜皱襞增粗

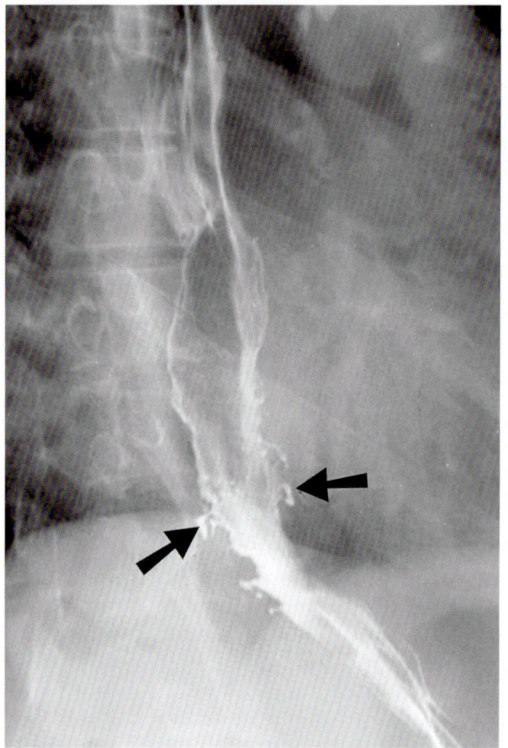

▲ 图 2-23 慢性反流性食管炎导致食管壁内假憩室
钡餐造影显示食管下段，壁内假憩室表现为多发小囊袋影（箭）

和网状狭窄[11, 12]。网状黏膜也是特征性表现之一[11, 12]（图2-26）。巴雷特食管常与食管裂孔疝发生相关。

食管壁内假性憩室的特点为食管壁的多发小囊袋，即扩张的黏膜下腺体。它通常发生于60－70岁的人。这与慢性酒精中毒、胃食管反流病（GERD）、糖尿病和念珠菌病相关。钡餐造影表现为细颈瓶状结构（1～4mm）（图2-27）。它们可能与食管狭窄相关，最常见于食管上段。大多数患者出现吞咽困难的症状。

### 食管狭窄的鉴别诊断

1. **反流性食管炎**　远端食管。
2. **药物性食管炎**　食管中段。
3. **放射性食管炎**　辐射段（长节段）。
4. **腐蚀性食管炎**　食管上段或中段（长节段）。
5. **恶性狭窄**　食管远端更常见。
6. **萎缩性大疱性表皮松解**　上胸段和颈段食管。

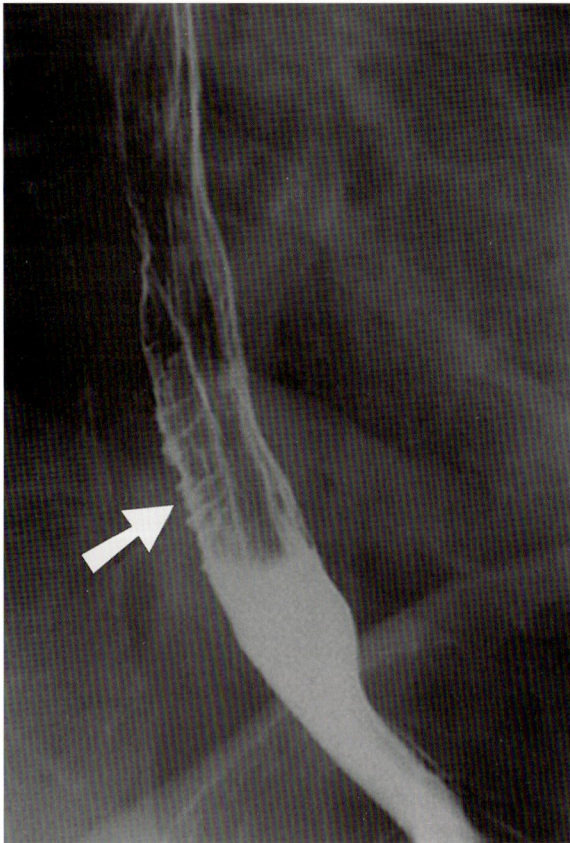

▲ 图 2-24　反流性食管炎
食管双重造影显示的远端食管纵向瘢痕造成横向固定褶皱（白色箭）

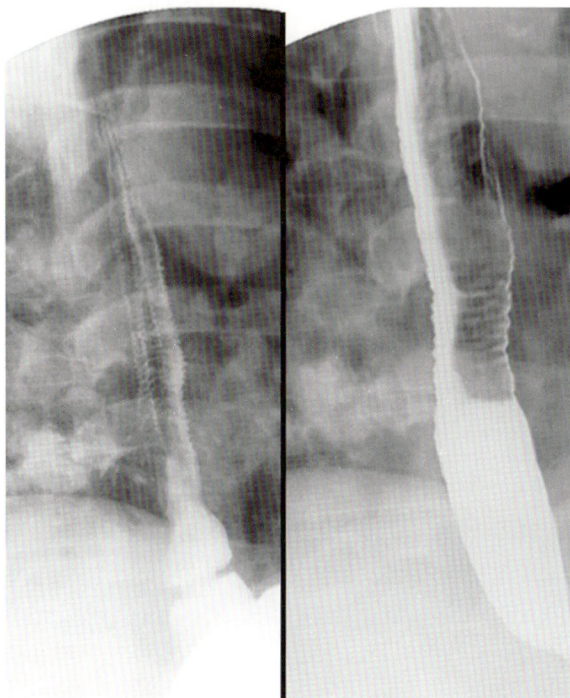

▲ 图 2-25　猫科食管
钡餐造影图像显示：细横纹，可以在透视时短暂的出现

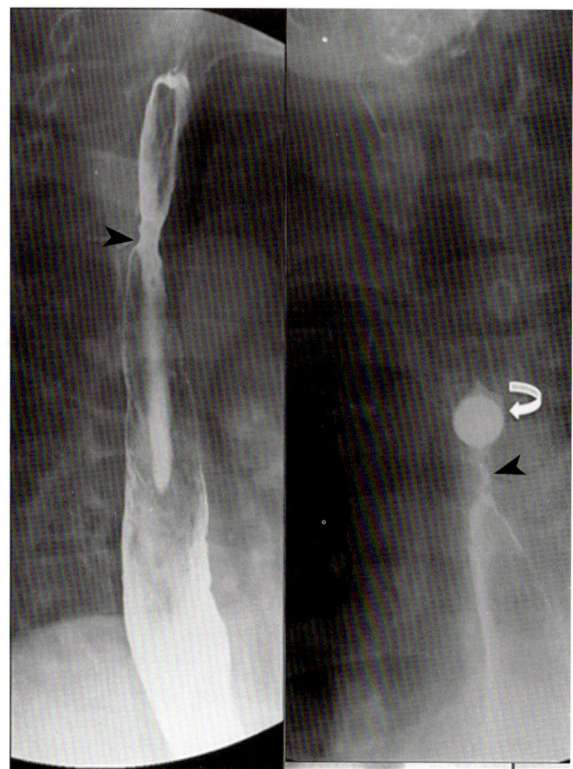

▲ 图 2-26　巴雷特食管
食管双重造影显示食管持续的高度狭窄（箭头）；狭窄近端的钡剂滞留（弯箭）

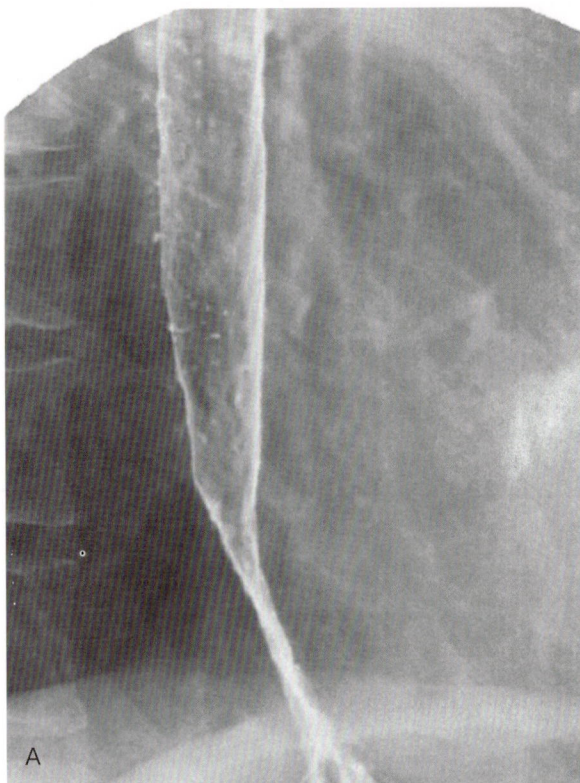

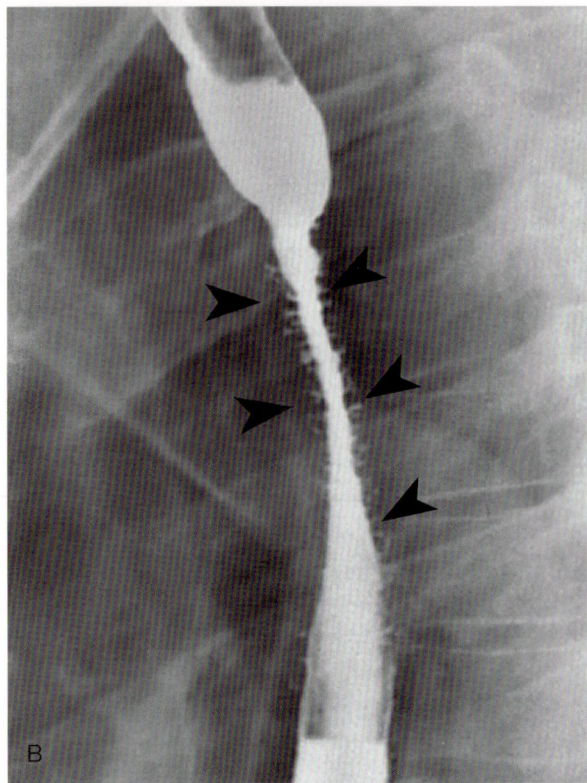

▲ 图 2-27　食管壁内假性憩室

A. 钡餐造影显示，食管反流患者多个小囊袋影，合并了食管下段的狭窄；B. 钡餐造影显示，食管反流患者多个小囊袋影（箭头），合并了中段食管的狭窄

**7. 重症多形红斑**　食管上段和中段。

**8. 其他**　嗜酸性粒细胞性食管炎、克罗恩病、贲门失弛缓症、南美锥虫病、硬皮病和移植物抗宿主病。

## 食管炎

念珠菌性食管炎是最常见的感染性食管炎，特别是在艾滋病和其他表现为吞咽疼痛的免疫缺陷患者。念珠菌性食管炎也可由严重食管动力障碍性疾病如贲门失弛缓症和硬皮病导致的局部食管淤滞引起。

在双对比造影，表现为正常食管黏膜之间的纵向的线性或不规则斑块样病变（图 2-28）。也表现为小点状、圆形或椭圆形的溃疡[3, 13]。在严重的情况下，无数假膜性斑片及其间的对比剂形成不规则紊乱的外观。

重度食管动力障碍患者，比如贲门失弛缓

症、硬皮病可能在钡餐时产生泡沫，并分层，据推测是由于长期淤滞引起念珠菌感染所致[3]。

巨细胞病毒（CMV）食管炎通常见于 CD4 细胞计数＜ 200 的艾滋病患者，表现为巨大溃疡。溃疡可能有一个卵圆形或菱形的龛影，局部伴亮环黏膜水肿（图 2-29A）。多发性小溃疡也可见于巨细胞病毒性食管炎[3, 13]。

HIV 病毒性食管炎造成的巨大卵形或菱形溃疡伴周围水肿与 CMV 病毒性食管炎难以区别。HIV 食管炎有时会有一群卫星小溃疡。通过内镜下取得活检标本，刷检或培养以排除 CMV 溃疡。巨细胞病毒性溃疡通过抗病毒治疗，而 HIV 相关的食管溃疡通常在口服类固醇后愈合明显[3, 13]。

疱疹性食管炎大多发生在免疫功能低下的患者；但免疫功能正常的人偶尔也会发生，是一种急性自限性疾病。疱疹性食管炎引起小的黏膜囊泡破裂形成散在的穿孔溃疡。在双对比

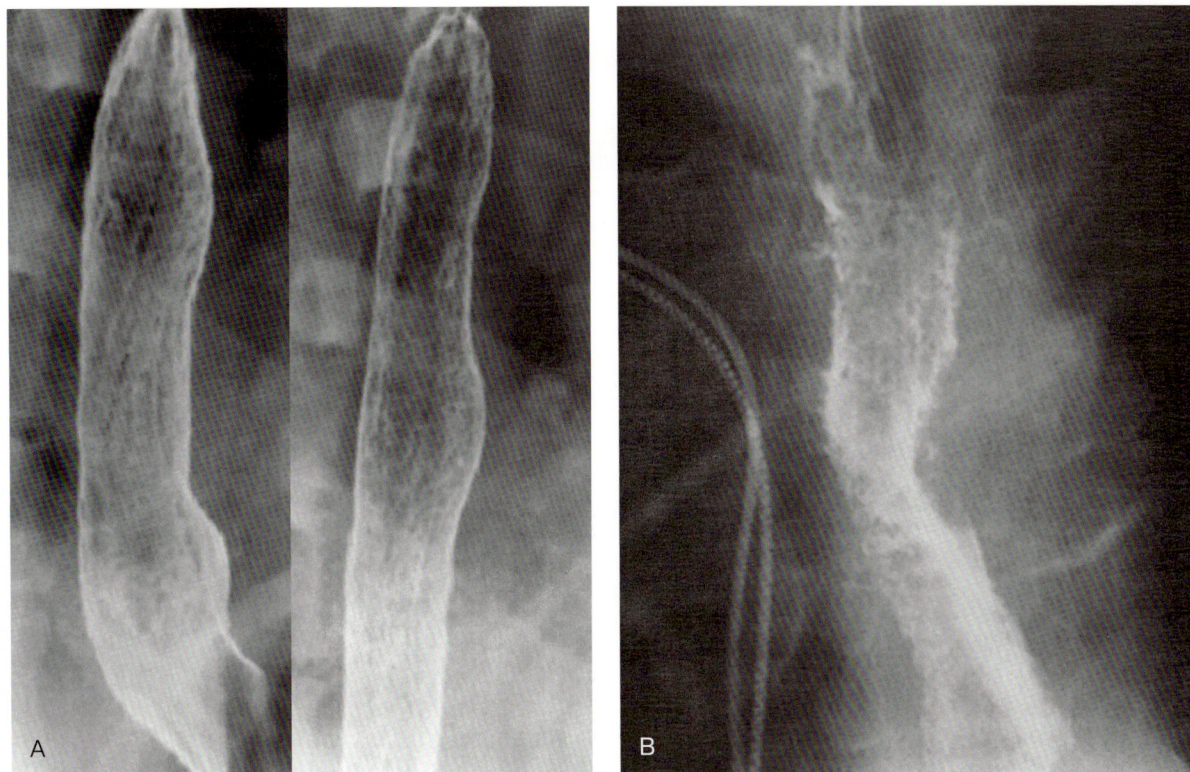

▲ 图 2-28　念珠菌性食管炎

A．食管双重造影图像显示散在的点状的、纵行线状的、不规则的斑块，使得食管具有蓬松粗糙的表面；B．在免疫功能低下的患者，钡餐造影显示食管内广泛的糜烂和斑块，食管内正常的黏膜已经消失了

造影，中上段食管可以看到多个小浅表溃疡。溃疡也可以表现为点状、星状或环形伴周围透亮水肿带（图 2-29B）[3, 13]。

　　食管结核可以来源于喉、咽或纵隔干酪性淋巴结或结核性脊椎炎的延伸，或血行感染。食管钡餐造影可显示溃疡、狭窄或窦道[5]。

　　糖原棘皮症是由于良性上皮性细胞聚集产生小黏膜结节，形体不规则，边界光滑。糖原棘皮症可能是一种退行性过程，并不会产生任何症状。在食管，它可能模仿念珠菌食管炎，但是，它的结节边界更为光滑，而念珠菌病更多的是出现线性的斑块（图 2-29C）[3]。

　　放射性食管炎：对于纵隔辐射剂量 5000cGy 或以上的照射可引起严重的食管损伤。这通常发生于放疗开始后 2 ～ 4 周，导致照射部分的黏膜出现水肿和炎症。虽然急性放射性食管炎的大多数病例是自限性的，一些患者可以在放射治疗后的 4 ～ 8 个月，发展为进行性吞咽困难。

辐射引起的狭窄表现为放射部位的锥形的光滑的狭窄（图 2-30A）[3, 5]。

　　腐蚀性食管炎：意外或故意摄入碱液或其他碱剂会导致明显的食管炎造成广泛的狭窄形成。形成是由于碱液损伤食管严重形成坏死。与碱性药物不同，酸性液体导致液化坏死、凝固性坏死形成一个保护屏障，从而伤害不重。内镜可以进行碱剂摄入后评估食管损伤的范围和严重程度。

　　如果怀疑有食管穿孔，食管造影需要水溶性造影剂检查，而泄漏的存在，也可能揭示并发的水肿、痉挛和溃疡病变[3, 5]。这个阶段后，钡餐的随访研究将有助于评估发展狭窄的长度，通常这种狭窄是在食管中上端长节段的、向心性的狭窄（图 2-30B）。对于腐蚀性食管炎的患者，新发的黏膜紊乱或结节，应高度怀疑鳞状细胞癌的发生[3, 5]。

　　食管炎的其他原因包括药物性食管炎、克

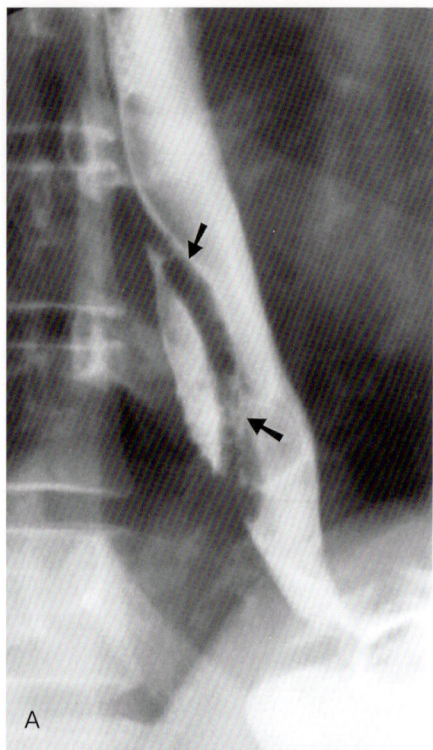

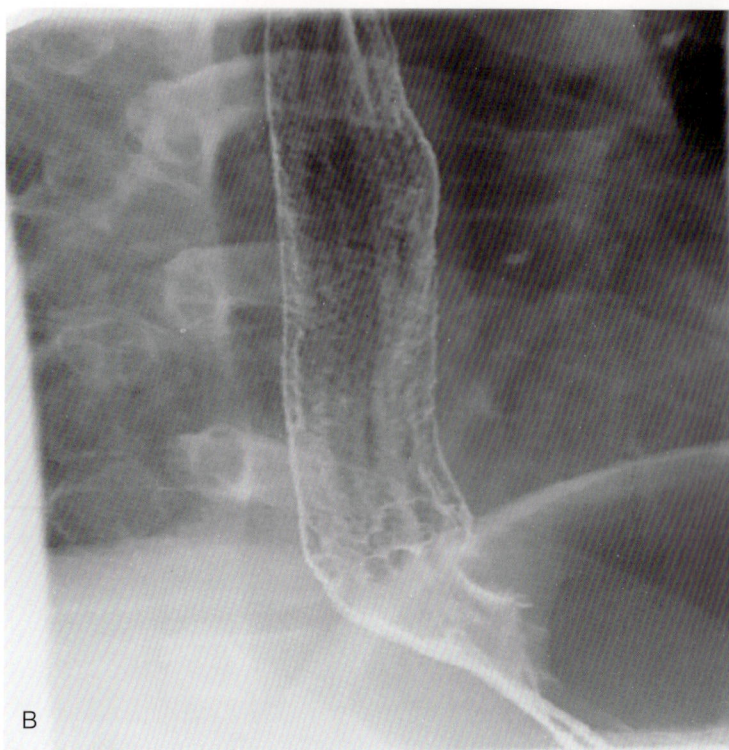

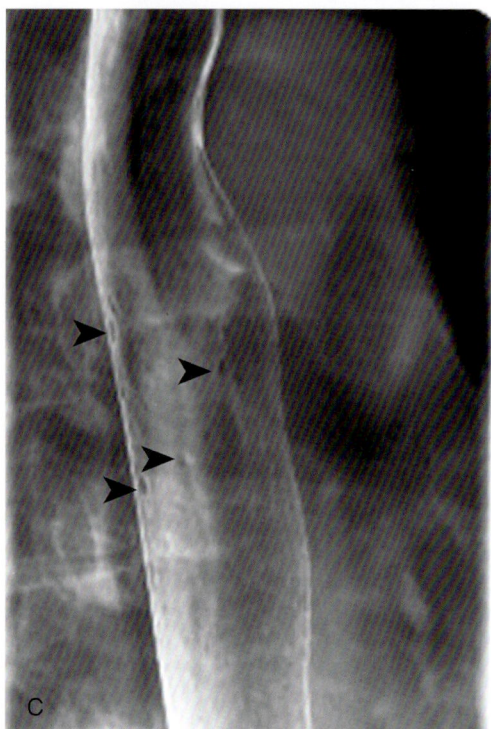

▲ 图 2-29 巨细胞病毒性食管炎，疱疹性食管炎及糖原棘皮症
A．巨细胞病毒性食管炎，一个艾滋病患者的钡餐造影显示巨大食管溃疡与周围半月形水肿（箭）；B．疱疹性食管炎，钡餐造影显示：无数的斑点状溃疡；在晚期，与念珠菌性食管炎是无法区分的；C．糖原棘皮症，食管双重造影显示多个小充盈缺损（箭头），不产生任何症状

罗恩病、嗜酸性粒细胞性食管炎、经鼻插管、碱性反流性食管炎（部分或全胃切除后，反流的胰分泌物）。食管炎的一些罕见的形式包括慢性移植物抗宿主病、白塞病等综合征，以及皮肤疾病萎缩性大疱性表皮松解和类天疱疮。[5]

## 急性食管综合征

Boerhaave 综合征是一种透壁或全层穿孔的食管的破裂。可能是由过度呕吐和饮食失调如贪食症引起的。也有很少的病例是由于用力

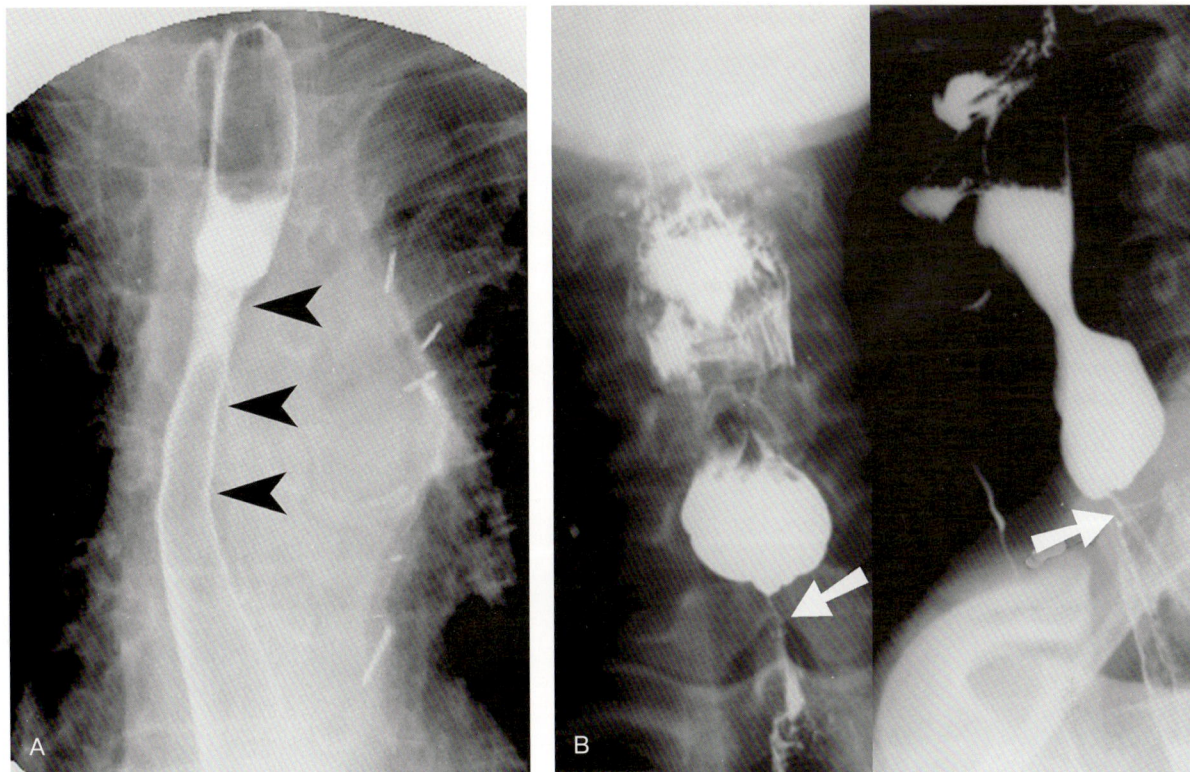

▲ 图 2-30　食管癌放疗后狭窄及腐蚀性狭窄

A．单对比钡餐造影显示，食管中段表面光滑，无溃疡或结节的狭窄（箭头），有既往纵隔恶性肿瘤放疗的病史；B．一个 35 岁的男性 6 个月前有偶然的摄入酸性物质，表现为渐进性吞咽困难 3 个月；钡餐造影显示颈段食管良性狭窄（箭），近端扩张

咳嗽或食物的梗阻。胸片显示纵隔气肿和积液[14, 15]。当怀疑这种病时，应采用水溶剂造影剂（钡剂存在理论上的危险）（图 2-31A，B）。穿孔通常存在食管末端的左侧[14]。CT 扫描可明确诊断，可检测出在 X 线或食管造影上不可见的少量气体或外渗（图 2-31C）。

　　Mallory Weiss 撕裂，因长期和有力的呕吐、咳嗽、抽搐或由于过度酒精摄入。这是一个非透壁性（对比 Boerhaave）食管撕裂累及食管和胃交界的黏膜，造成撕裂伤和出血。病变通常表现为呕鲜血或便血。钡剂造影食管可以显示在邻近胃食管结合部的线性黏膜撕裂。黏膜撕裂可能发生在食管远端、胃底或者贯穿胃食管结合部。

　　食管血肿不常见，可能是自发的或者可能有严重的呕吐、仪器损伤、外伤、抗凝或出血性疾病。食管血肿是一种自限性的疾病，通常

在 1 ~ 2 周内进行非手术治疗好转。钡餐造影显示食管管腔狭窄，呈扁平状，与其他黏膜下病变类似。医源性器械性撕裂后由于壁间血肿的形成可显示为双腔。CT 扫描可以证实壁内血肿的诊断，表现为壁增厚呈高密度[16]。非手术治疗后复查可发现血肿吸收。

## 食管良性肿瘤

　　平滑肌瘤是最常见的食管良性黏膜下肿瘤（50%），通常是无症状的，但肿瘤较大时可引起吞咽困难。

　　平片上，表现为软组织密度结节，有时被误认为奇静脉。在钡餐造影上，食管平滑肌瘤的表现为光滑的黏膜下肿块，嵌在白色的钡剂中，与邻近的食管呈钝角（图 2-32）[3, 17]。这与其他间质肿瘤如纤维瘤、神经纤维瘤、血管瘤等难以鉴别。如果有钙化，那么平滑肌瘤可

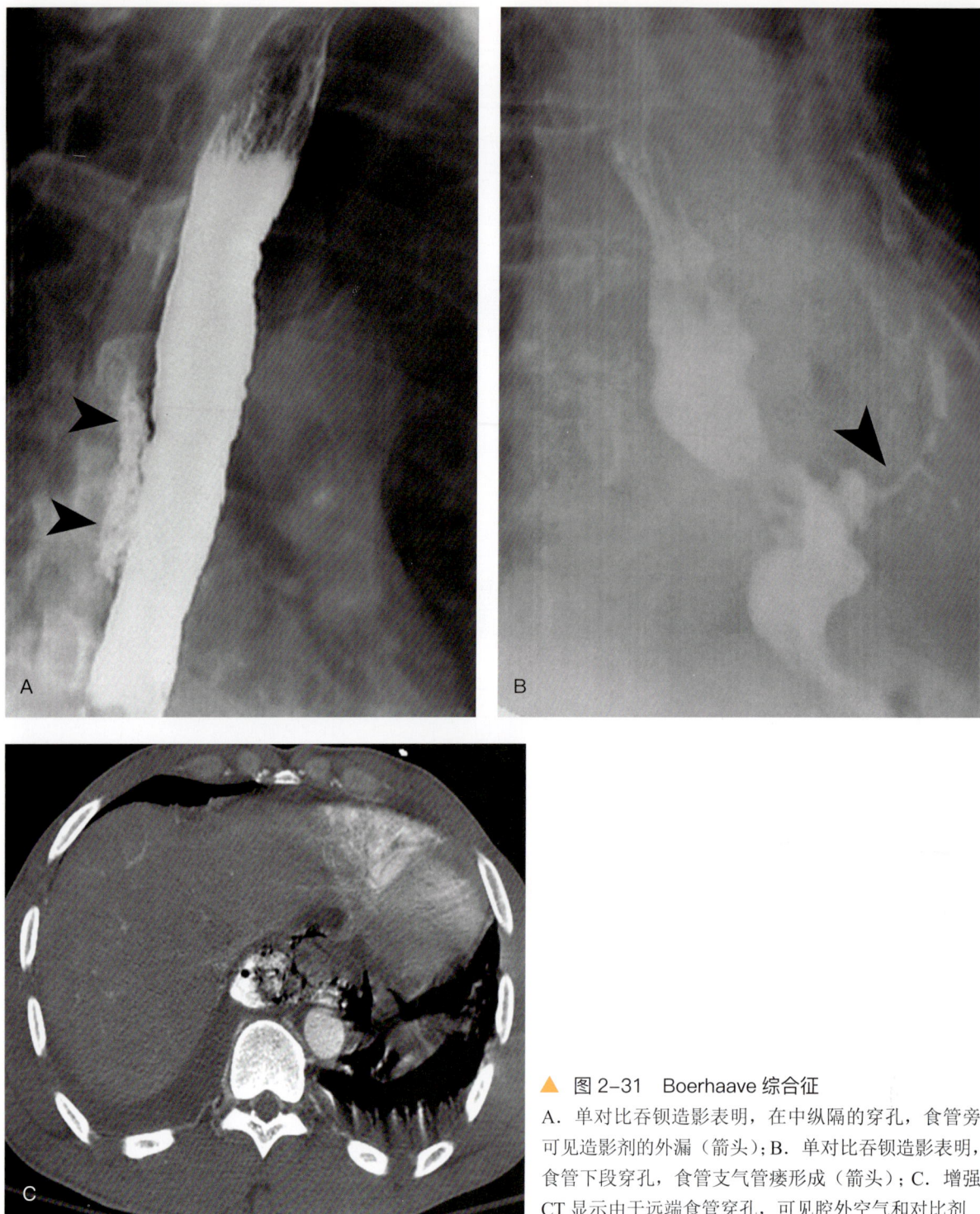

▲ 图 2-31 Boerhaave 综合征

A. 单对比吞钡造影表明，在中纵隔的穿孔，食管旁可见造影剂的外漏（箭头）；B. 单对比吞钡造影表明，食管下段穿孔，食管支气管瘘形成（箭头）；C. 增强CT 显示由于远端食管穿孔，可见腔外空气和对比剂

能性更大一些。CT 扫描进一步证实病变存在，呈圆形或分叶状，有时呈环状的软组织肿块，无黏膜破坏或压迫管腔狭窄[3, 17]。

纤维血管性息肉是罕见的良性肿瘤，顾名思义，由纤维、血管、鳞状上皮和脂肪组织覆盖。纤维血管性息肉通常出现在环咽肌的水平，并逐渐长大。

它通常位于中上段食管，表现为膨胀、香肠状的肿块（图 2-33A）。在透视中纤维血管性息肉的位置和形态通常会有变化[3,17]。在 CT 上，这些病变可能显示脂肪密度或不均匀密度，这取决于脂肪和纤维血管组织的含量（图 2-33B）。

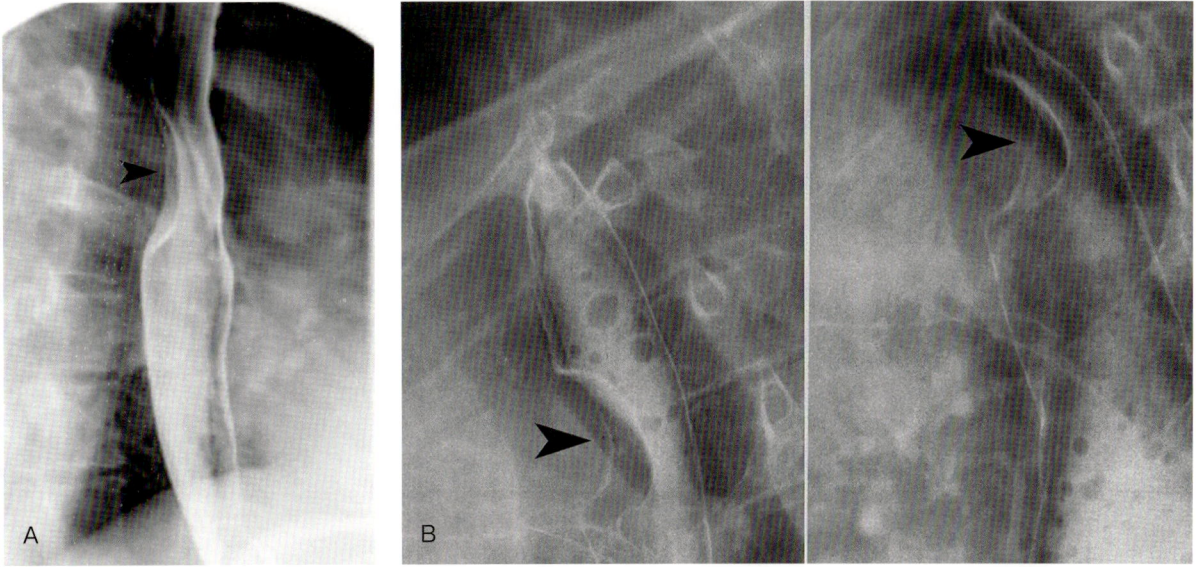

▲ 图 2-32　平滑肌瘤
气钡双重造影研究显示，界线清楚的、黏膜下的、边缘光滑的椭圆形充盈缺损为食管肿块（箭头），食管没有梗阻征象；肿块边缘与食管壁呈钝角

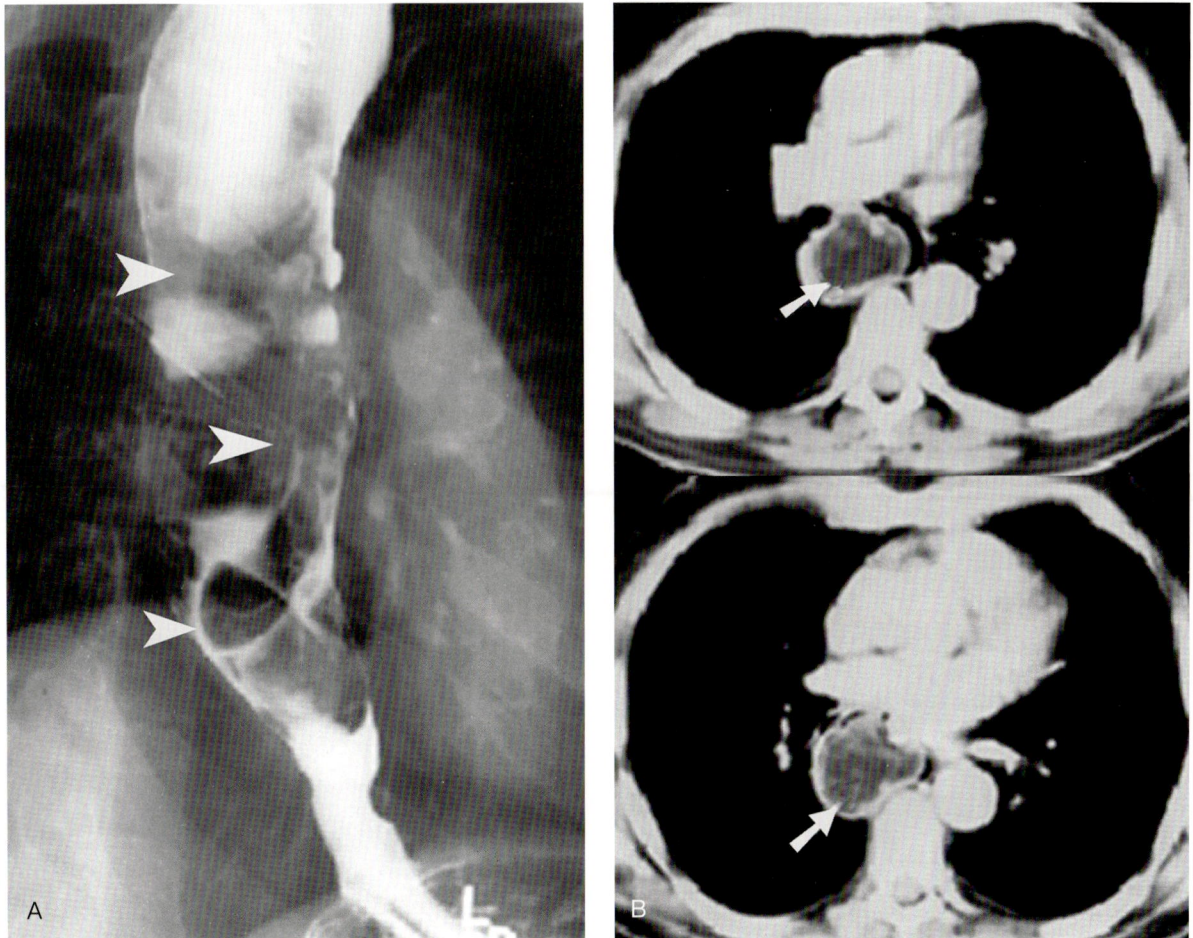

▲ 图 2-33　纤维血管息肉
A. 钡餐造影显示，食管内较大的息肉样充盈缺损（箭头），具有长蒂及扩张食管腔；B. 轴向增强 CT 图像显示，所示食管扩张的管腔内低密度的团块（箭）与脂肪的密度和强化的纤维成分

# 食管癌

食管癌是癌症死亡的主要原因之一。大多数食管癌起源于中上段食管上皮细胞。鳞状细胞癌是食管癌最常见的类型（95%），其次为腺癌，后者通常发生在胃食管结合部附近。

在西方国家，酒精滥用和烟草是食管鳞状细胞癌发病的最重要的危险因素。其他易感因素有贲门失弛缓症、碱液狭窄、腹腔疾病、Plummer-Vinson综合征和吃腌制或发酵的食物。巴雷特食管是食管远端的鳞状上皮的柱状化生，通常与胃食管反流病相关，被认为是一种癌前病变，可发展为食管腺癌。不像鳞状细胞癌通常累及中上段食管，腺癌通常发生在食管末端并有向贲门或胃底发展的倾向。

食管癌患者通常伴有吞咽困难；然而，晚期的肿瘤可以侵入食管壁、食管周围淋巴管、或其他纵隔结构（表 2-1）。

表 2-1　食管癌 TNM 分期

| T 分期 | N 分期 | M 分期 |
| --- | --- | --- |
| Tx：原发肿瘤不能评估 | Nx：区域淋巴结不能评估 | Mx：转移性疾病不能被评估 |
| $T_0$：无原发肿瘤 | $N_0$：无区域淋巴结转移 | $M_0$：无远处转移 |
| Tis：高级别增生不良 | | |
| $T_1$：侵犯固有层、黏膜肌层，或黏膜下层 | $N_1$：1～2 淋巴结受侵。 | $M_1$：远处转移 |
| $T_{1a}$ 期：侵犯固有层或黏膜肌层 | | |
| $T_{1b}$：侵入黏膜下层 | | |
| $T_2$：侵入肌层 | $N_2$：3～6 淋巴结受侵 | |
| $T_3$：侵犯外膜 | $N_3$：＞7 个淋巴结受侵 | |
| $T_4$：直接延伸到邻近的结构 | | |
| $T_{4a}$（可切除）侵犯胸膜、心包，或膈肌。 | | |
| $T_{4b}$ 期：（不可切除）侵犯其他结构如主动脉或气管 | | |

# 影像学

钡餐造影经常被用来评估食管癌。在双对比钡餐造影食管癌有很多影像学类型。早期食管癌可能表现为小隆起病变，小于 3.5cm，可表现为斑块状病变伴扁平中央溃疡，无蒂的光滑或分叶状息肉，或局灶性异常食管壁。食管狭窄伴壁表面不光整或不规则时，应及早怀疑癌的可能。浅表扩散癌是早期食管癌，其特点是边界不清的、融合的结节或斑块。中晚期食管癌表现为浸润、息肉、溃疡或静脉曲张样的病变[3, 18]。钡餐造影上，食管癌浸润性体现为不规则黏膜结节或管腔狭窄、溃疡和僵硬的架子样的边界[3, 18]。息肉样癌表现为分叶状腔内肿块或息肉样溃疡肿块（图 2-34 和图 2-35）。原发性溃疡癌会出现巨大的新月形溃疡周围透亮的环堤形成。静脉曲张样的癌是罕见的，其出现是由于肿瘤在的黏膜下扩散，产生加厚、曲折和纵向充盈缺损。它们通常形态固定，与静脉曲张不同，后者的大小和形状在透视中可以改变。

食管癌可通过黏膜下淋巴管扩散至其他部位和产生卫星转移，表现为与原发灶之间相隔正常黏膜的息肉样、斑块状或溃疡性病变。膈下肿瘤扩散到胃近端会出现大中心性溃疡的黏膜下肿块。

内镜超声（EUS）被认为是对于食管癌最准确的肿瘤分期的影像学检查。食管壁表现为五层交替的不同回声，可以帮助术前准确判断肿瘤的侵袭深度[18]。

CT 成像对术前分期至关重要。为此，食管

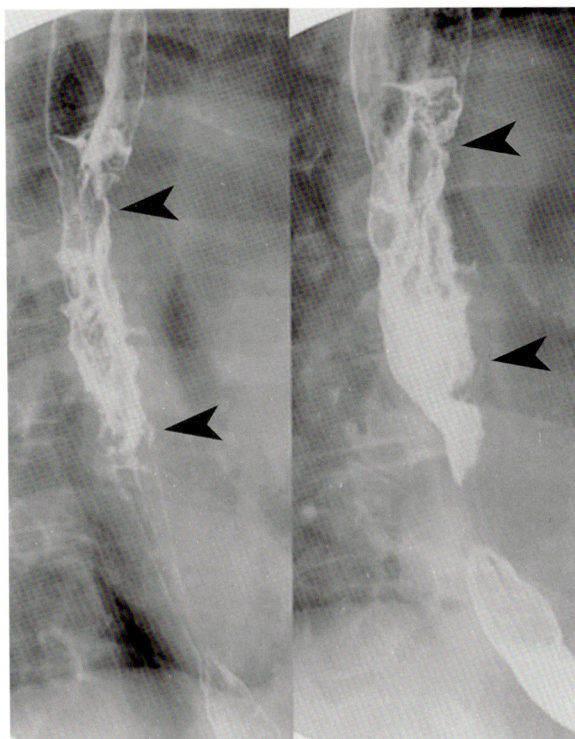

▲ 图 2-34　浸润性食管癌
食管双重造影显示，晚期浸润食管癌（箭头），表现为
食管中段不规则狭窄和黏膜结节、溃疡

分为四个区域：颈段、上段、中段及下段。颈段起自环状软骨至胸廓入口。上段起自胸廓入口至气管分叉。中段起自气管分叉至食管胃结合部。下段食管长约 8cm，包括腹腔段及食管胃结合部。食管癌转移通过直接扩展、淋巴扩散和血行转移（图 2-36）。食管癌由于缺乏浆膜层这种解剖屏障，易扩散至相邻结构。CT 局部浸润的标准包括肿瘤与邻近结构之间的脂肪层消失，纵隔移位或压痕形成。如果肿瘤与主动脉接触面积等于或超过 90% 或食管、主动脉、脊柱之间的三角脂肪间隙消失则提示主动脉浸润可能[18, 19]。气管或支气管的移位，或气管后壁凹陷，还预示了气管的受侵可能（图 2-35）。气管支气管受侵可继发气管食管瘘或支气管食管瘘（图 2-37）。当心包增厚、心包积液或压痕或心包脂肪局限性缺失时，应怀疑心包浸润的可能[18, 19]。

正电子发射体层成像（positron emission tomography, PET）有助于评价远处转移及新辅助治疗后再分期[18]。

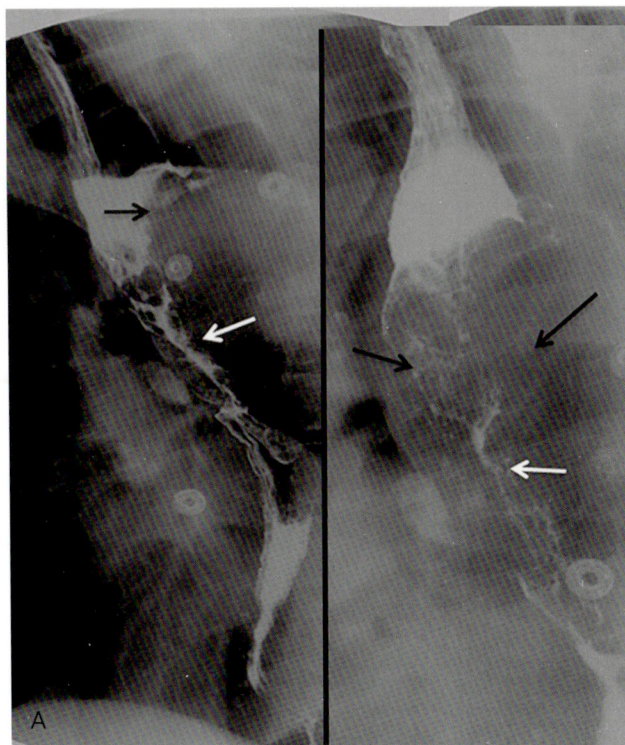

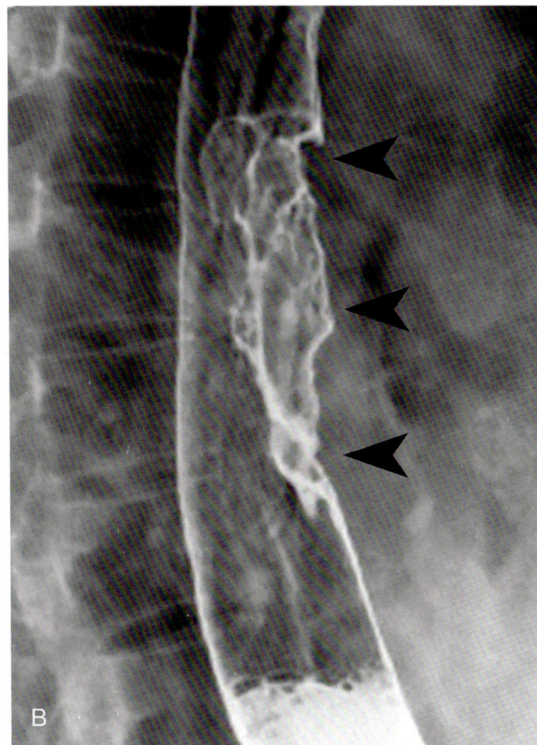

▲ 图 2-35　晚期食管癌
A. 食管双重造影显示，晚期食管癌的息肉样肿块（黑色箭），在食管中段较大溃疡形成，黏膜不规则（白色箭）；B.
食管双重造影显示，食管癌表现为食管中段非对称不规则充盈缺损（箭头）

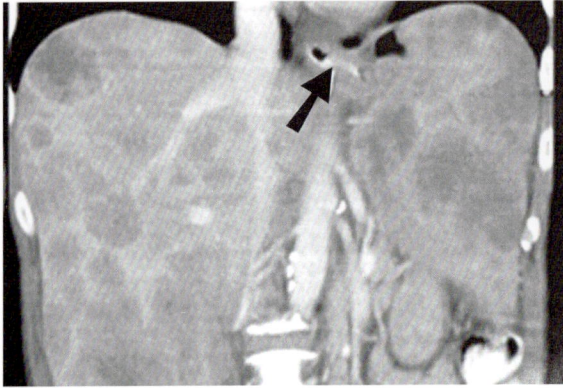

▲ 图 2-36　食管腺癌

冠状位增强 CT 重建显示远端食管壁增厚（箭），还侵犯胃贲门，合并了肝大和多发转移瘤

▶ 图 2-37　食管癌的支气管食管癌瘘

钡餐造影显示胸段中段食管癌患者食管支气管瘘的发生

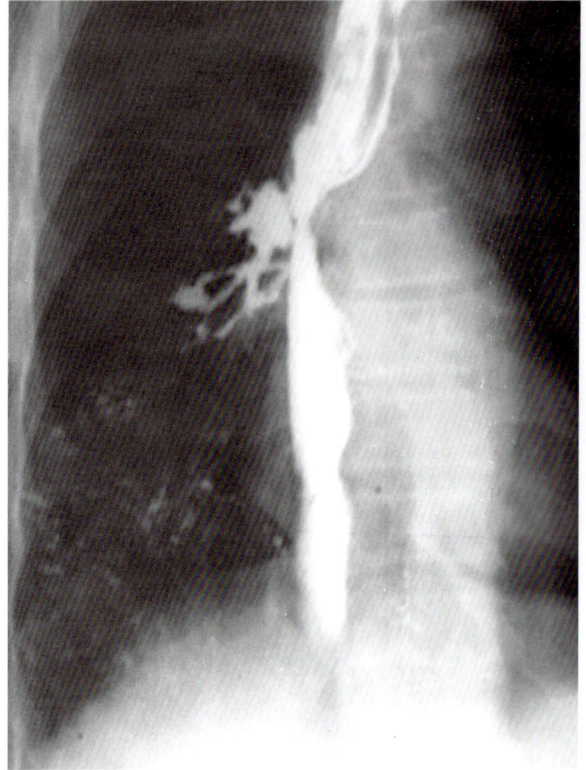

# 参考文献

［1］ Schatzki R. The lower esophageal ring: long term follow-up of symptomatic and asymptomatic rings. Am J Roentgenol Radium Ther Nucl Med. 1963;90:805–810.

［2］ Chen YM, Ott DJ, Gelfand DW, et al. Multiphasic examination of the esophagogastric region for strictures, rings, and hiatal hernia: evaluation of the individual techniques. Gastrointest Radiol. 1985;10:311–316.

［3］ Levine MS, Rubesin SE. Diseases of the esophagus: diagnosis with esophagography. Radiology. 2005;237:414–427.

［4］ Kahrilas PJ, Kim HC, Pandolfino JE. Approaches to the diagnosis and grading of hiatal hernia. Best Pract Res Clin Gastroenterol. 2008;22(4):601–616.

［5］ Karasick S, Lev-toaff AS. Esophageal strictures: findings on barium radiographs. AJR Am J Roentgenol. 1995;165(3):561–565.

［6］ Katsinelos P, Gkagkalis S, Chatzimavroudis G, et al. Recurrent esophageal web in Plummer-Vinson syndrome successfully treated with postdilation intralesional injection of mitomycin C. Gastrointest Endosc. 2012;75(5):1124.

［7］ Khan N, Ismail F, Van de Werke IE. Oesophageal pouches and diverticula: a pictorial review. S Afr J Surg. 2012;50(3):71–75.

［8］ DeVault KR. Presbyesophagus: a reappraisal. Curr Gastroenterol Rep. 2002;4(3):193–199.

［9］ Woodfield CA, Levine MS, Rubesin SE, et al. Diagnosis of primary versus secondary achalasia: reassessment of clinical and radiographic criteria. AJR Am J Roentgenol. 2000;175:727–731.

［10］ Creteur V, Thoeni RF, Federle MP, et al. The role of single- and double-contrast radiography in the diagnosis of reflux esophagitis. Radiology. 1983;147:71–75.

［11］ Gilchrist AM, Levine MS, Carr RF, et al. Barrett's esophagus: diagnosis by double-contrast esophagography. AJR Am J Roentgenol. 1988;150:97–102.

［12］ Yamamoto AJ, Levine MS, Katzka, DA, et al. Short-segment Barrett's esophagus: findings on double-contrast esophagography in 20 patients. AJR Am J Roentgenol. 2001;176(5):1173–1178.

[13] Levine MS. Radiology of esophagitis: a pattern approach. Radiology. 1991;179(1):1–7.

[14] Tonolini M, Bianco R. Spontaneous esophageal perforation (Boerhaave syndrome): diagnosis with CT-esophagography. J Emerg Trauma Shock. 2013;6(1):58–60.

[15] Gimenez A, Franquet T, Erasmus JJ, et al. Thoracic complications of esophageal disorders. Radiographics. 2002;22:S247–S258.

[16] Hong M, Warum D, Karamanian A. Spontaneous intramural esophageal hematoma (IEH) secondary to anticoagulation and/or thrombolysis therapy in

the setting of a pulmonary embolism: a case report. J Radiol Case Rep. 2013;7(2):1–10.

[17] Montesi A, Pesaresi A, Graziani L, et al. Small benign tumors of the esophagus: radiological diagnosis with double-contrast examination. Gastrointest Radiol. 1983;8:207–212.

[18] Kim TJ, Kim HY, Lee KW, et al. Multimodality assessment of esophageal cancer: preoperative staging and monitoring of response to therapy. Radiographics. 2009;29(2):403–421.

[19] Picus D, Balfe DM, Koehler RE, et al. Computed tomography in the staging of esophageal carcinoma. Radiology. 1983;146: 433–438.

## 自测题

1. 侧位钡餐造影显示，患者吞咽困难的原因是什么？

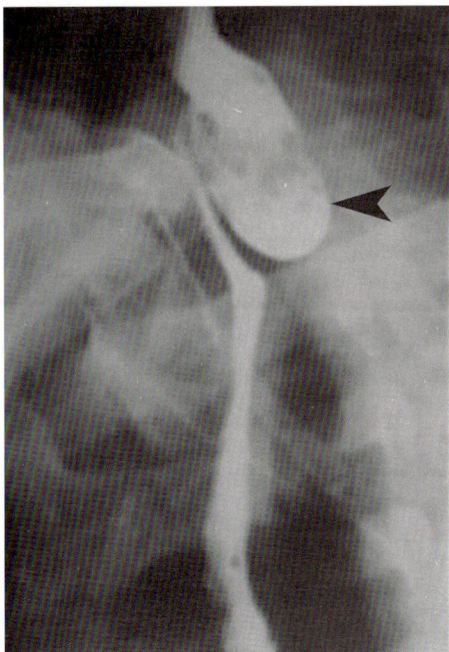

A. Killian-Jamieson 憩室

B. 食管中段憩室

C. 膈上憩室

D. Zenker 憩室

2. 钡餐造影显示,患者吞咽困难的原因是什么？

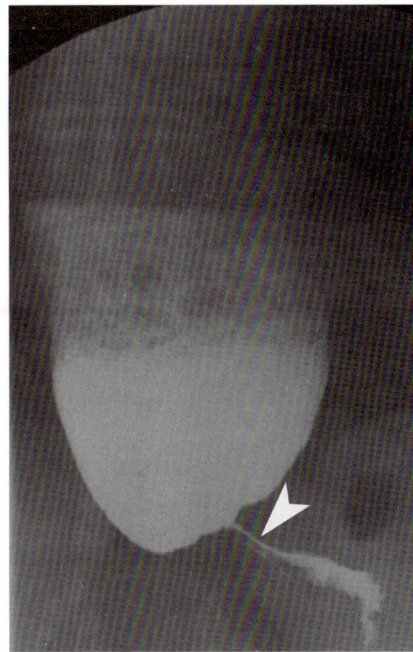

A. 食管裂孔疝

B. 贲门失弛缓症

C. 假性贲门失弛缓症

D. 食管癌

3. 食管双重造影中，黑色箭头所示的是什么？

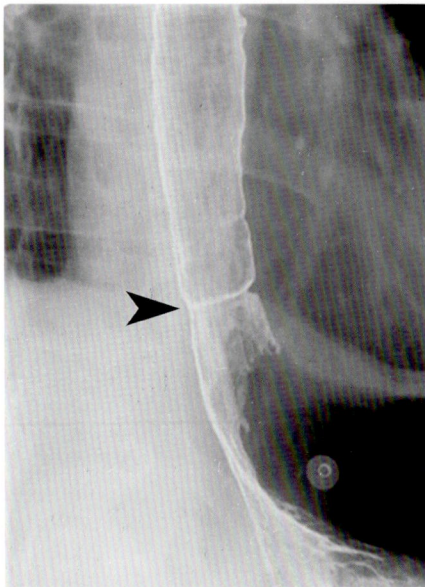

A. A 环

B. Z 环

C. B 环

D. 前庭

4. 钡餐造影显示，患者吞咽困难的原因是什么？

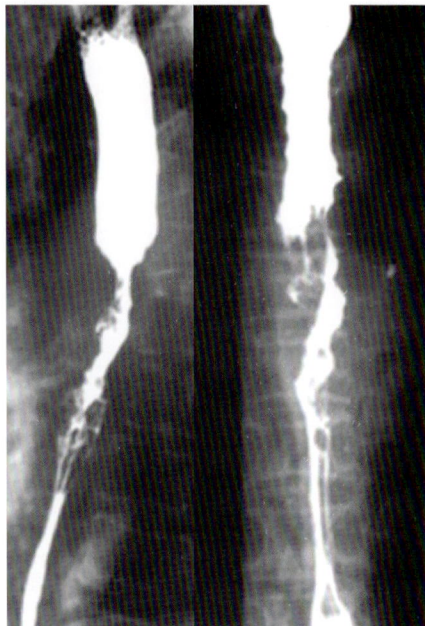

A. 良性食管狭窄

B. 肠壁内腺体扩张

C. 浸润性食管癌

D. 反流性食管炎

5. 针对慢性胃食管反流病的患者可能做出什么诊断？

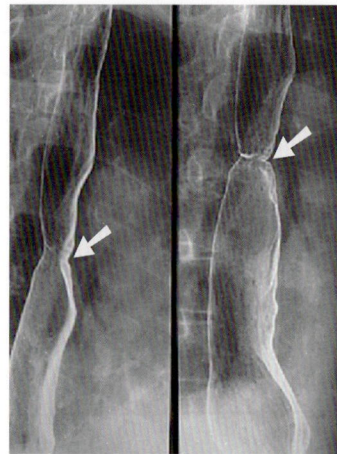

A. 念珠菌食管炎

B. 反流性食管炎

C. 巴雷特食管

D. 恶性食管狭窄

## 答案与解析

1. D。钡餐造影显示，下咽部一个光滑的压力性憩室（箭头），与 Zenker 憩室一致。Killian-Jamieson 憩室出现在食管上括约肌以下，突向外前方。

2. B。钡餐造影显示在食管括约肌邻近严重的食管狭窄及近端扩张（箭头）。假性贲门失弛缓是继发性贲门失弛缓症，这可能是由于食管胃结合部的肿瘤引起。

3. C。钡餐造影显示的 B 环，是一个位于鳞柱交界处的黏膜环或 Z 线。它代表的膈壶腹下部边界和位于 A 环的 2～4cm 以下。

4. C。单对比钡餐造影显示一个恶性狭窄与近端扩张，黏膜不规则和充盈缺损。良性的狭窄通常为长节段狭窄，边界光滑，锥形边缘和非结节性充盈缺损。

5. C。钡餐造影显示上胸段食管的良性狭窄，常见于长期性胃食管反流病患者。

# Chapter 3A
# 胃：非肿瘤性病变

# Stomach: Non−neoplastic Conditions

原著　Caterina Missiroli　Ajay K. Singh

翻译　杨敏星　孙宏亮

学习目标

► 掌握胃常见非肿瘤性病变的钡餐及断层影像。

3A

胃是位于左上腹的 J 形黏液性空腔脏器，分为五个部分：贲门、胃底、胃体、胃窦和幽门[1,2]。胃小弯和胃大弯是胃的内侧缘和外侧缘。上消化道造影显示的胃贲门是起自胃食管交界处的三四层放射状的黏膜皱襞。胃底位于胃食管交界处的头侧。胃体从贲门延续至胃小弯的切迹（角切迹）。胃窦从角切迹延续至幽门。

胃壁包含四层同心层组织：黏膜、黏膜下层、固有肌层和浆膜[2]。黏膜包含上皮、固有黏膜及黏膜肌层。

## 上消化道造影

双对比钡餐造影是评价胃的基本影像学方法。断层影像如 CT 可以观察胃壁及胃壁外的异常。黏膜在双对比钡餐造影上显示为胃皱襞（厚达 5mm）和胃小区（1～5mm）（图 3A-1）[1]。

### 胃皱襞

- 包含黏膜和黏膜下层。
- 胃底和胃体处最突出。
- 胃窦处常缺失。
- 在舒张状态下其厚度常小于 5mm。

### 胃小区

- 是被胃小沟分开的多边形胃黏膜。
- 上消化道造影显示为充填在黏膜周边沟内的多边形白线。
- 胃窦处常为 2～3mm，胃体处可至 5mm。
- 70 岁以上老人最清晰可见（约占 3/4）。

上消化道造影可使用单对比剂或双对比剂。单对比造影可用于检查静脉曲张，或用于评价术后的胃（水溶性对比剂）[2]。双对比造影使用钡剂和发泡剂，以更好地显示黏膜和空腔轮廓，表现为钡剂涂抹的连续平滑的白线。检查开始后首先观察胃的位置、形状和大小，然后观察胃腔轮廓和黏膜。正面观察发现胃小区被中断则视为异常[1]。

增强 CT 检查最重要的作用是显示胃壁外病变的范围，而超声内镜（EUS）看不到胃部的全景[3,4]。胃的 CT 检查方案包括使用口服对比剂（泛影葡胺等）和水或空气（CT 胃造影）使胃舒张[4]。适当的胃舒张是 CT 胃成像的基础，可使用发泡剂后行仰卧及俯卧扫描，第二个序列采集门静脉期[4]。CT 胃壁成像常用于检查恶性病变。CT 显示胃壁厚度超过 5mm 提示异常，超过 1cm 时恶性及潜在恶性病变的阳性预测值明显提高[3,5]。

## 胃炎

胃炎指一系列的胃黏膜炎性病变。依据病理类型和演变而黏膜表现各异：条纹，扩大的胃小区，结节，增厚的皱襞，黏膜糜烂和溃疡[1,2]。

幽门螺杆菌是螺旋形的革兰阴性杆菌，约 50% 的美国人胃壁感染此菌，主要位于胃窦部。幽门螺杆菌导致胃溃疡的机制尚不明确，但约 80% 的胃溃疡患者感染此菌[1,6]。慢性感染胃炎患者会有出血、梗阻和穿孔。幽门螺杆菌导致的重要黏膜异常有胃皱襞增厚（> 5mm）、结节样、胃小区扩大、糜烂、溃疡和胃窦狭窄[1,2]。增厚的皱襞常为纵行或横行，可见于 90% 的患者[6]。典型的幽门螺杆菌胃炎导致肥厚的胃窦 - 幽门皱襞，表现为从胃窦延续至幽门的黏膜下层的光滑缺损。33% 的幽门螺杆菌胃炎患者会有胃小区中断，胃小区更加突出但未必增大[6]。萎缩性胃炎没有这些表现，而是表现为皱襞变小或消失。局限于上皮或固有层的区域性黏膜坏死引起的线状或曲线状糜烂是非甾体消炎药引起的胃炎的特征性表现。这些糜烂表现为细小的、点状的、圆形的、星形放射状的或线状的钡剂聚集，周围有黏膜水肿引起的晕征，常见于胃窦的胃大弯侧[6]。

CT 影像上的两种类型包括胃窦壁的环形增厚和胃大弯侧胃后壁的增厚，伴或不伴有溃疡（图 3A-2）。

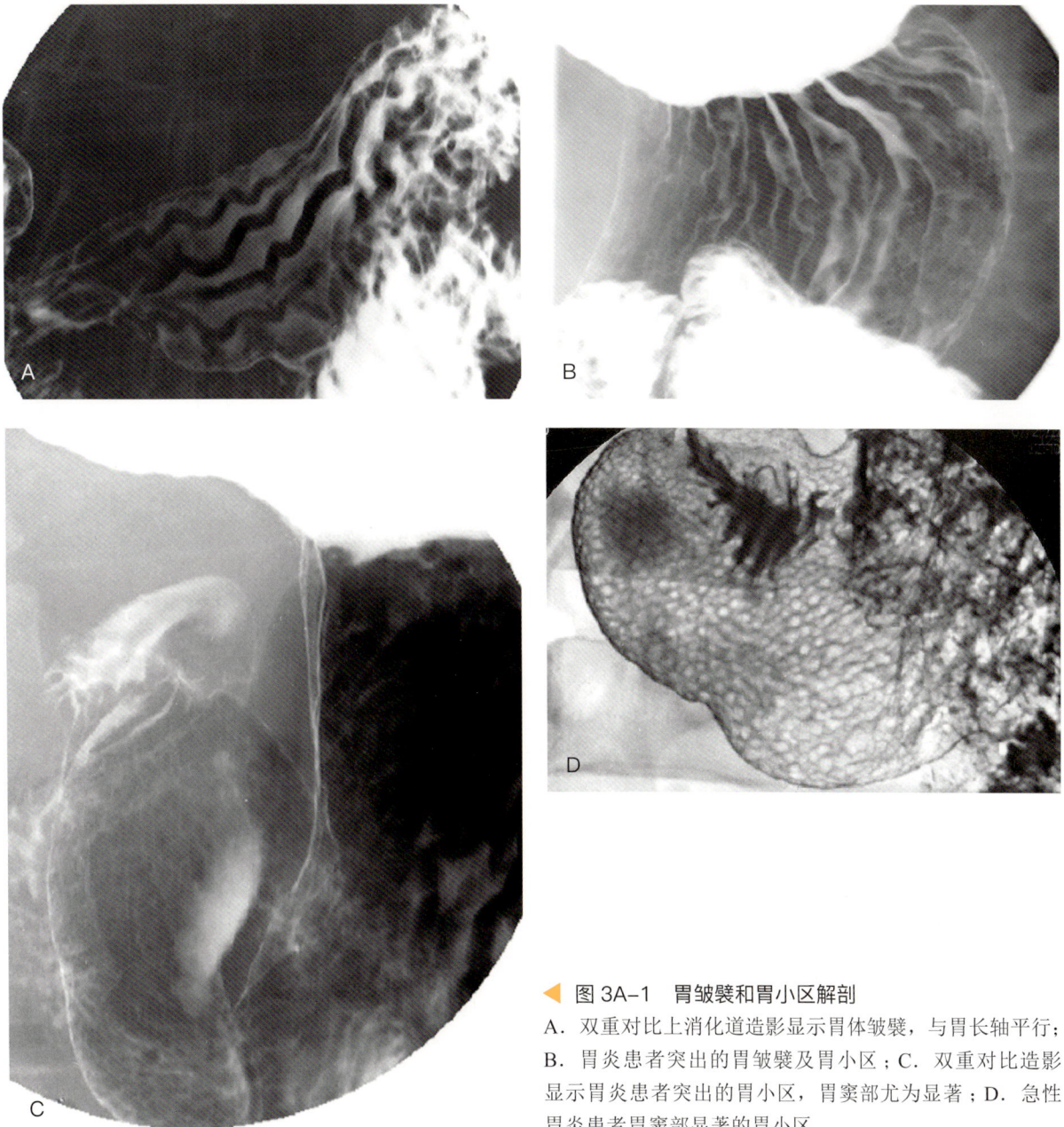

▲ 图 3A-1 胃皱襞和胃小区解剖

A. 双重对比上消化道造影显示胃体皱襞，与胃长轴平行；B. 胃炎患者突出的胃皱襞及胃小区；C. 双重对比造影显示胃炎患者突出的胃小区，胃窦部尤为显著；D. 急性胃炎患者胃窦部显著的胃小区

溃疡与黏膜糜烂不易鉴别，但深度 > 2mm 的病变常称为溃疡。溃疡是胃壁内深度超过黏膜的一个腔隙。在非重力面，钡剂涂抹龛的边缘使溃疡表现为环形。在重力面，钡剂将龛填充使溃疡表现为龛影[2]。在正面可见溃疡内积聚钡剂，通常为圆形。在侧面可见溃疡龛影常突出胃黏膜轮廓外（图 3A-3 ～ 图 3A-6）。Hampton 线是溃疡口边缘的细透光线，是溃疡周围黏膜突出所致。溃疡项圈征和溃疡堤征是突出的黏膜进展性水肿所致，表现为粗透光线。黏膜严重水肿时，钡剂填充在溃疡底部和突出的黏膜之间形成新月征。双重对比造影时溃疡内可无钡剂，则表现为环形。

### 良性溃疡的特征

- 95% 的胃溃疡是良性的。
- 大部分溃疡位于胃小弯或胃后壁（胃底溃疡大部分是恶性的）。
- 大部分溃疡小于 1cm。
- 大部分是单发的（20% 是多发的）。

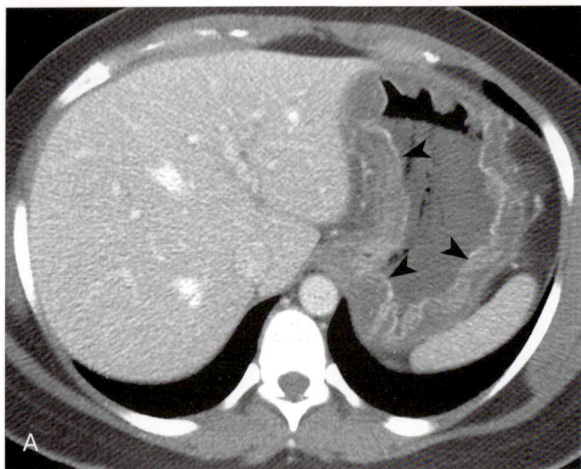

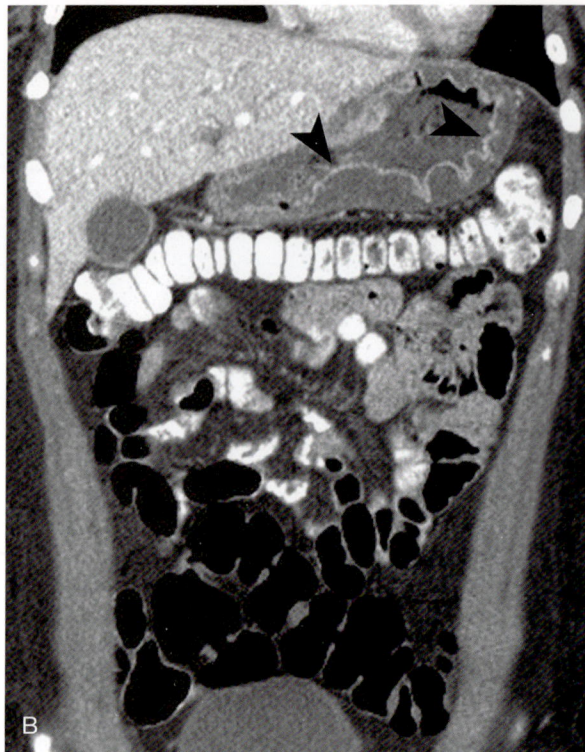

▲ 图 3A-2 急性胃炎
上腹部轴位（A）及冠状位（B）图像显示广泛的胃壁增厚（箭头），黏膜强化和黏膜下水肿

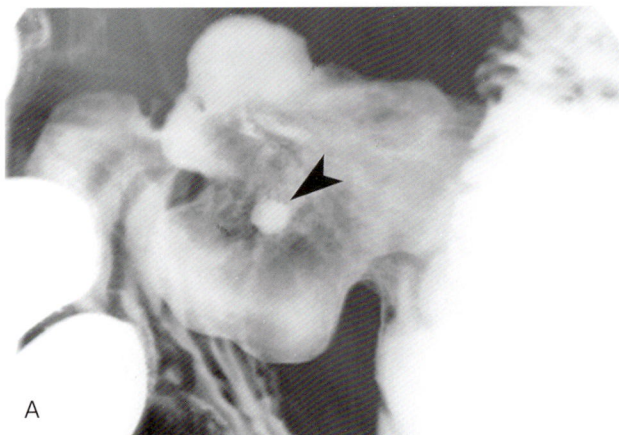

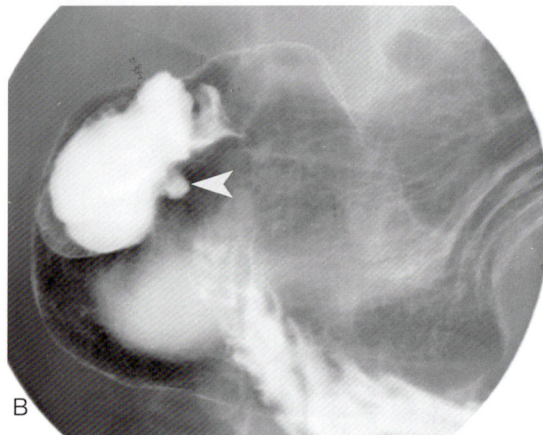

▲ 图 3A-3 良性胃溃疡
正面切线位点片显示胃窦部溃疡内积聚对比剂（箭头），周围水肿。没有结节状黏膜提示潜在恶性

- 常为圆形或卵圆形，也可以是曲线状、矩形、火焰状或杆状。
- 有堤征、项圈征和 Hampton 线。
- 放射状黏膜皱襞延伸到溃疡口边缘。
- 有细小的光滑黏膜皱襞（不规则或结节样的黏膜皱襞提示恶性病变）。

## 急性糜烂性胃炎

阿司匹林和其他非甾体消炎药是这种胃炎的最常见病因，其他病因有饮酒、化疗、可卡因、尿毒症、放疗和感染。非甾体消炎药常破坏黏膜屏障，引起黏膜缺氧，导致上皮坏死和固有层的改变，如出血、水肿和血管扩张，最终导致急性和慢性胃炎[1, 6]。

▲ 图 3A-4　良性胃溃疡

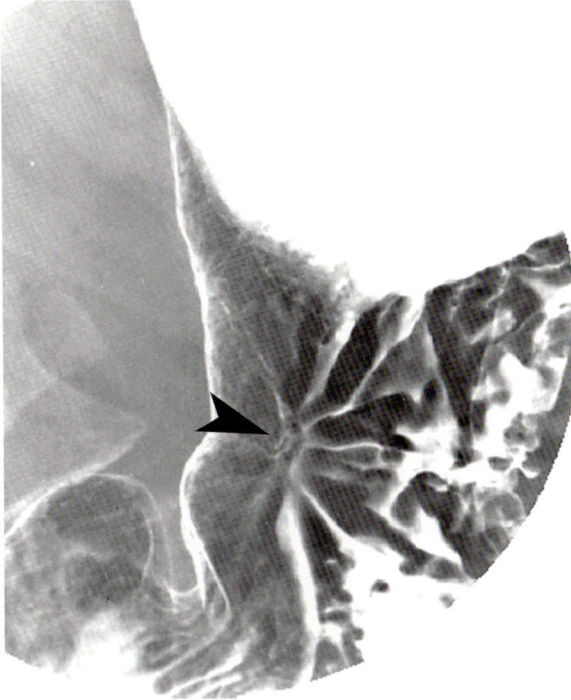

双重对比造影显示胃体部重力面的小溃疡，放射状皱襞延伸到溃疡口边缘（箭头）

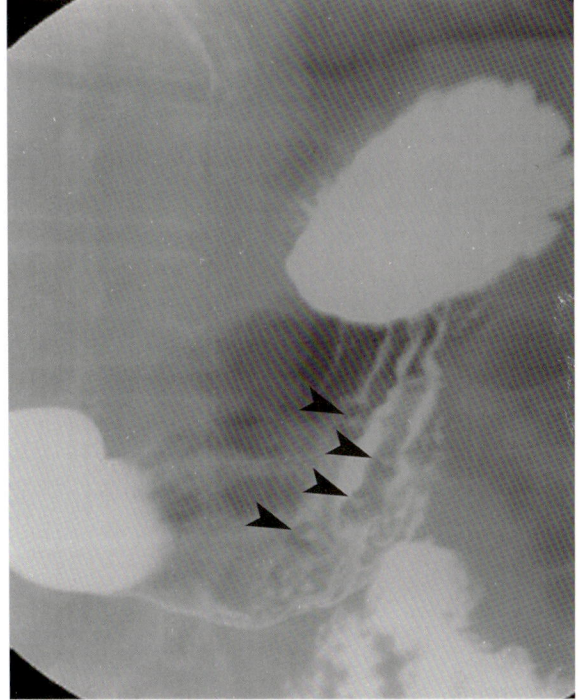

▲ 图 3A-5　急性胃炎

双重对比造影显示胃体部多发溃疡，表现为溃疡中央的龛影（箭头）及周围水肿

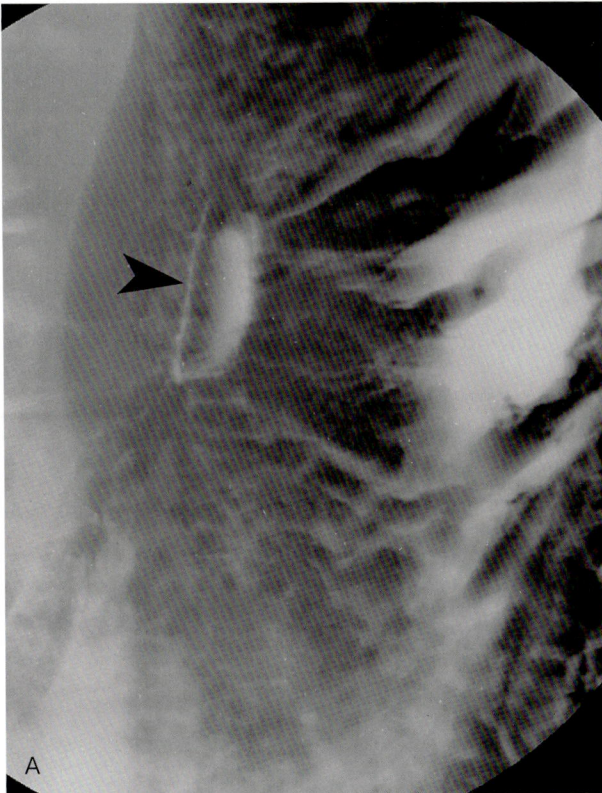

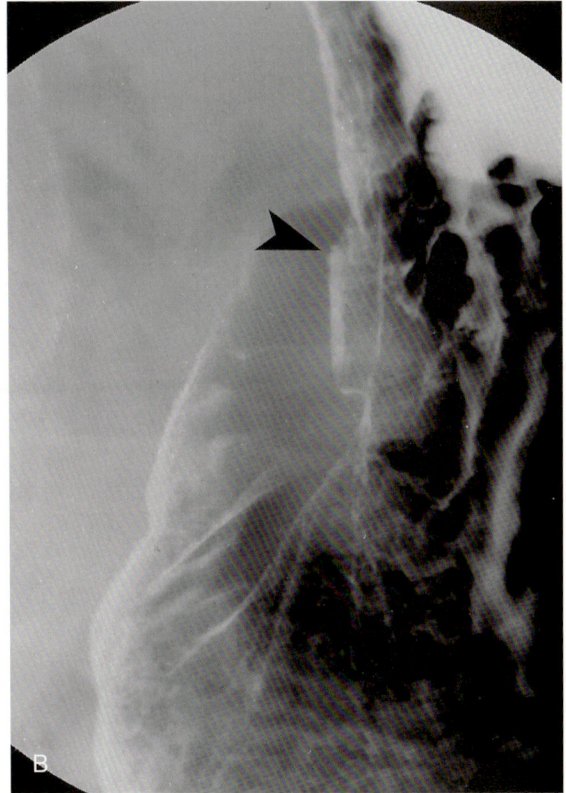

▲ 图 3A-6　良性胃溃疡

A. 胃双重对比造影正面点片显示胃体重力面一个含有钡剂的溃疡龛影（箭头），放射状黏膜皱襞延伸到龛影边缘；B. 切线位显示溃疡龛影（箭头），看上去没有超过胃浆膜层

胃腔表面的改变与幽门螺杆菌胃炎相似，特征性的表现是糜烂，常为多发疣状[1, 2]。慢性胃炎表现为黏膜萎缩，胃小区变小或消失[1]。

## 气肿性胃炎

这是一种严重的蜂窝织炎性胃炎，特征是胃壁内积气。可能与链球菌、大肠埃希菌、肠杆菌属或假单胞菌感染相关。气肿性胃炎的发病诱因包括胃肠炎、非甾体消炎药、糖尿病、酗酒、近期手术、白血病和胃腺癌。该病致死率高，需急诊手术。胃气肿和囊性积气也表现为胃壁内气体，但与感染无关（图 3A-7）。

## 梅内特里耶病

巨大肥厚性胃炎主要见于中年人，是一种罕见的获得性慢性疾病[2, 5]。病因尚不明确。该病主要累及胃底和胃体，而胃窦不受累，近50% 的患者表现为弥漫的黏膜皱襞病变[1]。弥漫的黏膜细胞增生使得胃表面皱襞粗大，看起来像脑回一样。梅内特里耶病患者胃癌发病率增高。

双对比造影显示粗大迂曲皱襞，主要在远端的胃（图 3A-8A）。腺体过多分泌会稀释钡剂，导致黏膜涂抹差[2]。CT 可诊断此病，尤其是在用水将胃扩张后成像，可显示弥漫增厚不规则脑回样的胃壁和黏膜糜烂（图 3A-8B）。没有周围淋巴结肿大，没有胃外侵犯，胃浆膜层光滑[5]。胃壁粗大的鉴别诊断有消化性溃疡、Z-E 综合征（Zollinger-Ellison 综合征）、胃静脉曲张、感染、腐蚀剂、放疗、胰腺炎、淋巴瘤和腺癌（图 3A-9 和图 3A-10）。

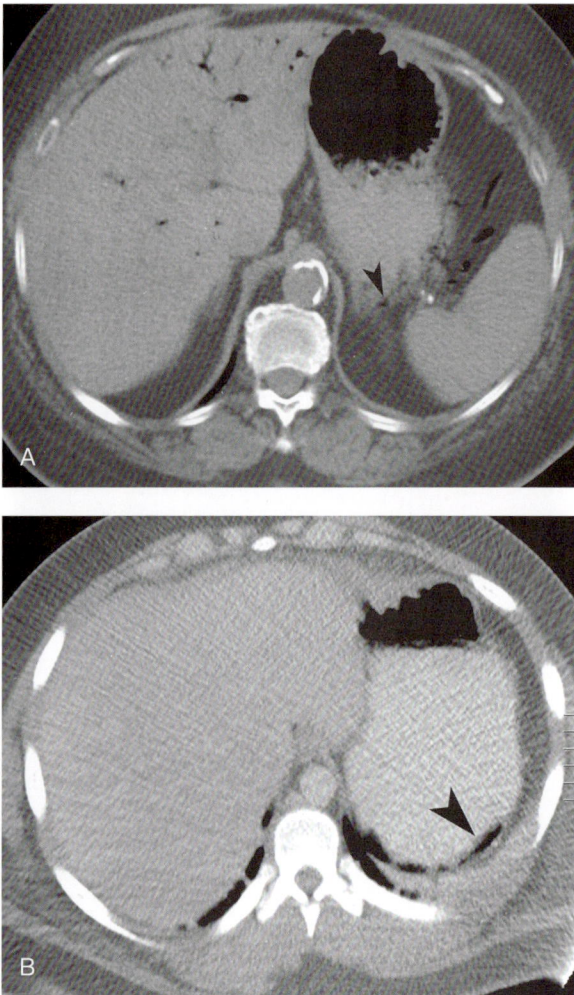

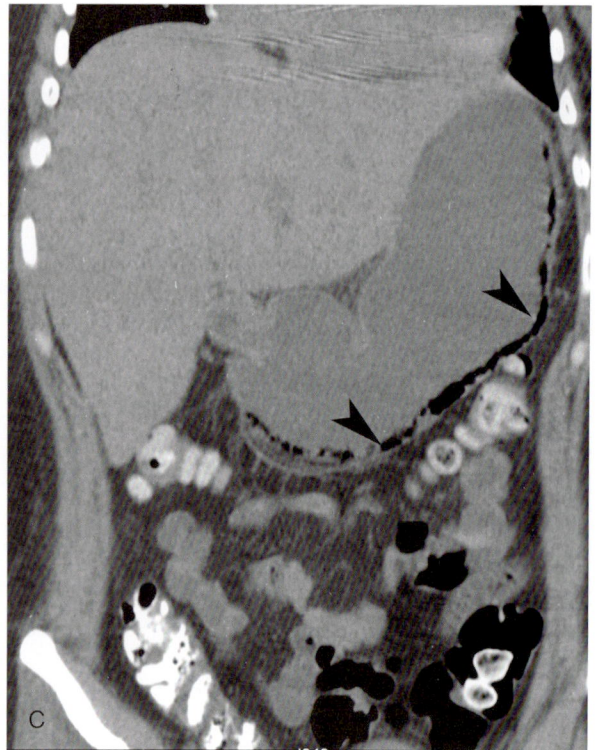

▲ 图 3A–7　胃壁气肿
CT 显示三个患者的胃壁内气体（箭头），分别是过度呕吐导致的黏膜撕裂（A），气肿性胃炎（B）和肠梗阻（C）

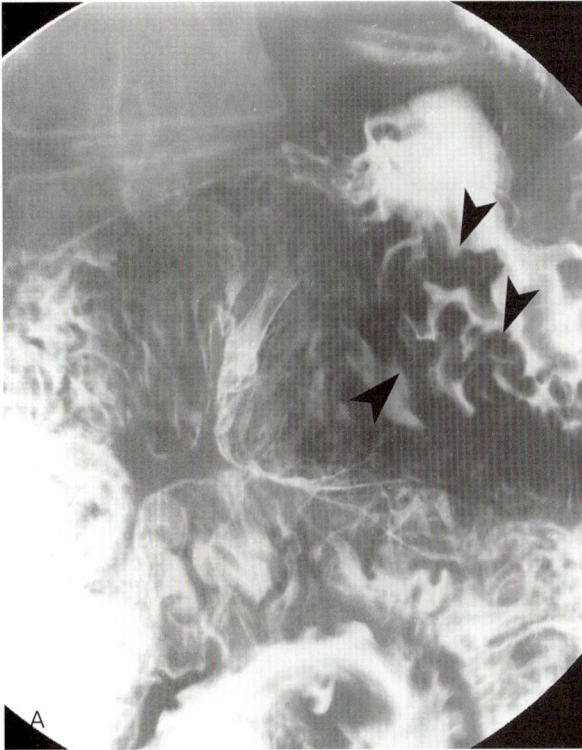

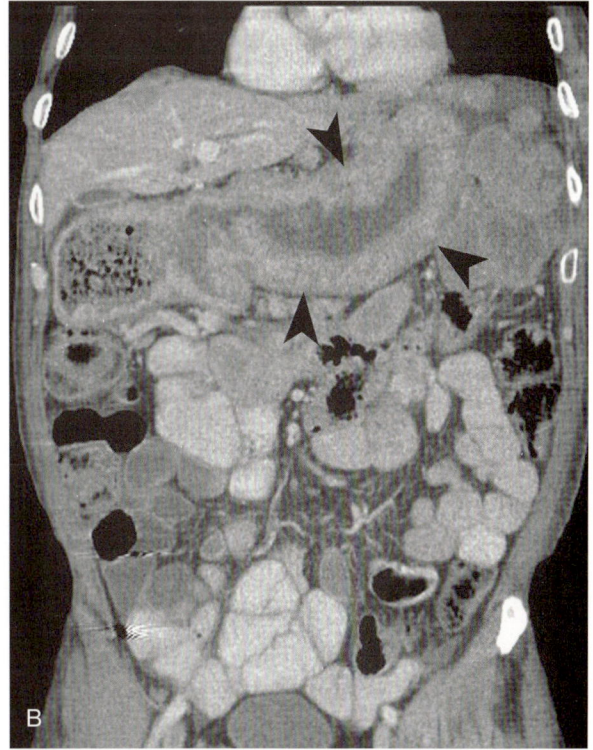

▲ 图 3A-8　粗大迂曲的胃皱襞

A. 双重对比造影显示胃窦粗大迂曲皱襞（箭头）；B. CT 冠状位显示明显增厚的胃壁（箭头）；该患者还有外生性的平滑肌肉瘤，图中未显示

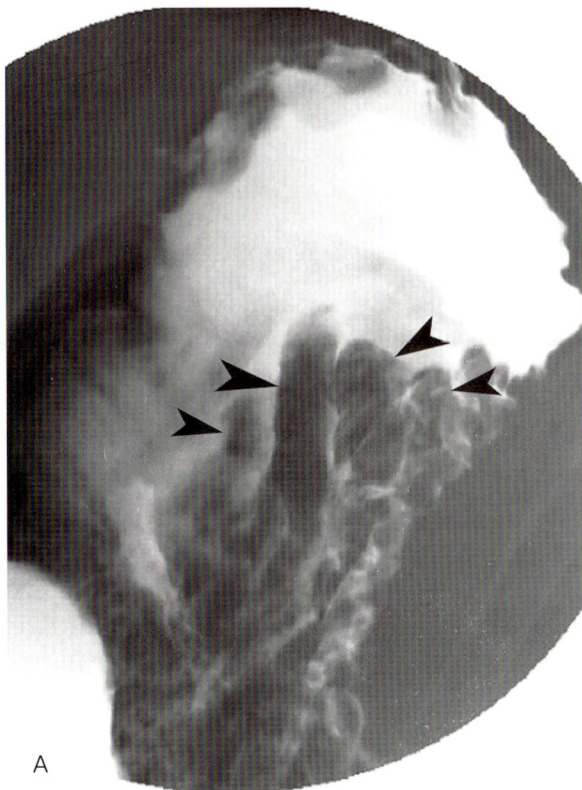

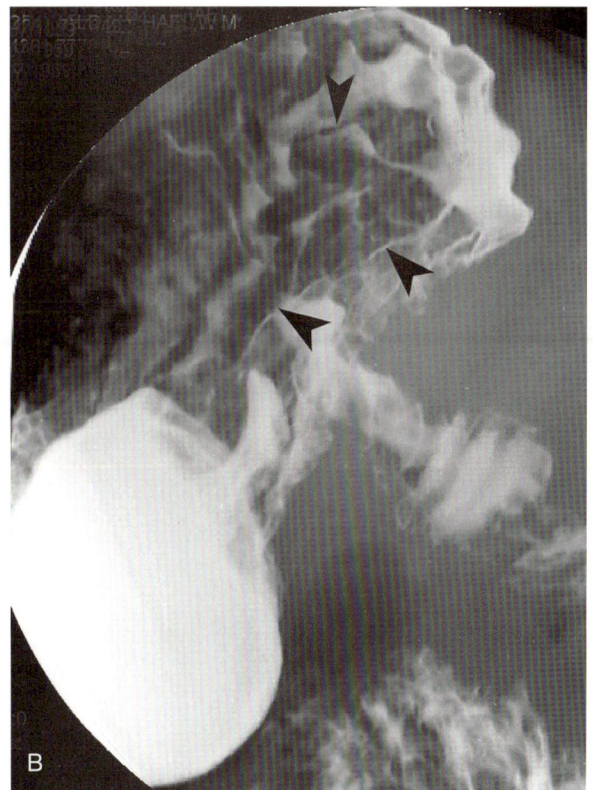

▲ 图 3A-9　胃静脉曲张

胰腺癌患者伴脾静脉栓塞，双重对比造影显示胃静脉曲张所致的广泛粗线状充盈缺损（箭头）

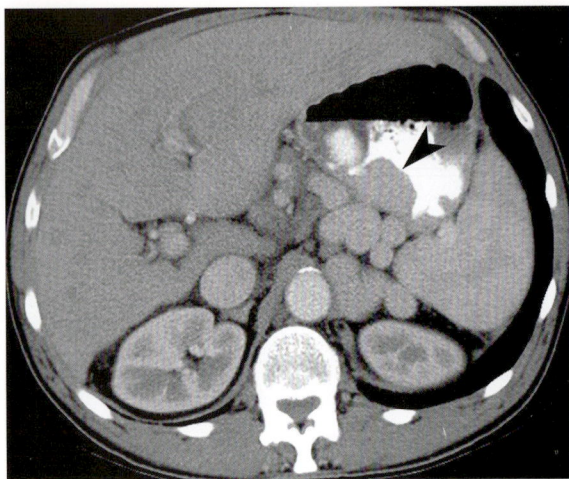

▲ 图 3A-10　胃静脉曲张

肝硬化患者的增强 CT 显示明显的多发胃静脉曲张，胃体后壁静脉曲张类似黏膜下肿块

## 其他胃炎

克罗恩胃炎累及远侧胃，常见于胃窦。最早期发现是胃窦溃疡。特征性改变有管腔变窄、壁增厚、溃疡和瘘形成[2]。

萎缩性胃炎是一种自身免疫性疾病，常破坏黏膜基底，与恶性贫血相关。黏膜异常表现有胃底和胃体皱襞减少或缺失、管状胃和胃小区变小或消失[2]。

## 淋巴样增生

出生时胃内没有淋巴组织，慢性幽门螺杆菌感染导致黏膜淋巴细胞增生（黏膜相关淋巴组织，MALT），最终导致该病。这是 MALT 淋巴瘤（低级别 B 细胞淋巴瘤）的前期病变[7]。上消化道造影显示胃黏膜无数大小一致的小圆形结节[1, 7]。

## 憩室

憩室是突出胃外的小囊袋，见于 0.02% ～ 2.6% 的患者，大部分是老年女性。70% 的病例是先天性的，30% 是获得性的。获得性憩室是压力性憩室，是黏膜从胃壁黏膜肌层间的间隙疝出所致。先天性憩室是真性憩室，包含胃壁所有结构，常见于胃底后壁或贲门。获得性憩室是假性憩室，常位于胃窦[8]。

上消化道造影显示为直径 1 ～ 10cm 充满钡剂边缘光滑的小囊袋（图 3A-11A）[1, 8]。CT 上显示为含有气液平面的薄壁液体密度病变，位于左侧脊柱旁，胃、脾、左侧肾上腺和左膈之间（图 3A-11B）[8]。MR 上可显示为与胃贲门相关的充

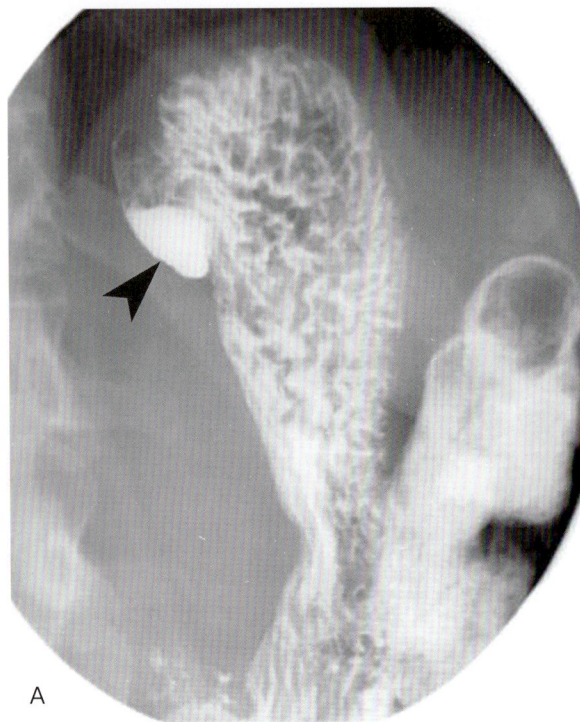

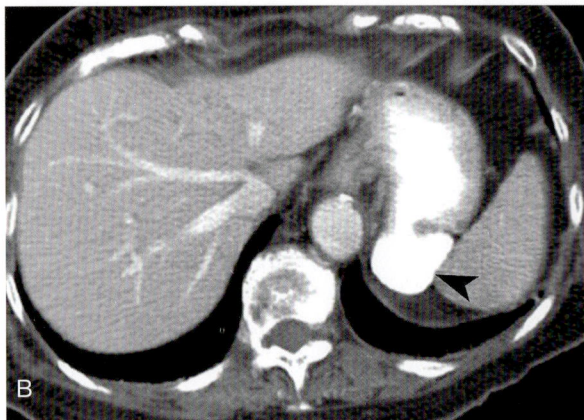

▲ 图 3A-11　胃憩室

A．胃的双重对比造影显示贲门后内侧充满对比剂的胃憩室（箭头）；B．同一个患者的轴位增强 CT 显示贲门后方的充满对比剂的胃憩室（箭头）

满液体的薄壁囊性病变。由于位置和形态相似，胃憩室可类似于左侧肾上腺囊性病变、胰腺假性囊肿或胃壁重复囊肿。

## 息肉

管腔内黏膜表面的无蒂或有蒂的突出物称为息肉，上消化道双重对比造影显示为无蒂或有蒂的光滑结节状或分叶状的充盈缺损[1]。

最常见的类型是增生性息肉，典型病变是无蒂的光滑或分叶状结节，小于 1cm，多发，位于胃体和胃窦（图 3A-12）。腺瘤样息肉不常见，大于 1cm，无蒂或有蒂，单发。胃底部腺息肉是多发的，表面光滑，无蒂，小于 1cm。潴留性息肉或幼年性息肉与 Cronkite-Canada 综合征相关，可单发或多发[1]。错构瘤性息肉是波伊茨 - 耶格综合征的典型表现，没有恶变倾向[2]。

## 异位胰腺

异位胰腺小叶见于 0.5% ~ 13% 的尸解病例，常位于胃窦的大弯侧（胃体少见），最大约 5cm，被正常的胃黏膜覆盖，中央有脐状分泌管[2, 4, 9]。

异位胰腺在上消化道造影时显示为光滑的宽基底壁内病变，中央的脐可见点状钡剂聚集[9]。CT 表现为胃壁内圆形或卵圆形肿块，强化程度不一（强化可高于胰腺，也可像囊肿一样无强化）[4,9]。

## 结节病

结节病常累及肺，但也可累及腹部（肝、脾、淋巴结和肠道）[10]。胃肠道最易受累的是胃，常合并肺结节病[10]。需要活检和培养才能确诊和排除肿瘤。胃结节病常表现为肉芽肿性胃炎，也可表现为其他弥漫性病变。弥漫性胃壁增厚可与梅内特里耶病相似，胃窦狭窄可与硬化性癌相似[10]。

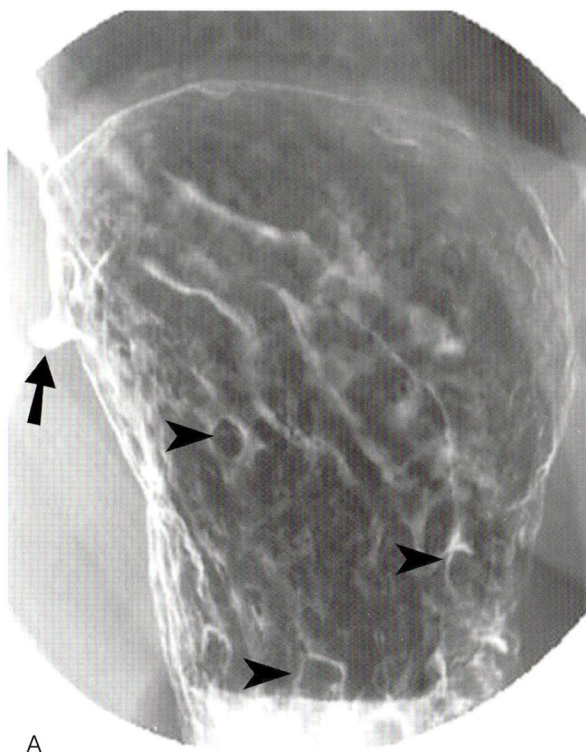

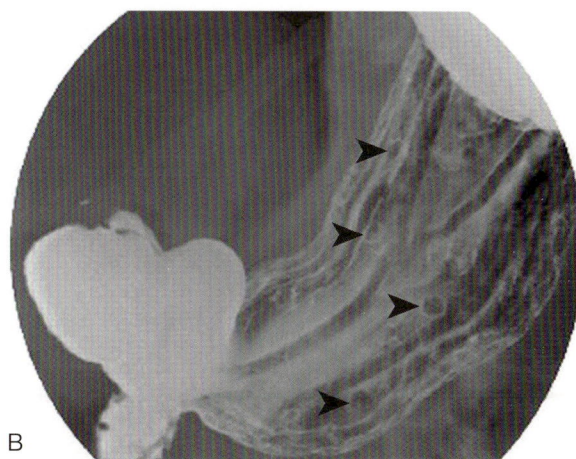

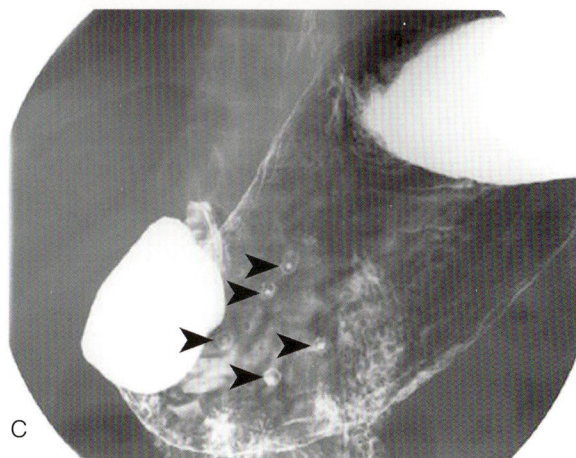

▲ 图 3A-12　胃息肉
上消化道双重对比造影显示胃底（A）和胃体（B、C）多发的亚厘米息肉（箭头）；第一个患者（A）可见一个 1.5cm 的胃憩室（箭）

## 胃窦狭窄的鉴别诊断

1. 消化性溃疡。

2. 肿瘤。

3. 误食腐蚀剂。

4. 放疗。

5. 肉芽肿性病变（结节病、克罗恩病、梅毒和结核）。

# 肥厚性幽门狭窄

该病特征是由幽门管肌肉组织肥厚，导致胃排出梗阻，常见于 3 个月以内男性。

平片可显示胃扩张，远端肠道少量气体影（图 3A-13A）。钡剂造影可见胃排空延长和狭长的幽门管（细线征）。双轨征指幽门管被肥厚的黏膜分隔成多条细线。肩征和蘑菇征分别指

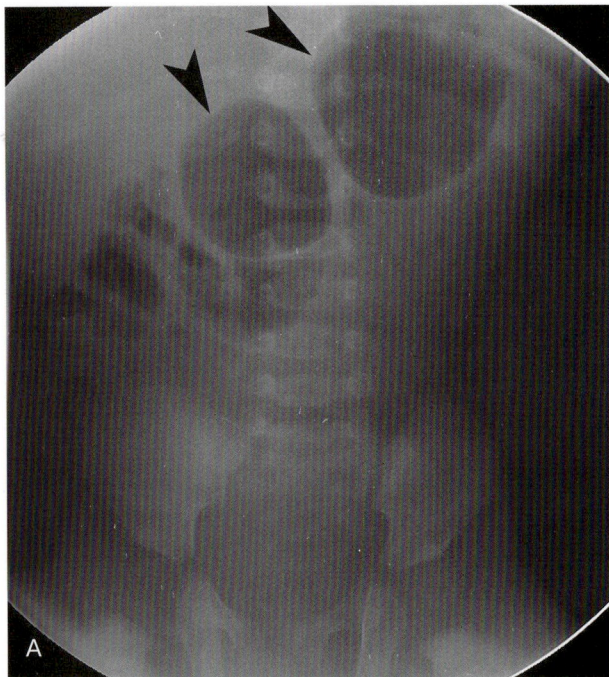

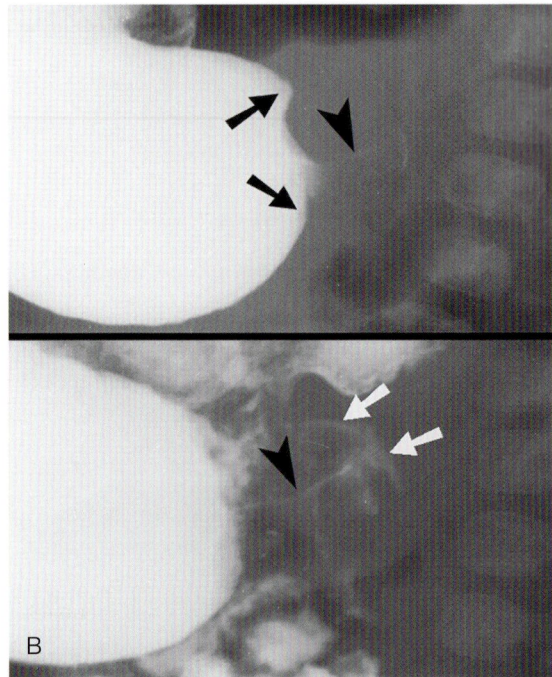

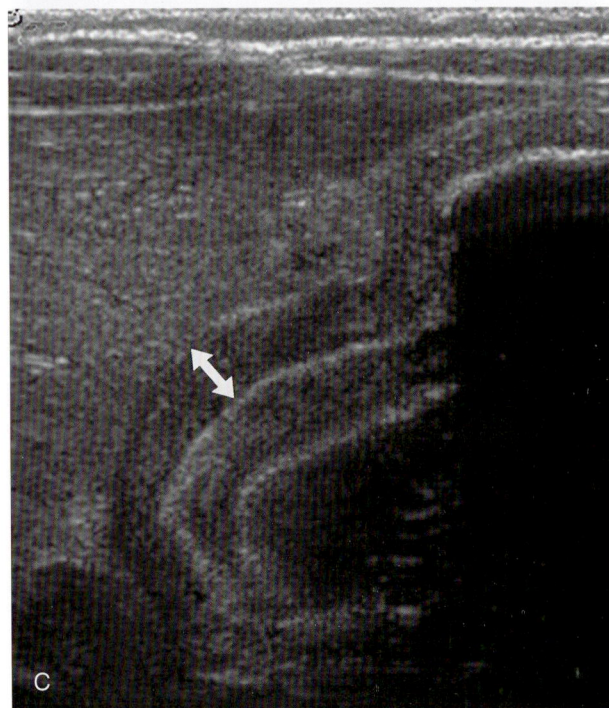

▲ 图 3A-13　肥厚性幽门狭窄

A. 腹部 X 线片显示胃扩张（箭头）；B. 上消化道造影显示狭窄的幽门管（细线征，箭头）和近端（肩征，黑箭）和远端（蘑菇征，白箭）的肩形；C. 超声显示幽门肌性结构肥厚（箭头）为 5mm（正常小于 3mm），幽门管长度 2.2cm（正常小于 15mm）

肥厚的幽门肌肉对胃窦和十二指肠球的压迹（图3A-13B）。鸟嘴征指肥厚的幽门管近端像鸟嘴一样。

超声是该病的首选检查方法，可以直接显示肥厚的幽门肌肉。肥厚的幽门管肌性结构是低回声的，横切面中央可见高回声的黏膜。横切面正常幽门管肌性结构的厚度＜3mm，长度＜15mm（图3A-13C）。肥厚性幽门狭窄患者厚度超过3mm，且幽门管腔不能扩张。

## 胃石

食入物在胃肠道积聚形成异物石团，胃是好发部位，常见于有胃手术病史的患者。异物石团类型有毛石团（毛发）、植物石（水果和蔬菜）、乳糜石（牛奶蛋白）和药物石[11, 12]。Rapunzel综合征就是食入毛发后在胃和近端小肠形成毛石团。

平片可诊断肠梗阻，但一般不能发现异物石团（图3A-14A）。超声也可用于诊断异物石团引起的肠梗阻。超声可发现胃肠腔内前表面弧形高回声伴远方声影的异物石团（图3A-14B）。胃石清晰锐利的声影可与胃内食物和气体混合物的模糊声影相鉴别。CT显示异物石团为胃肠腔内边界清楚的含有气泡的卵圆形肿块（图3A-14～图3A-16）。CT还可显示异物石团近端扩张的小肠及远端塌陷的肠道。

## 胃扭转

胃扭转较小肠和大肠扭转少见。Borchardt三联征可诊断胃扭转，即上腹痛、难治性恶心和胃管不能置入胃内。

胃扭转分为器官轴型和肠系膜轴型（图3A-16），这两种类型的扭转均不常见。器官轴型胃扭转约占2/3，以胃长轴为轴扭转导致胃大弯位于胃小弯头侧（图3A-17）。这种类型常见于食管旁疝患者，一般不会累及血管。如果扭转超过180°则会引起胃梗阻。胃长轴是连接胃贲门和幽门的径线。

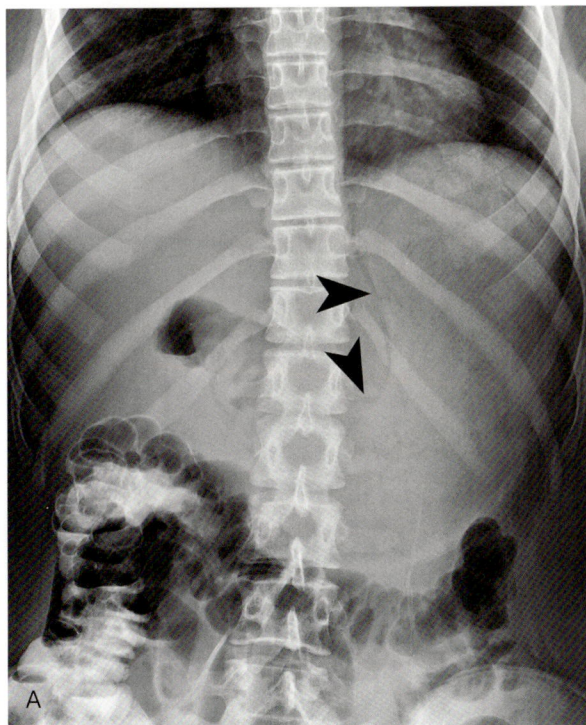

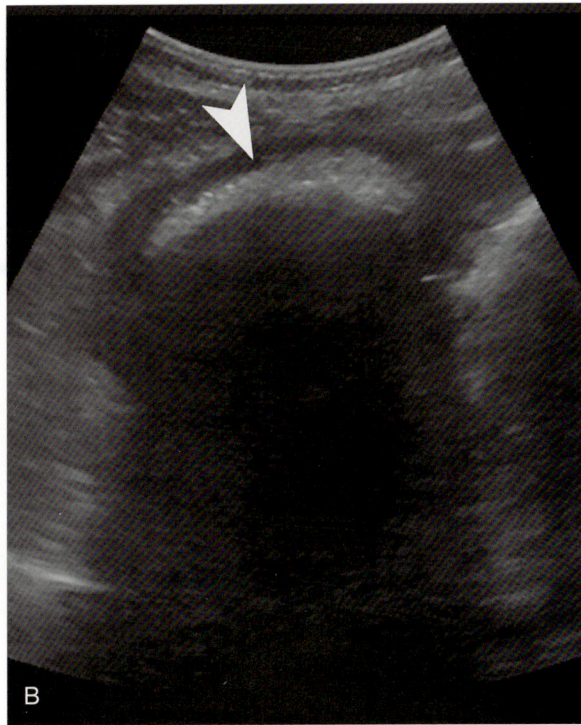

▲ 图3A-14　胃石
A. 腹部X线片显示胃石，可见胃与胃石之间的气体影（箭头）勾勒出的轮廓；B. 超声显示毛石团的前方高回声（箭头）及远方声影

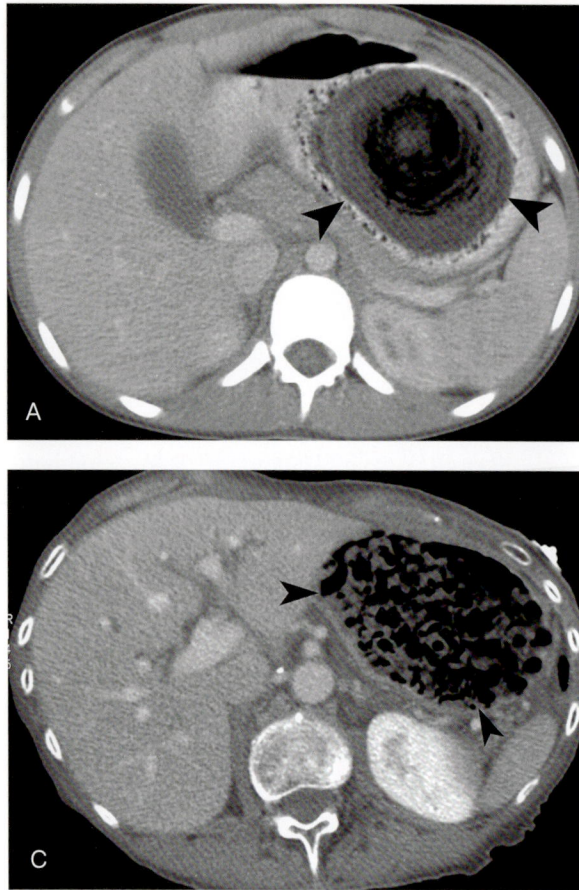

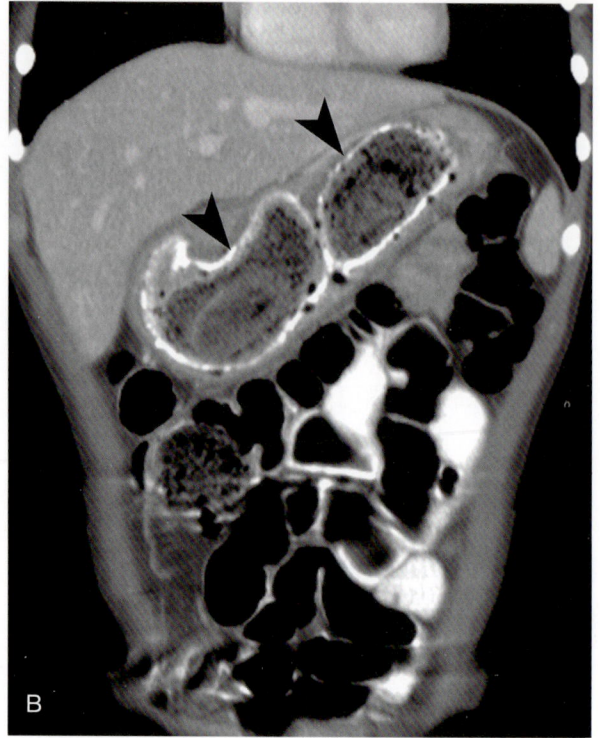

▲ 图 3A-15　胃毛石团（A，B）和药物石（C）
A、B. 轴位和冠状位增强 CT 显示胃底、胃体和胃窦的毛石团（箭头），其内见斑杂的空气密度；C. 轴位增强 CT 显示胃腔内充满硝苯地平药片（箭头）

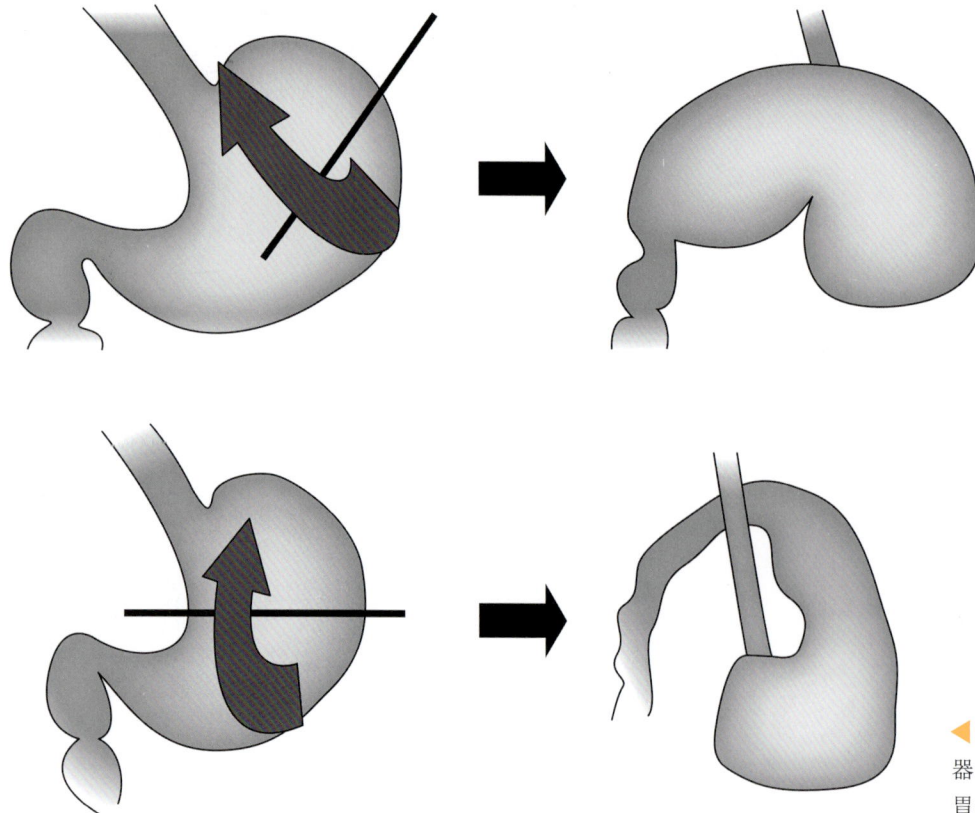

◀ 图 3A-16　胃扭转
器官轴型和肠系膜轴型胃扭转

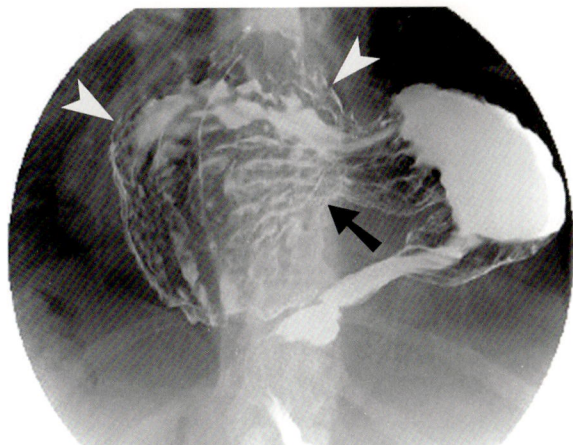

▲ 图 3A-17    胃扭转（器官轴型）
上消化道造影显示胃疝入胸腔，胃大弯（箭头）位于胃小弯（箭）头侧；这些表现符合器官轴型胃扭转

相比于器官轴型扭转，肠系膜轴型扭转常为慢性症状，且很少伴有膈肌缺损。肠系膜轴型扭转是沿着胃小弯与胃大弯之间的一个平面，即胃的短轴扭转，导致胃窦位于胃食管连接的上方。这种扭转常见于儿童，且常小于 180°。

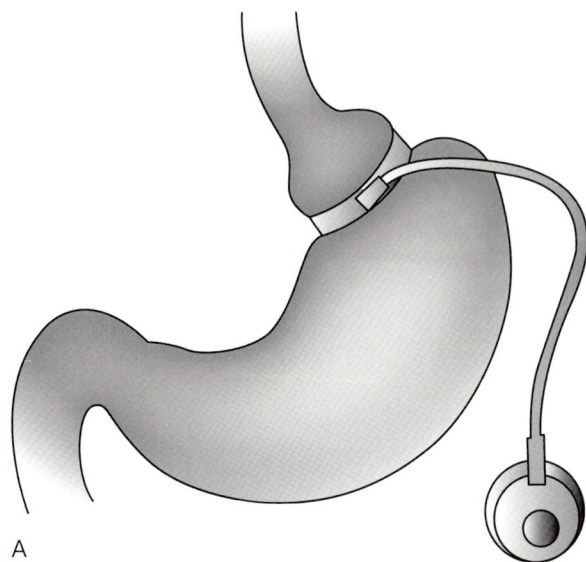

# 腹腔镜下可调节胃束带术

2001 年 FDA 通过了腹腔镜下可调节胃束带术，这是肥胖症的第二常见处理方法。该方法通过在胃食管连接处尾侧 2cm 处放置束带将胃分成 2 部分[13]。胃小囊大小约 15mm。腹壁皮下的调节器与腹内的束带相连，从而可以调节束带直径。术前钡餐造影可评价食管和胃的解剖形态。

胃束带长轴与通过脊柱的垂直线的交角称为 phi 角，范围在 4° ～ 58°（图 3A-18）。前后位投照时束带成矩形。胃小囊的宽度常小于 4cm，出口的直径＜ 4mm。对比造影可评价术后并发症。

并发症（图 3A-19 和图 3A-20）：出口狭窄是术后常见并发症，表现为腹痛、恶心、呕吐。造影可显示出口狭窄，对比剂通过出口缓慢。慢性出口梗阻可导致胃小囊的扩张，见于 3% ～ 8% 的患者。

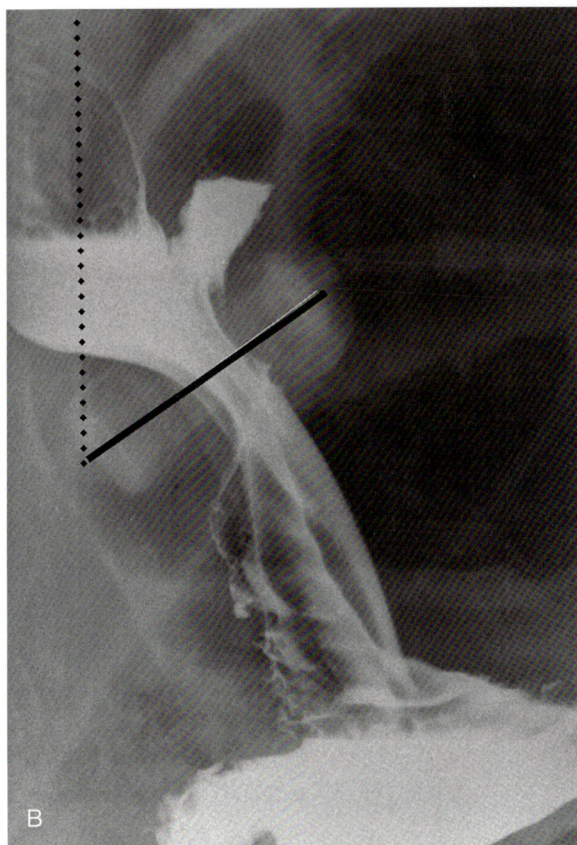

▲ 图 3A-18    胃束带解剖
A. 放置胃束带后的解剖示意；胃束带常与水平线成 45° 角，其近端可见胃小囊；B. 单对比造影显示胃束带的正常方向

A

B

C

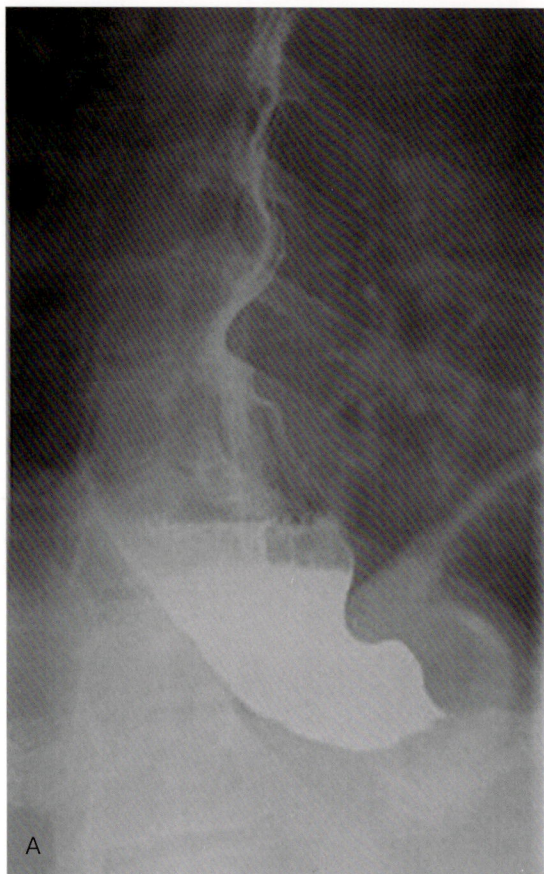

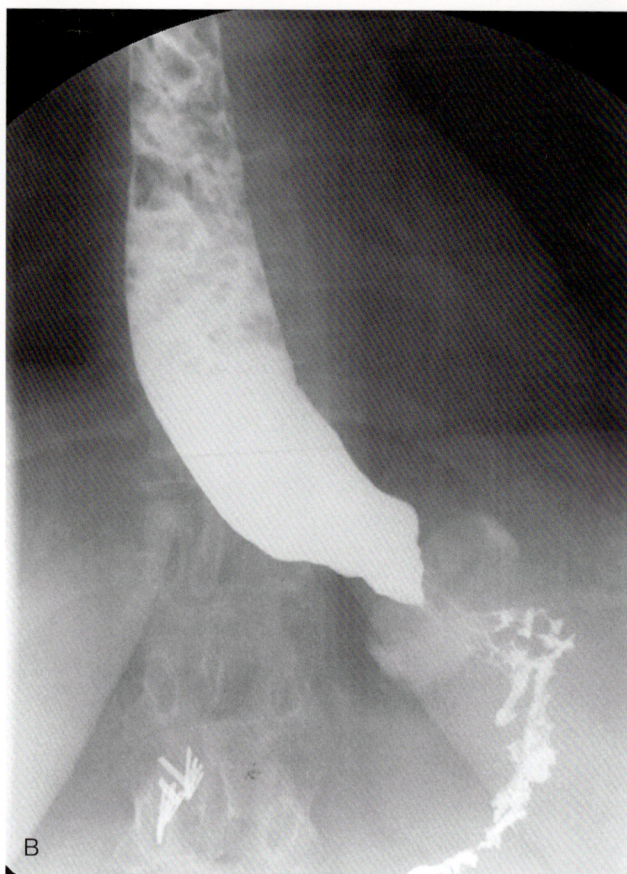

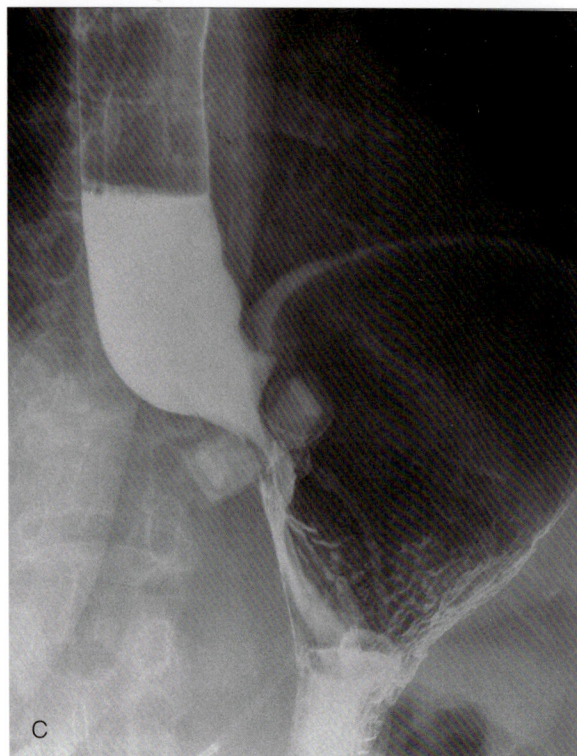

▲ 图 3A-19　胃束带过紧造成的梗阻
3 个患者的造影显示胃束带近端的对比剂滞留和食管扩张；
胃束带向近端滑动到食管胃连接处

胃束带滑动见于 4% ～ 13% 的患者，常见于后方（82%），少见于前方（18%）。后方的胃束带滑动导致胃后壁头尾侧的疝，前方的束带滑动就是束带在胃前壁向下移位。胃束带滑动在钡餐造影时表现为水平向的束带和出口狭窄。后方滑动导致胃小囊位于后下方，前方滑动导致胃小囊位于前上方。少见的并发症有胃穿孔、胃束带糜烂、导管功能异常和感染。

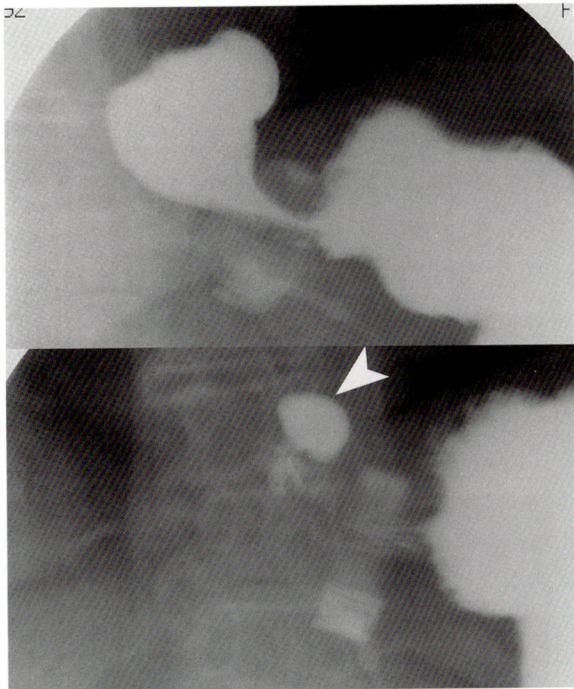

▲ 图 3A-20　内压性憩室
单对比上消化道造影显示胃小囊左壁的内压性憩室（箭头）

## Roux-en-Y 胃旁路术

Roux-en-Y 胃旁路术是北美肥胖症外科手术的一种。该术用于体重指数超过 40 或体重指数超过 35 伴并发症的患者。

Roux-en-Y 胃旁路术使用开放式腹腔镜术。所有患者术前超声检查，如有胆囊结石则在胃旁路术的同时行胆囊切除术。术后第一天使用水溶性对比剂检查是否有漏和肠梗阻[14]。

Roux-en-Y 胃旁路术做出一个与游离胃分离的胃小囊（图 3A-21）。胃小囊与 1 ～ 1.5cm 长的 Roux-en-Y 小肠襻吻合。这个小肠襻通过横结肠系膜，位于胃后和结肠后。Roux-en-Y 的远端与空肠远端吻合。

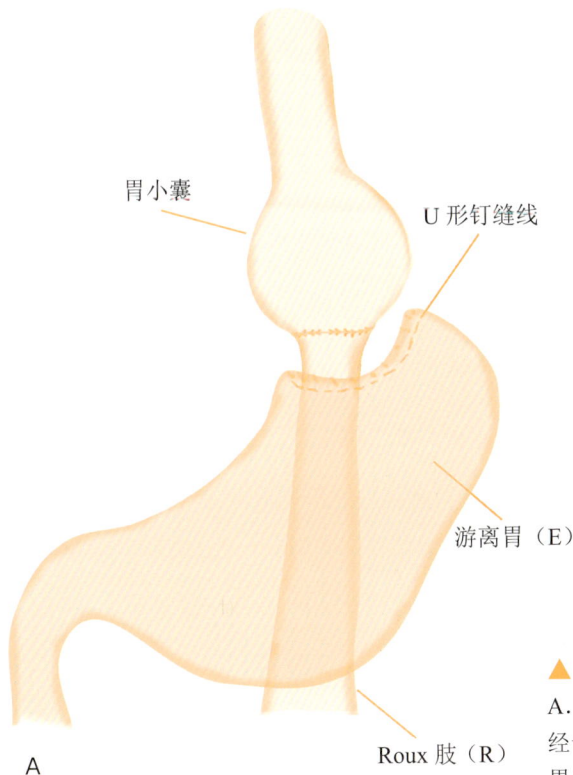

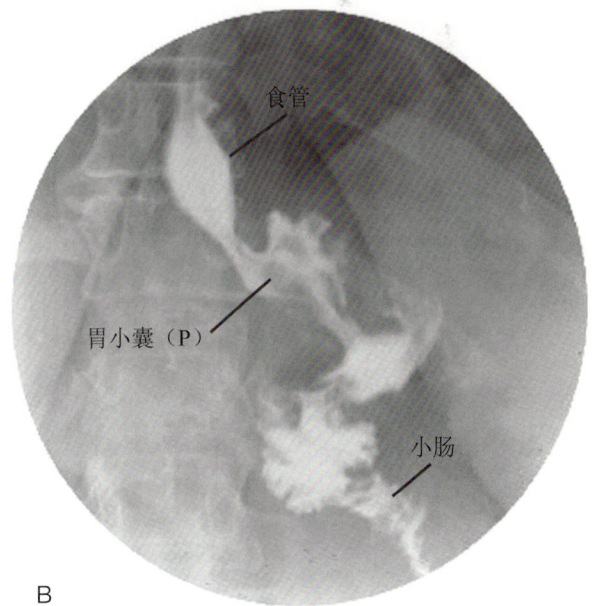

▲ 图 3A-21　胃旁路术后的解剖
A. 胃旁路术后的正常解剖示意；胃小囊与 Roux 相连，游离胃经十二指肠与 Roux-en-Y 吻合口相通；B. 单对比胃肠造影显示胃旁路术后的正常解剖，对比剂从食管、胃小囊流入小肠

吻合口瘘的发生率小于 3%，通常为胃空肠吻合口瘘或空肠空肠吻合口瘘。CT 可发现胃外的肠内容物或脓肿形成（图 3A-22 和图 3A-23）。瘘形成可能是由于 U 形钉缝合口障碍所致，最常见的是胃胃瘘（图 3A-24 和图 3A-25）。胃皮肤瘘和胃肠瘘是少见的瘘。肠梗阻的原因可能是术后水肿或内疝（图 3A-26 ～ 图 3A-29）。延迟梗阻的原因是黏膜、吻合口狭窄或内疝。胃旁路术的其他并发症有出口狭窄、胃炎、吻合口溃疡、缺铁和维生素 $B_{12}$ 缺乏。

胃术后的其他并发症与 Billroth 1 和 Billroth 2 手术相同。Billroth 1 就是将幽门切除后行胃十二指肠吻合。Billroth 2 是切除胃窦后行胃空肠吻合。

## 腐蚀性损伤

食入腐蚀剂如碱液或洗洁精后会引起上消化道的急性炎性损伤。80% 的误食病例见于儿童。食入腐蚀剂后会引起急性坏死、溃疡、肉芽和狭窄形成。碱性液体无色无味，容易误食引起食管和胃的严重损伤。碱液会引起血管血栓、细胞坏死、脂肪皂化（3 天内）、黏膜脱落（7 天内）和狭窄形成（3 周后）。

食入酸性液体引起的损伤没有碱液严重。酸性液体在胃内引起凝固性坏死形成一个保护屏障，好发于胃窦。腐蚀剂会沿着胃小弯下流，因此胃小弯受损最严重。

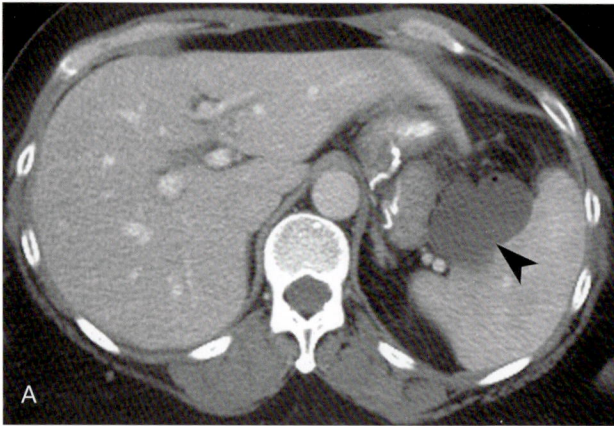

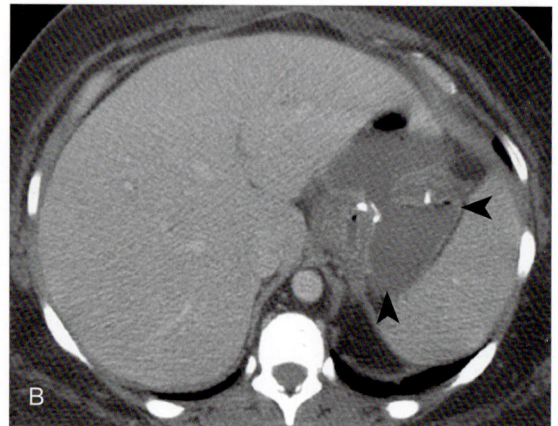

▲ 图 3A-22　术后积液

A．术后血清肿，上腹部轴位增强 CT 显示游离胃外侧的直径 6cm 的术后血清肿（箭头）；B．术后胃穿孔，轴位对比增强 CT 显示胃后壁穿孔，与脾内侧的积液（箭头）相通

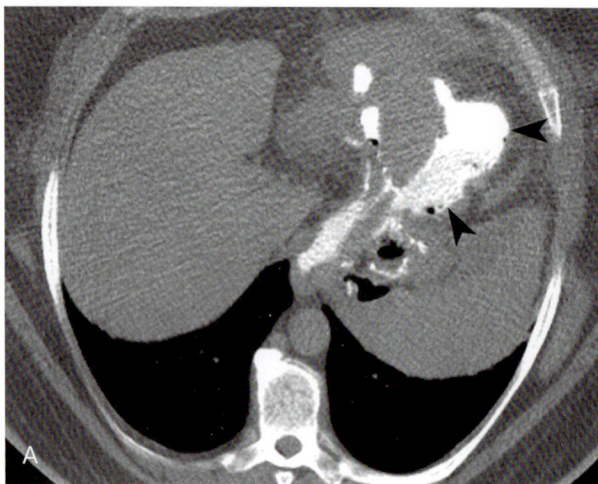

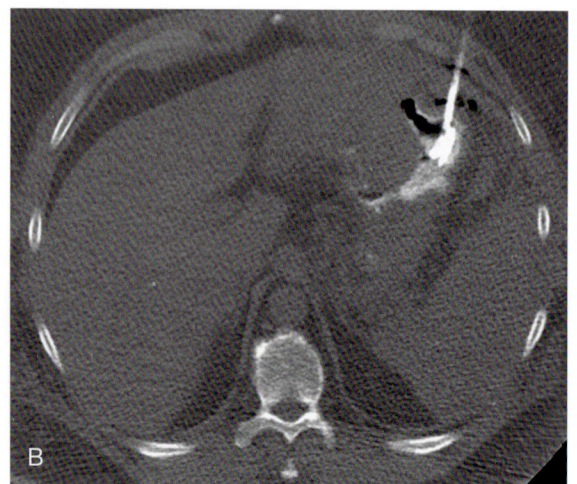

▲ 图 3A-23　胃穿孔

A．轴位 CT 显示胃与左上腹积液（箭头）相通；B．置入猪尾引流管后轴位 CT 显示积液减少

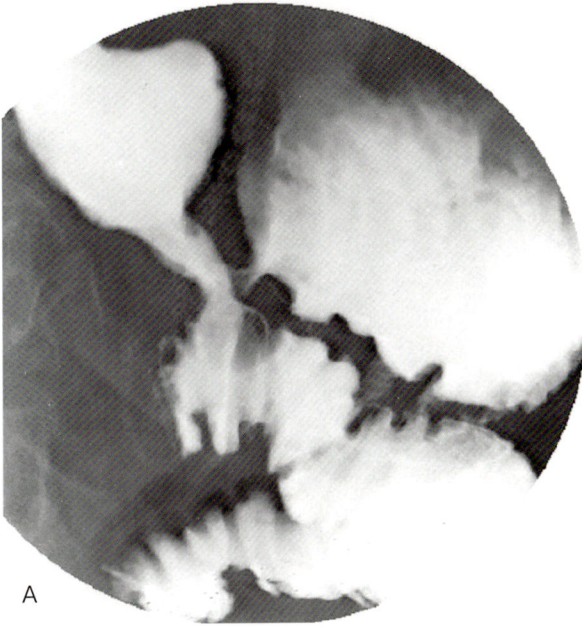

▲ 图 3A-24  胃胃瘘
单对比造影显示胃小囊与游离胃相通

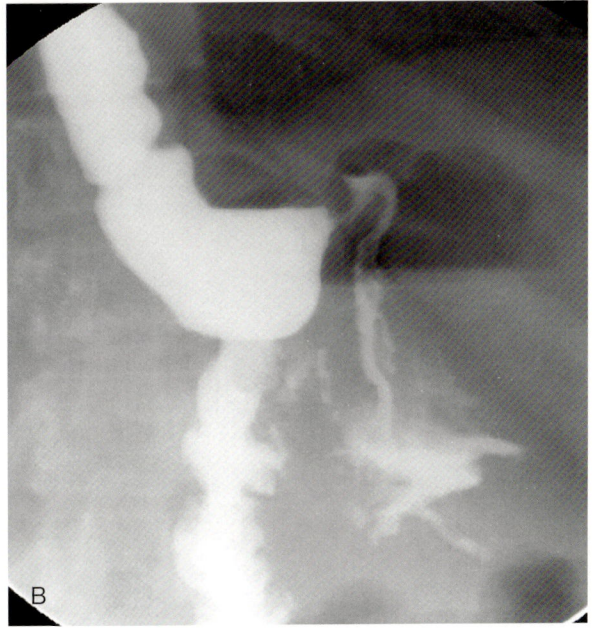

◀ 图 3A-25  胃胃瘘
腹部 CT 平扫显示游离胃内（箭头）和胃小囊都有口服的
对比剂，表明两者有瘘

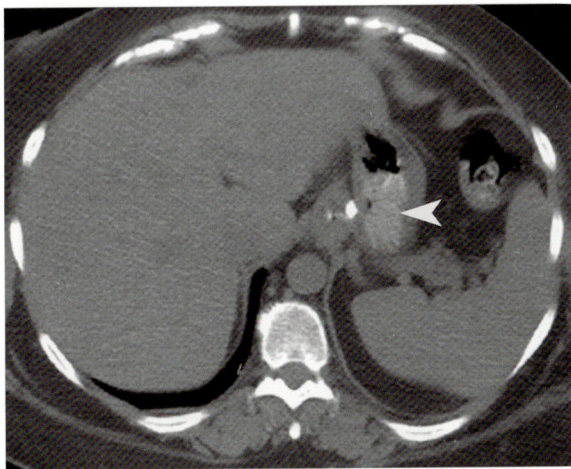

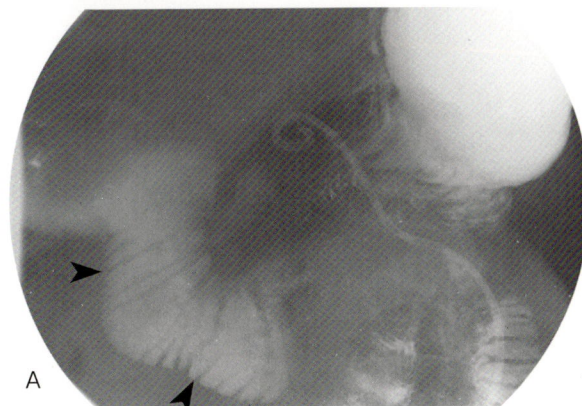

▲ 图 3A-26  胃梗阻
A. 造影显示扩张的胃及十二指肠（箭头），梗阻点位于十二指肠空肠交界处；游离胃内的引流管用于胃腔减压；B. 同
一患者的增强 CT 显示胃（箭头）及十二指肠扩张

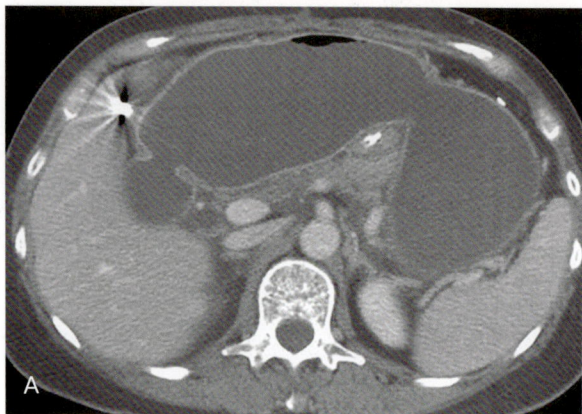

▲ 图 3A-27　胃梗阻
增强 CT 显示游离胃及十二指肠扩张，梗阻点位于空肠吻合口

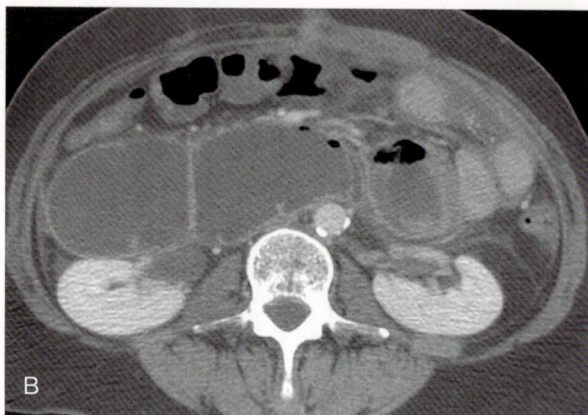

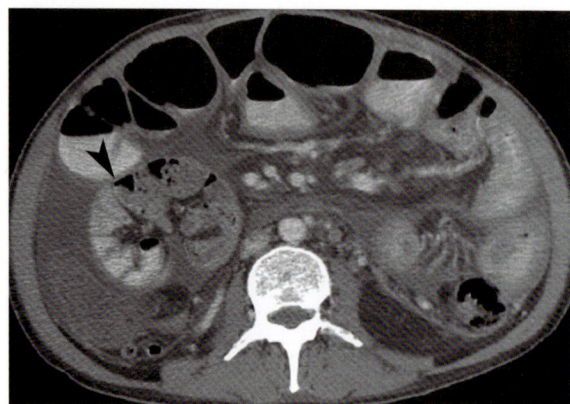

▲ 图 3A-28　腹内疝
腹部增强 CT 显示右侧腹部轮廓光滑的卵圆形聚集的肠襻（箭头），提示腹内疝

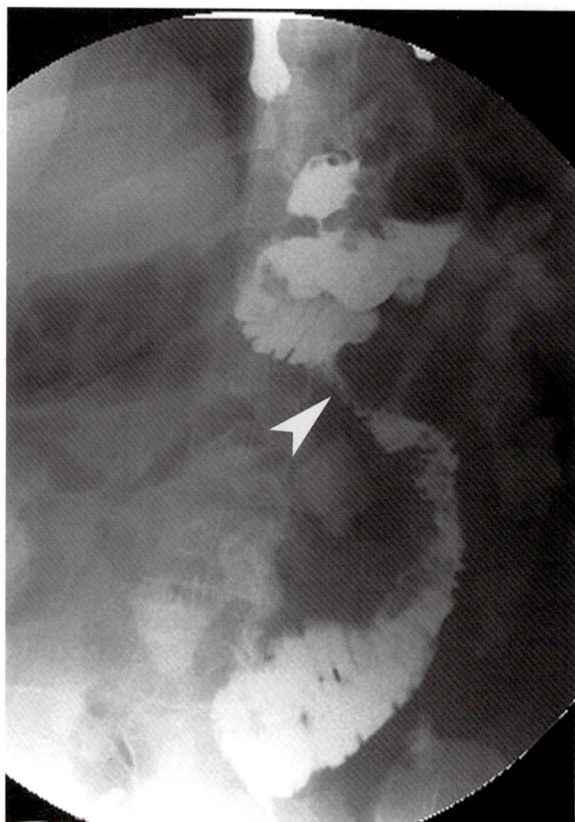

▶ 图 3A-29　空肠狭窄
胃肠造影显示距胃空肠吻合口 10cm 处狭窄（箭头）形成

上消化道造影征象有皱襞增厚、溃疡形成、痉挛、弛缓、壁内积气和穿孔。几周后会形成狭窄，最常见于胃窦（图 3A-30）。

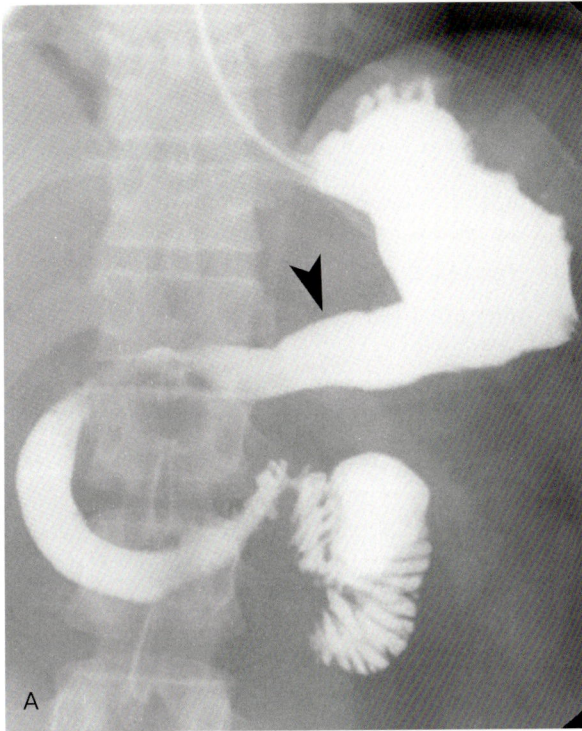

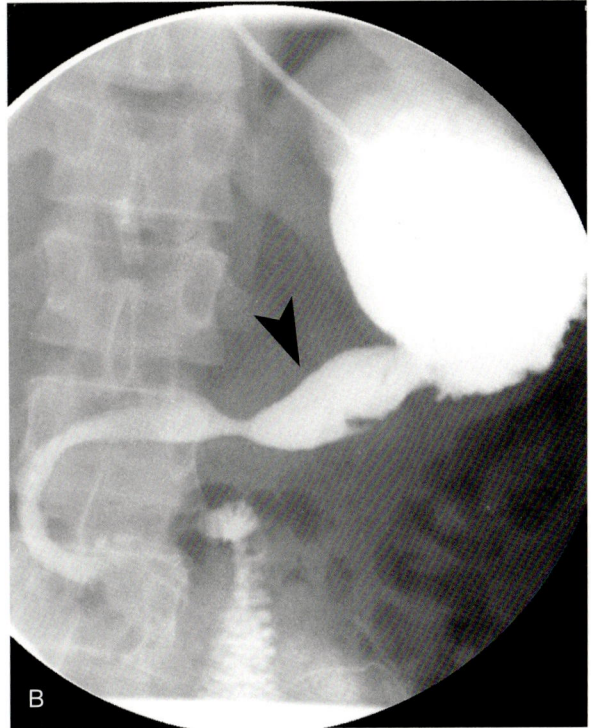

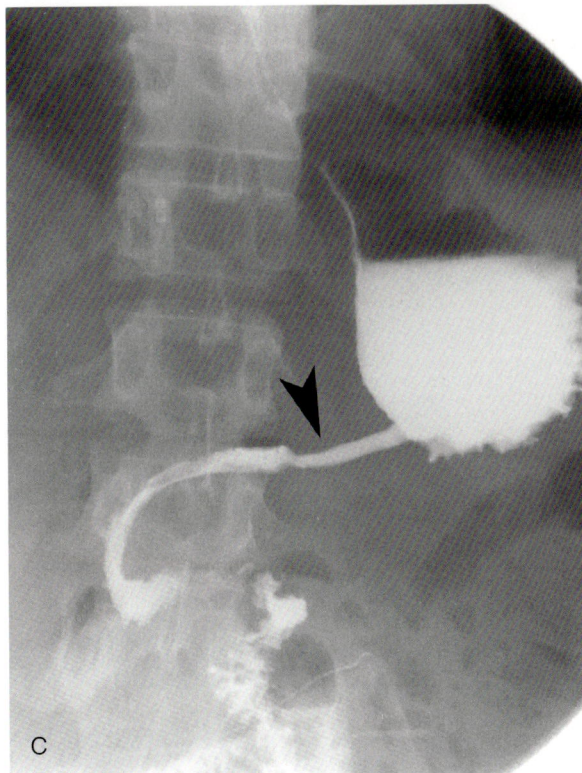

▲ 图 3A-30　腐蚀剂损伤

食入腐蚀剂后的第 2、4 和 7 周的钡餐造影显示胃窦（箭头）和十二指肠进展性的狭窄形成；A 还显示胃底和胃体的水肿，随访的图片中水肿消失

<h2 style="text-align:center">参考文献</h2>

［1］Rubesin SE, Levine MS, Laufer I. Double-contrast upper gastrointestinal radiography: a pattern approach for diseases of the stomach. Radiology. 2008;246(1):33–48.

［2］Brant WE, Helms CA. Fundamentals of Diagnostic Radiology. Philadelphia, PA: Lippincott Williams & Wilkins; 1999.

［3］Insko EK, Levine MS, Birnbaum BA, et al. Benign and malignant lesions of the stomach: evaluation of CT criteria for differentiation. Radiology. 2003;228(1):166–171.

［4］Kim JH, Eun HW, Goo DE, et al. Imaging of various gastric lesions with 2D MPR and CT gastrography performed with multidetector CT. Radiographics. 2006;26(4):1101–1116.

［5］Fiori R, Velari L, Di Vito L, et al. Menetrier's disease diagnosed by enteroclysis CT: a case report and review of the literature. Abdom Imaging. 2011;36:689–693.

［6］Rubesin SE, Furth EE, Levine MS. Gastritis from NSAIDs to Helicobacter pylori. Abdom Imaging. 2005;30:142–159.

［7］Torigian DA, Levine MS, Gill NS, et al. Lymphoid hyperplasia of the stomach: radiographic findings in five adult patients. AJR Am J Roentgenol. 2001;177:71–75.

［8］Schramm D, Bach AG, Zipprich A, et al. Imaging findings of gastric diverticula. Scientific World J. 2014; Article ID 923098, http://dx.doi. org/10.1155/2014/923098.

［9］Park SH, Han JK, Choi BI, et al. Heterotopic pancreas of the stomach: CT findings correlated with pathologic findings in six patients. Abdom Imaging. 2000;25:119–123.

［10］Farmann J, Ramirez G, Rybak B, et al. Gastric sarcoidosis. Abdom Imaging. 1997;22:248–252.

［11］Guzmán E, Montes P, Del Carmen Chávez R, et al. Education and imaging. Gastrointestinal: gastric trichobezoar. J Gastroenterol Hepatol. 2013; 28(6):902.

［12］Iwamuro M, Okada H, Matsueda K, et al. Review of the diagnosis and management of gastrointestinal bezoars. World J Gastrointest Endosc. 2015;7(4):336–345.

［13］Sonavane SK, Menias CO, Kantawala KP, et al. Laparoscopic adjustable gastric banding: what radiologists need to know. Radiographics. 2012;32(4):1161–1178.

［14］Park HJ, Hong SS, Hwang J, et al. Mini-gastric bypass to control morbid obesity and diabetes mellitus: what radiologists need to know. Korean J Radiol. 2015;16(2):325–333.

## 自测题

1. 慢性呕吐患者的 CT 冠状位图像，该患者慢性呕吐的原因是什么？

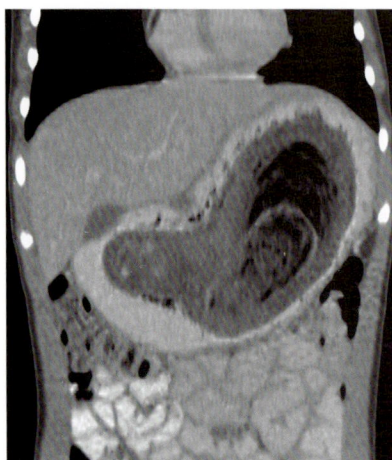

A. 肠套叠
B. 胃扭转
C. 胃石
D. 胆囊结石

2. 造成患者腹痛的最重要的上消化道造影征象是什么？

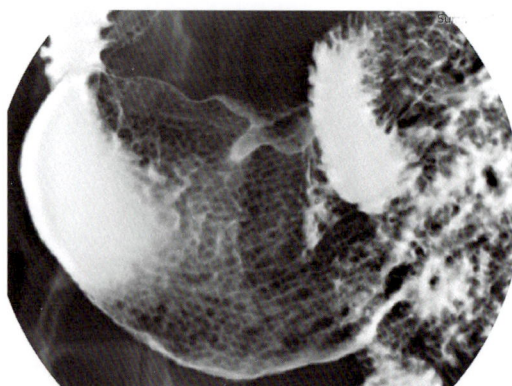

A. 突出的胃壁
B. 突出的胃小区
C. 胃壁溃疡
D. 胃壁息肉

3. 超声显示幽门肌层厚 7mm 是正常的吗？

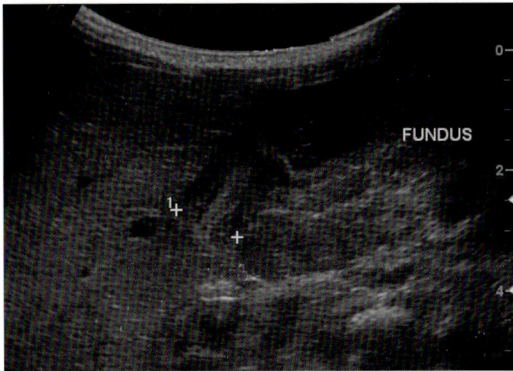

A. 是
B. 不
C. 总是

**答案与解析**

1. C。CT 冠状位图像显示胃内充满一个边缘清楚的卵圆形胃石，其内可见低密度影（胃石间隙内的气泡）。

2. B。双重对比造影显示胃窦增大突出的胃小区（胃窦正常胃小区直径 2～3mm）。

3. B。正常幽门管肌层厚不超过 3mm，长度不超过 15mm。

# Chapter 3B
# 胃：肿瘤性病变

# Stomach: Neoplastic Conditions

原著 Caterina Missiroli Ajay K. Singh

翻译 杨敏星 孙宏亮

学习目标

➤ 掌握重要的胃良性和恶性肿瘤及影像学特征。

3B

胃癌是美国第 15 位常见肿瘤,世界第 4 常见肿瘤(位于肺癌、乳腺癌和结直肠癌之后)。大约 80% 的胃癌位于胃的中部(40%)或下部(40%)。

食管胃十二指肠镜是诊断胃癌的一线检查,至少包含 6 个点的活检。50% 的患者癌胚抗原(CEA)升高,20% 的患者肿瘤抗原(CA19-9)升高,但这两个指标诊断胃癌不够敏感。当胃肿块致使内镜不能通过时,需要进行上消化道造影检查。

## 影像

### 上消化道造影

优先选择双对比造影技术,以评价黏膜异常、肿瘤、结节、溃疡、息肉和肿块[1]。

不均匀结节轮廓不规则,使胃黏膜表面或胃小区中断。常见于化生、恶性和炎性病变。最常见的表现为结节的肿瘤是 MALT 淋巴瘤,少见的是浅表扩散癌[1]。均匀结节直径约 1~2mm,常见于淋巴样增生。

溃疡常是早期胃癌和肿瘤的征象,因此很重要。溃疡侵入黏膜下,而糜烂(1~2mm 深)

不会侵犯黏膜肌层和黏膜下。鉴别良恶性溃疡是放射科医师最重要的任务(表 3B-1)。侧面像显示的 Hampton 线是溃疡底部黏膜破坏水肿导致的透光细线,是良性溃疡的征象。恶性溃疡是在肿瘤肿块内形成的,周围黏膜皱襞不规则、结节状(图 3B-1 和图 3B-2)。肿瘤内的溃疡龛影不会位于胃轮廓之外。

表 3B-1 良恶性溃疡的影像特征

| 特征 | 良性溃疡 | 恶性溃疡 |
| --- | --- | --- |
| 边界 | 光滑 | 不规则 |
| 占位效应 | 无 | 有 |
| 结节状 | 无 | 有 |
| Hampton 线 | 有 | 无 |
| 位置 | 胃小弯,后壁 | — |
| 边缘 | 锐利,圆形 | 隆起,不对称 |
| 胃皱襞 | 聚集 | 增厚,结节状,扭曲 |

胃息肉起自黏膜,双重对比造影显示为小的分叶状或结节状影。黏膜下占位性病变在双重对比造影时轮廓光滑。侧面观黏膜下病变与胃壁成直角或钝角。

黏膜下肿块为圆形或卵圆形,边界清楚,较透明,其中约 50% 的病变中央有坏死,双重

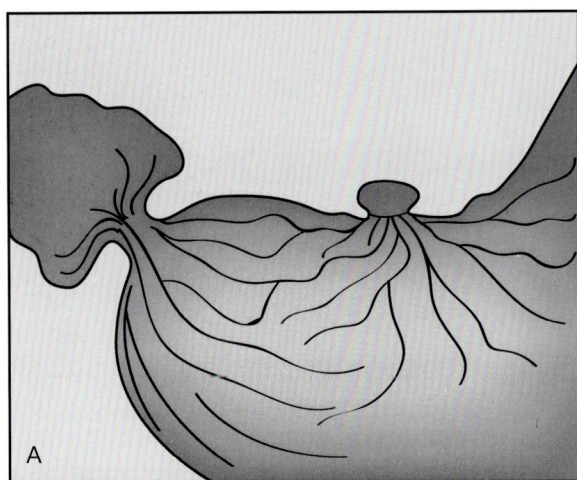

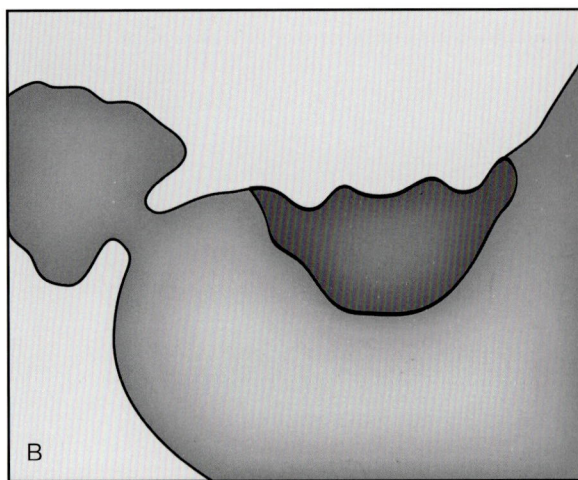

▲ 图 3B-1 上消化道造影良恶性胃溃疡征象特点示意
A. 良性胃溃疡,即溃疡龛影位于胃腔轮廓之外;龛影周围可见光滑(非结节状)的放射状黏膜皱襞延伸至溃疡口边缘;穿过溃疡口的 Hampton 线提示胃黏膜破坏;B. 恶性溃疡,即溃疡周围的黏膜皱襞呈结节状;因为溃疡位于胃腔内肿块之内,所以龛影不会位于胃轮廓之外;Carmen 半月征是指大的扁平状恶性溃疡的边缘愈合后形成的征象;钡剂造影显示的溃疡总是凸向胃腔;Kirklin 半月综合征指 Carmen 半月征伴有透光的隆起的溃疡边缘

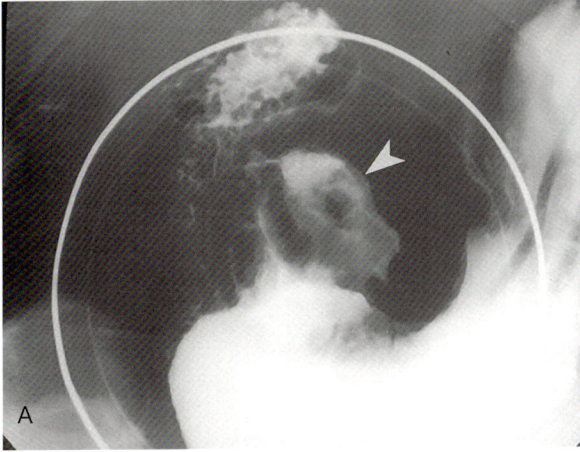

▲ 图 3B-2  恶性胃溃疡
单对比胃肠造影显示恶性溃疡（箭头），其周围有结节状环堤（箭）

对比可见 "牛眼" 征[1]。侧面观常与胃壁成直角或钝角（图 3B-3）。胃肠间质瘤（GIST）是最常见的良性胃黏膜下肿瘤。

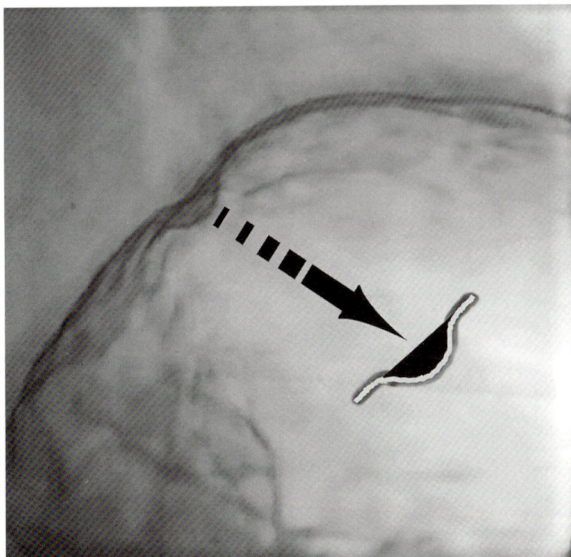

▲ 图 3B-3  无柄息肉
双对比上消化道造影显示光滑的胃底部半月状充盈缺损，其钝性边缘位于胃壁腔面

## 黏膜下肿块鉴别诊断

1. GIST（最常见）。
2. 脂肪瘤。
3. 平滑肌母细胞瘤。
4. 血管瘤。
5. 神经鞘瘤。
6. 非肿瘤性病变，如淋巴管瘤、炎性纤维息肉、异位胰腺、颗粒细胞瘤和 Brunner 细胞错构瘤。

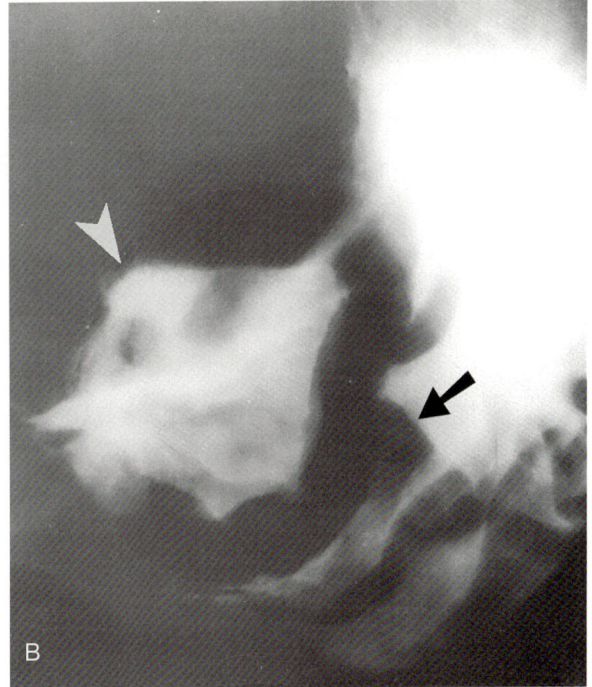

## 断层影像

胃的多层螺旋 CT 扫描有两种不同的技术：双对比剂 CT 和 CT 胃成像。CT 虚拟内镜（VE）可像内镜一样检测黏膜和黏膜下病变，还能发现胃外的病变[2~5]。VE 的优点是非侵入性技术，还可观察内镜看不到的盲区。VE 的局限性是有辐射和不能取活检。这种 CT 技术可初步评价胃以避免不必要的内镜检查。CT 检查的主要目的是进行 T 和 N 分期，静脉对比剂增强 CT 三期扫描（40s 动脉晚期、75s 静脉期和 150s 延迟期）可鉴别很多肿瘤[4,6]。TNM 分期（表 3B-2）的 $T_1$ 期肿瘤侵犯固有层、黏膜肌层和黏膜下，$T_2$ 期肿瘤侵犯固有肌层或浆膜下，$T_3$ 期肿瘤侵犯浆膜下结缔组织，$T_4$ 期侵犯浆膜（脏腹膜或邻近器官）。CT 的另一个作用是术后随访和姑息

疗法评价，以发现早期并发症[7]。

表3B-2　胃肿瘤的TNM分期(美国肿瘤分期联合委员会)

|  | T | N | M | 治疗 |
|---|---|---|---|---|
| 0 期 | IS | 0 | 0 | 胃次全切 / 全切术 |
| ⅠA 期 | 1 | 0 | 0 | 胃切除 + 淋巴结清扫术 |
| ⅠB 期 | 1 | 1 | 0 | 胃切除 + 淋巴结清扫术 |
|  | 2 | 0 | 0 |  |
| Ⅱ 期 | 1 | 2 | 0 |  |
|  | 2 | 1 | 0 | 胃切除 + 淋巴结清扫术 |
|  | 3 | 0 | 0 |  |
| ⅢA 期 | 2 | 2 | 0 | 根治术 + 淋巴结清扫术 +/ 一化疗 |
|  | 3 | 1 | 0 |  |
|  | 4 | 0 | 0 |  |
| ⅢB 期 | 3 | 2 | 0 | 根治术 + 淋巴结清扫术 +/ 一化疗 |
| Ⅳ期 | 4 | 1 | 0 |  |
|  | 1 | 3 | 0 |  |
|  | 2 | 3 | 0 | 化疗或姑息治疗 |
|  | 3 | 3 | 0 |  |
|  | 4 | 2 | 0 |  |
|  | 4 | 3 | 0 |  |
|  | 1/2/3/4 | 1/2/3 | 1 |  |

0 期 = 没有病变 / 侵犯
Tis= 原位癌
$T_1$= 肿瘤侵犯固有层或黏膜下
$T_2$= 固有肌层或浆膜下
$T_3$= 穿透浆膜且未累及其他结构
$T_4$= 侵犯邻近结构
$N_1$=1 ～ 6 个区域的淋巴结受累
$N_2$=7 ～ 15 个区域的淋巴结
$N_3$=15 个区域或其他淋巴结
$M_1$= 远处转移

MR 不是一线检查方法，但可用于局部分期（T）和观察淋巴结。为了正确评价胃壁厚度，常用水将胃扩张并使用解痉药抑制胃蠕动。使用的主要序列是压脂或不压脂的 $T_1$ 加权扰相梯度回波（$T_1$-SGE），包含平扫和静脉注射钆对比剂后增强扫描。因为成像时间短，所以可用半傅里叶快速自旋回波或真稳态进动快速成像序列。MRI 评价胃壁和腹膜侵犯的准确度在 73% ～ 88%。通过大小来判断淋巴结是否受累以进行 N 分期，其准确度（55% ～ 65%）与 CT 一样低。MR 的局限性是呼吸和蠕动导致的运动伪影，不同程度的胃扩张导致的厚度差异，N 分期准确度不高。与其他影像学方法比较，MR 的优点是软组织对比度高，液体敏感序列可区分胃腔和黏膜，以及弥散加权成像[8, 9]。

既往超声常与内镜结合使用，但最近有研究经腹超声检查胃癌患者。超声检查前口服纤维素性对比剂（500ml）使胃扩张，且使胃内呈均匀回声。这种超声技术的敏感度在 77% ～ 100%，特异度 94% ～ 100%[10]。

# 胃息肉

胃息肉占胃良性肿瘤的一半，在双重对比造影检查中约占 2%。

增生性息肉是分支腺状结构的非肿瘤性增生，是胃息肉的最常见类型。占胃息肉的 75% ～ 90%，不会恶变。通常小于 1cm，边缘光滑或浅分叶（图 3B-3 或图 3B-4）。30% 的增生性息肉是多发的，最常位于胃体和胃底。常见于慢性胃炎患者，也常见于胃癌和胃异型增生患者。10% ～ 25% 的胃息肉患者会合并胃癌。

胃底腺息肉是第二常见的胃息肉，而在幽门螺杆菌少发的西方国家，胃底腺息肉是最常见的胃息肉。好发于中年妇女。与增生性息肉一样，也不会恶变。通常是无蒂、亚厘米的息肉，好发于胃底和上部胃体。常为多发（高达 50%），与腺瘤病息肉综合征相关（图 3B-5A、B）。

腺瘤性息肉比增生性息肉和胃底腺息肉少见。腺瘤性息肉潜在恶性，会癌变。大于 2cm 的腺瘤性息肉中超过 50% 的有原位癌或侵袭性癌。引起症状的腺瘤性息肉常大于 1cm，无蒂或有蒂。双重对比发现的大于 1cm 的息肉需要活检除外腺瘤可能（图 3B-5C）。多发的小于 1cm 的息肉常为增生性，不需要内镜或活检。

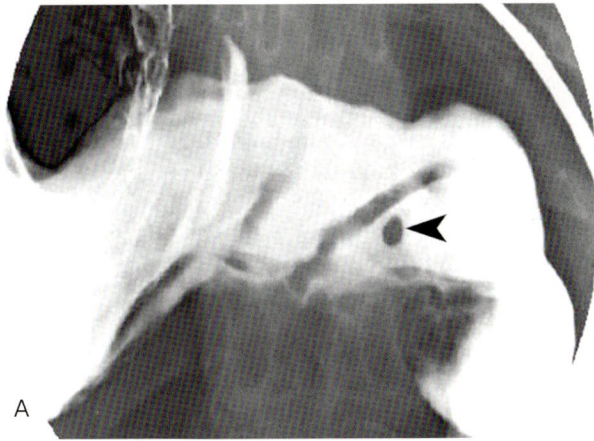

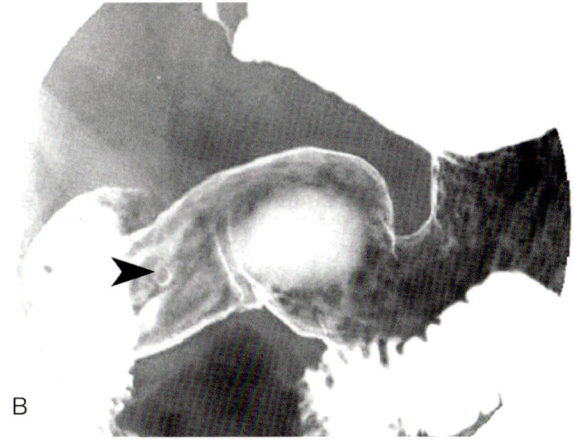

▲ 图 3B-4　单发胃窦息肉

单对比和双对比造影显示胃窦前壁卵圆形息肉状充盈缺损；单对比造影俯卧位（A）可见息肉表现为钡剂内的一个充盈缺损（箭头）；双重对比仰卧位（B）息肉表现为钡剂涂抹的环形充盈缺损（箭头）

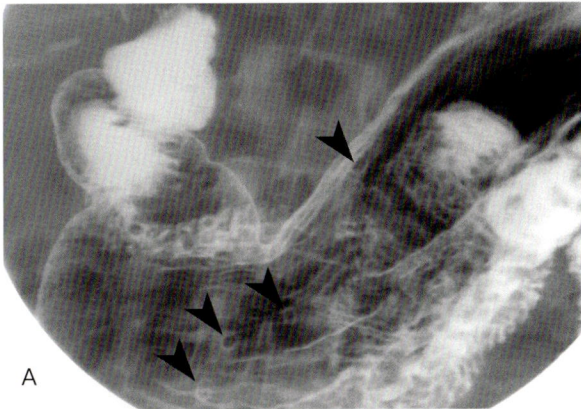

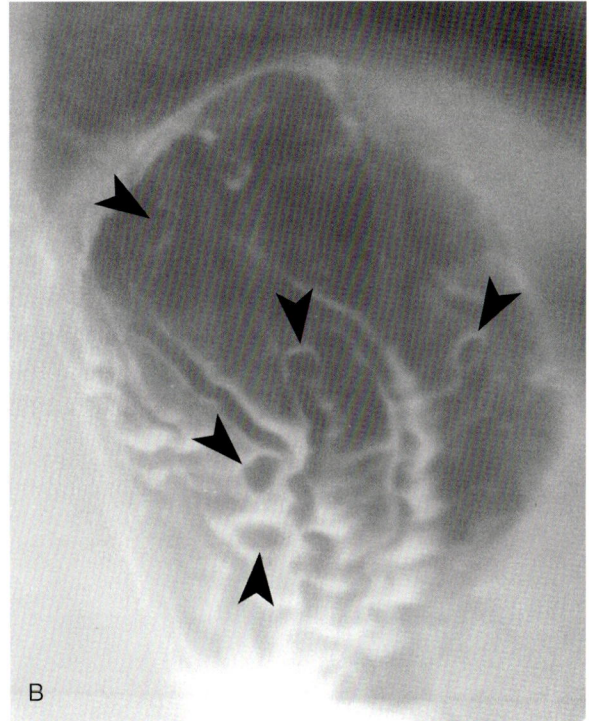

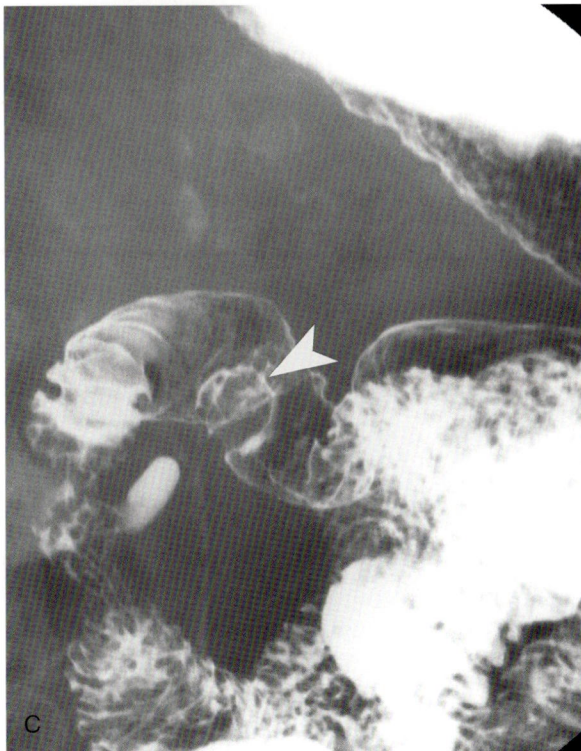

▲ 图 3B-5　增生性胃息肉

3 个患者的上消化道双对比造影显示多发亚厘米息肉 Q2（箭头），表现为钡剂涂抹的环形充盈缺损

### 胃息肉影像征象

• 重力面的增生性息肉表现为光滑、无蒂、亚厘米结节状充盈缺损。

• 非重力面的增生性息肉表现为环形，附有白色滴状或钟乳石状钡剂。

• 胃底腺息肉表现与增生性息肉相似,常为多发。

• 腺瘤性息肉表现为胃窦大于 1cm 的无蒂或有蒂、常为分叶状充盈缺损。有蒂息肉正面观可表现为蒂（内环）和头（外环）形成的两个同心环（墨西哥帽征）。

## 胃恶性肿瘤病理学

胃恶性肿瘤的不同类型如下。

1. 腺癌（90%）。
2. 淋巴瘤（5%）。
3. 胃肠道间质瘤（2%）。
4. 类癌（1%）。
5. 腺棘皮癌（1%）。
6. 类癌（1%）。
7. 鳞状细胞癌（1%）。

## 腺癌

胃腺癌占所有胃癌的 90% ～ 95%[7, 8, 11, 12]。其他胃癌类型有弥漫未分化癌、鳞状细胞癌和其他少见肿瘤。幽门螺杆菌见于一半的胃癌患者，是最重要的危险因素，尤其是在伴有胃溃疡时[7, 12]。腺癌其他危险因素有吸烟、息肉、恶性贫血、胃空肠吻合术和饮食（硝酸盐、亚硝酸盐、腌渍和烟熏食品）。好发年龄为 50 － 70 岁，男性多见。

根据固有肌层是否受侵犯，可将胃癌分为早期和中晚期。大部分胃癌在诊断时已侵犯固有肌层而属于中晚期。

### 早期胃癌

• 肿瘤局限于黏膜和黏膜下，不管有无淋巴结转移或远处转移。

• 5 年生存率高（85% ～ 100%）。

• 上消化道造影表现多样，包括突出的息肉样肿块和溃疡病变。

• CT 胃成像和多平面重建评价早期胃癌准确度高（80% ～ 85%），但 CT 主要是用来评价肿瘤的侵犯范围和术前规划，而不是用来 T 分期[11, 12]。

上消化道造影时腺癌可表现为息肉样、斑片状或溃疡病变（图 3B-6）[12, 13]。溃疡性癌具有肿块内恶性溃疡的征象（表 3B-1）。肿瘤浸润可导致未分化细胞的弥漫性胃壁浸润（硬癌），胃壁僵硬增厚伴胃腔狭窄（皮革胃或水瓶胃），或浅表播散侵犯黏膜和黏膜下（结节状和 / 或溃疡）（图 3B-7 至图 3B-9）[7, 12]。

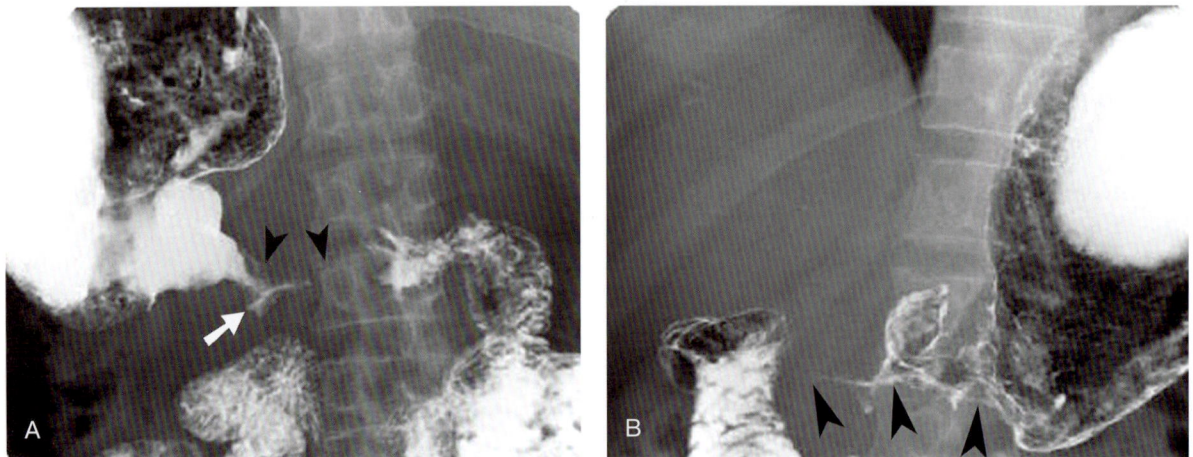

▲ 图 3B-6　胃腺癌导致的胃梗阻
单对比和双对比造影显示胃窦部不规则的、偏心性狭窄（箭头），还看见胃腺癌侵犯胃窦和幽门导致的黏膜不规则伴溃疡（箭头）

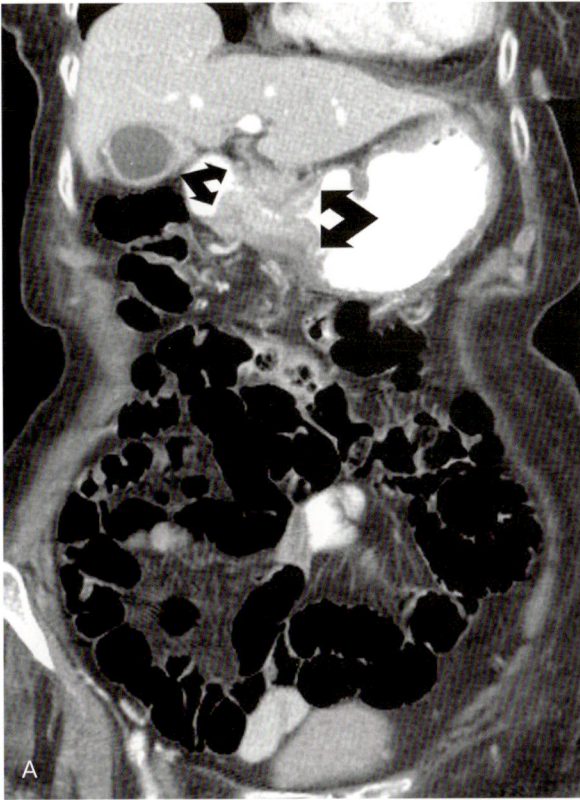

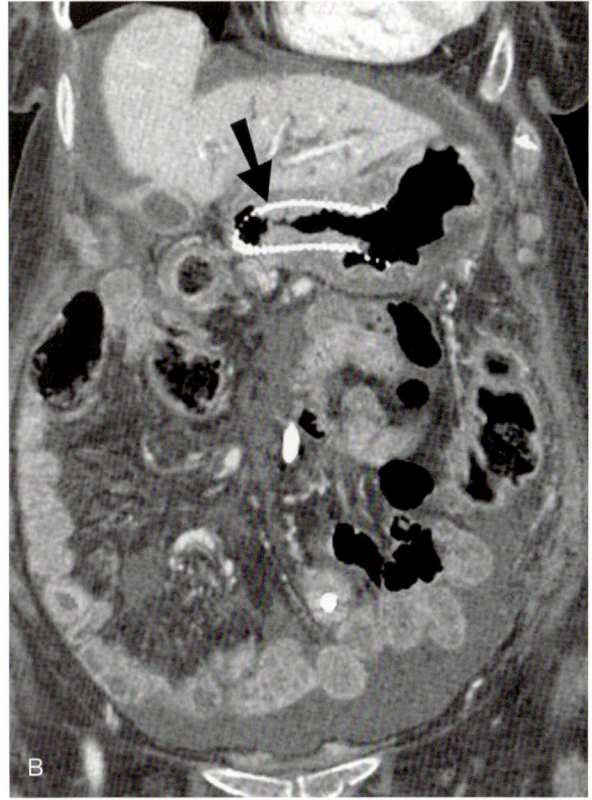

▲ 图 3B-7　胃癌伴胃梗阻

A．CT 冠状位重建显示胃窦节段性胃壁增厚导致显著的管腔狭窄；可见近端和远端的肩征（双箭）；B．CT 冠状位重建显示置入支架后胃窦腔狭窄改善（箭）

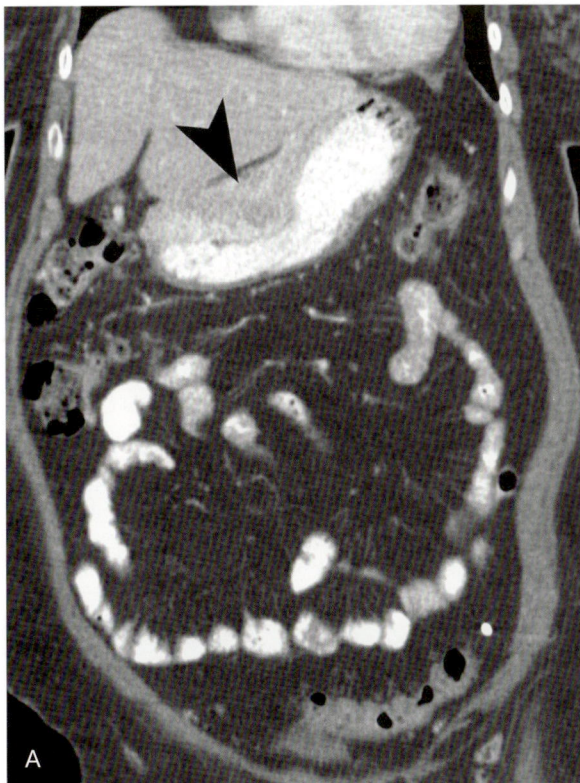

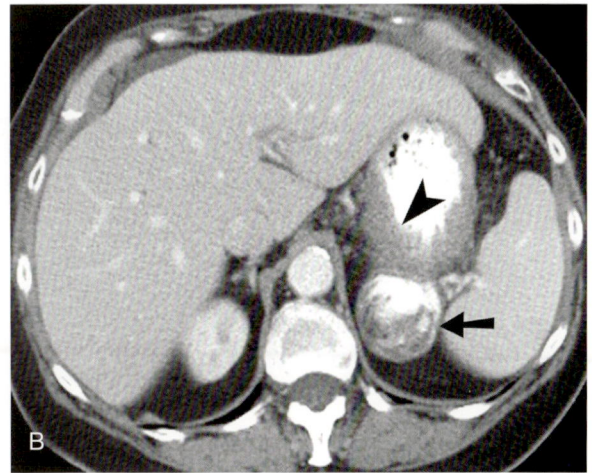

▲ 图 3B-8　胃腺癌

A．CT 冠状位重建显示胃腺癌导致胃窦壁增厚（箭头），胃体狭窄；B．CT 增强轴位显示胃底壁厚（箭头），位于偶见的胃憩室（箭）前方

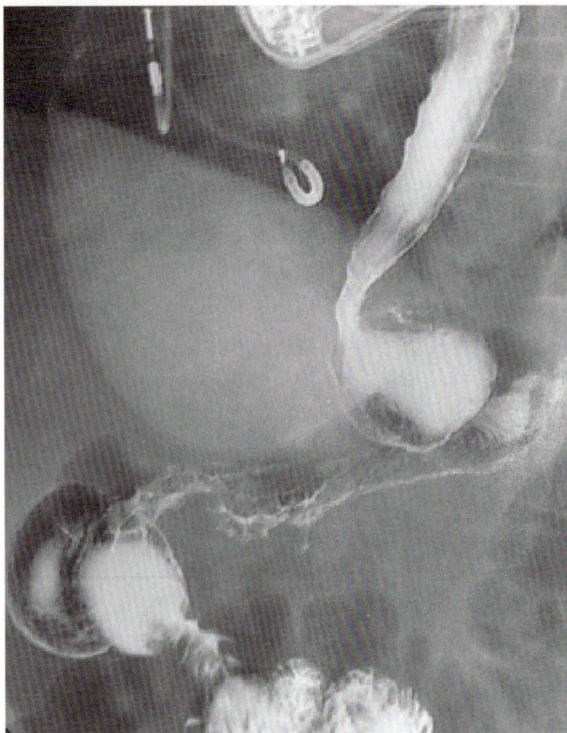

▲ 图 3B-9　胃腺癌的皮革胃
双重对比上消化道造影显示胃体和胃窦的浸润性肿块导致弥漫性胃腔狭窄；胃大弯可见一个深溃疡

CT 发现胃壁厚超过 1cm 很敏感，但特异度低。胃癌 CT 表现为息肉样、蕈状、溃疡或浸润性肿块，因肿瘤细胞聚集而有明显强化。确诊胃腺癌后使用 CT 评价肿瘤是否侵犯胃壁外的脂肪、邻近器官（胰腺和脾）、腹膜腔、淋巴结和远处器官（肝、肾上腺、卵巢、结肠、子宫、骨和肺）（图 3B-10）[7, 12]。

### 胃癌鉴别诊断

1. 胃癌（最常见）。
2. 乳腺癌、胰腺癌转移和网膜转移。
3. 非霍奇金淋巴瘤（NHL）。
4. 非肿瘤性病变（食入腐蚀剂、胰腺炎、消化性溃疡、放疗、克罗恩病、结节病、梅毒和结核）。

## 淋巴瘤

胃淋巴瘤约占胃恶性肿瘤的 5%，也是最常

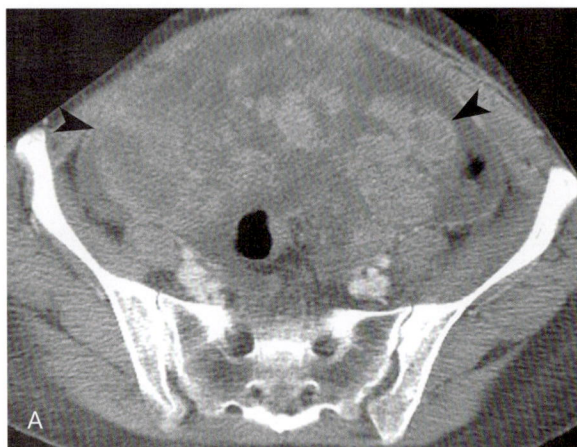

▲ 图 3B-10　Krukenberg 肿瘤
轴位和冠状位 CT 显示双侧卵巢肿块（箭头），继发于胃癌（箭）腹膜转移

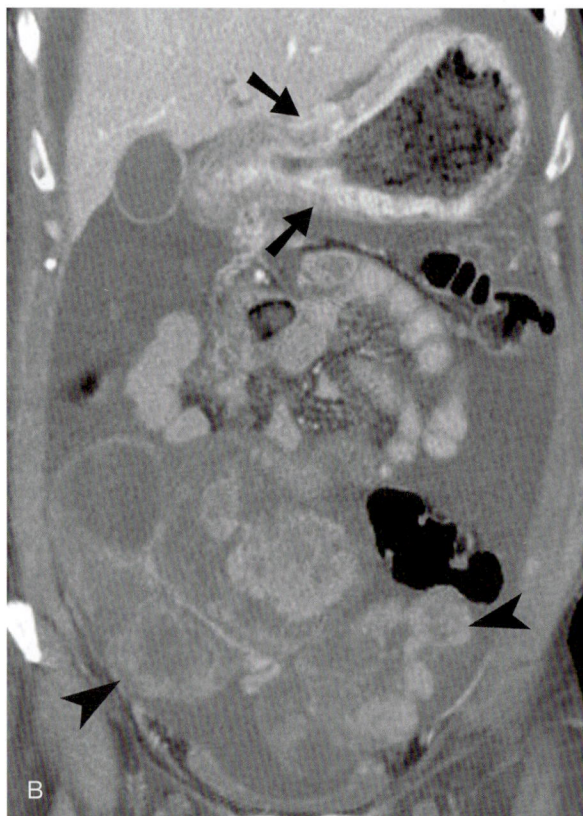

见的结外淋巴瘤。胃是胃肠道淋巴瘤最常见的部位，80% 为 NHL[7, 12, 13]。大部分胃淋巴瘤属于 MALT 淋巴瘤，为低级别淋巴瘤。

上消化道造影淋巴瘤表现为息肉样、溃疡性肿块、大肿块、多发伴牛眼征的结节、融合性结节和少见的皮革胃[1, 12]。淋巴瘤 CT 表现为多发胃壁增厚（弥漫或节段性，平均厚度 5cm），伴或不伴溃疡，没有胃外侵犯，多发肿大淋巴结（图 3B-11 至图 3B-13）[7, 12, 13]。

MALT 淋巴瘤比腺癌预后好（5 年生存率

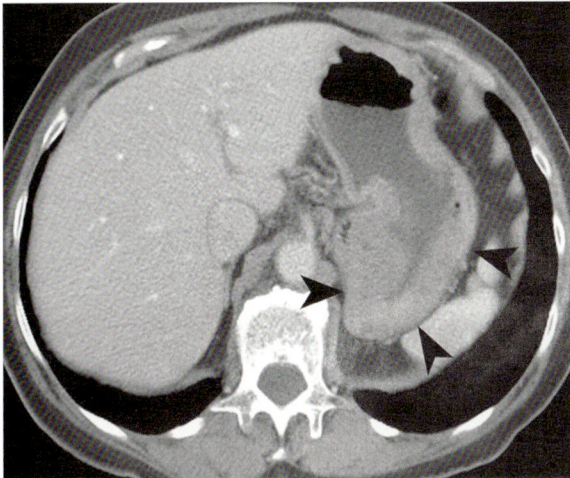

▲ 图 3B-11 胃淋巴瘤
轴位增强 CT 显示胃体后壁及胃底明显增厚（箭头）

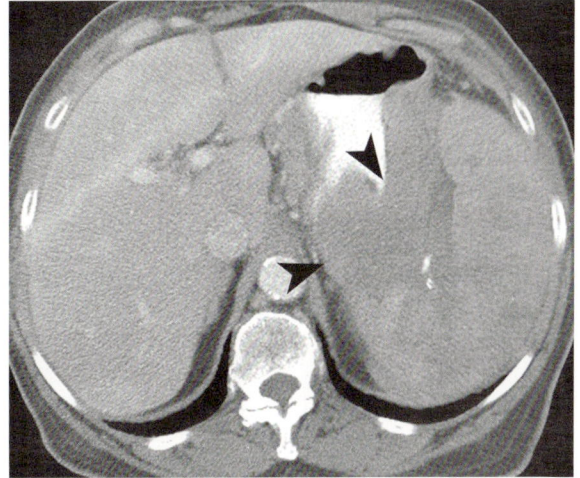

▲ 图 3B-12 胃淋巴瘤
轴位增强 CT 显示胃体后壁明显增厚，伴有淋巴瘤胃外蔓延至脾门（箭头）

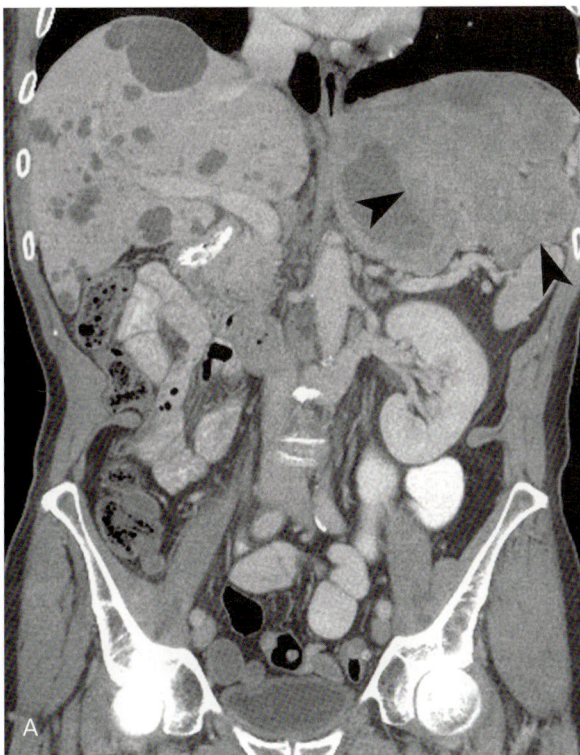

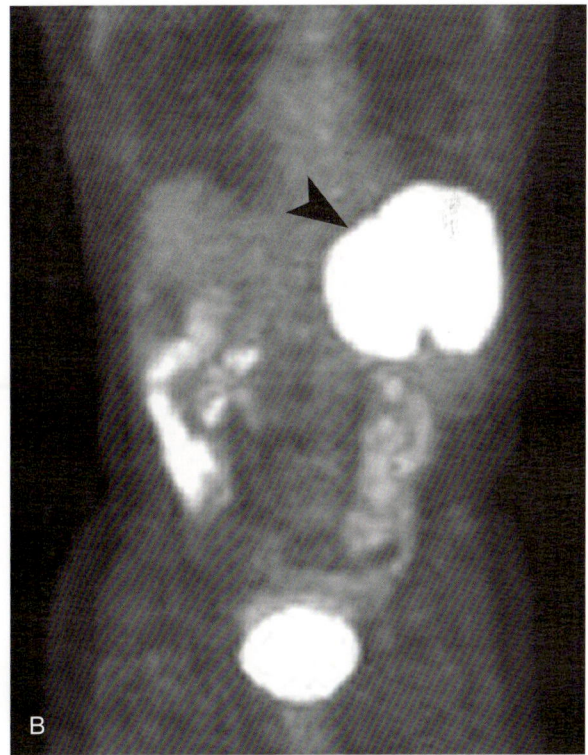

▲ 图 3B-13 胃淋巴瘤
A. 冠状位 CT 重建显示淋巴瘤导致胃底增厚（箭头），蔓延至左膈下；脾受压向下移位；B. PET 扫描显示左上腹高代谢的淋巴瘤（箭头）

62%～90%），是因为其很少侵犯淋巴结和胃外[12，13]。

### 胃癌与胃淋巴瘤影像比较

- 淋巴瘤胃壁增厚更明显且强化均匀。
- 淋巴瘤常为多发，不会引起胃梗阻。
- 胃癌容易侵犯胃外，常引起局部淋巴结肿大（淋巴瘤常引起全身淋巴结肿大）。

## 胃肠间质瘤

胃的 GIST 占胃恶性肿瘤的 2%～3%，是间质细胞肿瘤最常累及的胃肠道部位。90% 的胃 GIST 是良性肿瘤，起源于肠道 Cajal 细胞，80% 位于胃内（胃壁内），也可位于胃外（15%，外生性生长）或哑铃状（5%）。可侵犯邻近器官和血源性转移，最常见转移到肝、腹膜和肺。很少侵犯淋巴结[13～15]。

GIST 的影像学表现多样，依赖于肿瘤大小和形态（壁内或外生性）。壁内 GIST 为光滑的边界清楚的涂抹钡剂的黏膜下肿块，与胃壁成钝角或直角（图 3B-5）。外生性和较大的 GIST 常有出血、坏死或囊变（图 3B-14 和图 3B-15）。大于 2cm 的病变中有一半发生溃疡。小的（小于 4～5cm）肿瘤侵袭性小于大肿瘤。

平滑肌瘤和平滑肌肉瘤起源于胃壁平滑肌。过去也被认为是间质瘤，直到发现了 GIST 间质前体细胞。通常（90%）位于胃底和胃体[14]。平滑肌瘤是良性的小而光滑的均质肿块。而平滑肌肉瘤常是大的（5～10cm）外生性肿块，不均匀强化常伴中心出血坏死导致的低密度（图 3B-16）。上消化道造影平滑肌瘤和平滑肌肉瘤可表现为黏膜下肿块，大肿块会有中心溃疡导致的牛眼征。

## 类癌

类癌是分化良好的神经内分泌肿瘤，起源于内分泌系统（Kulchitsky 细胞）。常发生于胃肠道（67%），也可起源于气管支气管系统（24%）。胃肠道类癌最好发于小肠，其次是直肠、阑尾和胃（少见，约占胃恶性肿瘤的 1.8%）。类癌组织学分为三型：1 型和 2 型与高胃泌素血症相关，胃泌素可促进类癌细胞增殖，导致多种肿瘤[15，16]。肿瘤起源于黏膜，但常侵犯黏膜下[16]。胃的 1 型类癌是良性病变，很少转移到肝和淋巴结。2 型类癌不常见（5%～10%），与多发内分泌肿瘤综合征 1 型相关。3 型类癌是不常见（13%）的散发肿瘤，与高胃泌素血症无关。

1 型类癌的影像表现为胃底或胃体的直径

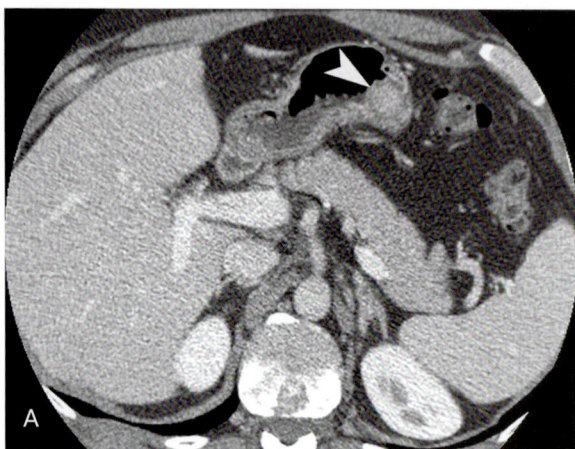

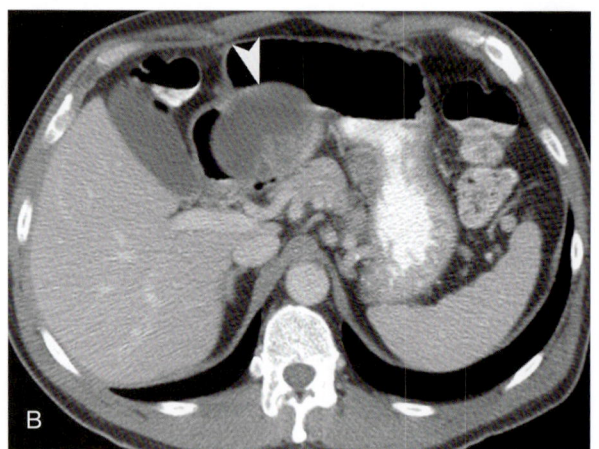

▲ 图 3B-14　胃肠间质瘤

A. 轴向增强 CT 显示，一个直径 3cm 的近端胃体局灶性胃壁黏膜下肿块（箭头），没有胃肠外的侵袭；B. 轴向增强 CT 显示，一个直径 7cm 的密度不均匀的肿块（箭头），在胃窦后壁有坏死区

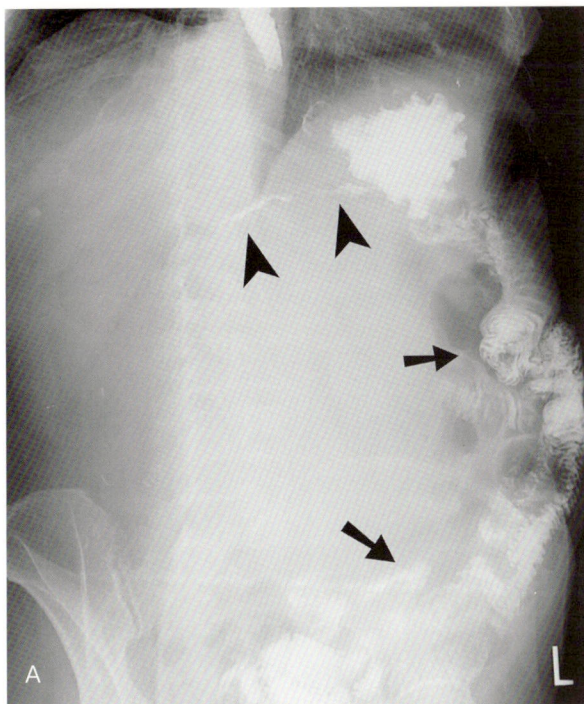

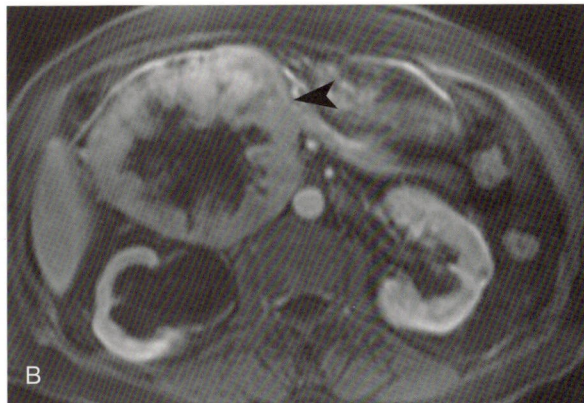

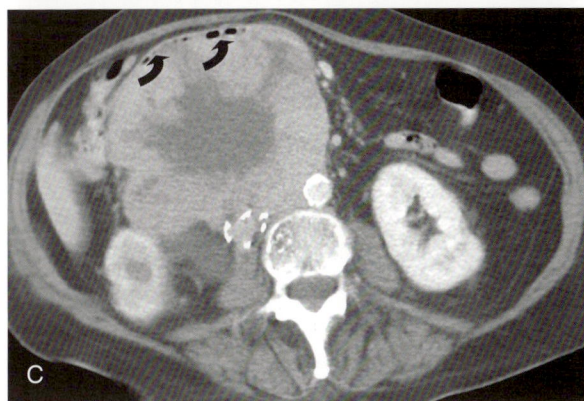

▲ 图 3B-15　恶性胃肠间质瘤

A．上消化道造影显示由于大肿块导致的胃体和胃窦显著狭窄（箭头），小肠受压移位至左侧（箭）；B、C．MR 增强 $T_1$ 加权和轴位增强 CT 显示胃外生性大肿块（箭头），胃窦后壁（弯箭）肿块中心坏死

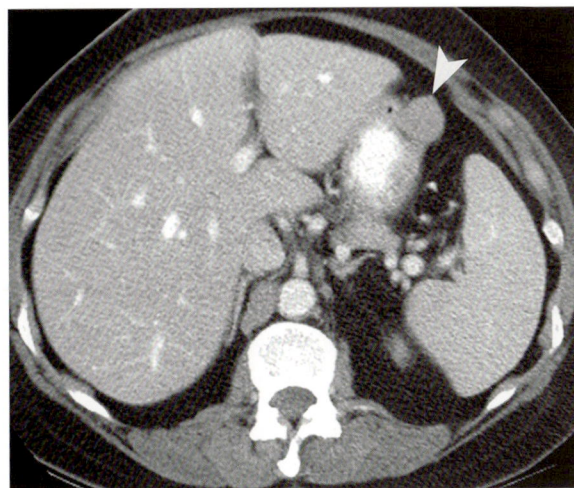

▲ 图 3B-16　胃平滑肌瘤

轴位增强 CT 显示胃底直径 2.5cm 的黏膜下肿块（箭头）

< 2cm 的多发息肉样病变，常在无症状患者中发现。2 型类癌表现为多发肿块伴胃壁弥漫增厚和淋巴结转移。3 型类癌常表现为黏膜下单发的溃疡性大肿块伴远处转移。

## 其他肿瘤和转移

　　胃的其他肿瘤有脂肪瘤、血管球瘤、血管瘤和丛状纤维黏液瘤，各占胃良性肿瘤的 1% ～ 3%[15, 17]。胃转移见于黑色素瘤（图 3B-17）、乳腺癌和肺癌，表现为黏膜下多发结节或多发溃疡性肿块。乳腺癌胃转移可引起皮革胃（图 3B-18）[17]。

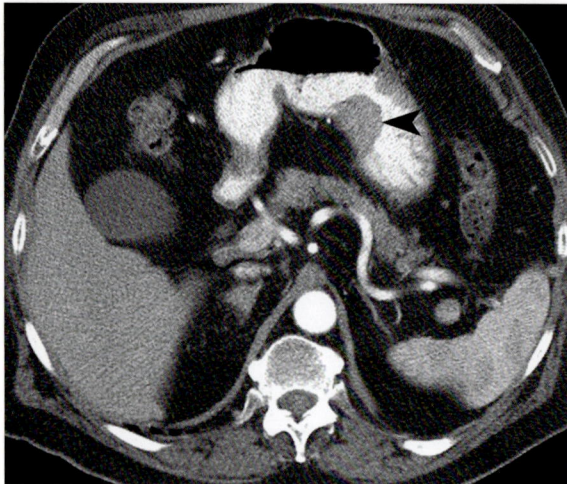

▲ 图 3B-17　黑色素瘤胃转移
黑色素瘤胃转移患者的轴位增强 CT 显示胃体后壁一个 3.5cm 的肿块（箭头）

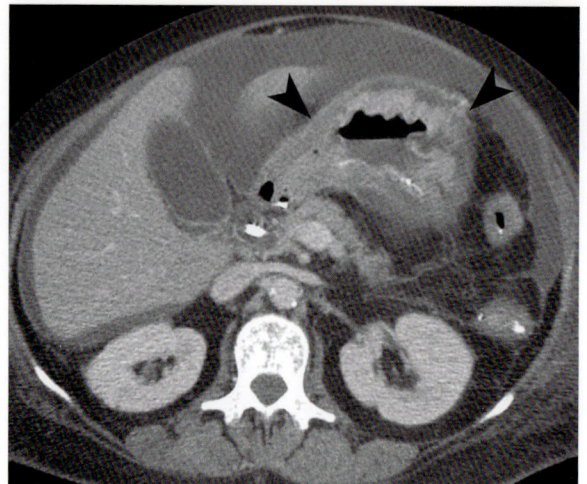

▲ 图 3B-18　皮革胃
增强 CT 显示乳腺癌胃转移导致胃腔狭窄和胃壁弥漫增厚（箭头）

# 参考文献

［1］ Rubesin SE, Levine MS, Laufer I. Double-contrast upper gastrointestinal radiography: a pattern approach for diseases of the stomach. Radiology. 2008;246(1):33–48.

［2］ Kim HJ, Eun HW, Goo DE, et al. Imaging of various gastric lesions with 2D MPR and CT gastrography performed with multidetector CT. Radiographics. 2006;26:1101–1118.

［3］ Inamoto K, Kouzai K, Ueeda T, et al. CT virtual endoscopy of the stomach: comparison study with gastric fiberscopy. Abdom Imaging. 2005;30:473–479.

［4］ Chen CY, Hsu JS, Wu DC, et al. Gastric cancer: preoperative local staging with 3D multi-detector row CT—correlation with surgical and histopathologic results. Radiology. 2007;242(2): 472–482.

［5］ Lee IJ, Lee JM, Kim SH, et al. Diagnostic performance of 64-channel multidetector CT in the evaluation of gastric cancer: differentiation of mucosal cancer (T1a) from submucosal involvement (T1b and T2). Radiology. 2010;255(3):805–815.

［6］ Kumano S, Murakami T, Kim T, et al. T staging of gastric cancer: role of multi-detector row CT. Radiology. 2005;237:961–966.

［7］ Fishman EK, Urban BA, Hruban RH. CT of the stomach: spectrum of disease. Radiographics. 1996;16:1035–1054.

［8］ Motohara T, Semelka RC. MRI in staging of gastric cancer. Abdom Imaging. 2002;27:376–383.

［9］ Sheybani A, Menias CO, Luna A, et al. Abdom Imaging [published online September 27, 2014]. doi:10.1007/s00261-014-0251-5.

［10］ Liu Z, Guo J, Sun S, et al. Evaluation of transabdominal ultrasound after oral administration of an echoic cellulose-based gastric ultrasound contrast agent for demonstrating small gastric subepithelial masses. Abdom Imaging. 2014;39:424–431.

［11］ Shen YL, Kang HK, Jeong YY, et al. Evaluation of early gastric cancer at multidetector CT with multiplanar reformation and virtual endoscopy. Radiographics. 2011;31:189–199.

［12］ Brant WE, Helms CA, eds. Fundamentals of Diagnostic Radiology. Philadelphia, PA: Lippincott Williams & Wilkins; 1999.

［13］ Burkill GJ, Badran M, Al-Muderis O, Meirion Thomas J, Judson IR, Fisher C, Moskovic EC. Malignant gastrointestinal stromal tumor: distribution, imaging features, and pattern of metastatic spread. Radiology. 2003;226(2):527–532.

［14］Horton KM, Fishman EK. Current role of CT in imaging of the stomach. Radiographics. 2003;23:75–87.

［15］Kim HC, Lee JM, Kim KW, et al. Gastrointestinal stromal tumors of the stomach: CT findings and prediction of malignancy. AJR Am J Roentgenol. 2004;83:893–898.

［16］Kang HV, Menias CO, Gaballah AH, et al. Beyond the GIST: mesenchymal tumors of the stomach. Radiographics. 2013;33:1673–1690.

［17］Binstock AJ, Johnson CD, Stephens DH, et al. Carcinoid tumors of the stomach: a clinical and radiographic study. AJR Am J Roentgenol. 2001;176:947–951.

# 自测题

1. 影像诊断学常用于胃术前评价。对 NM 分期最有用的检查是什么？

   A. CT

   B. 内镜

   C. 双对比造影

   D. 超声

   E. 磁共振

2. 什么肿瘤最有可能导致下图上消化道造影的表现？

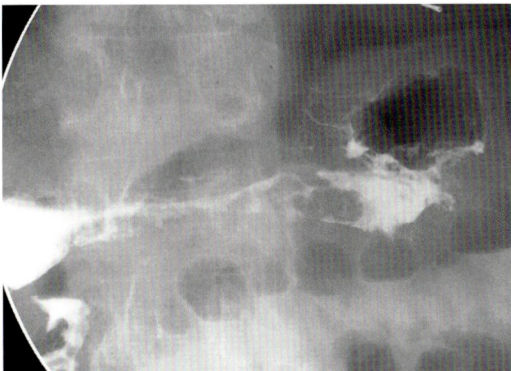

   A. 淋巴瘤

   B. 前列腺癌

   C. 白血病

   D. 乳腺癌

## 答案与解析

1. A。使用 CT 可有效评价胃肿瘤是否侵犯胃壁外的脂肪、邻近器官（胰腺和脾）、腹膜腔、淋巴结和远处器官（肝、肾上腺、卵巢、结肠、子宫、骨和肺）。

2. D。上消化道造影显示胃腔弥漫狭窄和壁浸润，即皮革胃。乳腺癌转移最有可能。

# Chapter 4A

# 十二指肠

# Duodenum

原著　Ajay K. Singh

翻译　段江晖　张海波　孙宏亮

## 学习目标

➤ 描述重要的十二指肠肿瘤和非肿瘤性病变。

4A

十二指肠是小肠最短和最宽的部分，长度为25cm。从幽门管延伸至屈氏韧带，其直径达3.5cm。除了十二指肠球部为腹膜腔内结构，其余十二指肠均位于后腹膜。除小肠旋转不良之外，十二指肠空肠交界处均位于中线左侧。

## 十二指肠闭锁

十二指肠闭锁是一种引起完全性十二指肠梗阻的先天性疾病，十二指肠常被纤维索取代。1/4的患者伴唐氏综合征。梗阻多位于法特壶腹附近。宫内超声可诊断该病，可见含液并扩张的胃和十二指肠（双泡征），伴有羊水过多（图4A-1）。腹部X线片上，双泡征是指充气膨胀的胃和十二指肠，而远端肠管无气（图4A-2）[1]。

## 十二指肠隔膜和蹼

十二指肠隔膜和蹼最常见于十二指肠第二段。上消化道造影显示为横行、壁薄的透亮线，伴近端十二指肠扩张。上消化道造影中可见风向袋（windsock）征，是指十二指肠腔内充钡的囊腔，周围透亮线代表伸展的十二指肠隔膜和蹼（图4A-3）。

## 环状胰腺

环状胰腺的特点是胰腺组织环形包绕十二指肠第二段。它最常见于婴儿和30－40岁的成人，

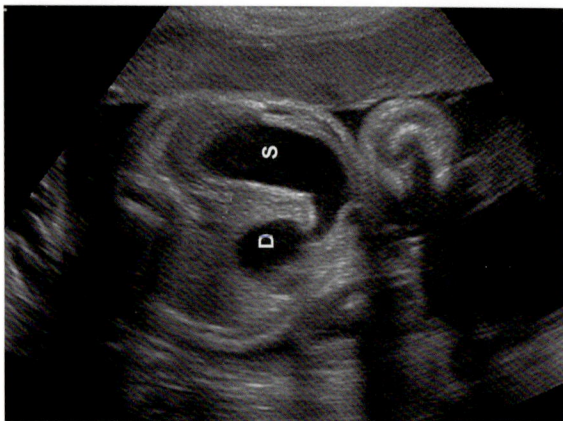

▲ 图4A-2　十二指肠闭锁
仰卧位腹部X线片显示胃和十二指肠明显扩张、积气（箭头）；远端小肠或结肠未见气体

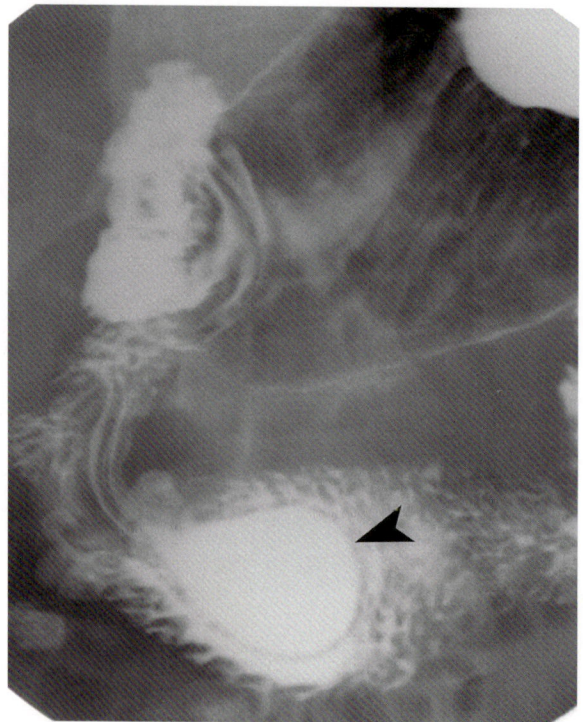

▲ 图4A-1　十二指肠闭锁
胎儿超声显示继发于小肠闭锁的胃（S）和十二指肠（D）扩张

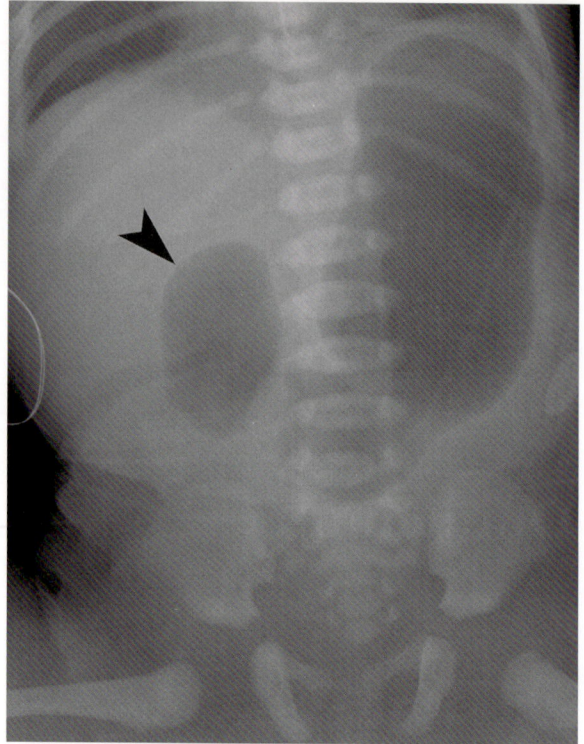

▲ 图4A-3　十二指肠蹼
一位年轻成年患者的上消化道造影显示梨形对比剂积聚（箭头），周围光滑的透亮线代表伸展的十二指肠蹼，延伸至十二指肠远端

可合并肠旋转不良、十二指肠蹼和 Schatzki 环。环状胰腺被认为是由于两个腹芽持续存在，导致胰腺组织包绕十二指肠。它可能引起十二指肠狭窄，这是婴儿常见的临床表现。胰腺炎是 20 — 60 岁成人最常见的临床表现。在上消化道造影中可见十二指肠第二段狭窄。十二指肠第二段后外侧的胰腺组织诊断环状胰腺具有高度的敏感性（92%）。胰腺分裂（37%）和慢性胰腺炎（48%）的发生率增高（图 4A-4 和图 4A-5）[2～4]。

# 十二指肠憩室炎

十二指肠是憩室炎第二常见的部位，仅次于结肠。十二指肠憩室是假性憩室，最常见于壶腹周围区的十二指肠第二段内侧缘。1/6 的上消化道检查可见十二指肠憩室，为十二指肠第二段内侧缘光滑的突起。偶然发现的憩室轮廓规则，可与溃疡龛影鉴别。很少能见到十二指肠憩室发炎，从而导致憩室炎、出血、胰腺炎

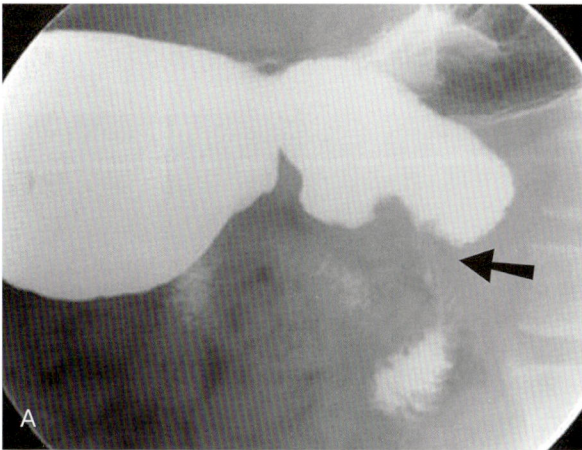

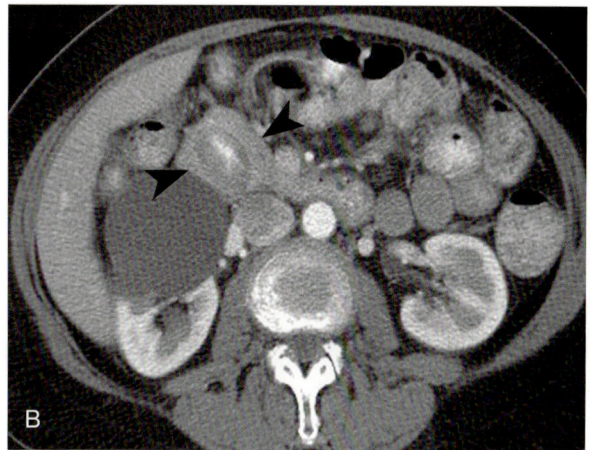

▲ 图 4A-4 环状胰腺
A. 环状胰腺患者的上消化道造影显示十二指肠第二段狭窄，伴近端十二指肠扩张（箭）；B. 环状胰腺患者的对比增强 CT 显示软组织环包绕于十二指肠第二段（箭头）

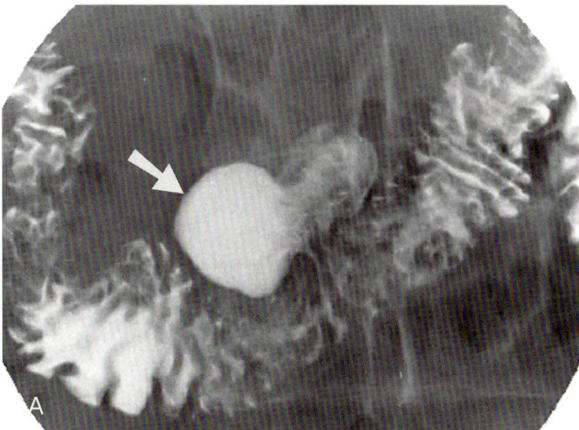

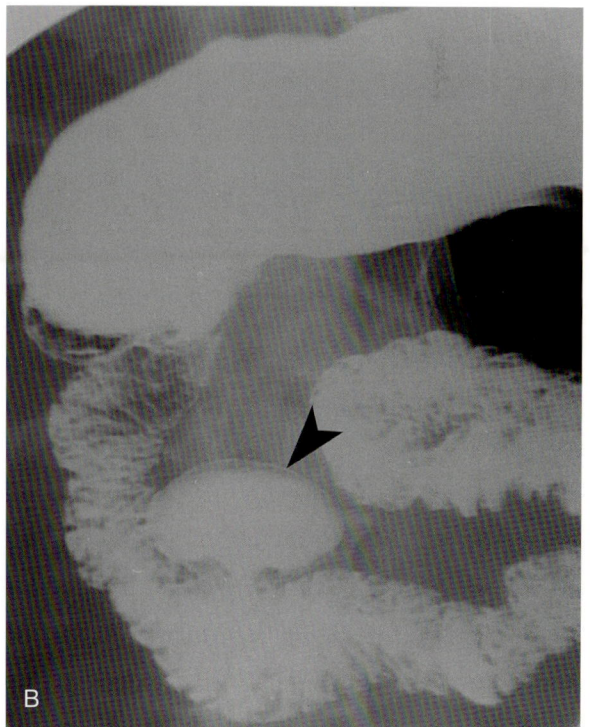

▲ 图 4A-5 十二指肠憩室
A，B. 两位患者的上消化道造影显示十二指肠第三段系膜面的假性憩室（箭头和箭）

75

或肠梗阻[5~7]。

十二指肠憩室炎是小肠憩室病的罕见并发症。空回肠憩室发生并发症大约是十二指肠憩室的 4 倍，穿孔是十二指肠憩室的 18 倍[7]。十二指肠憩室炎可继发于食物淤滞、肠结石、胆囊结石或溃疡。大约 1/20 的十二指肠憩室患者有临床症状，最常继发于穿孔、出血和憩室炎。

十二指肠憩室炎在 CT 上的表现包括憩室周围的炎性改变，如憩室周围存在气体及口服对比剂，或在十二指肠憩室内见到气 – 液平面（图 4A-6）。十二指肠憩室炎应与胰周炎症鉴别，血清淀粉酶水平正常是其鉴别点。

## 十二指肠炎

十二指肠炎是指十二指肠黏膜的炎症，它比十二指肠溃疡更多见。十二指肠炎的病因尚不完全清楚，但可能与胃酸过多或幽门螺杆菌感染有关。十二指肠炎的影像学表现类似于胃炎，包括黏膜皱襞增厚、结节状皱襞和黏膜糜烂。在上消化道检查中，十二指肠炎患者的黏膜皱襞厚度＞4mm。结节状的充盈缺损和结节状皱襞是十二指肠炎第二常见的影像学表现（图 4A-7）[8]。

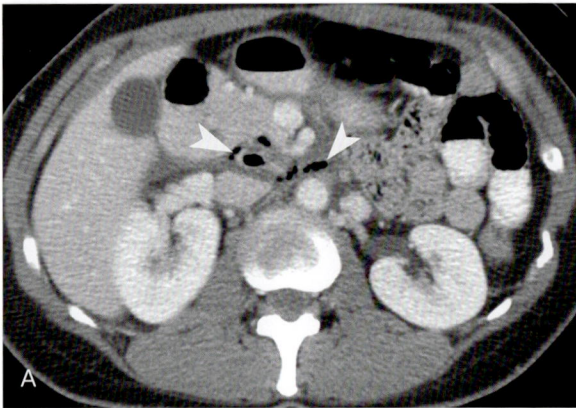

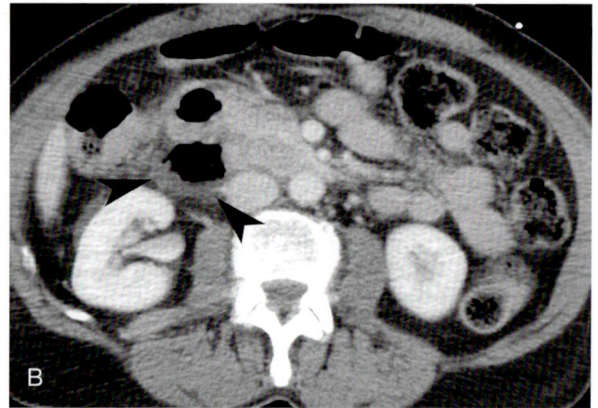

▲ 图 4A-6　十二指肠憩室炎
A．一位十二指肠憩室穿孔的患者对比增强 CT 显示位于十二指肠憩室周围多发腔外气体（箭头）伴周围炎症；B．上腹部轴位对比增强 CT 显示憩室炎症伴肠壁增厚（箭头）

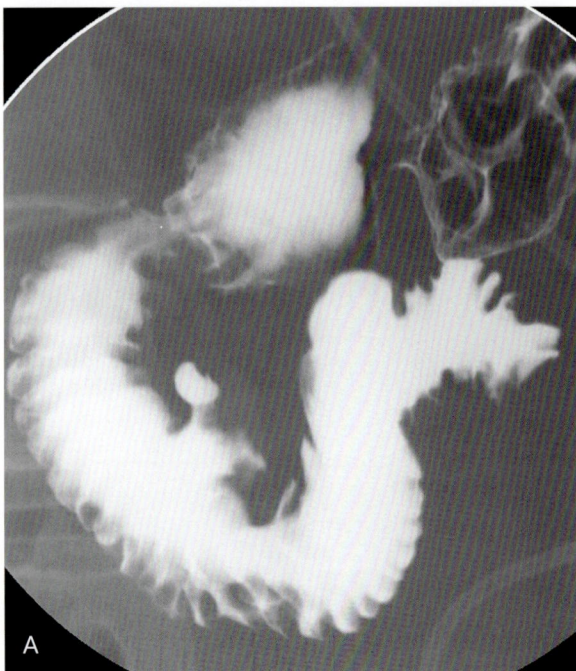

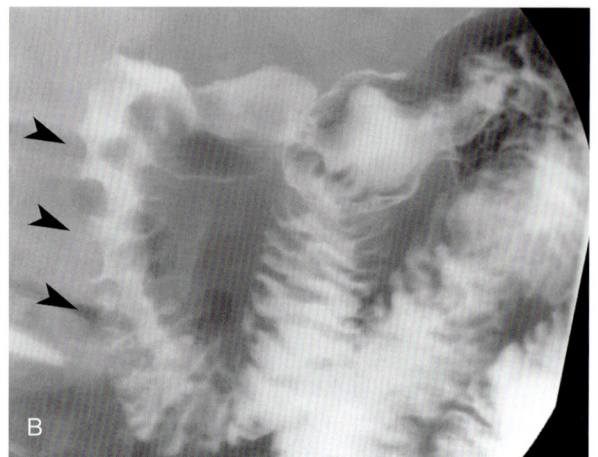

▲ 图 4A-7　十二指肠炎
A．单对比上消化道造影显示十二指肠黏膜皱襞增厚，另外十二指肠第二段内侧面可见憩室；B．上消化道造影显示广泛的皱襞增厚（箭头），主要为十二指肠第二段受累

克罗恩病十二指肠受累最常与胃窦部受累有关。影像学表现包括早期鹅口疮样溃疡，其次是黏膜皱襞增厚、溃疡、鹅卵石征和不对称的瘢痕（图 4A-8）。

## 十二指肠溃疡

大约 10% 的西方人有消化性溃疡，十二指肠溃疡比胃溃疡更常见。与胃溃疡不同，十二指肠溃疡几乎总是良性的。在影像上十二指肠溃疡往往是圆形、椭圆形或线性轮廓，大部分直径 < 1cm，并且位于十二指肠球部（占十二指肠溃疡的 90%）。1/6 的十二指肠溃疡是多发的，其中大部分位于十二指肠球部。胃溃疡一般不发生在前壁，而十二指肠溃疡不同，高达 50% 的十二指肠溃疡位于十二指肠球部前壁。溃疡周围往往围绕黏膜水肿丘，并且辐射状的皱襞延伸至溃疡口边缘（图 4A-9）。十二指肠前壁溃疡在双对比像上很难显示，因此肠道压迫像常用于此类溃疡的诊断。

位于十二指肠球外的溃疡并不常见，通常位于十二指肠第二段的内侧壁，应考虑佐林格-埃利森综合征的可能。多发的十二指肠溃疡也应考虑佐林格-埃利森综合征的可能。

十二指肠溃疡药物治疗疗效很好，不需要

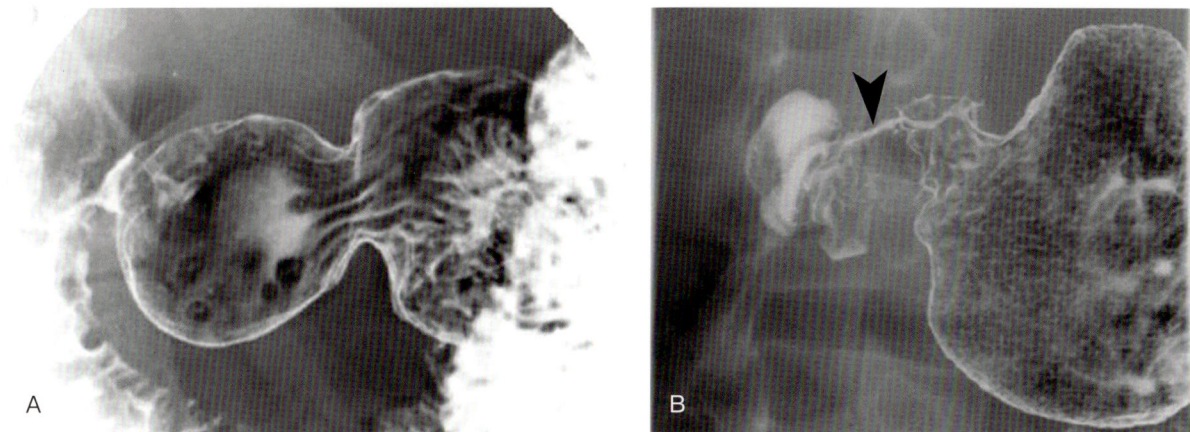

▲ 图 4A-8　克罗恩病
A. 早期克罗恩病患者上消化道造影显示胃窦部多发鹅口疮样溃疡，在十二指肠第二段内侧面也可见黏膜增厚；B. 慢性克罗恩病患者上消化道造影显示远端胃和近端十二指肠狭窄，于狭窄近端可见胃黏膜溃疡（箭头）

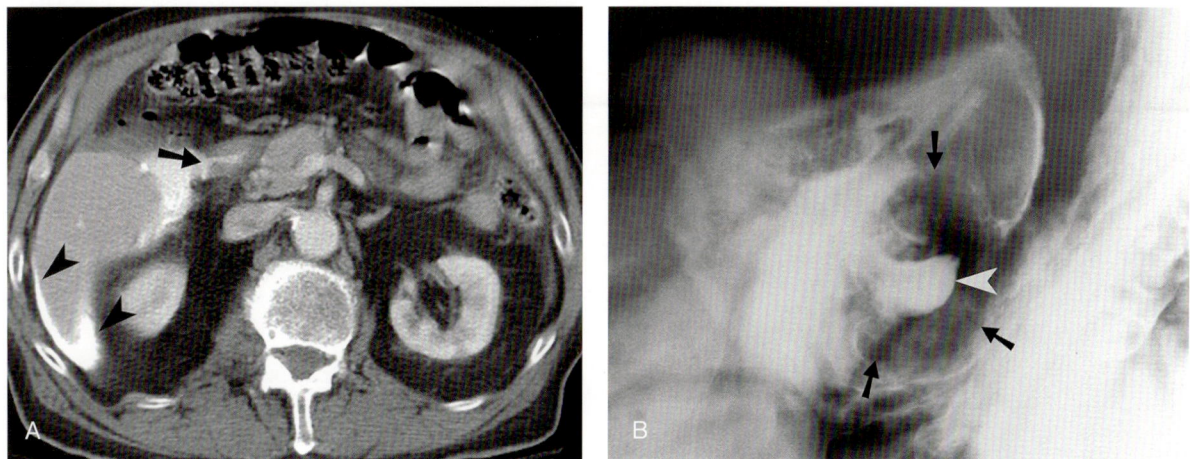

▲ 图 4A-9　十二指肠溃疡
A. 轴位对比增强 CT 扫描显示十二指肠穿孔（箭），伴口服对比剂漏入肝肾隐窝和肝周间隙（箭头）；B. 上消化道造影显示十二指肠近端深溃疡（箭头），四周黏膜水肿形成溃疡丘（箭）

经常随访,因为恶性潜能可以忽略不计。溃疡有时以瘢痕愈合,呈三叶草样畸形。

## 佐林格 – 埃利森综合征

该疾病的特点是大量胃酸分泌,是由胃泌素瘤引起。75%的胃泌素瘤位于胰腺,15%位于十二指肠。超过90%的胃泌素瘤位于胃泌素瘤三角,为以下三点所构成的三角形区域。

1. 胆囊管和胆总管的结合部。
2. 十二指肠第二、三段的结合部。
3. 胰颈和胰体的结合部。

大多数的胃泌素瘤具有恶性潜能,诊断时高达50%的病例已经转移,最常见转移至肝脏。在多发性内分泌肿瘤Ⅰ型的患者中胃泌素瘤的发生率增加,它们与甲状旁腺瘤、垂体瘤和肾上腺肿瘤有关。

上消化道造影表现为黏膜涂钡较少,这是由于钡剂被胃和十二指肠内大量酸稀释所致。胃、十二指肠和空肠的黏膜皱襞突出。虽然大多数溃疡位于胃或十二指肠球部,但约1/4的溃疡位于球后区,应考虑佐林格 – 埃利森综合征的可能(图4A-10)。

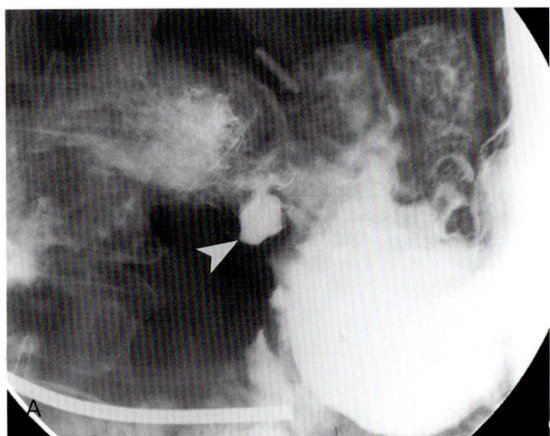

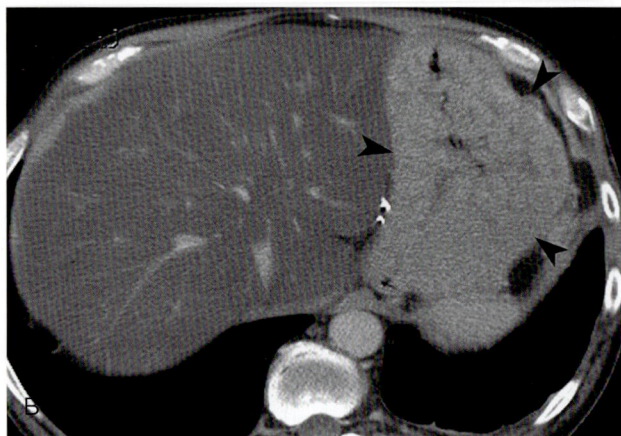

▲ 图4A-10 佐林格 – 埃利森综合征
A. 上消化道造影显示胃泌素瘤患者的十二指肠胃幽门连接部深大溃疡(箭头);B. 轴位对比增强CT显示广泛的胃黏膜皱襞增厚(箭头)

## 主动脉肠瘘

这是一种罕见的主动脉与肠腔相通的疾病。瘘最常见于腹主动脉至十二指肠第三段。该病通常见于主动脉瘤修复术后,最常导致移植物尾端的近侧与邻近肠襻的连接。

最直接的CT表现是对比剂从主动脉活动性渗入肠腔。其他影像学征象包括主动脉腔内或其周围存在肠气,典型者主动脉周围的解剖脂肪界面消失,伴移植物周围炎症、液体或气体[9, 10](图4A-11)。

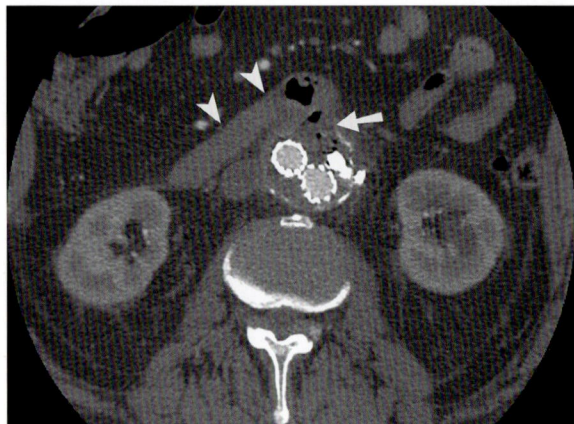

▲ 图4A-11 主动脉肠瘘
轴位对比增强CT显示肾下腹主动脉(箭)与十二指肠(箭头)之间的连接;主动脉瘤内可见多灶的气体,周围为新放置的血管内支架移植物

## 十二指肠旁疝

最常见的腹内疝是十二指肠旁疝（53%）和盲肠旁疝（13%）[11]。十二指肠旁疝是腹内疝的一种，特点是位于 Landzert 隐窝（左侧）或 Waldeyer 隐窝（右侧）的小肠肠管扩张。左侧十二指肠旁疝是右侧的 3 倍，约占所有腹内疝

的 40%。左侧十二指肠旁疝伸入左上象限，位于十二指肠第四段的外侧，下腔静脉的后外侧。右侧十二指肠旁疝延伸至十二指肠第二段的下外侧，肠系膜上动脉（SMA）的后方[11~14]。

十二指肠旁疝横断面图像显示包裹的小肠襻位于十二指肠升段（左侧十二指肠旁疝）或十二指肠的第三段（右侧十二指肠旁疝）（图 4A-12）。

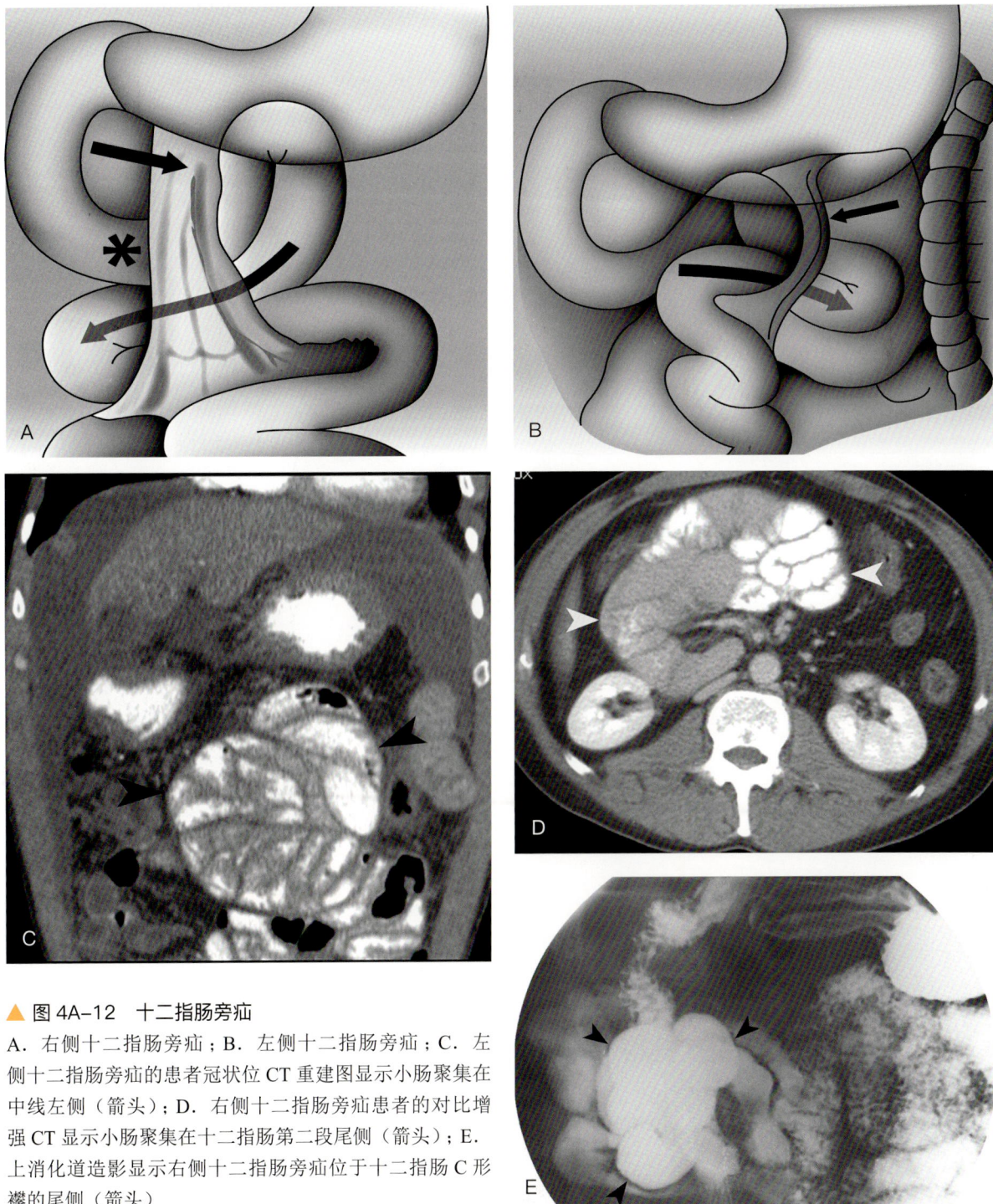

▲ 图 4A-12 十二指肠旁疝
A. 右侧十二指肠旁疝；B. 左侧十二指肠旁疝；C. 左侧十二指肠旁疝的患者冠状位 CT 重建图显示小肠聚集在中线左侧（箭头）；D. 右侧十二指肠旁疝患者的对比增强 CT 显示小肠聚集在十二指肠第二段尾侧（箭头）；E. 上消化道造影显示右侧十二指肠旁疝位于十二指肠 C 形襻的尾侧（箭头）

## 十二指肠创伤

十二指肠损伤是由于遭受了方向盘（成人）或自行车车把（儿童）损伤造成脊柱对十二指肠直接压迫所致。十二指肠破裂最常累及十二指肠第二段，而十二指肠血肿最常累及十二指肠第三段。十二指肠破裂可由位于肠腔外的气体或对比剂而获确诊，需实施急诊手术（图4A-13）。

十二指肠血肿的特点是十二指肠远端黏膜下血肿，可通过CT或MR诊断（图4A-14和图4A-15），通常见于儿童和年轻人。这些患者可实施鼻胃管及静脉输液等非手术治疗。1/3的患者由于黏膜下血肿而造成肠梗阻。

## 腺体增生

Brunner腺的作用是分泌黏液保护十二指肠抵抗胃酸。由于胃酸过多而使Brunner腺增生，导致腺体弥漫性突出或腺体孤立性增大。最常发生在中年，没有性别差异。

在上消化道造影中，十二指肠近端Brunner腺增生的典型表现是多个小圆形充盈缺损，形成瑞士奶酪征或鹅卵石征（图4A-16）。单个

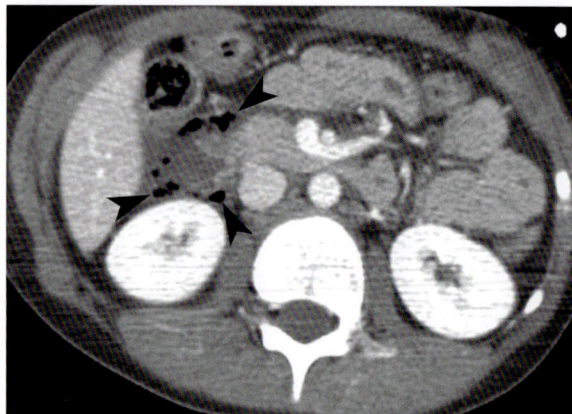

▲ 图4A-13 创伤性十二指肠穿孔
轴位对比增强CT显示十二指肠第二段透壁穿孔部位附近的液体和气体；穿孔部位位于十二指肠第二段的外侧面

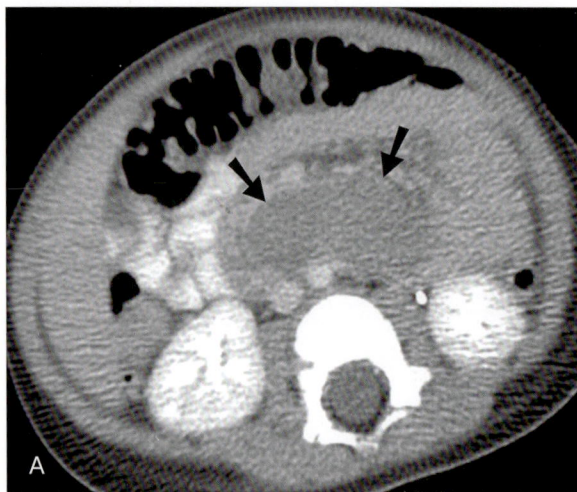

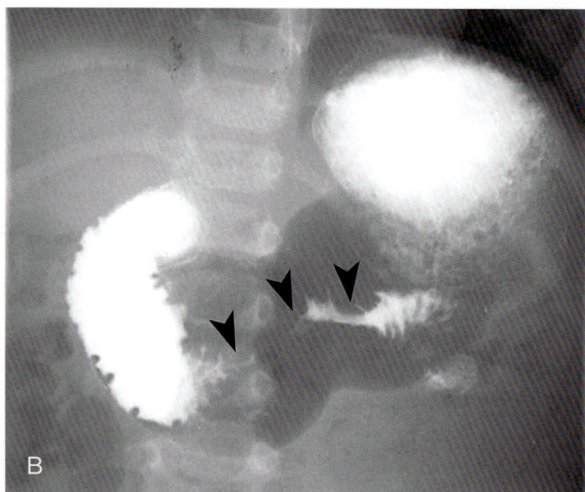

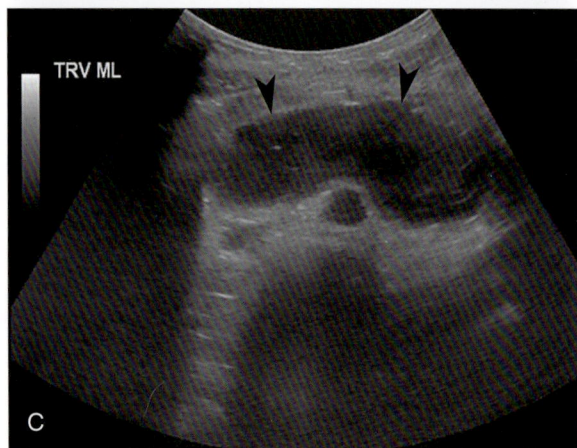

▲ 图4A-14 创伤后十二指肠血肿
A. 一位婴儿患者的轴位对比增强CT显示十二指肠第三、四段的黏膜下血肿（箭）；B. 同一患者的上消化道造影显示由于十二指肠第三、第四段黏膜下血肿所引起的肠腔狭窄（箭头），该患者施行非手术治疗；C. 上腹部超声显示位于十二指肠第三、四段低回声的肾形血肿（箭头）

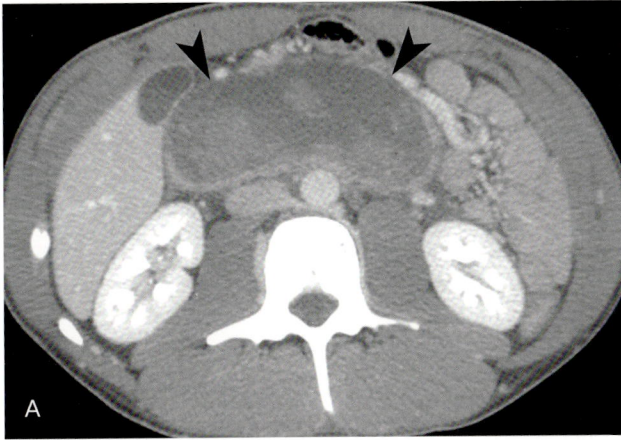

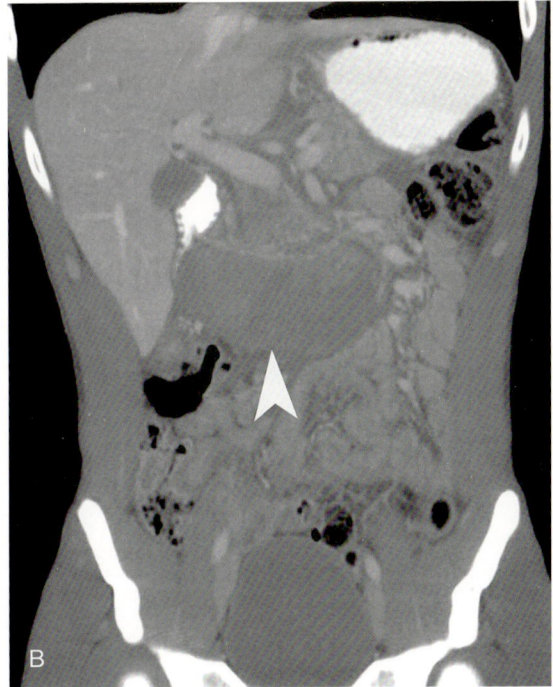

▲ 图 4A-15　创伤性十二指肠血肿
A，B. 轴位对比增强 CT 显示十二指肠第三、四段巨大
的黏膜下血肿（箭头）

Brunner 腺肿大可导致黏膜或息肉样充盈缺损，Brunner 腺增生症的鉴别诊断包括淋巴组织增生、异位胃黏膜、息肉综合征和十二指肠炎。

## 良性肿瘤

与大多数胃增生性息肉不同，十二指肠息肉最主要是腺瘤性息肉。影像上表现为十二指肠第一或第二段光滑、孤立、无蒂的小于 2cm 的充盈缺损（图 4A-17）。

十二指肠良性肿瘤比恶性肿瘤更常见，主要包括脂肪瘤和平滑肌瘤。十二指肠腺瘤分三型，包括管状腺瘤、绒毛状腺瘤和 Brunner 腺瘤。

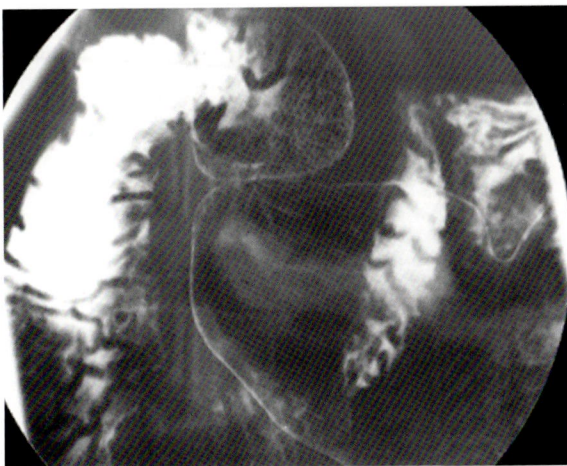

▲ 图 4A-16　Brunner 腺增生
双对比上消化道造影显示 Brunner 腺增生所致的十二指肠球部多发小结节状充盈缺损

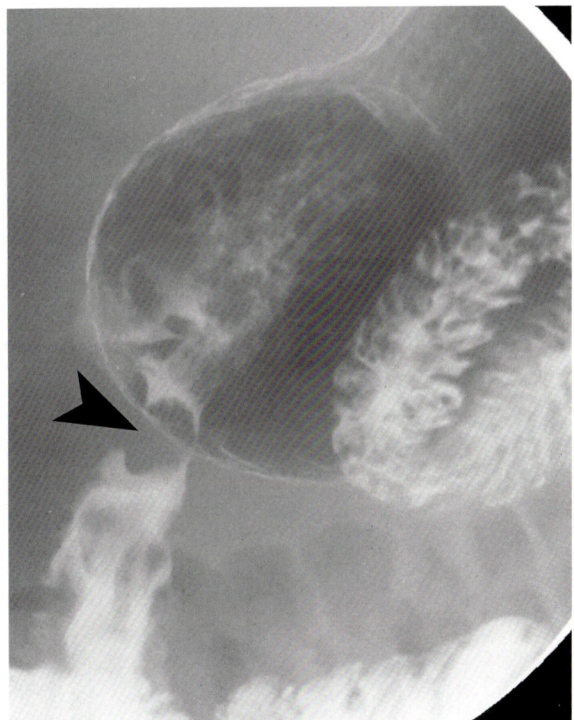

▲ 图 4A-17　十二指肠息肉
上消化道造影显示十二指肠近端光滑、边界清晰的结节状充盈缺损（箭头），活检为炎性息肉

## 恶性肿瘤

十二指肠腺癌占胃肠道肿瘤的不到 1%，最常位于十二指肠球外侧。腺癌是最常见的十二指肠恶性肿瘤。在乳糜泻、家族性腺瘤息肉病（FAP）、加德纳综合征、克罗恩病和神经纤维瘤病患者中，十二指肠癌的发生率增加[15, 16]。

在上消化道造影中，占位病变在法特壶腹远端最常见，形成息肉样、环形或溃疡性病变。

CT 扫描中十二指肠癌为局灶息肉状或壁内肿块，通常位于十二指肠第二、第三段（图 4A-18）。晚期可见肿块周围脂肪界面消失，淋巴结肿大，胰胆管阻塞，血管包绕和血行转移。

十二指肠淋巴瘤可为原发或继发，常可见节段性结节状增厚的皱襞或偏心向外生长的肿块（图 4A-19）。十二指肠继发性肿瘤可伴胰腺或结肠肿瘤（图 4A-20）。

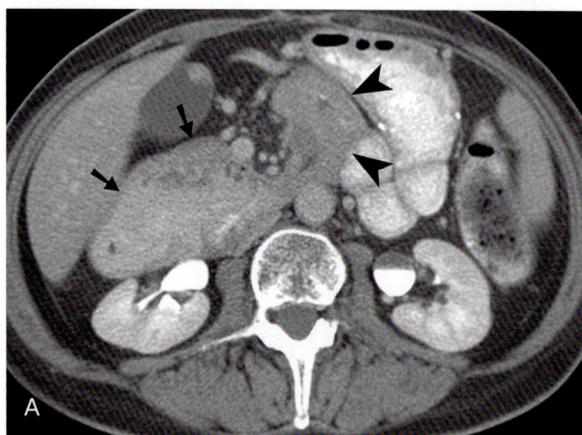

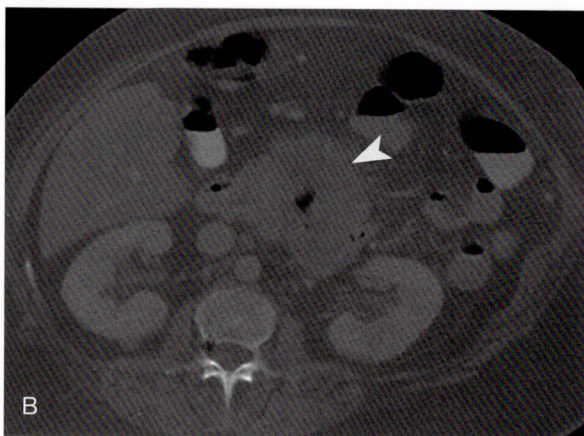

▲ 图 4A-18　十二指肠腺癌
A. 轴位对比增强 CT 显示十二指肠第四段腺癌（箭头）导致十二指肠第二、三段的扩张（箭）；B. 轴位对比增强 CT 显示十二指肠远端环形肿块（箭头）

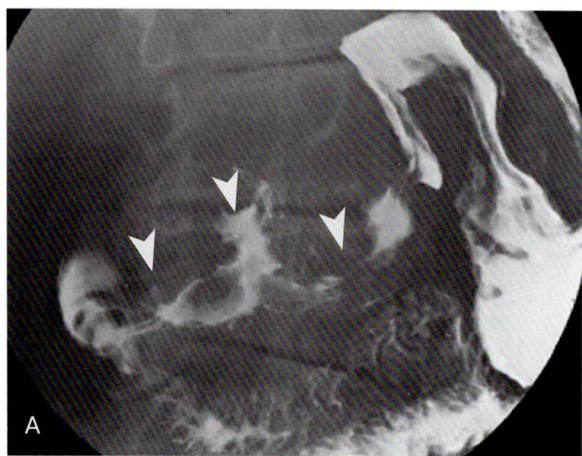

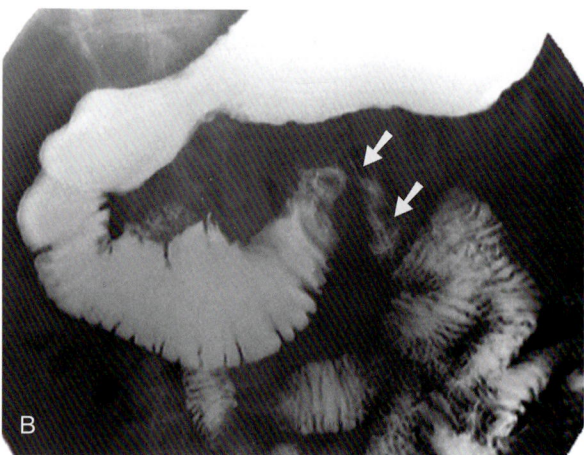

▲ 图 4A-19　十二指肠淋巴瘤
A. 上消化道造影显示十二指肠第二段的浸润性肿块（箭头），伴结节状充盈缺损和黏膜不规则；另可见对比剂通过肠腔而无梗阻；B. 上消化道造影显示十二指肠空肠交界处的肿瘤性病变，可见多发结节状充盈缺损伴管腔狭窄（箭）与十二指肠近端扩张

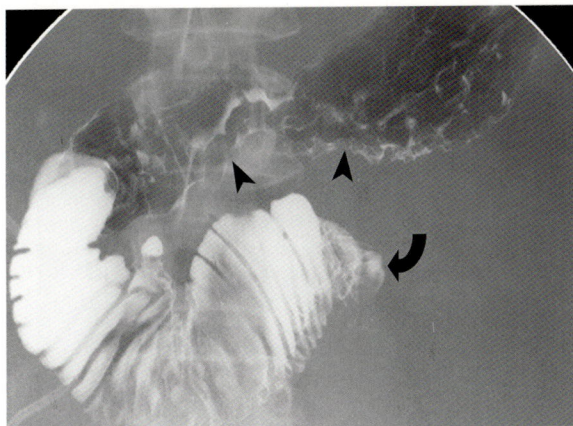

◀ 图 4A-20　胃腺癌致远端十二指肠梗阻
上消化道造影显示胃腺癌直接扩散使十二指肠第四段局灶性狭窄，导致十二指肠扩张（弯箭）；在胃体和胃窦远端存在广泛的结节性充盈缺损，提示胃腺癌（箭头）；另可见十二指肠第二段的小憩室

# 参考文献

［1］Traubici J. The double bubble sign. Radiology. 2001;220(2):463–464.

［2］Carbo AI, Sangster GP, Caraway J, et al. Acquired constricting and restricting lesions of the descending duodenum. Radiographics. 2014;34(5):1196–1217.

［3］Jayaraman MV, Mayo-Smith WW, Movson JS, et al. CT of the duodenum: an overlooked segment gets its due. Radiographics. 2001;21(Spec No):S147–S160.

［4］Sandrasegaran K, Patel A, Fogel EL, et al. Annular pancreas in adults. AJR Am J Roentgenol. 2009;193(2):455–460.

［5］Chroeder TC, Hartman M, Heller M, et al. Duodenal diverticula: potential complications and common imaging pitfalls. Clin Radiol. 2014;69(10):1072–1076.

［6］Bittle MM, Gunn ML, Gross JA, et al. Imaging of duodenal diverticula and their complications. Curr Probl Diagn Radiol. 2012;41(1):20–29.

［7］Akhrass R, Yaffe MB, Fischer C, et al. Small-bowel diverticulosis: perceptions and reality. J Am Coll Surg. 1997;184(4):383–388.

［8］Gelfand DW, Ott DJ, Chen MY. Radiologic evaluation of gastritis and duodenitis. AJR Am J Roentgenol. 1999;173(2):357–361.

［9］Rakita D, Newatia A, Hines JJ, et al. Spectrum of CT findings in rupture and impending rupture of abdominal aortic aneurysms. Radiographics. 2007;27(2):497–507.

［10］Bas A, Simsek O, Kandemirli SG, et al. Evolution of computed tomography findings in secondary aortoenteric fistula. Iran J Radiol. 2015;12(2):e22759.

［11］Hernandorena González M, Domínguez MB, Muñoz RD, et al. CT findings for internal paraduodenal hernias. Radiologia. 2009;51(4):444–445.

［12］Falk GA, Yurcisin BJ, Sell HS. Left paraduodenal hernia: case report and review of the literature. BMJ Case Rep. 2010 23;2010.

［13］Prada-Arias M, Sanchís-Solera L, Pérez-Candela V, et al. Computed tomography diagnosis of symptomatic right paraduodenal hernia associated with enteric duplication cyst. J Pediatr Surg. 2007;42(11):1938–1941.

［14］Takeyama N, Gokan T, Ohgiya Y, et al. CT of internal hernias. Radiographics. 2005;25(4):997–1015.

［15］Carbo AI, Sangster GP, Caraway J, et al. Acquired constricting and restricting lesions of the descending duodenum. Radiographics. 2014;34(5):1196–1217.

［16］Nikolaidis P, Hammond NA, Day K, et al. Imaging features of benign and malignant ampullary and periampullary lesions. Radiographics. 2014;34(3):624–641.

# 自测题

1. 上消化道造影检查中偶发的影像征象是什么？

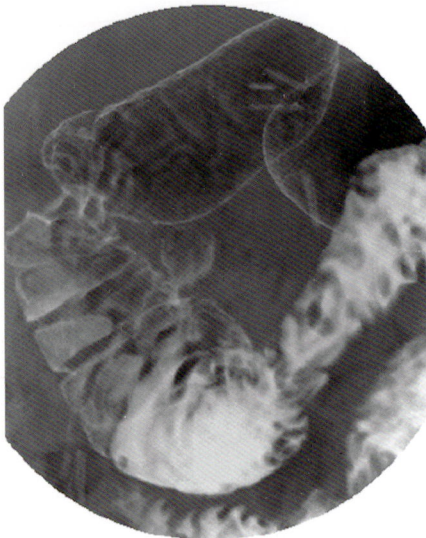

A. 腺癌

B. 息肉

C. 憩室

D. 溃疡

2. 产前超声所见的先天异常是什么？

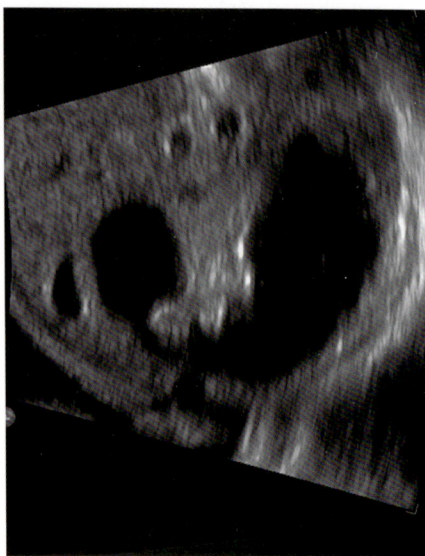

A. 重复囊肿

B. 十二指肠闭锁

C. 环状胰腺

D. 肠旋转不良

3. CT 检查中肠梗阻的原因是什么？

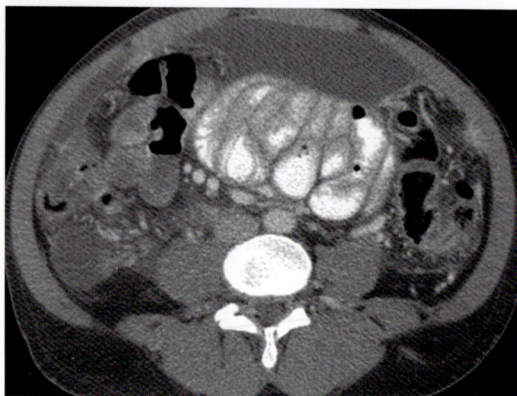

A. 肠旋转不良

B. 肠扭转

C. 十二指肠旁疝

D. 浆膜转移瘤

## 答案与解析

1. C。上消化道造影检查显示十二指肠第二段内侧憩室，该部位是获得性十二指肠憩室最常见的部位。

2. B。超声显示胃和十二指肠球部扩张（双泡征），这是由于十二指肠闭锁导致，也可由环状胰腺或肠扭转所致。

3. C。CT 显示十二指肠降部外侧可见包裹的小肠襻（左侧十二指肠旁疝）。

# Chapter 4B
# 小肠

# Small Bowel

原著　Alexander Kessler　Akshya Gupta
　　　Refky Nicola

翻译　段江晖　张海波　孙宏亮

## 学习目标

➤ 复习小肠正常的解剖特征。

➤ 讨论各种评估小肠的影像检查方法。

➤ 讨论小肠肿瘤及非肿瘤性疾病的影像特点。

4B

系膜小肠代表从十二指肠空肠曲延伸到回盲瓣的小肠段。小肠均位于腹腔，悬于后腹壁，由肠系膜结缔组织和血管组成。

### 空肠

- 组成近端小肠 2/5。
- 具有较宽的管腔、羽毛状黏膜和明显的环形襞。
- 环形襞通常厚度较薄（1～2mm），数量较多（4～7个皱襞/英寸）。

### 回肠

- 组成远端小肠 3/5。
- 较多无特征的黏膜、较窄的管腔和较少的环形襞。
- 环形襞较厚（2～3mm），数量较少（2～4个皱襞/英寸）（图 4B-1A）。

## 小肠影像

由于系膜小肠超过传统内镜的检查范围，所以影像检查扮演着重要的角色。长久以来荧光透视技术已经成为首选的检查方法，包括口服法小肠造影（small bowel follow through，SBFT）和小肠钡灌。

SBFT 常作为上消化道检查的一部分，具体步骤为患者服钡后，对比剂通过小肠时获取多幅仰卧位腹部 X 线片。一旦对比剂到达回肠末端，可行结肠充气（气体进入直肠引起回盲瓣的气体反流），透视下点片能更好地显示回肠末端的病变。尽管容易操作，但小肠襻重叠，肠腔扩张程度不同和不可预计的通过时间常常限制了诊断疾病的敏感性[1]。

小肠钡灌需要插入一根特殊的经鼻或经口导管进入十二指肠远端或回肠近端，继而钡剂（或双对比的钡剂混合物）通过导管逐渐灌入小肠，当对比剂到达盲肠后获取透视图像。不像 SBFT，小肠钡灌能提供更多的黏膜信息及均匀膨胀的肠腔。联合小肠钡灌和薄层 CT 或 MRI

检查（CT/MR 小肠钡灌）还能提供管腔外病变范围等额外的信息（图 4B-1B）。尽管小肠钡灌曾作为标准化的技术用于疾病诊断，但其属于侵入性检查项目，目前替代性检查技术的发展，大大减轻了患者的不适。

CT 小肠造影是让患者咽下大量口服对比剂（大约 1.5L），在相对短时间内（45～60min）使小肠完全充盈，并且使对比剂涂布于黏膜表面，继而进行增强 CT 检查。最常见的口服对比剂为阴性对比剂，如聚乙二醇。然而，阳性对比剂也能应用，如稀释的钡剂。尽管肠腔充盈不如 CT 钡灌肠均匀，但患者没有不适感，使其成为大部分患者的检查方法。CT 小肠造影常能评价腔内病变，包括克罗恩病、小肠肿瘤和息肉病综合征[2, 3]。

和 CT 小肠造影一样，MR 小肠造影使用相似量的口服对比剂，继而行轴位和冠状位高分辨率、超快速序列扫描。这些典型序列包括 $T_2$-SSFSE、冠状位 $T_2$-SSFSE、冠状位 2D/3D-SSFP 和轴位/冠状位 $T_1$ + C 动态增强图像（图 4B-1C）。与 CT 小肠造影不同，MR 小肠造影具有腔内对比剂高分辨率及无辐射的特点，使其尤其对儿科克罗恩病有优势。然而，患者运动可能是其一个限制因素[4～6]。

## 小肠皱襞

SBFT 鉴别疾病最常用的方法是根据小肠皱襞是否增厚或变薄。大部分小肠疾病分为这两类之一，这就帮助我们做出鉴别诊断。

## 变薄或变平的皱襞

小肠皱襞变薄或消失见于各种引起小肠扩张的疾病。由于小肠扩张，肠黏膜皱襞厚度减小（不到 2～3mm）或完全变平，形成无特征的黏膜。典型者发生于机械性梗阻或平滑肌功能障碍。

平滑肌功能障碍表现为异常扩张的肠管和变

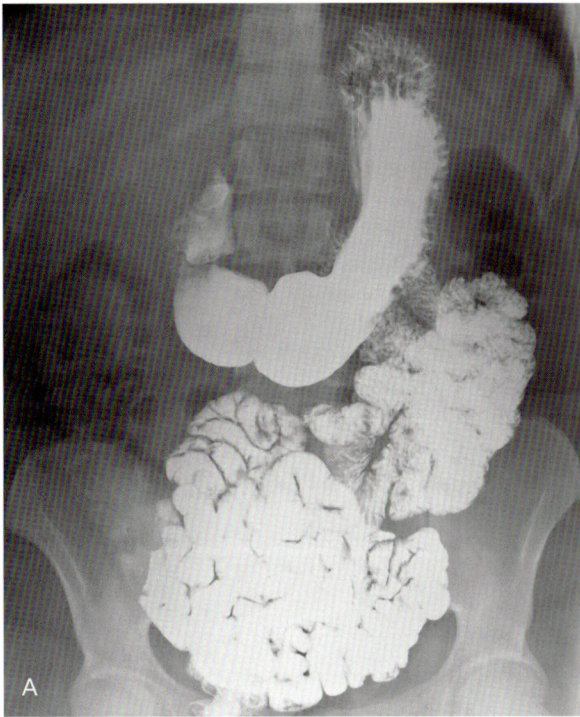

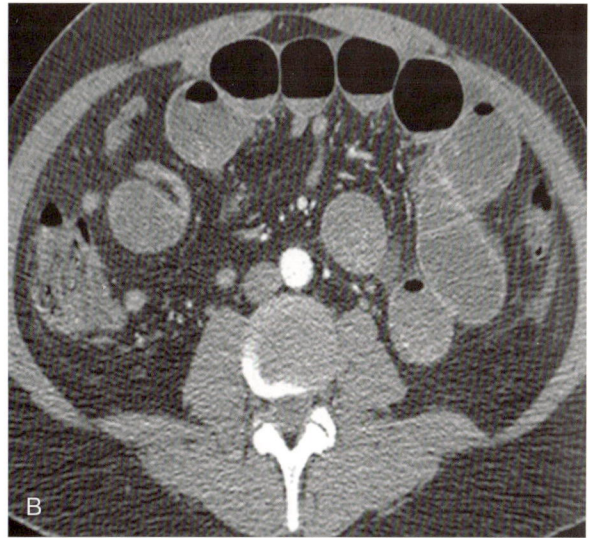

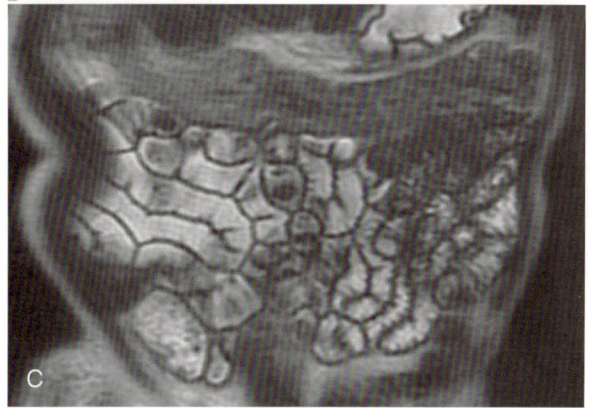

▲ 图 4B-1　正常的 SBFT (A) 和 MR 小肠造影 (B)

A. 空肠位于左上腹，具有羽毛状的黏膜和明显的环形襞；回肠位于中下腹，黏膜没有明显的特征；B. CT 小肠钡灌显示含液扩张的小肠襻和位于右腹部的移行点；C. T$_2$-FSE MR 小肠造影显示均匀含液扩张的小肠襻

薄的皱襞，这种皱襞逐渐变细一直到出现正常的肠管。尽管其他原因可引起这种改变，如吸收不良综合征（腹部疾病）和胶原血管病（硬皮病），但是大部分病例是由于麻痹性肠梗阻导致的。

　　在硬皮病中，胃肠道受累临床上见于 40% 的病例，并且是第二位常见的受累器官，仅次于皮肤。在小肠，平滑肌退变由纤维化代替，导致严重的动力障碍，典型者引起通过时间延长，透视下吞咽后 24h 后小肠钡剂潴留。

### 硬皮病的影像特点

- 在 SBFT 上由于动力不足而使通过时间延长。
- 肠腔内液体增加。
- 环形襞稀疏和聚集产生"绷紧的"或"堆叠的硬币"表现，占大约 60% 的病例（几乎能确诊）（图 4B-2），这是由于纤维化所致。
- 沿肠系膜边缘分布的宽嘴样小囊，这是

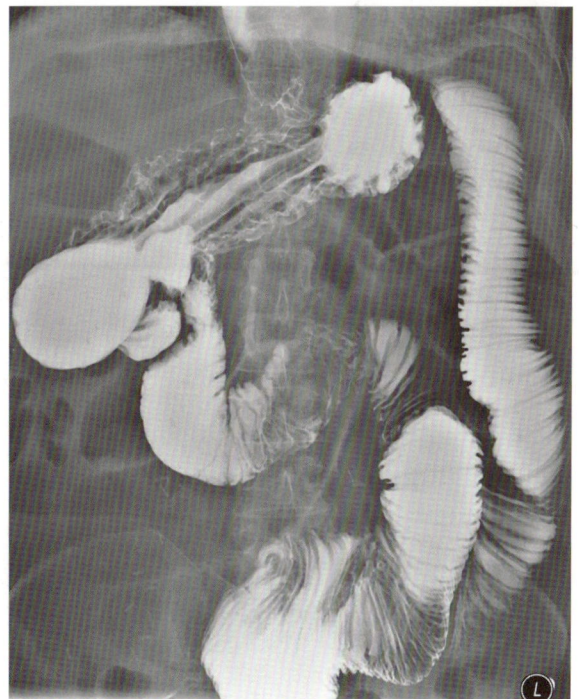

▲ 图 4B-2　硬皮病

SBFT 显示空肠扩张，环形襞聚集，呈僵硬的表现

由于不对称的纤维化所致。

- 由于疾病进展，受累肠管蠕动消失，并伴显著扩张。

- 一过性的肠套叠和肠气囊肿很罕见。

- CT/MR 上扩张的无张力的小肠造成的假性梗阻与相对未受累的小肠并列。

## 增厚的皱襞

小肠皱襞超过 3mm 称为小肠皱襞增厚，病理上代表小肠襞黏膜下层被液体或细胞浸润。为了更好地鉴别，进一步将小肠皱襞增厚定义为均匀、笔直的（表 4B-1）、结节状或不规则形。

表 4B-1　均匀或笔直皱襞增厚的鉴别诊断

| 水肿 | 充血性心力衰竭 |
|------|----------------|
| | 门静脉高压 |
| | 低蛋白血症 |
| | 淋巴管阻塞 |
| | 放射性肠炎 |
| | 肠系膜纤维化 |
| 出血 | 创伤 |
| | 缺血 / 梗死 |
| | 血管炎 |
| | 凝血功能异常 |
| | 抗凝血药 |

### 均匀和笔直的皱襞增厚

均匀的皱襞增厚见于液体浸润，最常见于肠壁水肿（充血性心力衰竭和门静脉高压）或肠壁出血（创伤和出血）。透视下增厚的皱襞使充钡间隙变窄，产生扇贝样表现，被称为指压迹征（图 4B-3）。CT 上肠壁增厚明显，根据密度可鉴别黏膜下水肿或出血。

典型的小肠壁水肿浸润是一个弥漫性的过程，贯穿整个小肠。肝硬化和充血性心力衰竭是最常见的综合征，静脉淤血、门静脉高压或低蛋白血症也能产生类似的表现（图 4B-4）。其他引起弥漫性肠增厚的少见的原因包括淋巴管

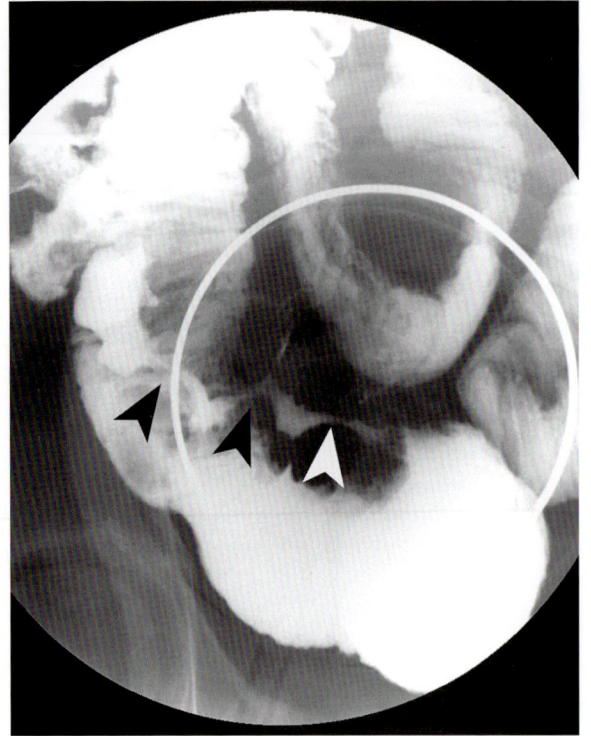

▲ 图 4B-3　指压迹征
回肠末端压迫像显示黏膜皱襞显著增厚（箭头），形成扇贝样表现，称为指压迹征

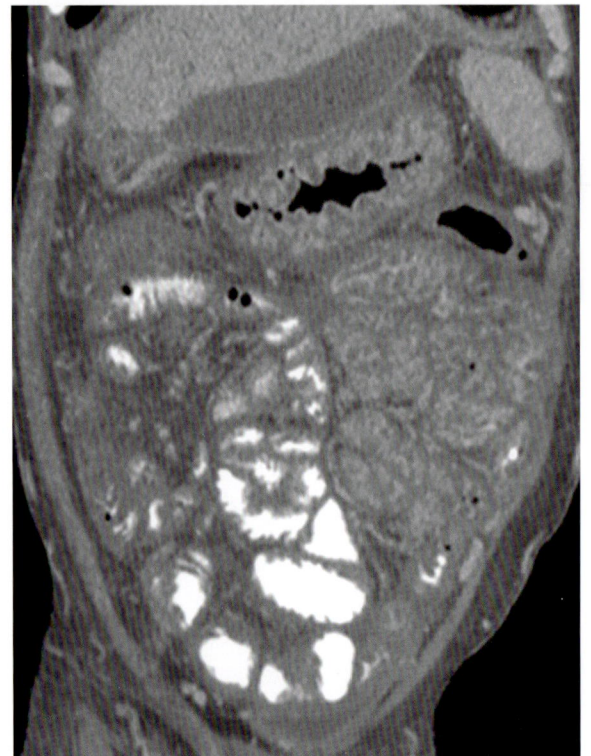

▲ 图 4B-4　小肠壁水肿
冠状位重建增强 CT 显示弥漫的小肠和胃襞水肿、增厚，这是由于长期肝硬化门静脉高压导致

阻塞、放射性肠炎、肠系膜纤维化和极其少见的血管神经性水肿。注意某些产生壁内水肿性疾病非常重要，如小肠缺血、克罗恩病和嗜酸性肠炎，它们分布更加局限，类似壁内出血。

不像肠壁水肿，壁内出血引起局限的小肠节段的皱襞增厚及损害。在日常工作中，创伤或肠系膜缺血（图 4B-5）是最常见的病因。然而，其他的易出血的疾病也能产生类似表现，如血管炎、凝血障碍或服用抗凝血药。

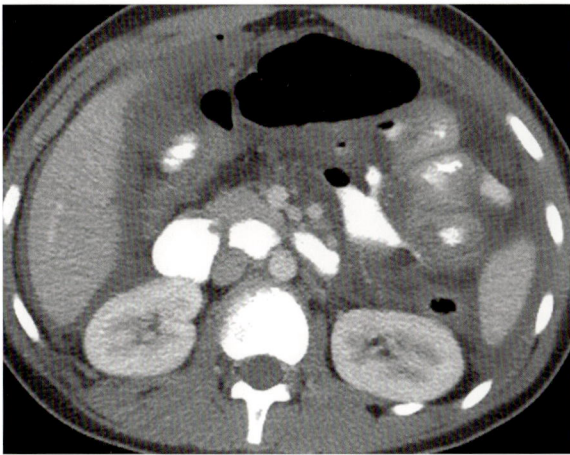

▲ 图 4B-5 肠壁出血
对比增强 CT 显示左上腹部由于肠壁出血导致小肠壁增厚

### 结节状和不规则形

不规则的皱襞增厚代表细胞或其他非液性物质浸润肠壁。见于许多不同的疾病，包括感染、炎症和肿瘤。透视下表现为不规则皱襞引起肠腔变形。由于病因不同在 CT/MRI 上可见到肠壁狭窄或结节状软组织增厚。区别弥漫性和局灶性受累有助于与均匀增厚的鉴别诊断，因为许多疾病倾向于只累及小肠某个部分（表 4B-2）。

## 常见的小肠疾病

### 小肠梗阻

绝大多数机械性梗阻的患者（约 75%）继发于外科术后粘连，使肠腔局灶性狭窄。其他的原因包括腹外疝、外部肿块压迫管腔以及由于肿瘤、异物或肠套叠所致的腔内梗阻。不论

什么原因，梗阻部位近端的小肠襻扩张（超过 3cm），并且患者发展为腹痛、恶心和呕吐。

表 4B-2　结节状或不规则形皱襞增厚的鉴别诊断

| 空肠 | 梨形鞭毛虫病、类圆线虫、惠普尔病 |
| | 嗜酸性肠炎 |
| 回肠 | 克罗恩病 |
| | 白塞病 |
| | 囊性纤维化 |
| 空回肠 | 弯曲杆菌、沙门菌、耶尔森菌 |
| | AIDS 相关性感染 |
| | 息肉病综合征 |
| | 淀粉样变性 |
| | 组织胞浆菌病 |
| | 肥大细胞增多症 |
| | 华氏巨球蛋白血症 |

小肠梗阻（small bowel obstruction，SBO）在立卧位腹部 X 线片的典型表现是多发扩张的小肠襻伴高低不一的气液平面，在同一肠襻内呈阶梯状排列（图 4B-6A）。实际上 1cm 以上分离的气液平面几乎总代表某种程度的梗阻。当腹部 X 线片怀疑 SBO，CT 口服对比剂是评估梗阻部位最常用方法。若怀疑高位小肠梗阻，则不应使用口服对比剂。CT 上 SBO 表现为多发扩张的小肠襻伴至正常的肠管的移行带。当梗阻进展时，肠黏膜皱襞变薄，在梗阻部位近端混有气体的肠内容物形成小肠积粪征（图 4B-6B）。梗阻部位远端的小肠压力降低使梗阻部位更容易识别。鉴别梗阻的原因和部位很重要，因为药物对嵌顿疝或高位梗阻没有作用，需要外科治疗（图 4B-6C）。

闭襻性肠梗阻是 SBO 的一种，是指一段肠管两端完全阻塞。最常见于粘连和疝。不像一般的 SBO，闭合的肠襻进行性扩张，闭襻近端的肠管相对正常。这种表现典型者出现于多发痉挛或腹内疝。闭襻性肠梗阻发生绞窄的风险很高（10%～35%），及时的 CT 检查是诊断闭襻性肠梗阻的方法。SBFT 和钡灌肠不应用于这类患者。

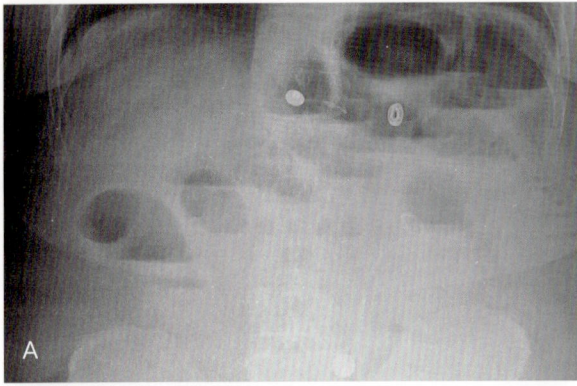

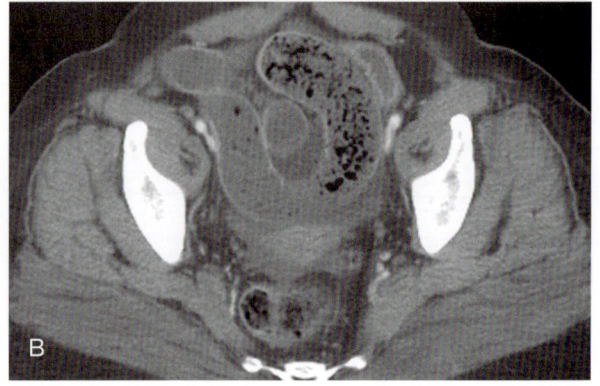

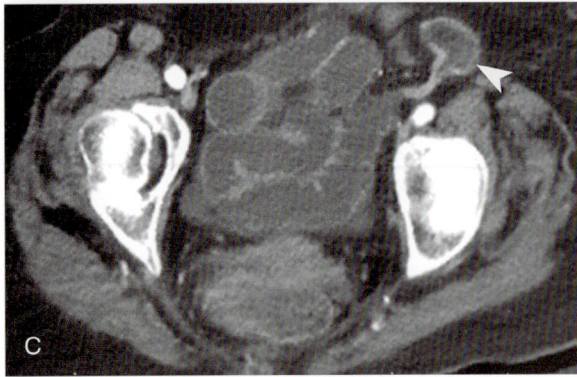

▲ 图 4B-6　小肠梗阻

A. 立位腹部 X 线片显示扩张的小肠襻伴多发高低不一呈阶梯状排列的气液平面；B. 轴位增强 CT 显示回肠移行带的小肠积粪征；C. 绞窄疝：盆腔轴位增强 CT 显示多发扩张的小肠襻伴分离的移行带，这是由于肠管突出形成左侧腹股沟疝（箭头）所致

### 闭襻性肠梗阻影像表现

· 扩张的肠襻呈 U 形或 C 形，移行带尖端变细呈"鸟嘴征"（图 4B-7）。

· 小肠系膜伸展，呈旋涡状，见于肠扭转。

· 肠系膜血管放射状结构表明了梗阻部位。

· 晚期肠壁水肿、积气或穿孔。

· 肠壁强化程度不同，低强化区提示缺血。

### 克罗恩病

克罗恩病是消化道炎症性疾病，典型者年轻人易见（高峰年龄 15 － 25 岁），在 50 － 80 岁人群也较常见。尽管从口腔到肛门均可发生，但是回肠末端几乎总能累及（95%），并且 1/3 的患者局限某一段小肠。病理上克罗恩病表现为鹅口疮样溃疡、透壁性炎症和非干酪性肉芽

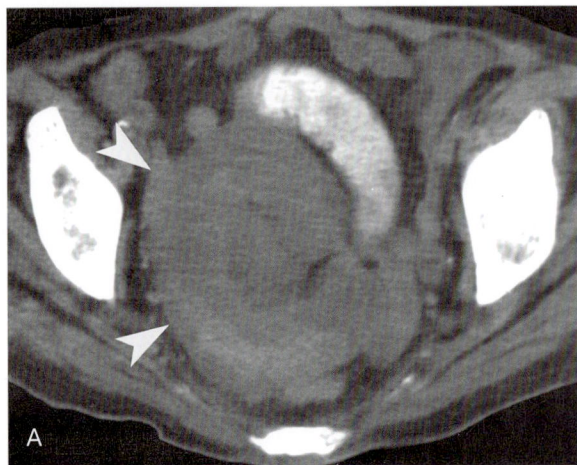

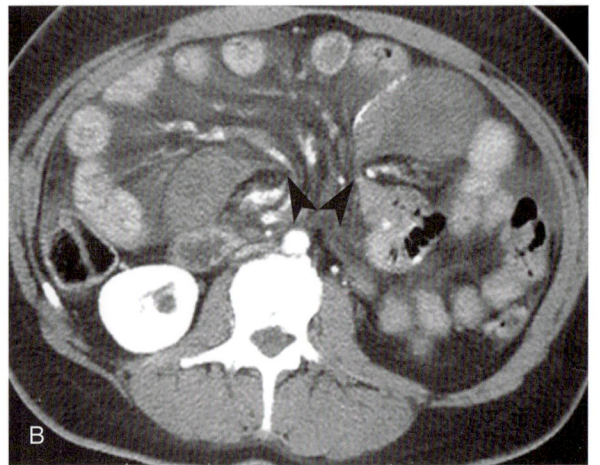

▲ 图 4B-7　闭襻性肠梗阻

A. 盆腔轴位增强 CT 显示 C 型小肠襻，代表肠襻梗阻部位为两个（箭头）；B. 轴位增强 CT 显示中央扩张的小肠襻，近端和远端肠襻相对正常，邻近的肠系膜呈旋涡状和两个变细呈鸟嘴状的闭襻（箭头）

肿。急性发作时，克罗恩病产生典型的皮肤病变，在炎症累及的肠管中有部分区域未累及。

### 钡灌肠的影像表现

• 早期：鹅口疮样溃疡（表现为中心钡斑周围环绕水肿环），淋巴结增生和肠壁水肿。

• 溃疡和裂隙产生"鹅卵石"样表现，这是由于钡剂聚集在深的线形溃疡和裂隙内，周围绕以未受累的突起的黏膜（图4B-8）。

• 肠系膜缘受累比系膜游离缘受累更严重，导致肠系膜缘收缩和系膜游离缘假憩室形成（图4B-9）。

• 晚期：肠壁纤维化和节段性狭窄产生线样征，这是由于肠壁痉挛或纤维化导致（图4B-10）。

• 局灶性肠壁水肿在剩余的黏膜可导致假性息肉。

• 深裂隙和瘘见于进展期疾病。肛瘘最常见（约50%的病例），其次为肠肠瘘、直肠阴道瘘、肠外瘘和肠膀胱瘘。1/5的患者可进展为脓肿。

尽管腹部增强CT或CT小肠造影被认为是

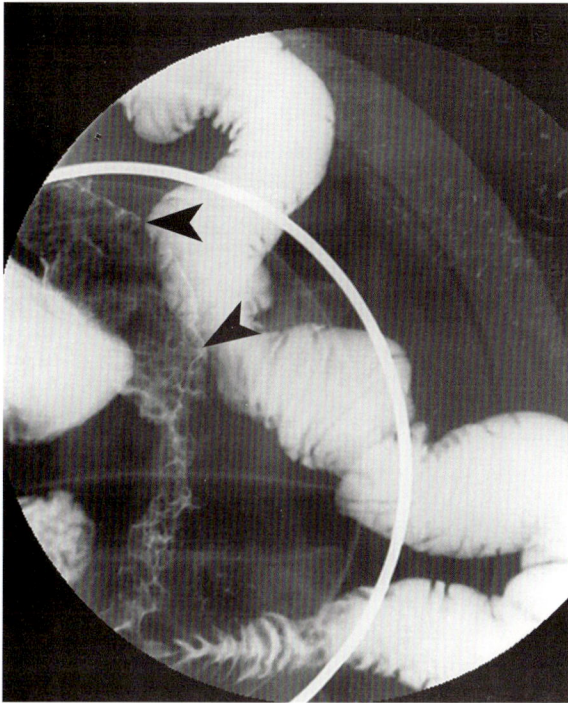

▲ 图4B-8 克罗恩病伴回肠"鹅卵石"样黏膜
SBFT显示在裂隙和溃疡内对比剂填充，在回肠末端形成"鹅卵石"样表现（箭头）

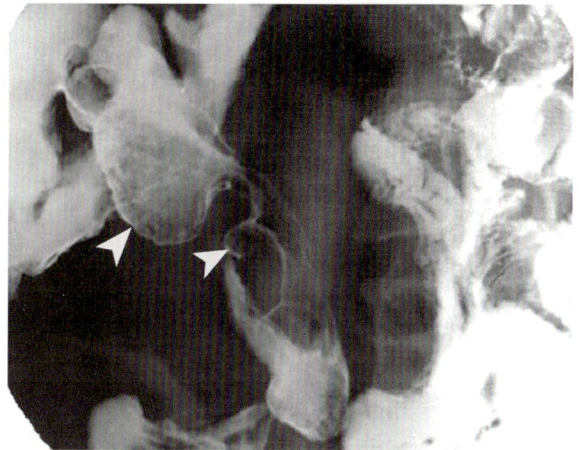

▲ 图4B-9 克罗恩病伴假憩室
SBFT显示系膜游离缘多发假憩室（箭头），这是由于肠系膜缘纤维化后短缩导致

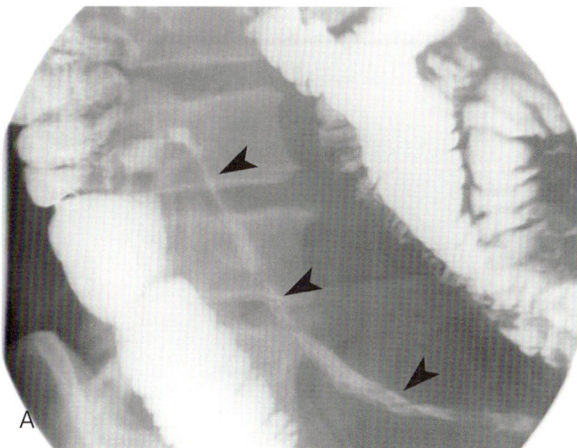

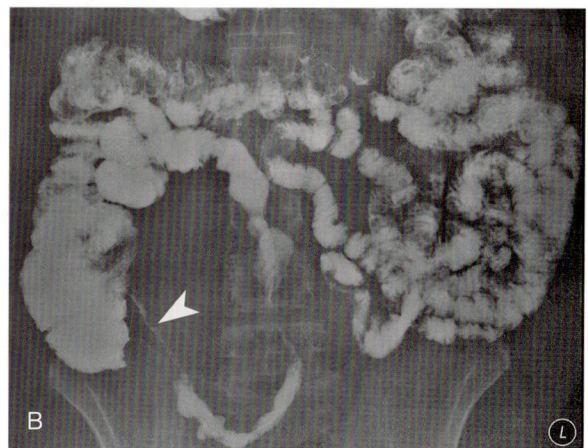

▲ 图4B-10 克罗恩病线样征
A，B．SBFT显示两个患者长期克罗恩病导致回肠末端狭窄（箭头），形成典型的线样征

91

成人急性克罗恩病一线的影像检查方法，但对于非急性成人克罗恩病，CT 小肠造影和 MR 小肠造影均可考虑为一线的检查方法。在儿童 MR 检查中，小肠造影被认为是评价克罗恩病初期表现和随访的影像检查方法。

在 CT/MR 小肠造影中，肠壁增厚（有时分层）、肠壁高强化和脓肿形成在急性发作较常见。在炎症活动期，周围的肠系膜产生梳样征，特点是充盈的肠系膜血管周围以纤维脂肪组织增生，被称为爬行脂肪（图 4B-11）。长期炎症时，CT 和 MR 尤其有助于确定瘘和窦道（图 4B-12）。临床需额外注意的是克罗恩病患者患小肠癌（0.5%）和神经内分泌肿瘤的风险增加。

## 乳糜泻

乳糜泻是一种自身免疫性疾病，是机体对摄入的麸胶产生的 T 细胞介导的免疫反应。这种免疫反应引起小肠黏膜损伤，导致绒毛萎缩，在空肠近端最严重。临床上这些患者通常存在于年轻人，伴有吸收不良等症状，包括脂肪泻、消瘦、胃肠胀气。慢性黏膜损伤时，患者发生小肠腺癌、小肠淋巴瘤和咽食管鳞状细胞癌的风险增加。

尽管抗体检测和内镜技术在近年来流行，影像学检查仍然在可疑病变的诊断中发挥作用。

乳糜泻的影像表现包括扩张的小肠伴空回肠皱襞类型转换（空肠黏膜皱襞数量减少，而回肠皱襞数量增加）。大多数乳糜泻患者有不多于 3 个皱襞 / 英寸的数量。虽然这种表现常见于乳糜泻，但也可见于慢性吸收不良等其他原因（图 4B-13）。除了小肠皱襞类型转换之外，CT/MRI 上还可显示空肠管壁环形增厚伴黏膜下水肿，产生"晕征"。可伴反应性腹膜后及肠系膜淋巴结肿大。

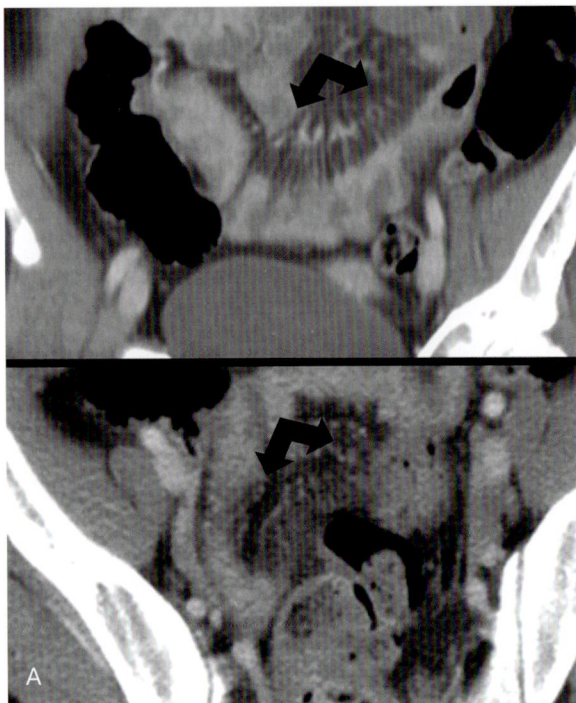

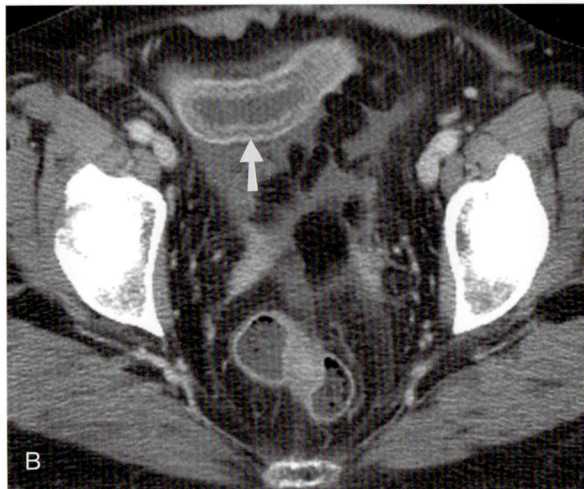

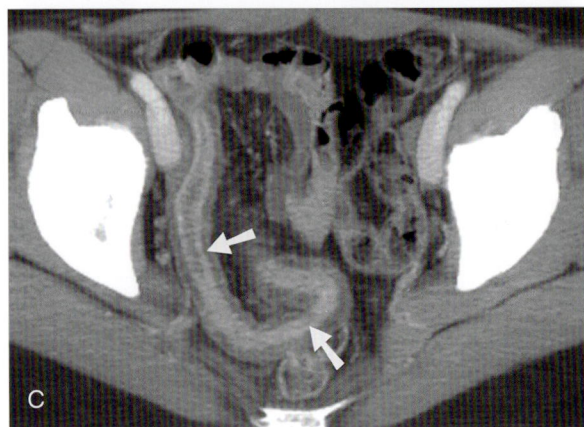

▲ 图 4B-11 克罗恩病

A. 梳样征，盆腔轴位和冠状位增强 CT 显示回肠远端肠壁增厚，沿着系膜缘充盈的肠系膜血管和纤维脂肪组织增生形成梳样征（叉状箭头）；B、C. 轴位增强 CT 显示回肠远端黏膜明显强化，伴肠壁分层（箭）

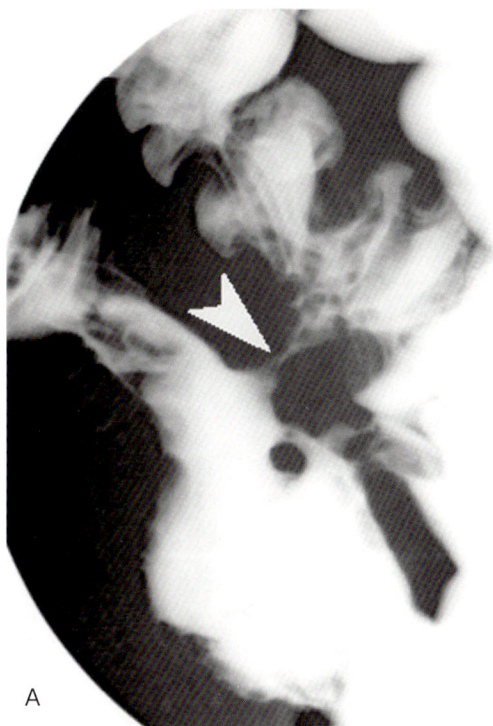

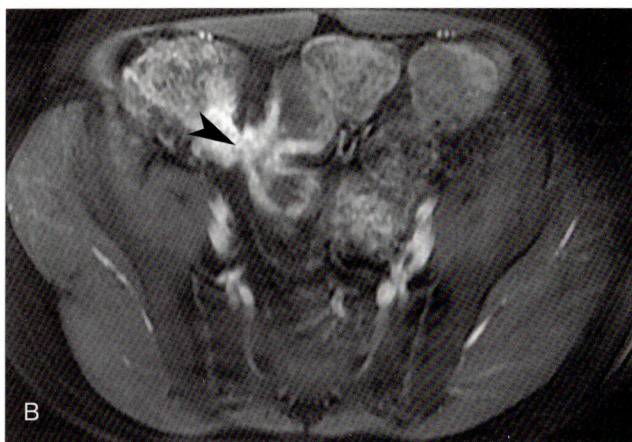

▲ 图 4B-12 克罗恩瘘

A. 透视下 SBFT 点片图像显示右下腹两节回肠之间可见瘘管连接；B. 轴位钆剂 $T_1$ 对比增强 MR 小肠造影显示回肠末端肠壁增厚、强化，回肠末端与小肠结肠瘘邻近的结肠组织界面消失（箭头）

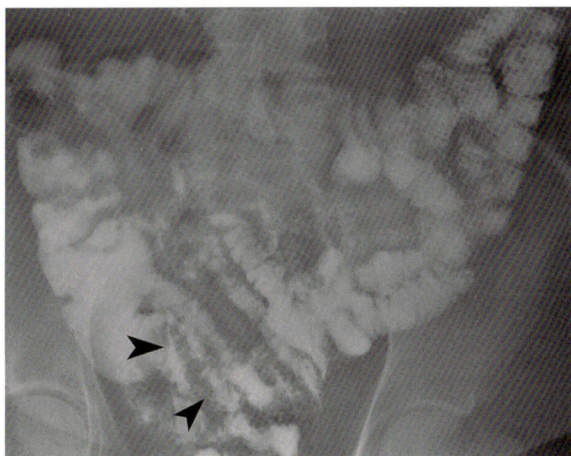

▲ 图 4B-13 脂肪泻

SBFT 显示回肠黏膜皱襞数量增加，这种表现称为空肠化（箭头），符合慢性吸收不良的表现

## 小肠缺血

急性小肠缺血最常发生于肠系膜上动静脉内血流受阻。腹腔干栓子栓塞比血栓性闭塞更常见。小肠缺血最常见于 50 岁以上的患者，绝大多数情况下是由于栓子或血栓性动脉闭塞（60%～90%）引起。然而在没有血管闭塞的情况下，低血容量、休克和脓毒症也可发生急性缺血。患者常表现为急性发作的腹痛，与腹痛

体征不符，并且伴有乳酸升高（＞2mEq/L）。急性动脉闭塞患者的死亡率高达 80%，而静脉闭塞死亡率较低。

在 SBFT 中肠壁水肿和出血表现为肠壁均匀增厚，并可见肠襻分离。肠皱襞也增厚，形成扇贝样表现，称为指压迹征[7]。

### 小肠缺血的 CT 表现

• 小肠由于麻痹性肠梗阻而扩张。

• 肠壁增厚（最常见的表现），静脉闭塞后更常见。

• 肠壁的强化程度减低或无强化。

• 在动脉或静脉期血管闭塞或狭窄（图 4B-14A）。

• 腹水和肠系膜水肿。

• 肠壁积气和门静脉积气（图 4B-14B，C）。

因创伤而导致急性血容量不足的患者，会有小肠黏膜的可逆性缺血，称为休克肠综合征（图 4B-15）。这些患者小肠黏膜明显强化，下腔静脉扁平，肾上腺高强化和胰周水肿。

慢性肠系膜缺血最常见于老年吸烟女性。患者通常主诉餐后疼痛，对食物的恐惧和体重

减轻。随着肠缺血进展，至少 2/3 的肠系膜动脉受累。超声经常被用作筛查该病，空腹时肠系膜上动脉的收缩期峰值速度＞ 275cm/s 或腹腔干的收缩期峰值速度＞ 200cm/s 的被认为异常。

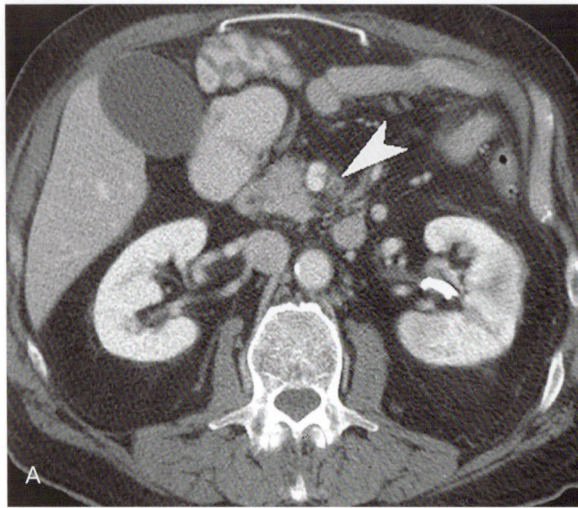

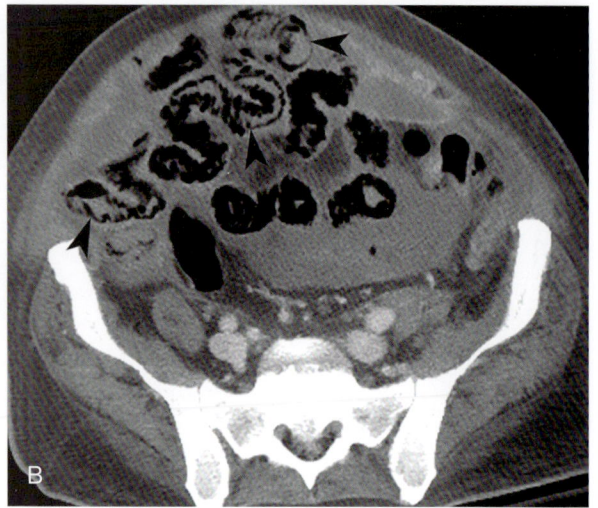

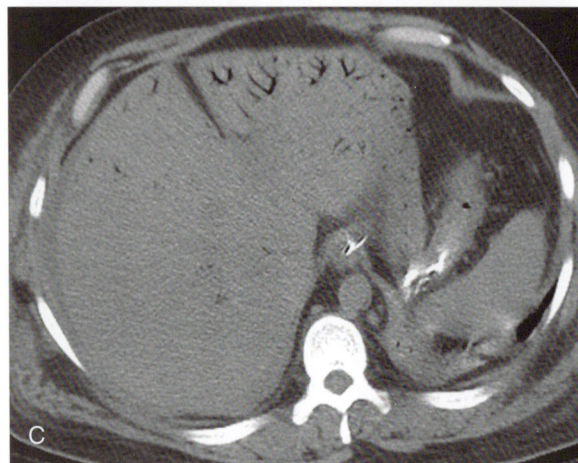

▲ 图 4B-14　小肠缺血的表现 SMA 闭塞（A）、肠壁积气（B）和门静脉气体（C）

A. 轴位增强 CT 显示由于血栓性闭塞引起的 SMA 血栓（箭头），患者也有回肠远端肠壁增厚（未显示图片），符合持续性缺血的表现；B. 轴位对比增强 CT 显示远端小肠肠壁积气（箭头）和多发肠襻强化减低，这例患者有肠系膜上静脉急性血栓和广泛的门静脉气体（未显示图片）；C. 轴位增强 CT 显示门静脉广泛积气，由绞窄性疝引起

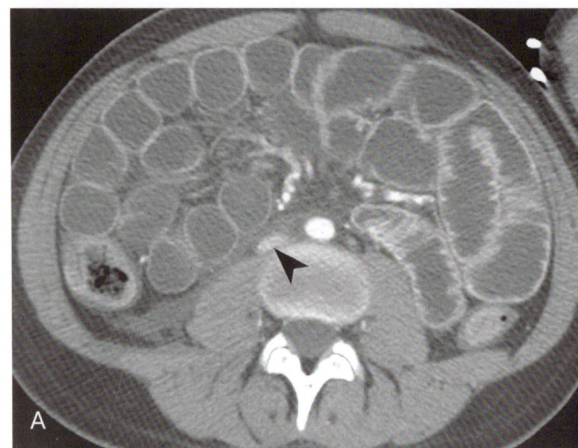

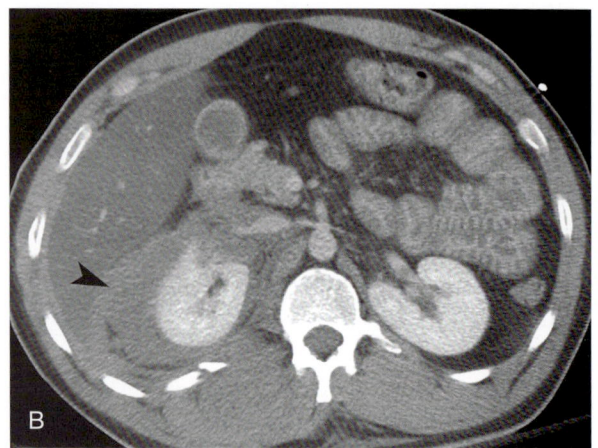

▲ 图 4B-15　休克肠综合征

A. 轴位增强 CT 显示麻痹性肠梗阻和小肠壁明显强化，下腔静脉（箭头）由于血容量减低而萎陷；B. 轴位对比增强 CT 显示右肾周血肿（箭头）和小肠黏膜明显强化

## 其他的小肠疾病

### 小肠憩室和梅克尔憩室

小肠憩室代表小肠肠系膜缘的黏膜袋状突出。空肠憩室通常比回肠憩室更常见。他们大多无症状，可能与食物滞留有关，可由细菌过度生长、营养不良、穿孔、出血和憩室炎引起。在 SBFT 和 CT 上可见沿肠系膜缘光滑的突出，见于 2% 的人群（图 4B-16）。憩室炎时，憩室壁增厚伴周围炎症或游离气体（图 4B-17）。

梅克尔憩室是一种先天性异常，由于卵黄管持续存在，回肠内形成一个真性憩室。至少 60% 的病例存在异位黏膜，其中胃黏膜异位最常见（50%）。当异位的胃黏膜存在时，胃酸分泌会引起局部炎症，增加溃疡、出血或穿孔的风险。这些憩室人群中占 2%，位于回盲瓣 2 英尺内，并且 2 岁前没有症状（2 s 法则）。活动性盲肠梅克尔憩室炎的 CT 表现为回肠袋的盲端伴周围炎性改变（图 4B-18A）[8]。在 99mTc 高锝酸盐显像（梅克尔扫描）中可见含异位胃黏膜的憩室显影，这是由于分泌黏蛋白胃黏膜摄取放射性示踪剂（图 4B-18B）。鉴于此，梅克尔扫描已经成为识别含胃黏膜的梅克尔憩室的检查方法，而传统 CT 则会遗漏病变。

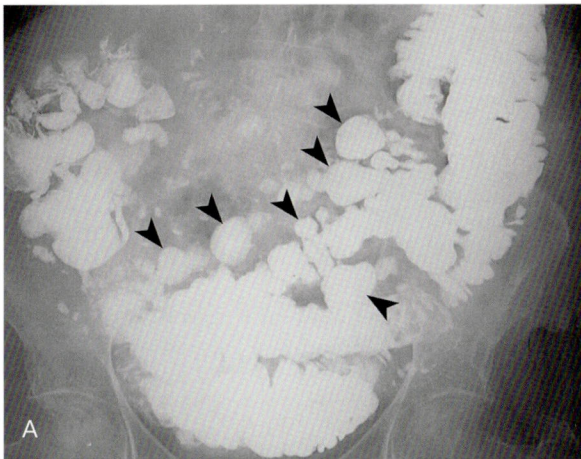

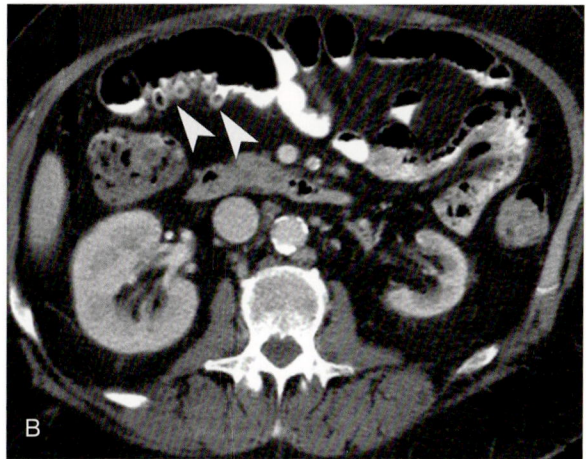

▲ 图 4B-16　小肠憩室病
A. SBFT 显示多发憩室（箭头），表现为整个腹盆部卵圆形的钡影；B. 腹部轴位对比增强 CT 显示沿回肠系膜缘的多发小肠憩室（箭头）

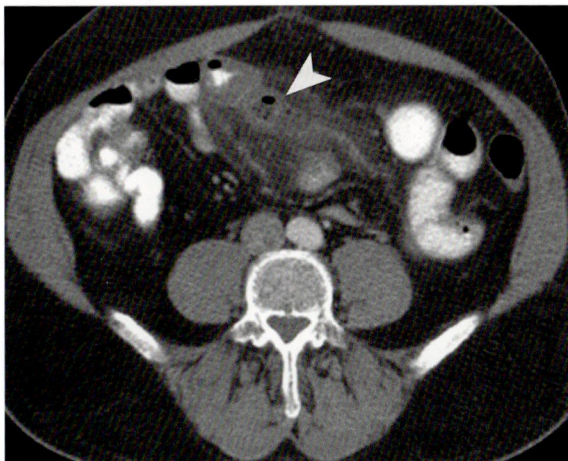

▲ 图 4B-17　小肠憩室炎
轴位对比增强 CT 显示小肠憩室炎（箭头），伴周围水肿

假憩室是沿小肠游离缘的囊袋。是由于小肠炎症或纤维化所致。克罗恩病和硬皮病是最常见的病因。

## 胆石性肠梗阻

胆石性肠梗阻是一种少见的机械性肠梗阻，继发于胆囊结石嵌塞，最常见于小肠远端，当侵入十二指肠后，可通过小肠迁移。胆囊壁的长期炎症被认为是主要的诱发因素，如慢性胆囊炎。该病主要由 CT 诊断，表现为 Rigler 三联征，包括 SBO、胆道积气和异位结石（图 4B-19）。通常梗阻发生在小肠最窄的部位，即屈氏韧带

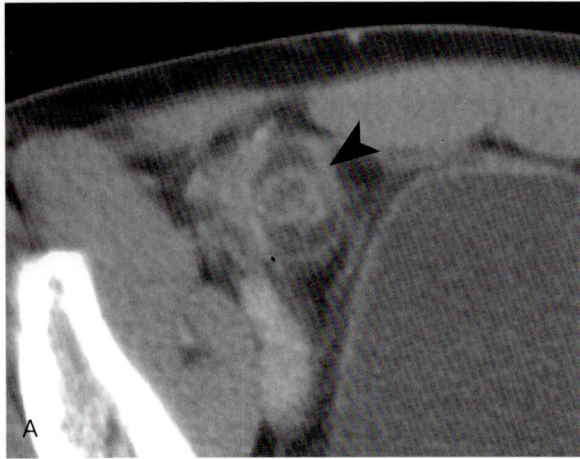

▲ 图 4B-18　梅克尔憩室
A. 对比增强 CT 显示右下腹梅克尔憩室炎；B. 3 岁男孩无痛性直肠出血患者的 $^{99m}$Tc 高锝酸盐梅克尔扫描显示右下腹局灶性的放射性示踪剂活性增加（箭头），符合异位的胃黏膜

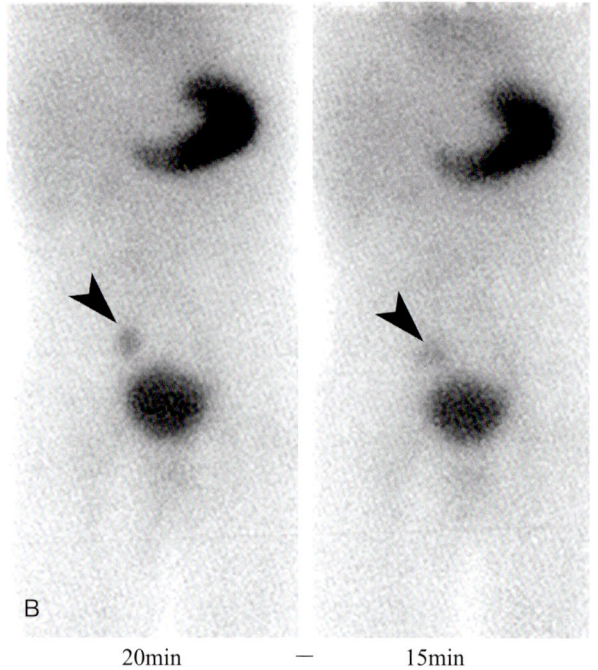

20min　　—　　15min

和回盲瓣。如果胆结石足够大，可有十二指肠近端或胃远端梗阻（Bouveret 综合征）[9]。

## 肠旋转不良

虽然成人肠旋转不良通常没有症状，但儿童肠旋转不良由于中肠扭转可表现为小肠梗阻（由于肠系膜较短）或拉德带（Ladd bands）。90% 有症状的病例发生在婴儿。

正常的十二指肠空肠交界处位于腰椎左侧，而在十二指肠球部水平，十二指肠空肠交界处位于脊柱左侧。正常情况下小肠旋转共 270°，

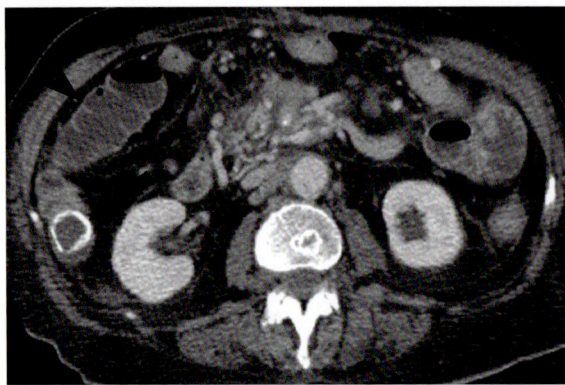

▲ 图 4B-19　胆石性肠梗阻
轴位对比增强 CT 显示小肠内的胆囊结石（箭），引起近端肠管扩张（箭头）

盲肠位于右下腹部，十二指肠空肠交界处位于中线左侧。任何的 270° 旋转变异可导致下列结果：无旋转、过度旋转、旋转不良和反向旋转。肠未旋转的患者，盲肠位于左腹部，空回肠位于右腹部。肠旋转不良的患者，十二指肠空肠交界处位于中线右侧，而小肠位于右腹部或中腹部（图 4B-20A）。小肠过度旋转时，盲肠位于左上腹，而反向旋转时横结肠位于右上腹。

## 肠重复囊肿

肠重复囊肿是一种内衬肠道黏膜各层的囊肿，最常发生于回肠和十二指肠。儿童常见，代表消化道不完全的胚胎性再通。肠重复囊肿表现为圆形或管状囊性病变，可与邻近的小肠连接（图 4B-20B）[10]。

## 蛔虫病

似蚓蛔线虫是最常见的小肠蠕虫，影响约 25% 的世界人口。人摄入受虫卵污染的食物或水后，这些蠕虫进入消化系统。孵化后幼虫钻入小肠壁，并通过血液循环迁移至肺。继而幼虫迁移至呼吸道，并被吞下返回至胃肠道，并

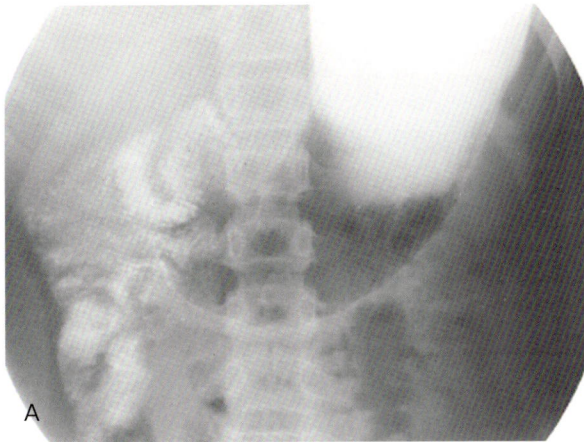

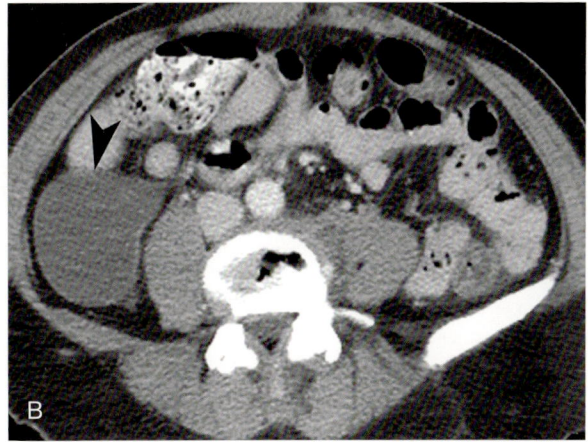

▲ 图 4B-20 肠旋转不良（A）和重复囊肿（B）
A. 肠旋转不良患者的 SBFT 显示空回肠连接部和空肠肠襻位于中线右侧；B. 腹部轴位对比增强 CT 显示右下腹圆形薄壁的囊性病变（箭头）

且在小肠发育为成虫。当蛔虫生长，大量蛔虫扭结成团，引起小肠梗阻。在所有影像检查中，这些蛔虫表现为小肠腔内圆形或管状病变。在透视下通常可见特征性的白色线样结构（代表蠕虫肠道内摄入的钡剂）[11]。CT 上也可见到位于肠腔内的蠕虫（图 4B-21）。

# 良性肿瘤

## 腺瘤

腺瘤是起源于腺上皮的黏膜肿瘤。在结肠肿瘤中表现为腔内息肉，具有恶性转化的潜能。既往腺瘤见于钡灌肠和 SBFT 检查中，然而内镜技术（如胶囊内镜）和 CT 小肠造影目前已成为

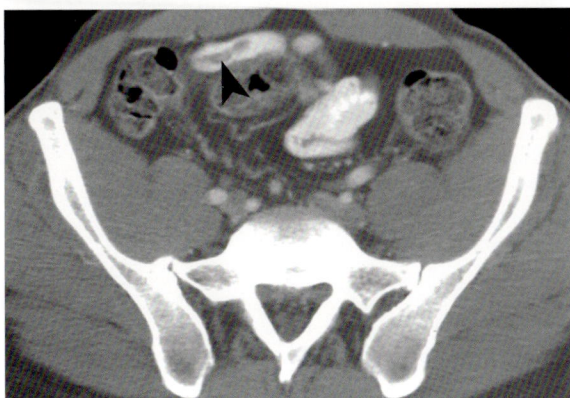

▲ 图 4B-21 蛔虫病
轴位对比增强 CT 显示位于充满对比剂的小肠襻内可见管状低密度的充盈缺损（箭头）

诊断首选。

## 息肉病综合征

息肉病综合征是具有多发小肠息肉样肿块并伴肠外表现一组疾病。大部分息肉为腺瘤或错构瘤[12, 13]。通常腺瘤性息肉有肿瘤转化的风险，而错构瘤性息肉则没有。

波伊茨 - 耶格综合征包括多发性错构瘤性息肉，以及面部、手掌和脚掌黏膜和皮肤的色素斑（图 4B-22）。虽然息肉不是癌前病变，但 13% 的患者伴发小肠腺癌。

卡纳达 - 克朗凯特综合征包括多发错构瘤性息肉、蛋白质丢失性肠病、脱发和指甲萎缩。

多发性错构瘤综合征包括多个错构瘤性息肉，与乳腺癌、甲状腺癌和皮肤癌相关。

幼年性息肉病、FAP 和加德纳综合征主要为结肠腺瘤性息肉，而相关的小肠息肉偶尔可见。

## 脂肪瘤

脂肪瘤为来源于黏膜下脂肪有包膜的肿瘤。透视下这些肿瘤表现为圆形腔内肿块，由于含脂肪而易压缩。CT 上界限清楚的脂肪密度肿块几乎能确定诊断（图 4B-23）。尽管常常没有症状，但由于肿瘤柔软可形成带蒂的腔内肿块，故成为肠套叠的病因。

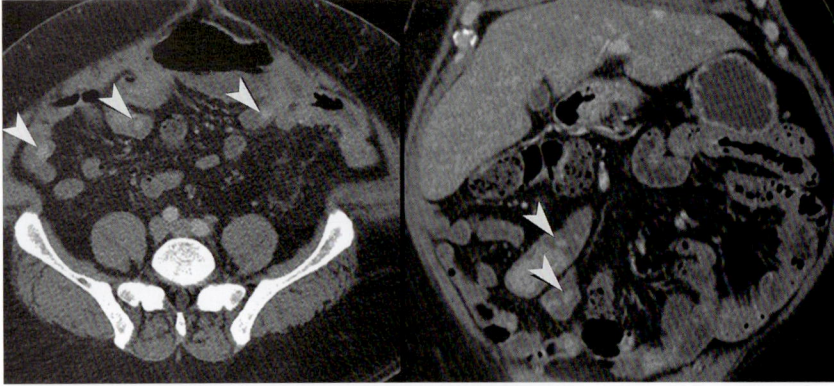

► 图 4B-22　波伊茨 - 耶格综合征

轴位和冠状位对比增强 CT 小肠造影显示整个小肠多发强化的腔内息肉（箭头）

▲ 图 4B-23　脂肪瘤

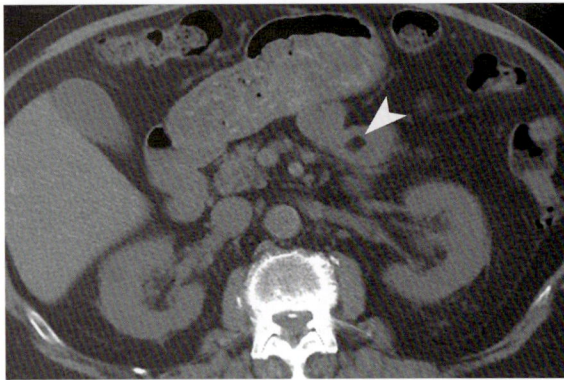

腹部轴位非增强 CT 显示近端小肠内圆形脂肪密度病变（箭头），符合脂肪瘤的表现

## 血管瘤

血管瘤是由血管系统增殖引起的小的黏膜下肿瘤。当有症状时这些肿瘤表现为胃肠道出血，主要位于空肠。透视显示为小的腔内息肉，

静脉注射对比增强 CT 显示为小的强化的黏膜结节。虽然这种表现是非特异性的，但 CT 上发现钙化的静脉石几乎能确诊。

## 恶性肿瘤

### 类癌

类癌是最常见的小肠恶性肿瘤，占所有小肠肿瘤的 1/3。组织学上类癌是一种起源于肠壁黏膜内肠嗜铬细胞的低级别神经内分泌肿瘤。大多数的类癌发生在阑尾、直肠和小肠。不同于腺癌，小肠类癌主要发生于回肠（90%）而非小肠近端。

CT 上类癌通常表现为均匀明显强化的小肠肿块，伴周围"星芒状"的肠系膜纤维化和浸润（图 4B-24）。组织学上代表肿瘤局部扩展到邻近的肠系膜，继而释放血清素，引起促结缔

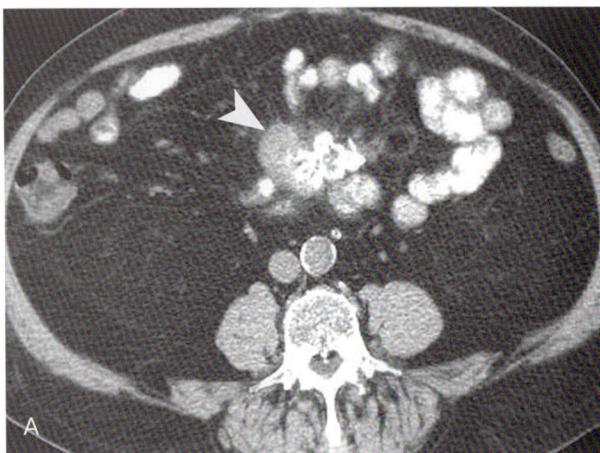

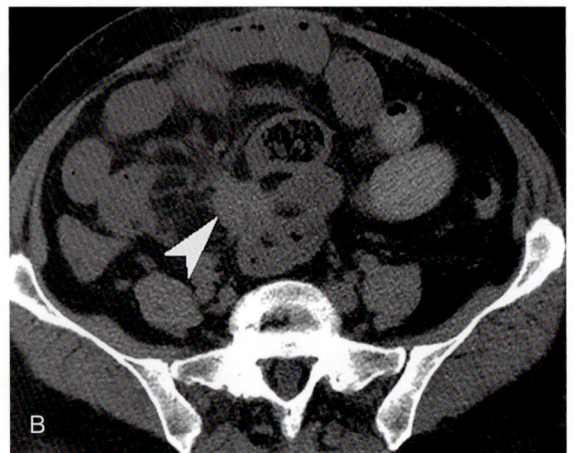

▲ 图 4B-24　类癌

A. 轴位对比增强 CT 显示肠系膜肿块（箭头），伴钙化，周围可见促结缔组织增生性瘢痕；B. 轴位非增强 CT 显示肠系膜肿块（箭头），周围是"星芒状"纤维化，符合促结缔组织增生性反应

组织增生反应，伴随邻近的肠管变细、收缩。大多数（70%）的肠系膜肿块含有钙化。当类癌达到 2cm 时，肝转移见于约 90% 的病例。

CT 是明确病变范围与肝转移最有帮助的方法。肝转移表现为低密度病灶，增强后明显强化[14, 15]。值得注意的是，肝转移时可以发生典型的类癌综合征，如皮肤潮红、喘息和腹泻，这是由于正常肝脏降解 5-羟色胺为 5-羟吲哚乙酸，导致 5-羟色胺进入体循环所致。

## 腺癌

腺癌是第二常见的小肠恶性肿瘤，约占小肠恶性肿瘤的 25%。超过 50% 发生在十二指肠，其余的则发生在空肠和回肠。许多疾病与小肠腺癌相对风险增加相关，包括乳糜泻（60～80 倍）、克罗恩病（60 倍）和息肉病综合征，如家族性腺瘤性息肉病（330 倍）。大多数患者在诊断时已有症状，如腹痛、消化道出血、肠套叠或小肠梗阻。如果早期发现，腺癌可能表现为息肉状无蒂的肿块，透视下表现为腔内的充盈缺损。然而，更常见的是腺癌具有浸润的形态，X 线透视下表现为特征性的"苹果核征"或环形缩窄病变（图 4B-25）。CT 上表现为从正常薄壁管腔到肿块样环形增厚的肠壁的突然变化，伴有显著的肠腔内狭窄（图 4B-26）。

## 胃肠道间质瘤

胃肠道间质瘤（GIST）是一种起源于平滑肌间叶组织间质卡哈尔（Cajal）细胞的肿瘤。最常位于胃（70%），其次是小肠（20%）。透视下这些肿瘤产生圆形黏膜下的充盈缺损，伴或不伴溃疡。

CT 上典型的 GIST 表现为界限清楚、外生性生长的肿块，其直径超过 3cm。当直径 < 2cm 时，这些肿瘤表现出均匀强化而无转移。然而当它们增大时，强化程度由于肿瘤内部不同程度的坏死而减低（图 4B-27）。虽然大于 5cm 伴坏死的肿瘤应怀疑为恶性肿瘤，但鉴别良恶性 GIST 仍很困难[16, 17]。

## 淋巴瘤

小肠淋巴瘤占所有原发恶性小肠肿瘤的 20%，是胃肠道淋巴瘤的第二位常见的部位，仅

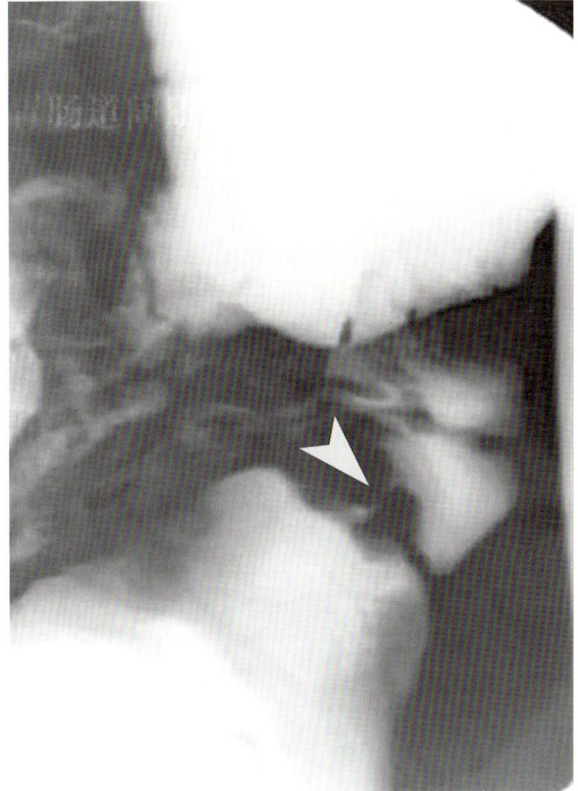

▲ 图 4B-25 回肠腺癌
透视点片图像显示小肠远端环形狭窄，伴突然的从正常管腔至显著狭窄管腔的移行，产生特征性的"苹果核征"（箭头）

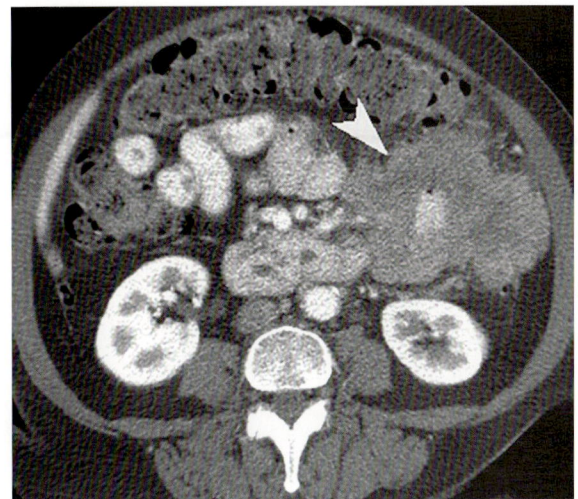

▲ 图 4B-26 空肠腺癌
腹部轴位对比增强 CT 图像显示大肿块累及空肠（箭头），并向邻近的肠系膜脂肪扩展

次于胃。它通常是非霍奇金 B 细胞淋巴瘤，主要出现在回肠远端，此部位是大部分小肠淋巴组织所在的区域。以往小肠淋巴瘤被分为原发（起源于小肠）或源于肠系膜（起源于肠系膜淋巴结）。最初淋巴瘤破坏肠壁肌层及自主神经丛，引起管腔扩张。因此，不像大多数其他的小肠肿块，它很少引起肠梗阻。

众所周知，免疫功能不全的患者和乳糜泻患者患小肠淋巴瘤的风险增加。不同于大多数小肠淋巴瘤，乳糜泻患者往往形成 T 细胞淋巴瘤，主要发生在近端小肠，是绒毛损伤严重的部位。传统上在免疫功能不全的患者中淋巴瘤

多见于艾滋病患者，但现在更常见于移植或风湿性疾病患者，后者服用了大剂量的免疫抑制药物。

最常见的原发性小肠淋巴瘤具有浸润形态，比其他小肠肿瘤累及的肠段更长。CT 上表现为偏心、环周管壁增厚，SBFT 上为不规则增厚的皱襞。原发性小肠淋巴瘤少见的形态特征包括壁结节、息肉样的肿块或外生性肿块。融合的肠系膜淋巴结形成软组织肿块包绕肠系膜脂肪和血管，CT 上形成经典的"三明治征"（图 4B-28）。由于肿瘤破坏肌间神经丛，导致肠腔扩张，被称为动脉瘤样扩张的肠管（图 4B-29）[18, 19]。

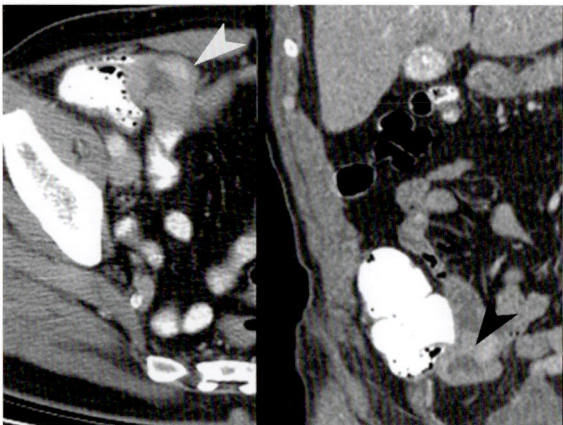

▲ 图 4B-27 回肠的胃肠道间质瘤
冠状位对比增强 CT 图像显示外生性的不均匀强化的肿块（黑箭头），位于回肠远端（白箭头）；中心低密度符合坏死的表现[16, 17]

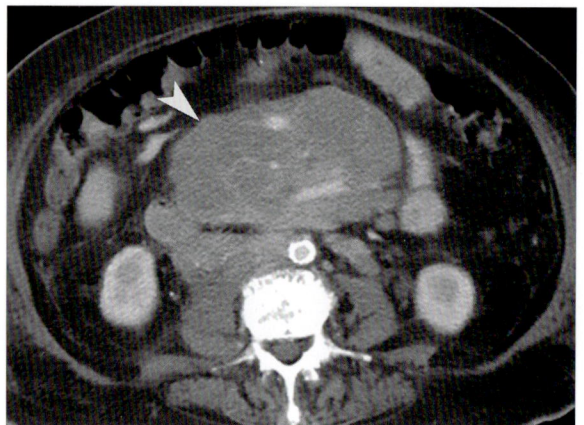

▲ 图 4B-28 肠系膜淋巴瘤
轴位对比增强 CT 图像显示巨大、融合的淋巴结肿块（箭头），包绕肠系膜血管，形成"三明治征"

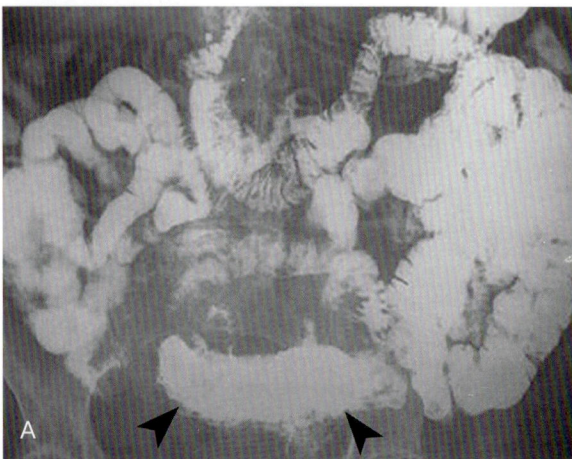

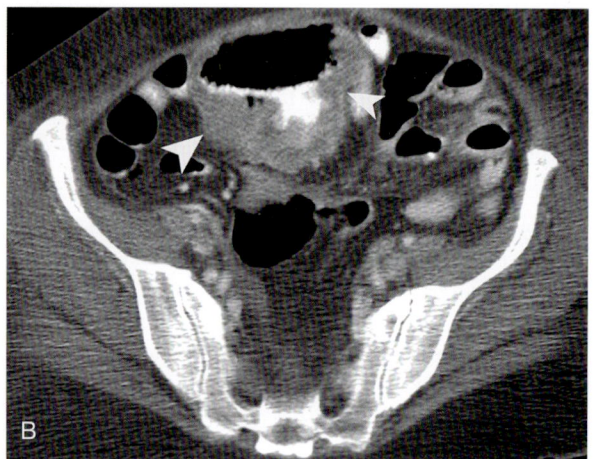

▲ 图 4B-29 回肠淋巴瘤
A. SBFT 显示回肠动脉瘤样扩张（箭头），是由于肌间神经丛的淋巴浸润引起；B. 轴位对比增强 CT 显示小肠动脉瘤样扩张（箭头），伴盆腔小肠壁增厚

# 参考文献

［1］ Hara AK, Leighton JA, Sharma VK, et al. Imaging of small bowel disease: comparison of capsule endoscopy, standard endoscopy, barium examination, and CT. Radiographics. 2005;25:697–718.

［2］ Wittenberg J, Harisinghani MG, Jhaveri K, et al. Algorithmic approach to CT diagnosis of the abnormal bowel wall. Radiographics. 2002;22:1093–1109.

［3］ Balthazar EJ. CT of the gastrointestinal tract: principles and interpretation. AJR Am J Roentgenol. 1991;156:23–32.

［4］ Lee SS, Kim AY, Yang SK, et al. Crohn disease of the small bowel: comparison of CT enterography, MR enterography, and small-bowel followthrough as diagnostic techniques. Radiology. 2009; 251(3):751–761.

［5］ Amzallag-Bellenger E, Oudjit A, Ruiz A, et al. Effectiveness of MR enterography for the assessment of small-bowel diseases beyond Crohn disease. Radiographics. 2012; 32(5):1423–1444.

［6］ Grand DJ, Harris A, Loftus EV. Imaging for luminal disease and complications: CT enterography, MR enterography, small-bowel follow-through, and ultrasound. Gastroenterol Clin North Am. 2012; 41(2): 497–512.

［7］ Gore RM, Yaghmai V, Thakrar KH, et al. Imaging in intestinal ischemic disorders. Radiol Clin North Am. 2008;46(5):845–875.

［8］ Thurley PD, Halliday KE, Somers JM, et al. Radiological features of Meckel's diverticulum and its complications. Clin Radiol. 2009;64(2):109–118.

［9］ Lassandro F, Romano S, Ragozzino A, et al. Role of helical CT in diagnosis of gallstone ileus and related conditions. AJR Am J Roentgenol. 2005;185(5):1159–1165.

［10］ Macpherson RI. Gastrointestinal tract duplications: clinical, pathologic, etiologic, and radiologic considerations. Radiographics. 1993;13(5):1063–1080.

［11］ Suzuki A, Yabushita Y, Takahashi H, et al. Education and imaging. Gastrointestinal: ascariasis. J Gastroenterol Hepatol. 2008;23(11):1770.

［12］ Cho GJ, Bergquist K, Shwartz AM. Peutz-Jeghers syndrome and the hamartomatous polyposis syndromes: radiologic-pathologic correlation. Radiographics. 1997;17(3):785–791.

［13］ Hamed RK, Buck JL, Sobin LH. The hamartomatous polyposis syndromes: clinical and radiologic features. AJR Am J Roentgenol. 1995;164(3):565–571.

［14］ Buckley JA, Fishman EK. CT evaluation of small bowel neoplasms: spectrum of disease. Radiographics. 1998;18(2):379–392.

［15］ Laurent F, Drouillard J, Lecesne R, et al. CT of small-bowel neoplasms. Semin Ultrasound CT MR. 1995;16(2):102–111.

［16］ King DM. The radiology of gastrointestinal stromal tumors (GIST). Cancer Imaging. 2005;15(5):150–156.

［17］ Ulusan S, Koc Z, Kayaselcuk F. Gastrointestinal stromal tumors: CT findings. Br J Radiol. 2008;81(968):618–623.

［18］ Rubesin SE, Gilchrist AM, Bronner M, et al. Non-Hodgkin lymphoma of the small intestine. Radiographics. 1990;10(6):985–998.

［19］ Balthazar EJ, Noordhoorn M, Megibow AJ, et al. CT of small-bowel lymphoma in immunocompetent patients and patients with AIDS: Comparison of findings. AJR Am J Roentgenol. 1997;168(3):675–680.

# 自测题

1．根据钡灌肠检查图像，患者腹泻的原因是什么？

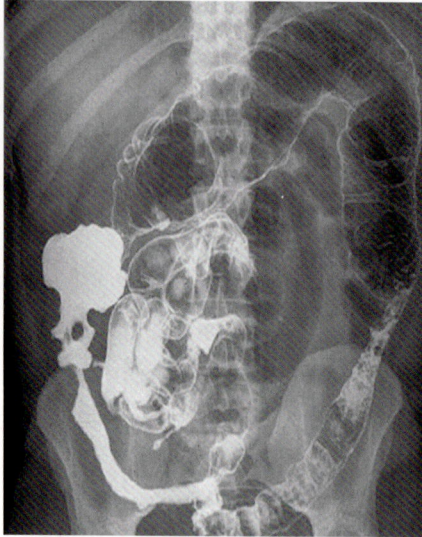

A．溃疡性结肠炎

B．肠套叠

C．克罗恩病

D．结节病

2．一位与腹痛体征不一致的患者，CT 所示该病（箭头）最可能的原因是什么？

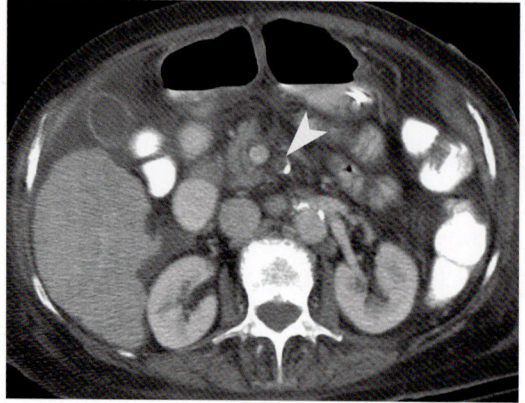

A．败血症

B．创伤

C．心房颤动

D．空肠炎

## 答案与解析

1．C。克罗恩病。钡灌肠显示横结肠和降结肠狭窄。还可见到回肠长段的狭窄，符合晚期克罗恩病的表现。

2．C。心房颤动。对比增强 CT 显示 SMA 血栓，常常由于心源性栓塞导致（心房颤动、心内膜炎和心肌炎等）。

# Chapter 5A

# 大肠：非肿瘤性病变

# Large Bowel: Non-neoplastic Lesions

原著　Vijetha Vinod Maller　Randall L. Scott
　　　Sridhar Shankar

翻译　徐妍妍　孙宏亮

## 学习目标

► 学习结肠的先天性、感染及炎性病变的影像特征。

X线片和透视在结肠非肿瘤性病变诊断中起到很重要的作用，但临床应用日益减少。多排螺旋 CT 及磁共振新扫描序列的加入更新了诊断影像的应用，为非侵入性诊断开启了新的篇章。

## 憩室病和憩室炎

憩室病是西方国家最常见的大肠疾病之一，30% 的 60 岁以上人群和 80% 的 85 岁以上人群受累[1, 2]。结肠憩室是肠壁黏膜通过肌层局部薄弱处形成，多发生于结肠系膜侧，局部有营养血管进入。结肠憩室在结肠各段都可以发生，其中乙状结肠发生率更高[1]。憩室炎是憩室出口阻塞引起，从而继发穿孔、炎症、感染等表现。

气钡双对比造影切线位憩室表现为含气囊腔，其内可见钡剂部分填充（图 5A-1A）。采用单一钡剂灌肠，憩室完全被钡剂填充。气钡双对比造影正位观察，憩室颈部表现为投照于憩室中心的环形或双环形阴影。钡剂部分填充的憩室表现为病灶中心区域半月征[3]。尽管结肠憩室直径多小于 2cm，乙状结肠巨大憩室直径可超过 4cm（图 5A-1B）。虽然钡剂灌肠无法做

出憩室炎的诊断，但是它能够进行肠管瘘及手术计划可行性评估（图 5A-2）。

憩室病在 CT 上表现为突出肠壁外由气体或造影剂填充的囊袋样结构，病变大小从数毫米至数厘米不等。急性憩室炎的 Hinchey 分型显示了对不同影像表现外科的意义（表 5A-1）[4]。

表 5A-1　急性憩室炎的 Hinchey 分型

| 1a | 蜂窝织炎 |
| --- | --- |
| 1b | 憩室炎伴肠周或系膜脓肿 |
| 2 | 憩室炎伴包裹性盆腔脓肿 |
| 3 | 憩室炎伴弥漫化脓性腹膜炎 |
| 4 | 憩室炎伴弥漫粪便性腹膜炎 |

### 憩室炎 CT 表现

结肠管壁节段性增厚，充血，强化，表现为肠壁内层及外层呈高密度，中心层呈低密度。

相对于肠壁增厚程度，结肠周围脂肪带不成比例地明显（图 5A-3 和图 5A-4A、B）。

憩室发生穿孔，肠管内容物外溢至腹盆腔，导致脓肿形成（图 5A-4C 和图 5A-5）。

与邻近腹腔脏器结构（如膀胱、阴道、结肠、

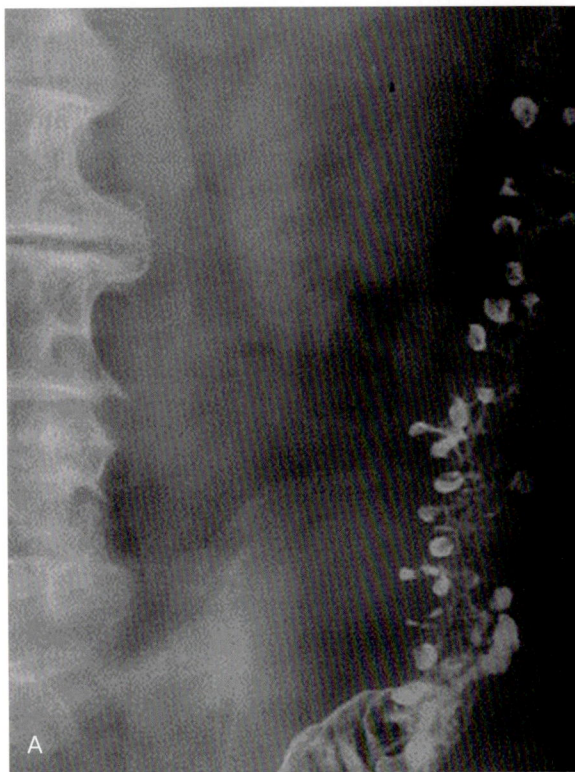

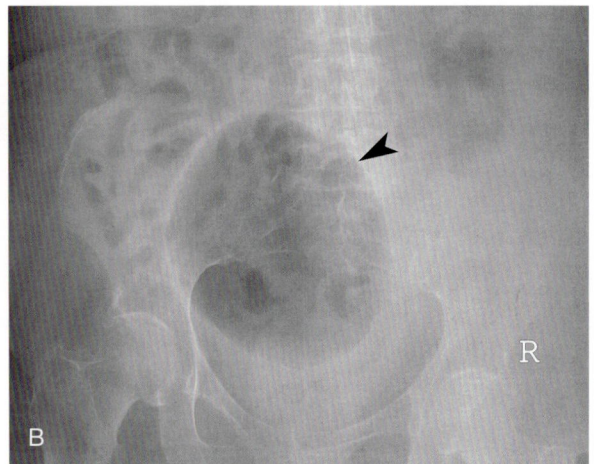

▲ 图 5A-1　结肠憩室炎

A. 钡剂灌肠检查排空像显示突出降结肠管腔外呈线状排列的囊袋样影像，其内可见钡剂残留；B. 腹部 X 线片显示下腹部区直径 8cm 含气囊腔，符合巨大乙状结肠憩室表现（箭头）；鉴别诊断需要考虑脓肿可能

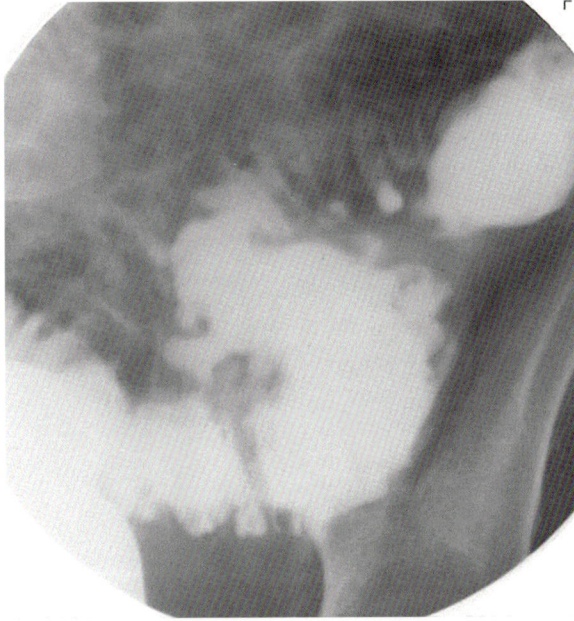

▲ 图 5A-3　急性憩室炎
腹部 CT 增强轴位图像显示横结肠憩室（箭头）壁炎性
增厚，肠周脂肪层渗出性改变

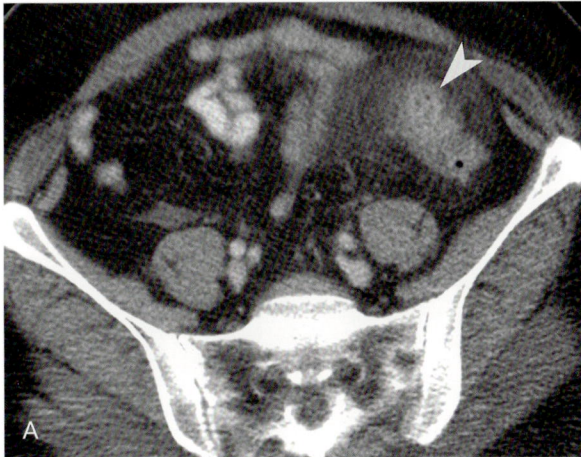

▲ 图 5A-2　急性憩室炎
钡剂灌肠显示乙状结肠管壁不规则，走行区多发憩室，
局部黏膜增厚

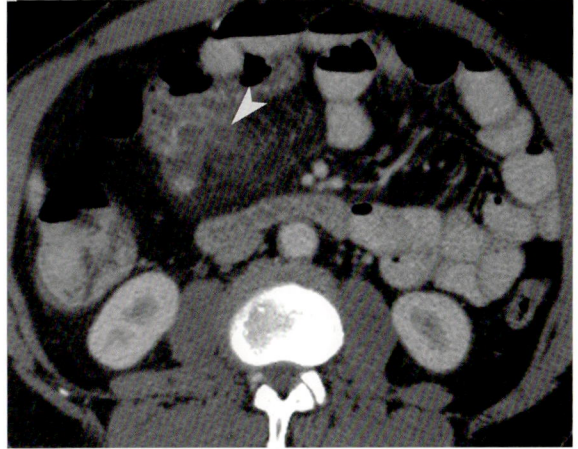

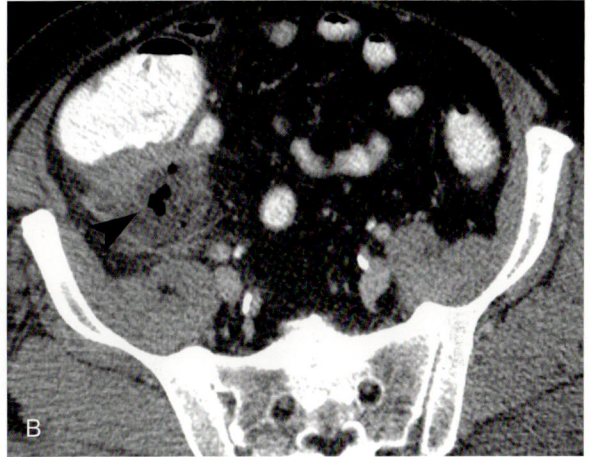

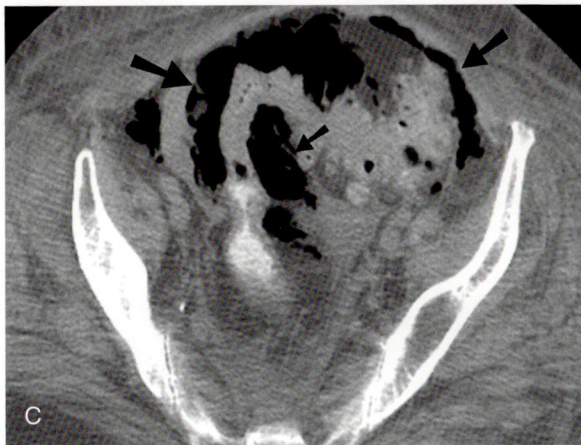

▲ 图 5A-4　急性憩室炎
A、B. 增强 CT 轴位图像乙状结肠（A）和盲肠（B）憩
室炎，憩室（箭头）壁增厚伴肠周炎性渗出改变；C. 平
扫 CT 轴位图像显示憩室炎伴穿孔，乙状结肠系膜区广泛
积气（箭）

小肠，甚至是体表皮肤）形成窦道是憩室炎并发症之一[5]。

虽然憩室炎和结肠癌有同时发生的可能，但急性憩室炎与结肠癌 CT 征象有时类似，难以鉴别。而在 CT 上诊断为急性憩室炎后进行结肠镜随访的病例资料有限，因此美国结直肠外科医师学会以及美国肠胃病学联盟等专业的学会组织建议患有急性憩室炎的患者应进行结肠镜复检除外结肠癌可能[6]。

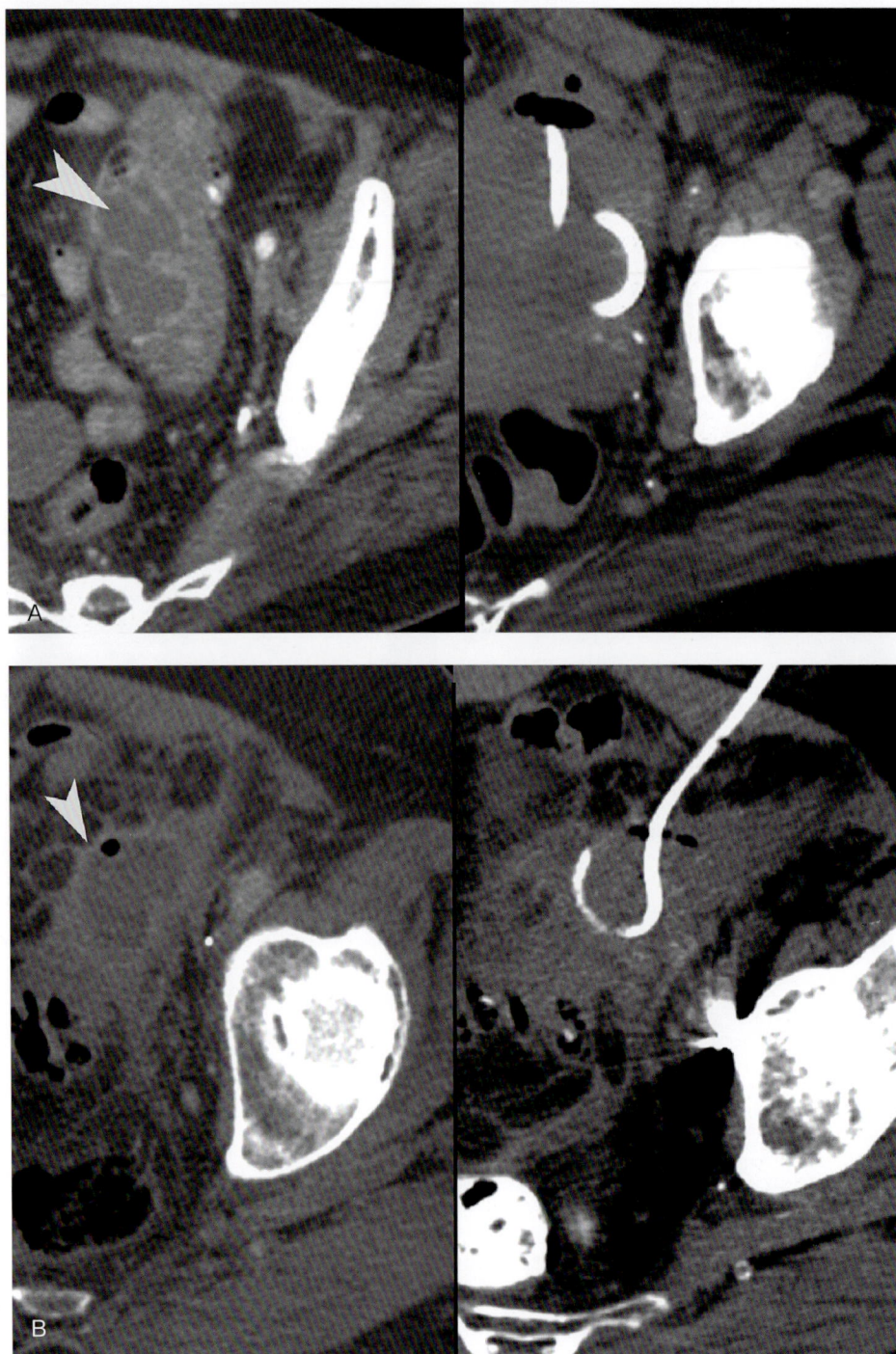

▲ 图 5A-5　憩室脓肿
增强 CT 轴位图像分别为两位乙状结肠憩室炎伴肠周脓肿患者，在穿刺引流前后的对比的图像（箭头）

### 憩室炎与结肠癌鉴别的影像征象

● 乙状结肠系膜区积液，肠系膜血管充血增粗，结肠周围结构水肿提示急性憩室炎的可能。

● 结肠周围肿大淋巴结，肠腔肿物及肠管管壁连续性中断均倾向结肠肿瘤的可能。

● 结肠管壁节段性增厚伴有肠周炎性渗出改变，同时肠周无明显肿大淋巴结，这些征象高度提示憩室炎的诊断。

## 急性肠脂垂炎

肠脂垂是结肠浆膜表面呈葡萄串样脂性外突结构，其内富含脂肪组织与血管，长度可达5cm。肠脂垂炎是一种罕见的自限性炎性疾病，可能是由于肠脂垂扭转或血管阻塞造成，在结肠各段均可以发生，其中在乙状结肠和降结肠最常见。

### 急性肠脂垂炎的影像表现

● 超声表现类圆形，不可压缩性的高回声团块，外周可见线状低回声，内部无血流信号。

● CT 表现为结肠外 1.5 ～ 3.5cm 椭圆形脂性低密度结节，外周环绕线状高密度影（图5A-6）。周围脂肪层可见渗出及条索影，邻近腹膜增厚。病灶中心的点状高密度可能是栓塞的血管影像，大约在一半的此类病例中均可以看到此征象[7]。

## 炎症性肠病

炎症性肠病是肠道慢性炎性病变统称，包括溃疡性结肠炎和克罗恩病，临床上有肠道炎性改变以及肠道外异常表现，并且存在反复发作病史。

## 溃疡性结肠炎

患者通常表现为持续腹泻、便急、里急后

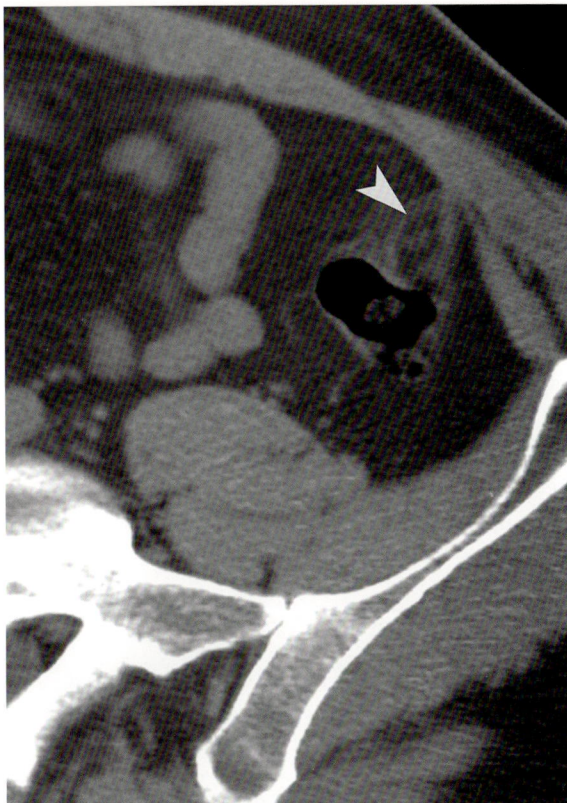

▲ 图 5A-6 急性肠脂垂炎
腹部增强 CT 轴位图像显示肠道外椭圆形脂性结构，外缘见高密度环，中心内见点状高密度，周围脂肪层炎性渗出（箭头）

重，常常伴有发热、腹痛及体重减轻。男性较女性更常见（1.3：1），发病年龄多在 14 － 40 岁[8]。溃疡性结肠炎，病变往往局限于黏膜及黏膜下层（表 5A-2）。直肠是最常受累的肠段，发病率约占 95%[9]。结肠受累程度不定，病变呈连续性分布。结肠全段受累时可能会同时伴有回肠末段受累，后者称为倒灌式回肠炎。肠外病变包括原发性硬化性胆管炎，血清学阴性的脊柱关节炎，葡萄膜炎，虹膜炎，结节性红斑，坏疽性脓皮病，血栓性并发症及脂肪肝。

溃疡性结肠炎影像表现不具有特异性，而且根据炎性病变严重程度表现多变（图 5A-7）。症状较重时，会出现指压迹（黏膜水肿）。气钡双重对比钡剂灌肠能够更好地显示结肠黏膜改变，但是考虑到穿孔风险，在急性重症结肠炎情况下此项检查是禁忌的。

# Chapter 5B
# 大肠：肿瘤性病变

# Large Bowel:
# Neoplastic Lesions

原著　Vijetha Vinod Maller　Vijay S. Pande
Randall L. Scott　Sridhar Shankar

翻译　徐妍妍　孙宏亮

学习目标

➤ 学习结肠良恶性肿瘤影像学征象。

5B

结直肠癌是美国第三常见的肿瘤性病变，也是第三位致死性肿瘤。尽管对于结肠癌筛查方法有很多，目前 CDC 推荐的仅有粪便隐血及乙状结肠或直肠镜检查。CT 和磁共振结肠成像检查在发现病变准确度上均可以与纤维结肠镜相媲美，但由于缺乏医保支持，要做到临床广泛应用仍有许多路需要走。

## 结肠息肉

结肠息肉很普遍，发病率大约为 10%，最常见于左半结肠。结肠息肉表现为无蒂或有蒂小结节自结肠黏膜突出，可以是肿瘤性或非肿瘤性病变。非肿瘤性息肉在病理上是组织局部过度增生，错构样生长或炎性改变。肿瘤性息肉则是腺瘤，可进一步分为管状，管状绒毛状，或绒毛状腺瘤。绒毛状息肉更可能发展为腺癌。直径 < 1cm 的腺瘤发展成腺癌的可能性为 1%，1 ~ 2cm 的腺瘤发展成腺癌的可能性为 10% ~ 20%，而直径 > 2cm 的腺瘤发展成腺癌的可能性接近 50%[1]。任何直径 > 0.5cm 的息肉都建议切除。

息肉可能是综合征表现之一，也可能是后天获得性的。息肉病综合征可能是家族遗传性（染色体异常），也可能是非家族遗传性。遗传性息肉病综合征根据息肉的病理：腺瘤或错构瘤进行进一步划分。腺瘤息肉病综合征包括典型的家族腺瘤息肉病（FAP）（图 5B-1），加德纳综合征（图 5B-2），以及特科特综合征，以上息肉病变发展成结直肠癌概率都很高。错构瘤息肉综合征包括波伊茨－耶格综合征，青少年息肉综合征，多发性错构瘤病变，以及 Ruvalcaba-Myhre-Smith 综合征。非遗传性息肉综合征包括卡纳达－克朗凯特综合征等。

后天获得性息肉包括散发腺瘤样息肉，过

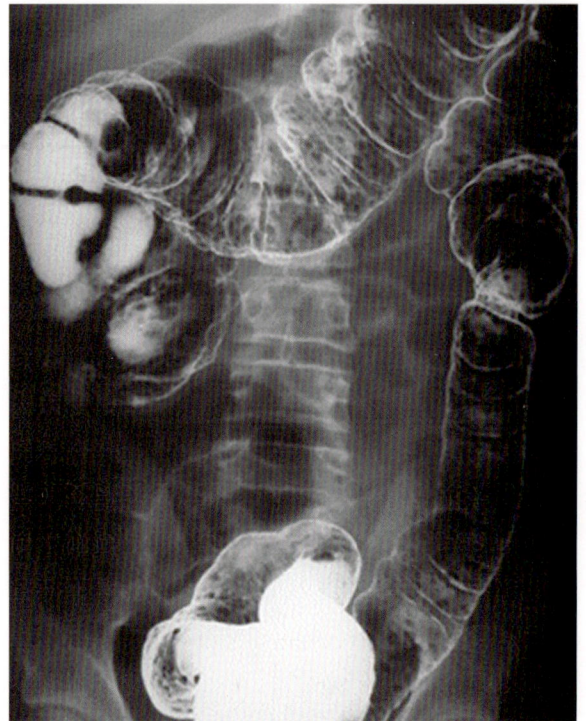

▲ 图 5B-1　家族性腺瘤样息肉病
气钡双重造影显示肠道内多发息肉，表现为多发充盈缺损及钡剂勾画的环形阴影

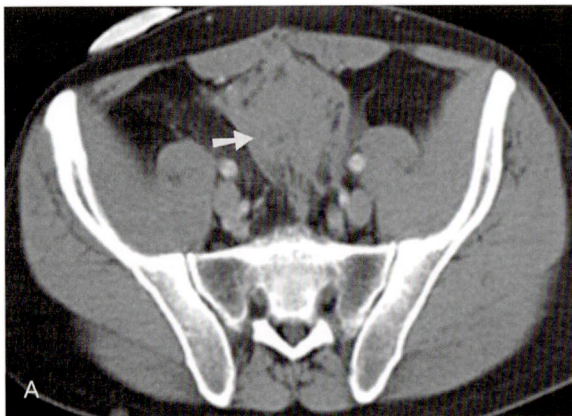

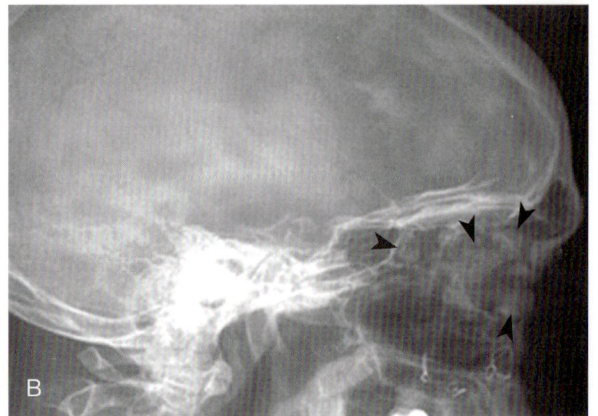

▲ 图 5B-2　加德纳综合征
A. 腹部增强 CT 轴位显示肠系膜硬纤维瘤（箭）；B. 同一病例头颅平片显示多发骨瘤（箭头）

度增生性息肉，以及炎症性息肉。结肠镜检查中经常发现过度增生性息肉，且直径多小于 1cm。

钡剂灌肠检查中，无蒂息肉在附着侧管壁表现为小充盈缺损，在非附着侧管壁正位相表现为钡剂勾画的环形影像。

## 圆顶礼帽征

无蒂息肉及憩室病变中均可见此征象。斜位相上环形钡剂影像投照于息肉基底部周围，类似钡剂包绕在息肉表面（图 5B-3A）。

## 墨西哥帽征

有蒂息肉病变可见此征象。息肉蒂被半月形钡剂包绕，而后者又被息肉顶端环形钡剂影像再次包绕，形成双环形帽征。

绒毛状无蒂腺瘤样息肉体积大于增生性息肉（图 5B-3B，C），由于息肉表面不规则，钡剂残留表现分叶状改变。地毯式生长病变（扁

平 / 无蒂）可仅表现为黏膜表面轻微隆起。微小拼接式斑块表现为小结节，切线位表现为网状改变。

CT 结肠成像是一种用于结直肠息肉筛查的微侵入性操作手段。在肠道内被空气或二氧化碳充盈后，运用多排螺旋 CT 对患者进行仰卧位及俯卧位的低剂量 CT 平扫。在扫描前患者需要进行肠道准备[2]。单独运用水溶性对比剂或联合低容积钡剂是以往被提及的粪便标记的方法。标记的目的就是灌肠剂与肠道内残存的内容物融合，以此与肠道息肉相鉴别。CT 检查获取图像调入工作站进行重建分析，类似于传统肠镜图像。工作站软件分析显示二维与三维图像（图 5B-4）。三维重建及虚拟导航技术有助于观察到息肉类病变。

诊断性结肠成像有时需要注入静脉内造影剂以明确结肠内外结构。一般来说，扁平无蒂

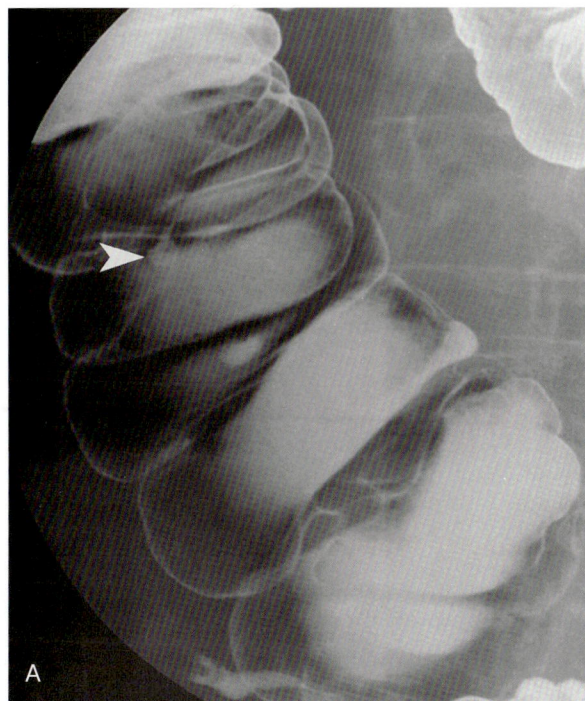

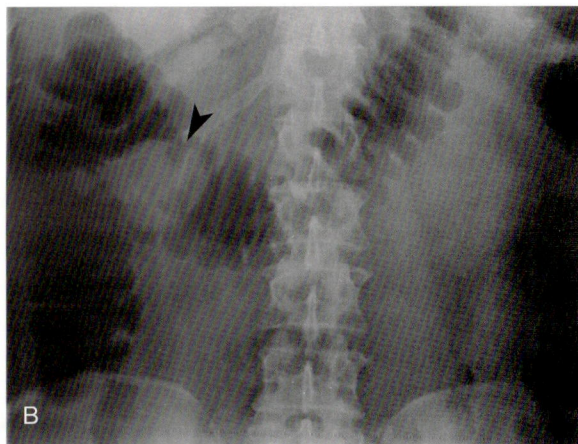

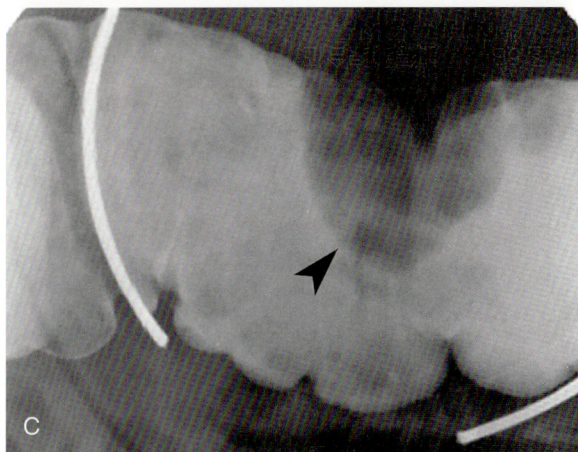

▲ 图 5B-3 结肠息肉

A. 气钡双重造影显示盲肠无蒂息肉，可见特征性圆顶礼帽征（箭头）；B. 腹部 X 线片显示横结肠近端较大软组织肿块（箭头），周围可见气体环绕；该病变体积较大，有恶变可能；C. 气钡双重造影显示横结肠较大分叶绒毛状腺瘤（箭头）

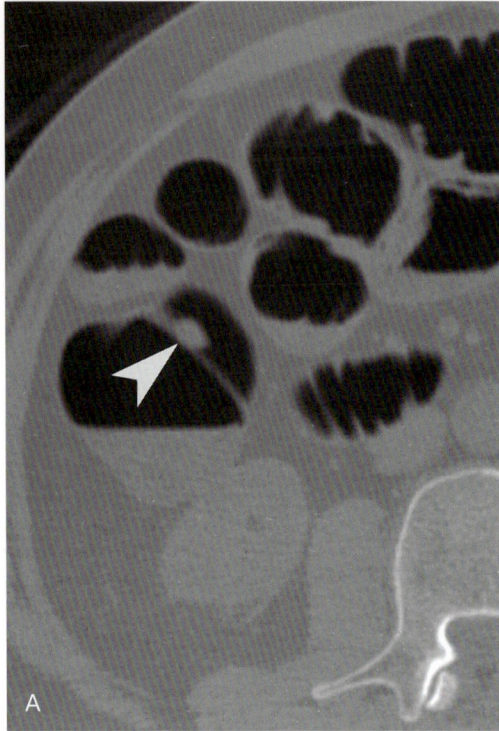

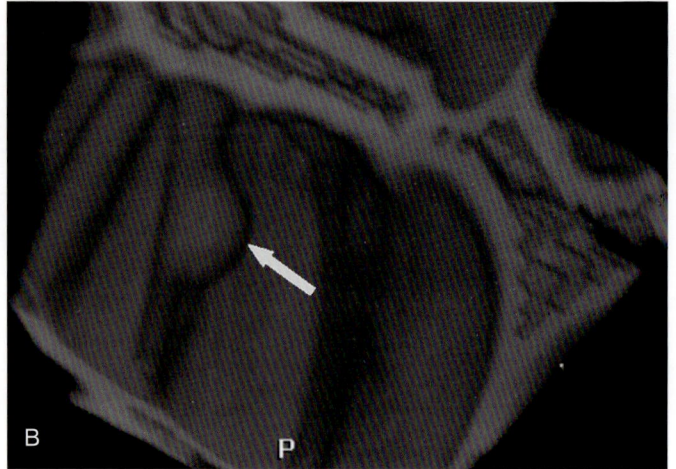

▲ 图 5B-4　结肠息肉
A. 轴位 CT 结肠成像显示一个直径数微米息肉（箭头）位于黏膜褶皱区；B. 三维重建清晰显示降结肠无蒂息肉（箭）

息肉多表现火焰状或豌豆样，而带蒂息肉形态更多样一些，可能是火焰状、棒状或不规则形（图 5B-5）[3]。诊断性增强 CT 结肠成像扫描程序包括俯卧位低剂量平扫序列，以及后续仰卧位增强扫描序列。需要了解的是操作者之间已经达成了一些共识，如直径＜ 4mm 的息肉临床意义不大，可以不用在报告中描述。

磁共振结肠成像方法与 CT 结肠成像方法类似，要进行肠道准备及粪便标记。在 MR 检查中应用解痉药物（如东莨菪碱）或胰高血糖素以减少肠道蠕动伪影。在 MR 结肠成像中扩张肠管的方法有两种：亮肠腔技术和黑肠腔技术。亮肠腔技术需要注入钆螯合剂标记灌肠剂，而黑肠技术注入灌肠剂则为水、二氧化碳或空

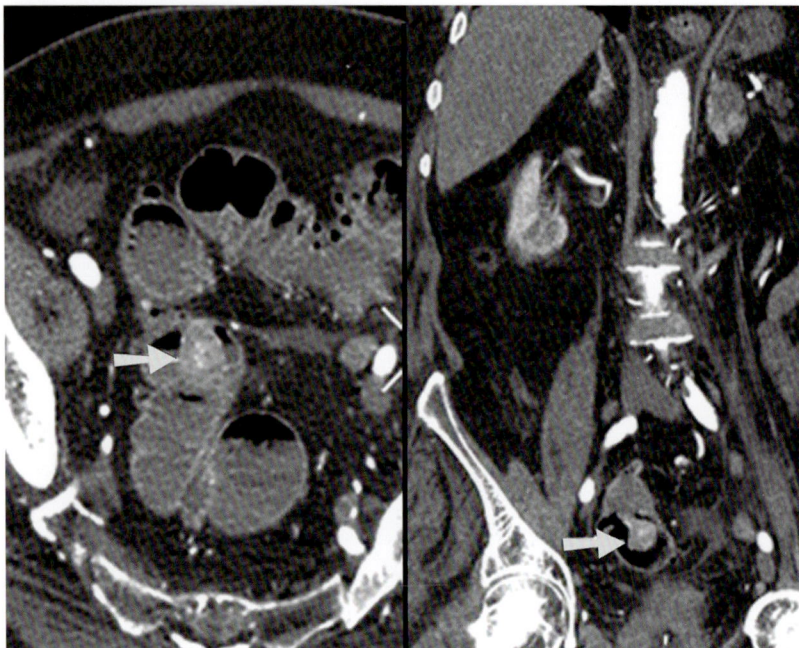

◀ 图 5B-5　带蒂息肉
增强 CT 轴位及冠状位图像显示强化的带蒂息肉影像（箭）

气等。患者采用仰卧位，俯卧位或两种位置均进行采集。亮肠腔技术采用 3D-T$_1$WI 损毁 GRE 序列，黑肠腔技术需要综合采用 3D-T$_1$WI 损毁 GRE 序列和短回波 HASTE 序列。采用黑肠腔技术进行结肠成像时，静脉注入钆螯合剂方便肠壁与肠腔形成对比，在静脉造影剂注入前后均进行 T$_1$WI 损毁 GRE 压脂序列扫描[4]。如果在增强后 T$_1$WI 图像上观察到肿物或息肉突向肠腔内，相应节段结肠需要再行一次平扫检查。真正的结直肠肿物会有典型的强化改变，而肠道内残留粪便则不会强化。息肉可以表现为宽基底扁平状或带蒂状。扁平息肉都是无蒂的，仅略高于肠内壁表面，因而很难在影像上确诊[4]。

## 结肠癌

结直肠癌是男性排位第三，女性排位第二恶性肿瘤性病变，其中位发病年龄是 60 – 80 岁[5]。低纤维、高脂肪及富含动物蛋白质饮食，吸烟及炎症性肠病均为结直肠癌发生的危险因素。家族性腺瘤样息肉病，以及其相关变异病变（加德纳综合征，特科特综合征，腺瘤性结肠息肉病），占大肠癌不足 1%[6]。Lynch 综合征或遗传性非息肉性结直肠癌是常染色体显性综合征，大概占所有结肠腺癌 3% ～ 5%，较家族性腺瘤样息肉病更常见[7]。

大肠癌大约 55% 发生于直肠乙状结肠段，22% 发生于盲肠及升结肠，11% 发生于横结肠，6% 发生于降结肠[5]。形态学上结肠癌可以表现为无蒂，外生性，环周生长（"苹果核"改变），溃疡型及促结缔组织增生型。

钡剂灌肠检查逐渐不再作为结肠肿瘤首先检查手段，但它对息肉及肿瘤筛查还是具有一定作用。由于 5% 患者可以并发结肠癌，超过 1/3 患者会有腺瘤样息肉[8]，故在进行大肠癌诊断时需要仔细观察整个结肠，以防漏诊。

结肠早期癌常表现为直径超过 1cm 无蒂扁平肿物。钡剂造影进展期肿瘤在附着侧表现为不规则充盈缺损，而在对侧壁病变轮廓被钡剂勾画出来（图 5B-6），常表现为半圆形或马鞍状。当病情进一步进展，肿瘤在钡剂造影上表现为"苹果核"样改变伴肩角征，肠壁黏膜破坏，边缘僵直（图 5B-7）。

对结直肠癌患者进行 CT 检查，在静脉造影剂基础上，加用阳性（钡剂/含碘造影剂）或阴性（0.1% 低浓度钡剂，纯牛奶）肠腔对比剂，能够明显增加病变的检测率。肠腔对比剂可在检查前一晚或者检查前 30 ～ 90min 以保证检查中造影剂到达结肠。中性对比剂（水）或阴性对比剂（气体）可通过直肠软管注入，从而获得良好的结肠对比影像[9, 10]。静脉内对比剂使用用于明确大肠癌临床分级，复发及转移病变的诊断。CT 仿真内镜技术也是息肉及结肠肿瘤的筛查潜在的可供选择的手段之一（图 5B-8）。

原发结肠恶性肿瘤 CT 典型表现是局部管壁

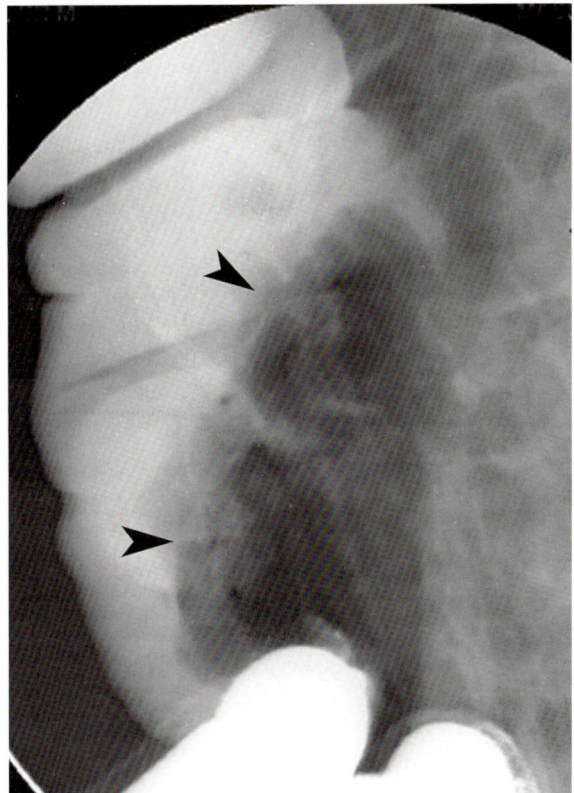

▲ 图 5B-6　盲肠腺癌
钡剂灌肠显示盲肠较大分叶状肿物（箭头）

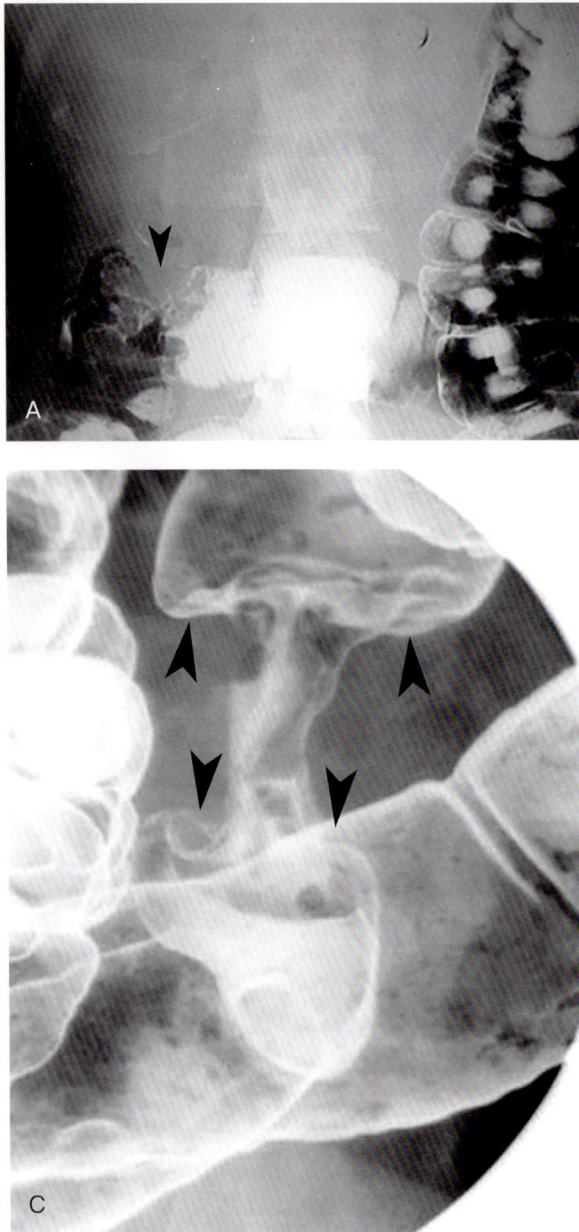

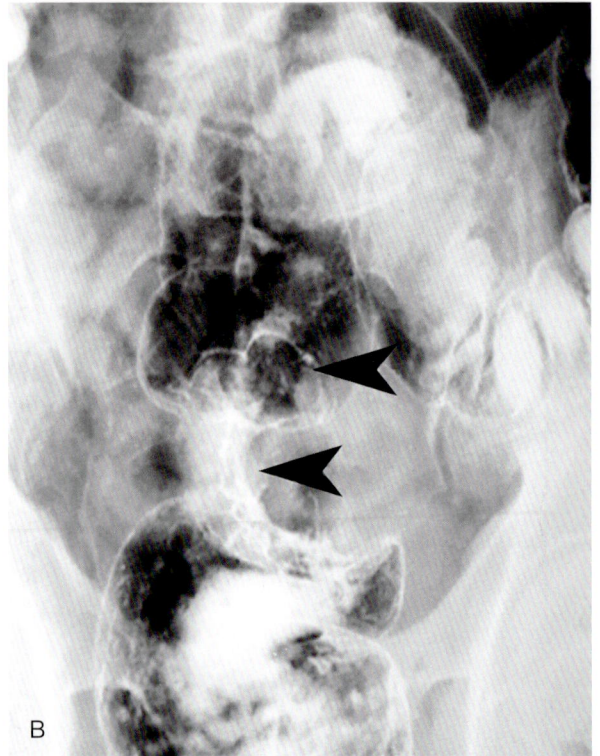

▲ 图 5B-7　结肠腺癌

A. 钡剂灌肠显示结肠肝曲恶性肿物（箭头），相应肠管狭窄，黏膜紊乱，可见肩角征；B. 气钡双对比造影显示直肠乙状结肠交界处息肉样肿物（箭头），局部管腔狭窄呈"苹果核"样改变；C. 气钡双对比造影显示"苹果核"样病变，病变近端及远端肩角样改变（箭头）

增厚，管腔狭窄（图 5B-9 和图 5B-10）。息肉样肿物向管腔内突出，相应管腔变窄。体积较大肿物中心可能会发生坏死，从而密度减低，当气体进去，则整体类似脓肿改变。局灶恶性肿瘤性病变与憩室炎所致良性管腔狭窄单从 CT 图像上很难鉴别。结肠原发恶性肿瘤有时以并发症如肠梗阻（图 5B-11）、穿孔、瘘表现出来，而上述并发症在 CT 图像上相对易于识别。结肠肿瘤会出现肠套叠同时伴或不伴肠梗阻。而肠套叠则表现为靶环样肿块伴有周围环样软组织及脂肪组织。

CT 最大应用在于评估肿瘤局部侵袭范围，远处转移情况（临床分级），以及疗效评估（再分级）。肿瘤向外侵袭表现为肠外肿物或者肠壁增厚，肠周脂肪组织受侵（图 5B-12 和图 5B-13）。结肠与邻近脏器间脂肪间隙消失也提示着肿瘤外侵的范围。在影像上明确邻近脏器如膀胱、阴道、腹盆肌肉结构是否受累十分重要。淋巴结短径超过 1 ～ 1.5cm 认为存在转移的可能性[11]。肝脏是最常见的血行转移的脏器，其上转移灶多表现为低密度病灶，在肝脏增强门静脉观察最佳（图 5B-14）。结直肠黏液癌肝脏转移灶表现为囊性或含有钙化。结直肠癌其他常见的转移区域有肺、肾上腺、骨、腹膜（腹膜癌灶扩散、腹膜假性黏液瘤形成）。

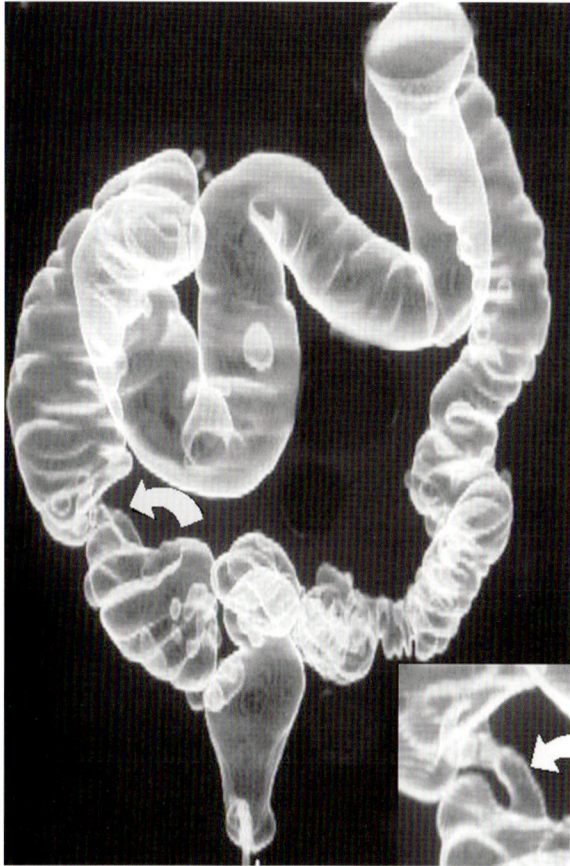

▲ 图 5B-8　结肠腺癌在结肠 CT 成像
结肠 CT 成像三维重建图像显示升结肠"苹果核"样狭窄（弯箭），近端及远端肠管管壁呈肩角样改变

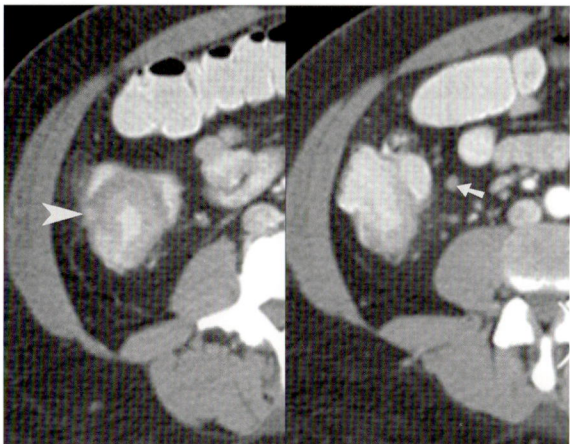

▲ 图 5B-9　升结肠癌
腹部增强 CT 轴位显示升结肠管壁环周增厚（箭头），相应节段管腔狭窄；肠周可见淋巴结影像（箭）

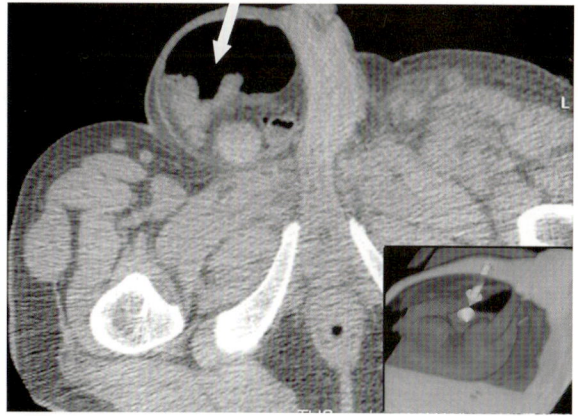

▲ 图 5B-10　盲肠癌
CT 结肠成像显示右侧腹股沟疝囊内盲肠肿物（箭）并伴有中心溃疡

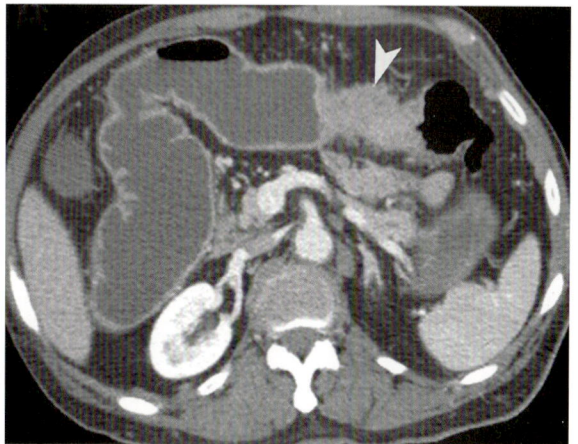

▲ 图 5B-11　横结肠腺癌
腹部增强 CT 轴位显示横结肠远端肿物（箭头），近端结肠肠管梗阻

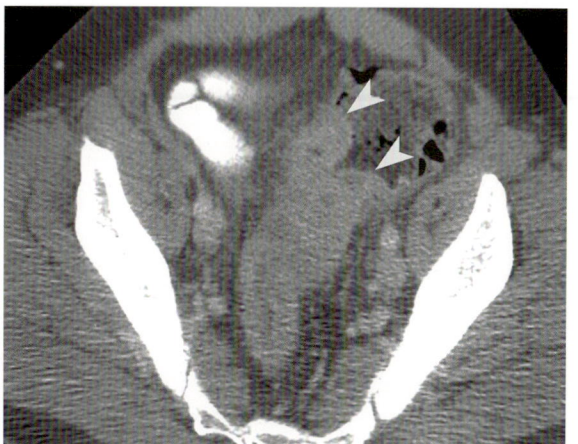

▲ 图 5B-12　乙状结肠腺癌
增强 CT 轴位显示乙状结肠肿物，相应区域管腔狭窄，病变近端肠壁呈肩角样改变（箭头）

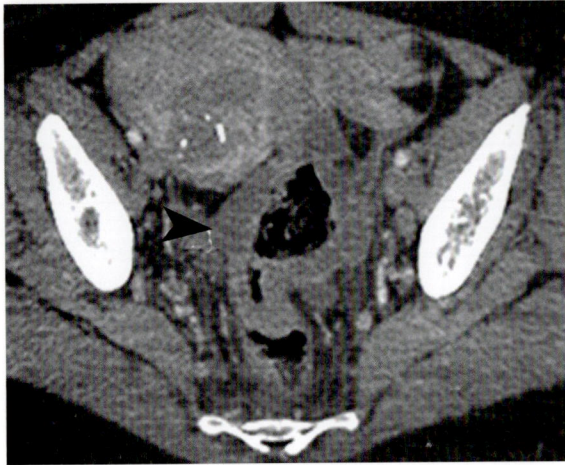

▲ 图 5B-13　直肠乙状结肠交界癌
腹部增强 CT 轴位显示直肠乙状结肠交界段节段性管壁增厚（箭头）；图中右下腹同时观察到含有钙化的子宫肌瘤

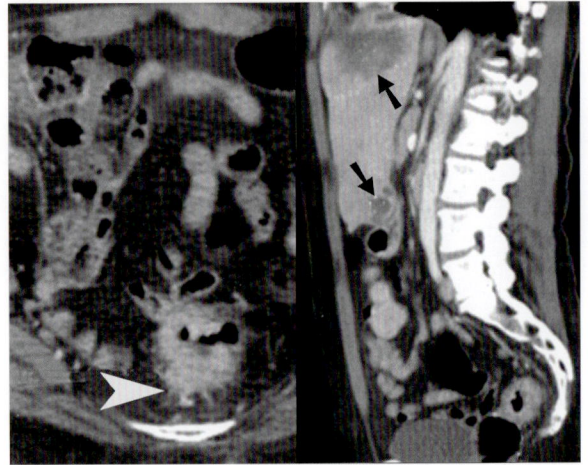

▲ 图 5B-14　直肠乙状结肠交界癌伴肝转移
腹部CT轴位及矢状位图像显示乙状结肠远端管壁增厚，结肠周围见条索影（箭头）；图中肝脏见多发转移灶（箭）

影像检查技术更新发展，应用领域也相应不断扩展。FDG PET/CT 被推广引入临床，有助于结直肠癌术后复发鉴别诊断，转移灶鉴别诊断（淋巴结，肝脏及肺结节），以及肿瘤标记物水平上升患者的疾病筛查[12]。

磁共振检查应用于直肠乙状结肠段恶性肿瘤评估，特别是全直肠系膜切除术的术前分期（表 5B-1 和表 5B-2）。$T_1$ 和 $T_2$ 期肿瘤能够在 MRI 图像上明确判定，因为病变局限于直肠壁，而肠壁在磁共振图像上呈完整的线状低信号。$T_3$ 肿瘤突破肠壁达肠周脂肪组织，肠周脂肪层条索影并不代表肿瘤向外浸润范围，它也可能是促结缔组织增生反应或炎性反应所致。但是缺乏准确的鉴别手段，故而将存在肠周条索影的肿瘤归于 $T_3$ 期。直肠周围脂肪组织被直肠周围筋膜包裹，在磁共振上表现为细线状低信号。肿瘤或肿大淋巴结距离直肠周围筋膜的最短距离称为环周切缘（CRM），后者与肿瘤局部复发密切相关（图 5B-15）。如果肿瘤与筋膜间距离不超过 1mm[13,14] 则认为直肠周围筋膜受累，即 CRM 阳性。

## 结肠淋巴瘤

原发大肠淋巴瘤包括大细胞淋巴瘤，源自 MALT 的低级别 B 细胞淋巴瘤、套细胞淋巴瘤、T 细胞淋巴瘤。

大肠淋巴瘤在气钡双对比造影及 CT 图像上可表现为息肉状肿物（图 5B-16A），环形浸润，穿透至系膜的空洞样病变，肠腔内外生长病变，黏膜结节状改变及结肠皱襞增厚（图 5B-16B）。肠管可呈动脉瘤样扩张（图 5B-17），局部狭窄，甚至出现溃疡并伴有窦道形成。发生于盲肠的淋巴瘤可造成肠套叠。

表 5B-1　大肠癌 TNM 分期及 DUKES 分级系统

| | | |
|---|---|---|
| $T_0$ －未发现病变 | $N_0$ －无局部淋巴结转移 | $M_0$ －无远处转移 |
| Tis －原位癌：位于上皮内或黏膜肌层 | $N_1$ －1～3 枚局部淋巴结转移 | $M_1$ －存在远处转移 |
| $T_1$ －肿瘤侵及肠壁黏膜下 | $N_2$ －≥4 枚局部淋巴结转移 | |
| $T_2$ －肿瘤侵及肠壁固有肌层 | | |
| $T_3$ －肿瘤穿透固有肌层到底浆膜层或累及肠周组织 | | |
| $T_4$ －肿瘤直接累及其他器官或结构，和（或）穿透脏腹膜 | | |

表 5B-2 大肠癌 TNM 分期及 DUKES 分级系统

| TNM | DUKES | |
| --- | --- | --- |
| 0 — $TisN_0M_0$ | | 原位癌 |
| I — $T_{1-2}N_0M_0$ | Stage A | 病灶局限于肠壁，无管腔外浸润或淋巴结转移 |
| II A — $T_3N_0M_0$ | Stage B | 肿瘤穿透肠壁达肠周组织，无淋巴结转移 |
| II B — $T_4N_0M_0$ | | |
| III A — $T_{1-2}N_1M_0$ | Stage C | 淋巴结转移 |
| III B — $T_{3-4}N_1M_0$ | | |
| III C — $T_{任何}N_2M_0$ | | |
| IV — $T_{任何}N_{任何}M_1$ | Stage C | 远处转移 |

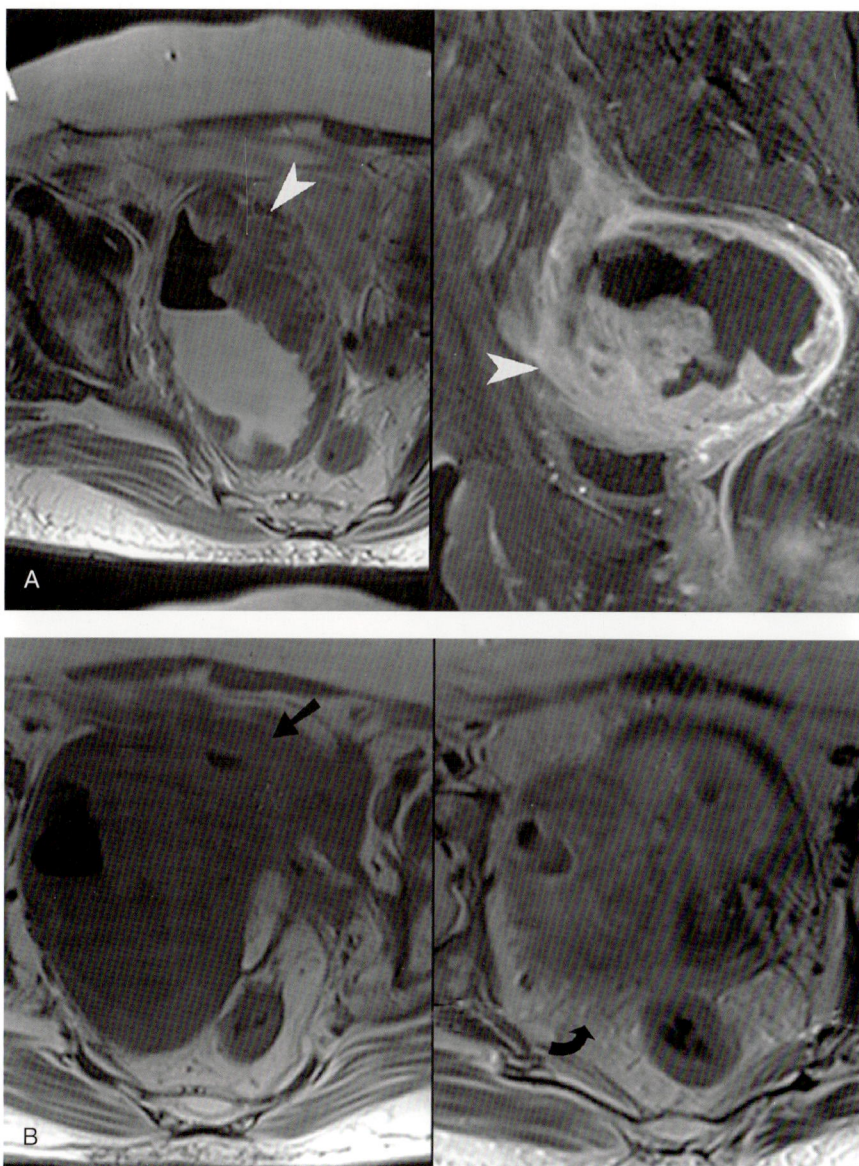

▲ 图 5B-15 直肠乙状结肠交界癌

A. $T_1WI$ 平扫及增强图像显示直肠乙状结肠交界管壁不对称性增厚（箭头）；B. $T_1WI$ 和 $T_2WI$ 图像显示结直肠管壁增厚，与子宫间脂肪间隙消失（箭）；直肠周围筋膜左侧未见受累，而右侧可见肠周条索影累及筋膜（弯箭）

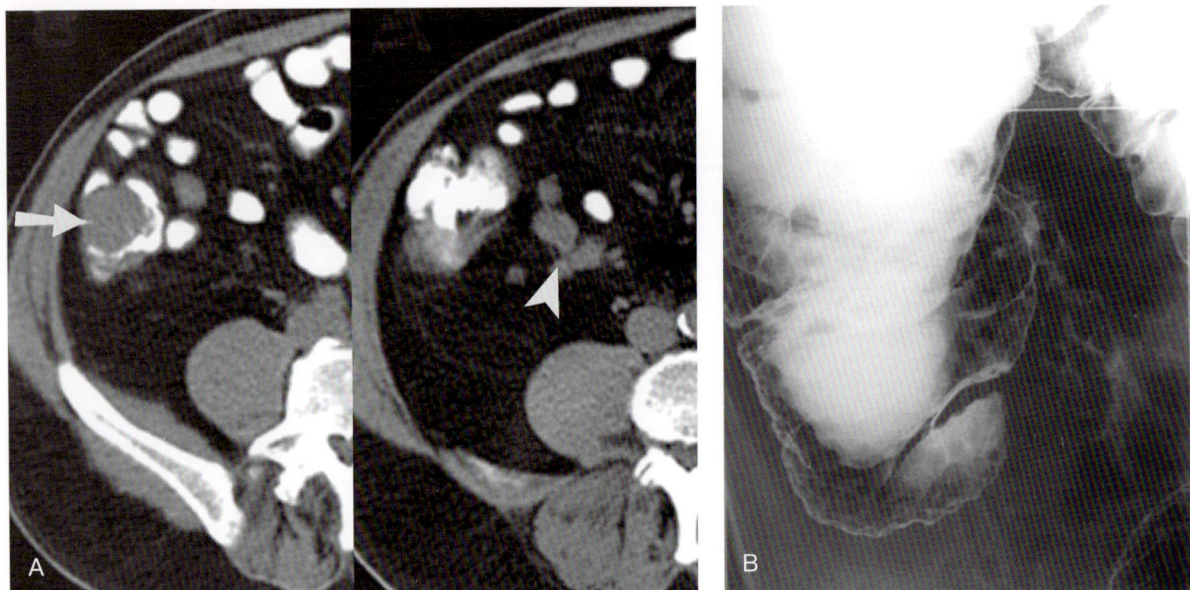

▲ 图 5B-16　结肠淋巴瘤
A．腹部 CT 轴位图像显示盲肠息肉状肿物（箭），还可以观察到多发肿大淋巴结（箭头）；B．钡剂灌肠显示盲肠多发黏膜结节伴结肠皱襞增厚，同时末端回肠黏膜呈结节样改变

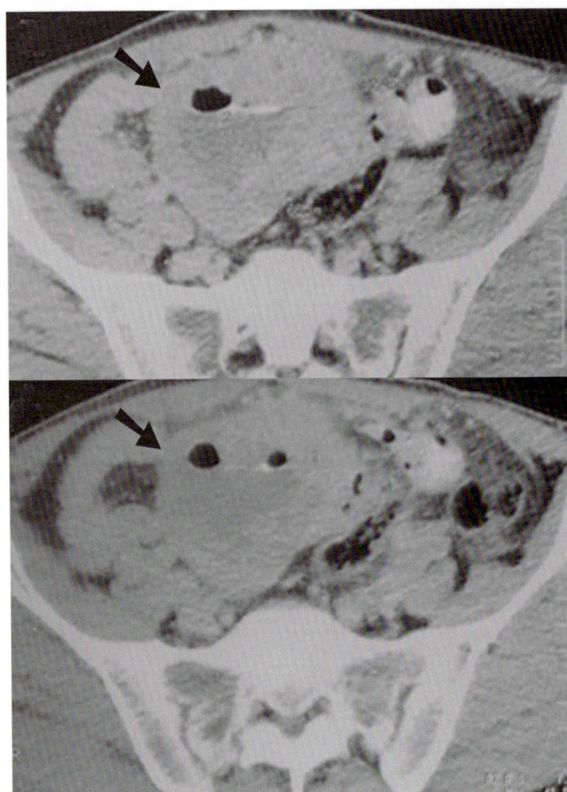

▲ 图 5B-17　结肠淋巴瘤
CT 轴位图像显示乙状结肠管壁环周增厚，管腔扩张并伴有气 - 液平面（箭）

## 淋巴瘤与腺癌鉴别影像特征

1. 病变延伸至回肠末端。

2. 病变边界清晰，肠周脂肪间隙存在。

3. 极少引起肠道梗阻症状，因为淋巴瘤并不引发促结缔组织增生反应，黏膜下淋巴组织浸润导致固有肌层薄弱[15]。

4. 肠管呈动脉瘤样扩张。

## 结肠间质瘤

发生于大肠的间质瘤从良性到恶性范围很广。脂肪瘤是由纤维包膜包裹成熟脂肪组织，多起源于盲肠或乙状结肠黏膜下[16]。在钡剂造影检查中，表现边界光整半圆形充盈缺损，与邻近结肠壁成角（图 5B-18）。

神经纤维瘤，神经鞘瘤及平滑肌瘤是结直肠发生的其他间质瘤。血管源性肿瘤分为良性肿瘤如血管瘤，淋巴管瘤，血管瘤病；恶性肿瘤如血管内皮瘤，血管肉瘤。而以上间质瘤可能会诱发肠套叠（图 5B-19）。

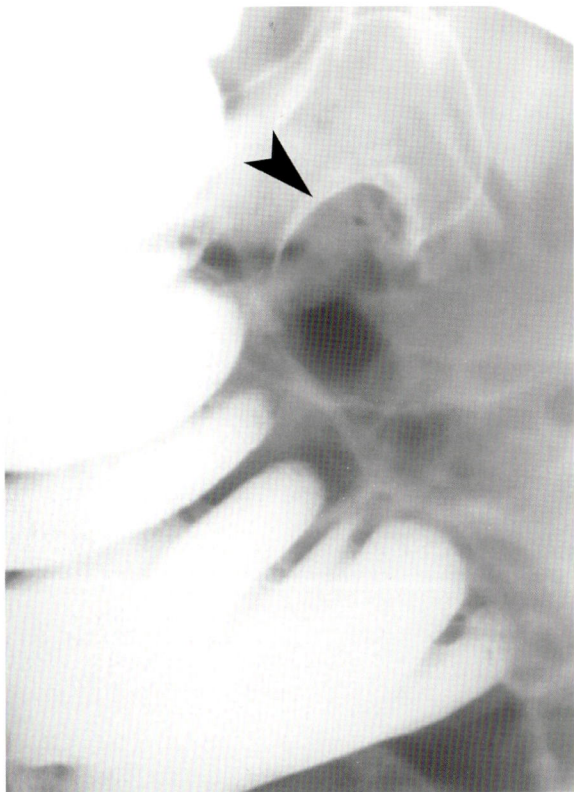

▲ 图 5B-18　结肠脂肪瘤
气钡双对比造影显示横结肠黏膜下光滑半圆形肿块（箭头）

卡波西肉瘤是一类累及淋巴管系统的间质性肿瘤，常见于 HIV/AIDS 患者。气钡双对比造影检查可发现结直肠肿物伴或不伴有中心溃疡，表现为牛眼或靶环征。CT 图像上有时可观察到息肉样黏膜下肿物伴有结肠皱襞不规则增厚[17]。

## 胃肠道间质瘤

　　胃肠道间质瘤最初被认为是平滑肌瘤（平滑肌肉瘤），直到 1983 年电子显微镜及免疫组化分析结果显示病变内并无平滑肌及施万细胞才进行重新归类。间质瘤起源于 Cajal 间质细胞，且绝大多数为良性病变（75%）[18]。发生于小肠的肿瘤较胃肠道其他部位的肿瘤生物学行为更具有侵袭性，预后相对不良。这些肿瘤起源自固有肌层，体积往往较大，更倾向于腔外而非腔内或黏膜下生长[19]。多数肿瘤位于黏膜下并不引起肠道梗阻症状，因而在发现时往往均体积较大（图 5B-20），其强化方式也多种多样，可以呈均一强化也可呈不均匀强化，伴或不伴有溃疡。

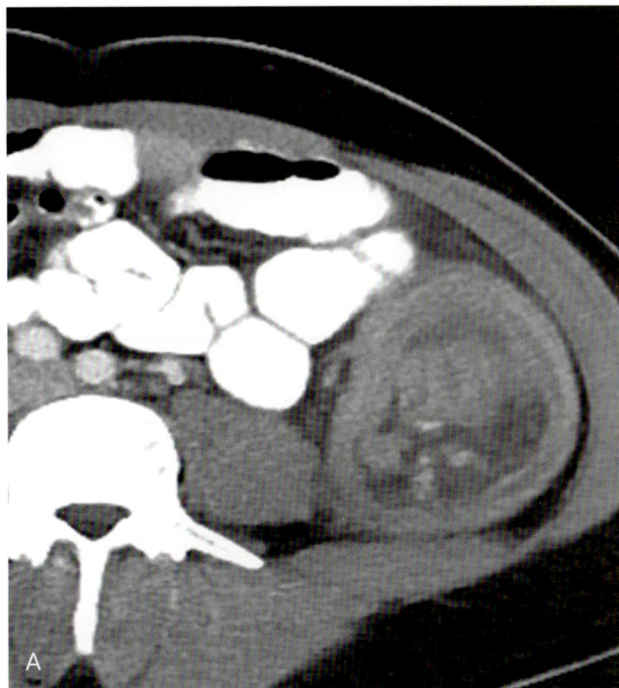

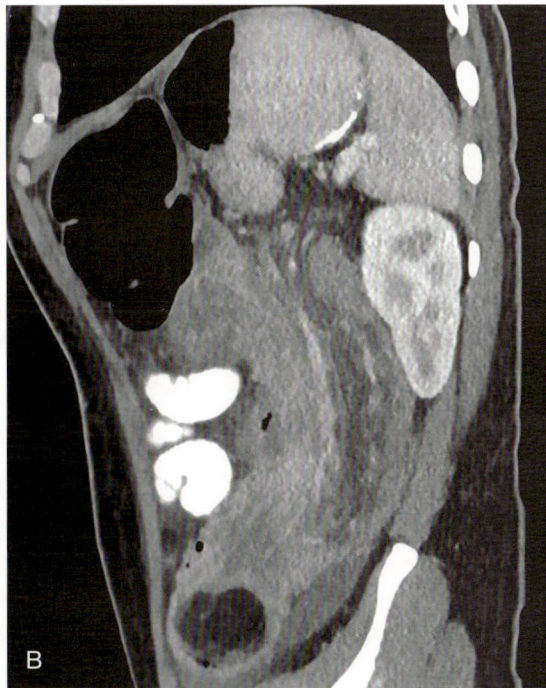

▲ 图 5B-19　脂肪瘤造成的结肠肠套叠
A．增强 CT 轴位图像显示结肠套叠套入部与鞘部间可见横结肠系膜脂肪组织，从而可以区分开；B．CT 矢状位图像显示结肠肠套叠的诱因为脂肪瘤

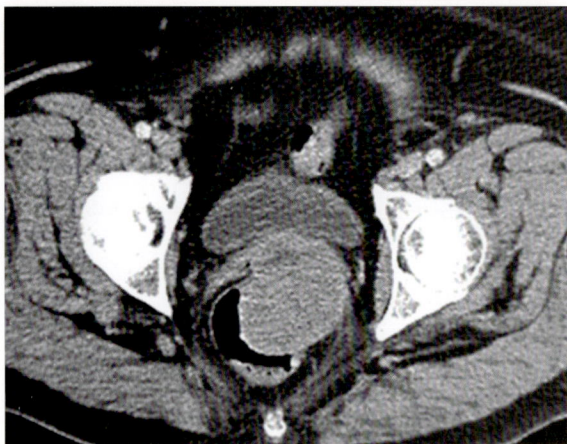

▲ 图 5B-20　胃肠道间质瘤

盆腔增强 CT 轴位图像显示直肠区域强化肿块突向肠腔内，并肠管前壁外突生长（图片由 Ramaiya N，MD，Dana Farber Cancer Institute 馈赠）

## 结肠内分泌肿瘤

大肠类癌最常见发病部位是直肠，其次是盲肠。直肠类癌转移灶通常不伴有类癌综合征，而结肠类癌转移灶可能会伴有类癌综合征。发生于结肠近端类癌表现为肠腔内息肉状病变，与息肉状腺瘤或腺癌很难鉴别。病变内部坏死及退变可表现为低密度。肠套叠是其并发症之一。环形改变的浸润性肿瘤在结肠中较常见。直肠类癌多表现为附壁或息肉状病变。恶性直肠类癌可侵袭邻近盆壁结构[20]。

## 结肠转移瘤

恶性黑色素瘤是通过血行转移到胃肠道最常见的恶性肿瘤，表现为黏膜下牛眼样或靶环样病变（中心溃疡周围肿瘤组织环绕），有时也表现为息肉样病变[21]。由于促结缔组织增生反应结肠浆膜种植转移灶造成结肠壁回缩，而增厚分离的黏膜皱襞仅穿行部分肠腔，在气钡双对比造影检查中呈条纹状改变（图 5B-21）。

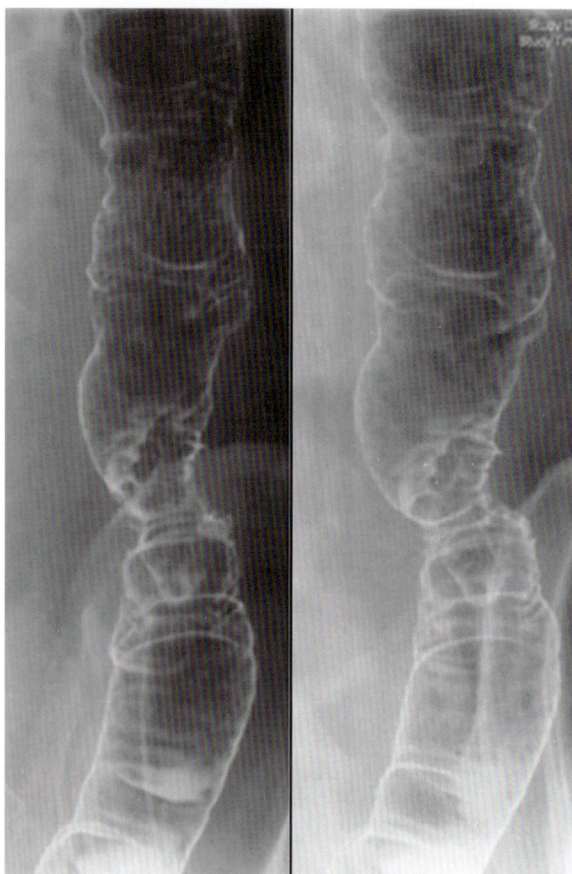

▲ 图 5B-21　结肠浆膜转移

钡剂灌肠显示结节状转移灶旁浆膜呈针状改变，同时降结肠见多发横行皱襞呈条纹状改变

# 参考文献

［1］Muto T, Bussey HJ, Morson BC. The evolution of cancer of the colon and rectum. Cancer. 1975;36(6):2251–2270.

［2］Yee J, Kim DH, Rosen MP, et al. ACR appropriateness criteria colorectal cancer screening. J Am Coll Radiol. 2014;11(6):543–551.

［3］Silva AC, Wellnitz CV, Hara AK. Three-dimensional virtual dissection at CT colonography: unraveling the colon to search for lesions. Radiographics. 2006;26:1669–1686.

［4］Thornton E, Morrin MM, Yee J. Current status of MR colonography. Radiographics. 2010;30(1):201–218.

［5］Kumar V, Abbas AK, Fausto N, et al. Robbins and Cotran Pathologic Basis of Disease. Philadelphia, PA: WB Saunders Co.; 2005. ISBN: 0721601871.

［6］Burt RW, DiSario JA, Cannon-Albright L. Genetics of colon cancer: impact of inheritance on colon cancer risk. Annu Rev Med. 1995;46:371.

［7］Chan TL, Yuen ST, Kong CK, et al. Heritable germline epimutation of MSH2 in a family with hereditary nonpolyposis colorectal cancer. Nat Genet. 2006;38:1178.

［8］Cunliffe WJ, Hasleton PS, Tweedle DE, et al. Incidence of synchronous and metachronous colorectal carcinoma. Br J Surg. 1984;71(12):941–943.

［9］Angelelli G, Macarini L, Lupo L, et al. Rectal carcinoma: CT staging with water as contrast medium. Radiology. 1990;177:511–514.

［10］Gossios KJ, Tsianos EV, Kontogiannis DS, et al. Water as contrast medium for computed tomography study of colonic wall lesions. Gastrointest Radiol. 1992;17:125–128.

［11］Freeny PC, Marks WM, Ryan JA, et al. Colorectal carcinoma evaluation with CT: preoperative staging and detection of postoperative recurrence. Radiology. 1986;158:347–353.

［12］Delbeke DI, Martin WH. FDG PET and PET/CT for colorectal cancer. Methods Mol Biol. 2011;727:77–103.

［13］Brown G, Richards CJ, Newcombe RG, et al. Rectal carcinoma: thin section MR imaging for staging in 28 patients. Radiology. 1999;211:215–222.

［14］MERCURY. Study group: extramural depth of tumor invasion at thin section MR in patients with rectal cancer: results of the MERCURY study. Radiology. 2007;243:132–139.

［15］Lee HJ, Han JK, Kim TK, et al. Primary colorectal lymphoma: a spectrum of imaging findings with pathologic correlation. Eur Radiol. 2002;12:2242–2249.

［16］Nallamothu G, Adler DG. Large colonic lipomas. Gastroenterol Hepatol (NY). 2011;7(7):490–492.

［17］Pantongrag-Brown L, Nelson AM, Brown AE, et al. Gastrointestinal manifestations of acquired immunodeficiency syndrome: radiologicpathologic correlation. Radiographics. 1995;15:1155–1178.

［18］Burkill GJ, Badran M, Al-Muderis O, et al. Malignant gastrointestinal stromal tumor: distribution, imaging features, and pattern of metastatic spread. Radiology. 2003;226(2):527–532.

［19］Hersh MR, Choi J, Garsett C, et al. Imaging gastrointestinal stromal tumours. Cancer Control. 2005;12:111–115.

［20］Levy AD, Sobin LH. From the archives of the AFIP: gastrointestinal carcinoids: imaging features with clinicopathologic comparison. Radiographics. 2007;27(1):237–257.

［21］Reintgen DS, Thompson W, Garbutt J, et al. Radiologic, endoscopic, and surgical considerations of melanoma metastatic to the gastrointestinal tract. Surgery. 1984;95(6):635–639.

# 自测题

1. 52 岁男性贫血、腹痛，体重减轻，从钡剂灌肠图像最可能的诊断是什么？

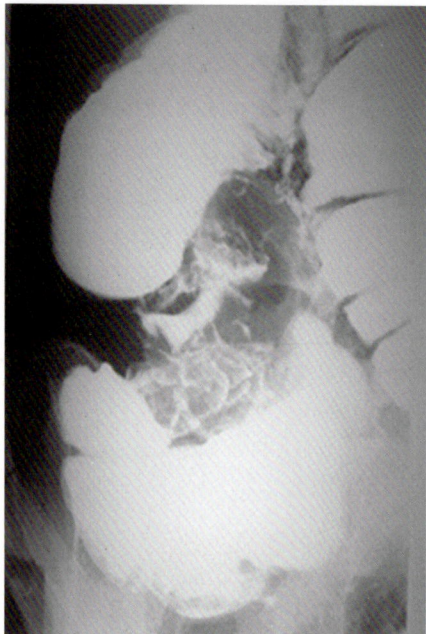

A. 憩室炎

B. 癌

C. 息肉

D. 结核

2. 57 岁男性体重减轻并腹泻。钡剂灌肠图像上支持淋巴瘤诊断的影像改变是什么？

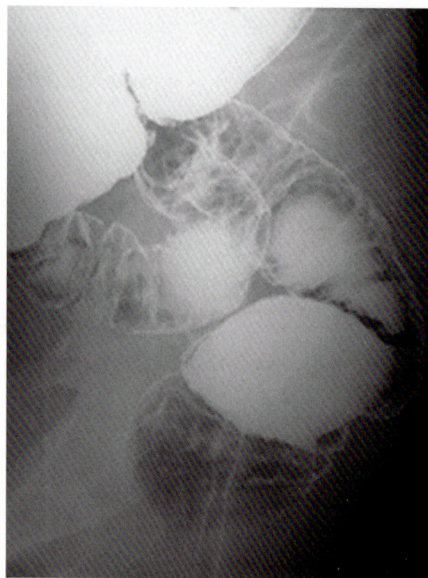

A. 多发结节

B. 溃疡

C. 憩室病

D. 假性息肉

## 答案与解析

1. B。钡剂灌肠图像显示恶性苹果核征，近端及远端肠管可见肩角样改变。

2. A。钡剂灌肠显示乙状结肠远端及直肠无数息肉状充盈缺损。

# Chapter 6
# 阑尾

# Appendix

原著　Ajay K. Singh

翻译　李　苗　孙宏亮

学习目标

▶ 描述急性阑尾炎的影像表现。

▶ 描述阑尾的非炎症性病理过程。

6

正常阑尾是一个具有盲端的管状结构，长约8cm。它通常位于盲肠的内后方，2：00—6：00的位置（图6-1）。阑尾由肠系膜上动脉发出的回结肠动脉供血。供应阑尾的阑尾动脉是一支终末动脉，因此阑尾容易发生缺血。在CT扫描上可以看到超过90%的人群的正常阑尾，而超声只能看到10%[1～7]，MRI能看到70%～100%。临床上，阑尾是一个很重要的器官，因为急性阑尾炎是急诊腹部手术的最常见指征。

# 急性阑尾炎

在美国，每年大约要进行25万次急性阑尾炎手术，是急腹症最常见的手术原因。急性阑尾炎最常见于20多岁的人群，男性略多于女性。急性阑尾炎的终身患病风险男性约9%，女性约7%。约20%的患者会发生穿孔，多见于婴儿和老人。

急性阑尾炎多是由阑尾粪石造成的梗阻引起，少部分是因为其他原因引起，如淋巴增生、异物、肿瘤等。粪石造成阑尾管腔内分泌物排出受阻，从而使腔内压力升高，最终导致缺血和坏疽改变。

如果只根据临床查体诊断急性阑尾炎，约有20%的假阳性率，这就是为什么横断面影像检查，尤其是CT，是评价成人急性阑尾炎的最适合方式。怀疑阑尾炎的患者进行CT检查时，最好能进行静脉注射增强，且口服或直肠注入造影剂。一般来说，诊断急性阑尾炎CT优于超声。根据美国放射学会标准，超声是儿科患者（＜14岁）和孕妇的首选检查。

腹部X线片作用很有限，约10%的人群能在平片上看到阑尾粪石。阑尾粪石一般是单个的，直径＜2cm，位于右下腹的类圆形结节，可有分层（图6-2）。其他的发现包括局部的麻痹性肠梗阻、腰肌边界不清、游离气体和盲肠肠气减少（由于痉挛导致）。

急性阑尾炎的分级加压法超声的表现包括不可压缩的盲端管状结构，直径＞6mm，有时含有阑尾粪石（图6-3A、B）。彩色多普勒超声可以发现阑尾壁血流量增加，而坏疽性阑尾炎时血流量会减少（图6-3C）。

急性阑尾炎的CT表现包括阑尾扩张直径＞7mm，周围炎性改变（图6-4～图6-7）。仅有阑尾扩张不能确认为急性阑尾炎，因为在少数正常人群中也可看到阑尾直径＞10mm。其他的表现有阑尾粪石（20%）、反应性淋巴结增生、蜂窝织炎、远端小肠梗阻、麻痹性肠梗阻、壁

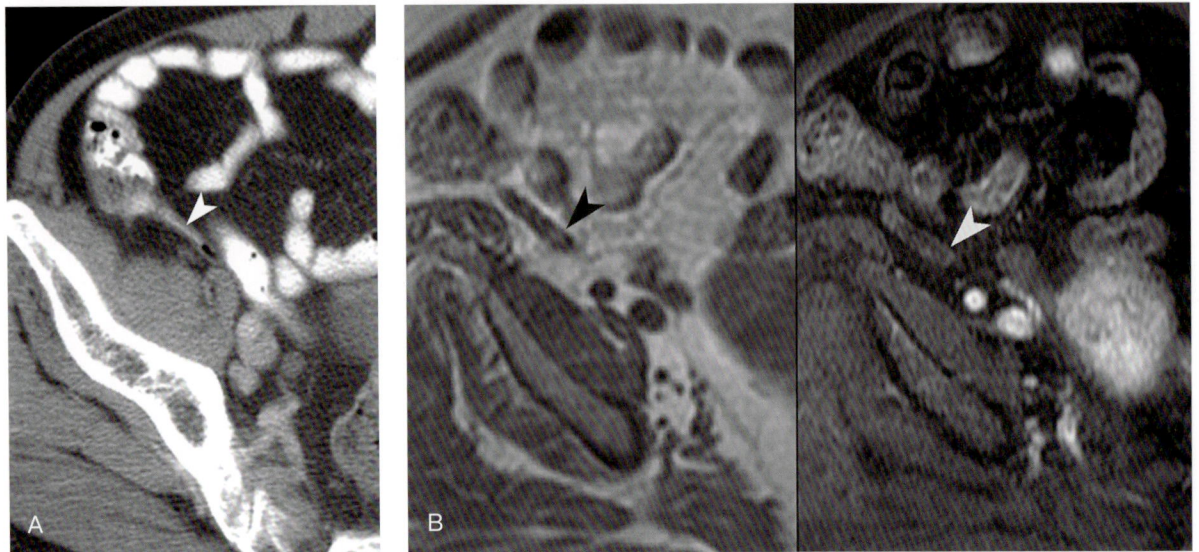

▲ 图6-1　正常阑尾

A．轴位增强CT显示正常直径的阑尾（箭头），其内填充口服造影剂；B．轴位T₂WI及增强T₁WI显示正常阑尾（箭头）位于盲肠的内后方

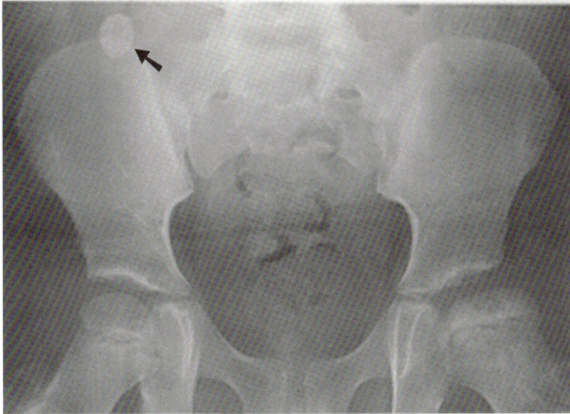

▲ 图 6-2　阑尾粪石
腹部 X 线片显示钙化的阑尾粪石（箭）位于右下腹

增厚（＞ 3mm）及阑尾壁分层。箭头征是指造影剂成漏斗形进入盲肠底部，形成一个箭头的样子，这是由于盲肠处于痉挛状态（图 6-8A）。盲肠条带征是指阑尾开口处周围盲肠壁因炎症增厚（图 6-8B）。

诊断阑尾穿孔有很重要的临床意义，因为这些患者有较高的发病率和死亡率，需要导管引流和抗生素治疗。CT 对于诊断穿孔有 62% ～ 94% 的敏感性和 81% ～ 100% 的特异性[8, 9]。

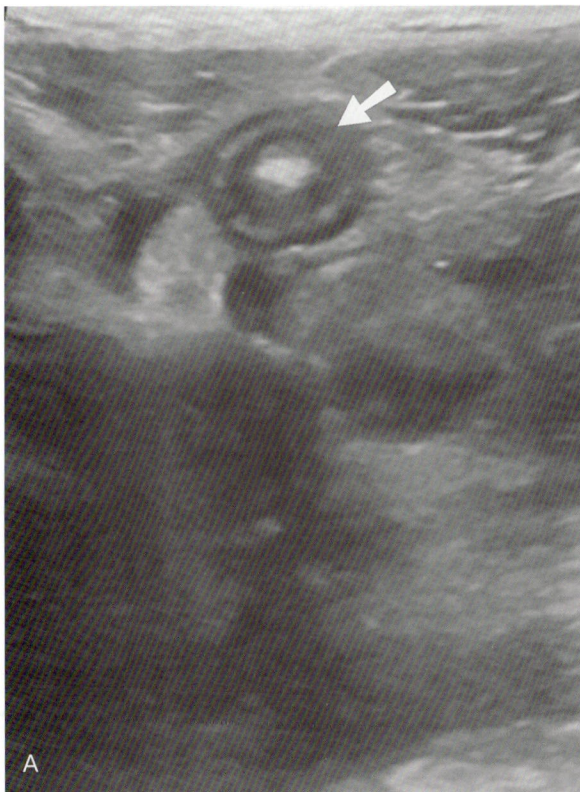

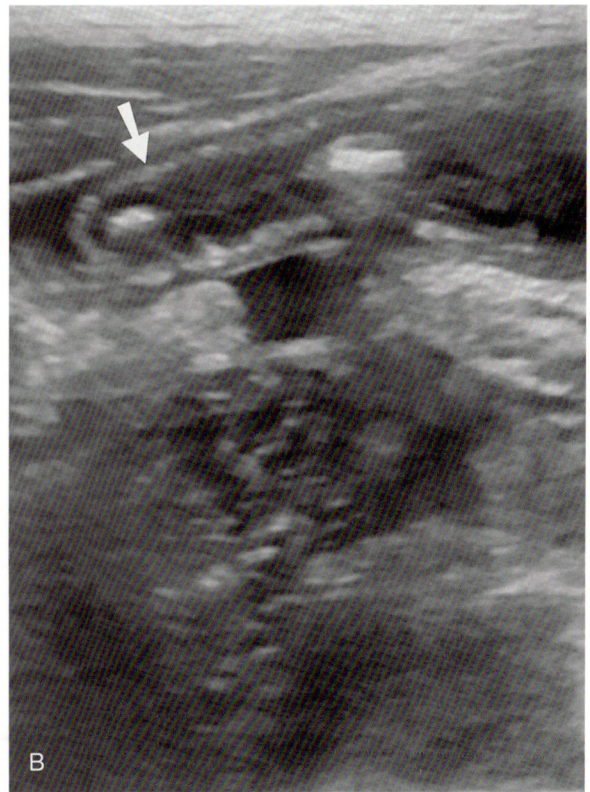

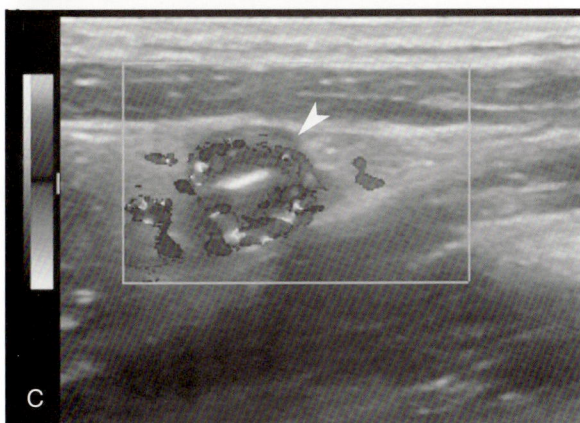

▲ 图 6-3　超声上的急性阑尾炎
A、B. B 超显示右下腹可见扩张的、不可压迫的盲端管状结构（箭）内含两颗阑尾粪石；C. 多普勒超声示阑尾壁内血流量增加（箭头）

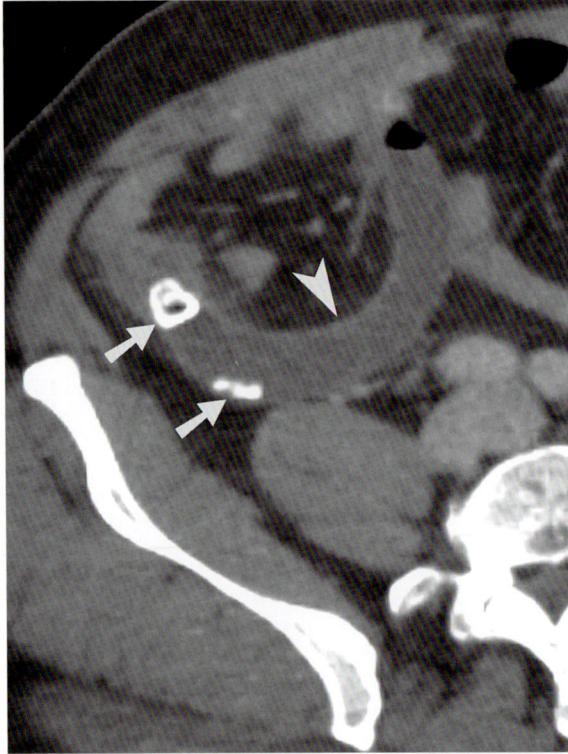

▲ 图 6-4　CT 上的急性阑尾炎
轴位增强 CT 显示右下腹可见肿胀的阑尾（箭头）内含多个粪石（箭）

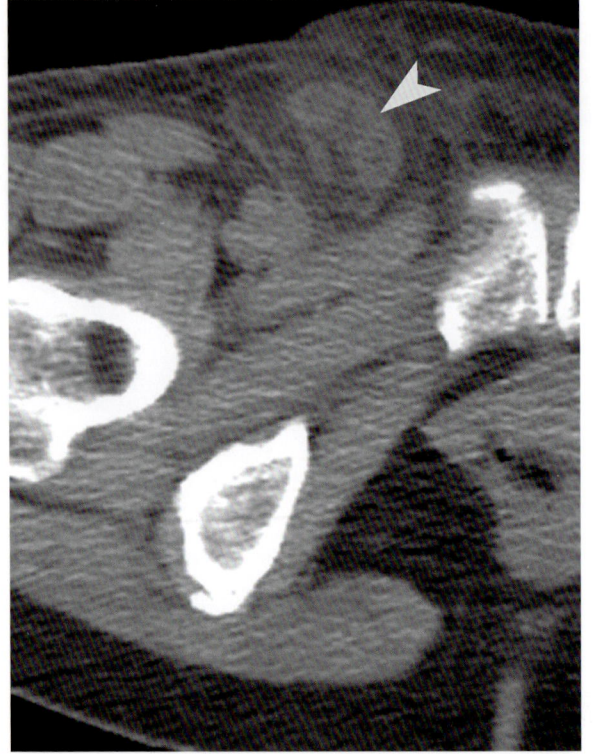

▲ 图 6-6　Amyand 疝
轴位增强 CT 显示有炎症的阑尾（箭头）位于右侧的腹股沟管内

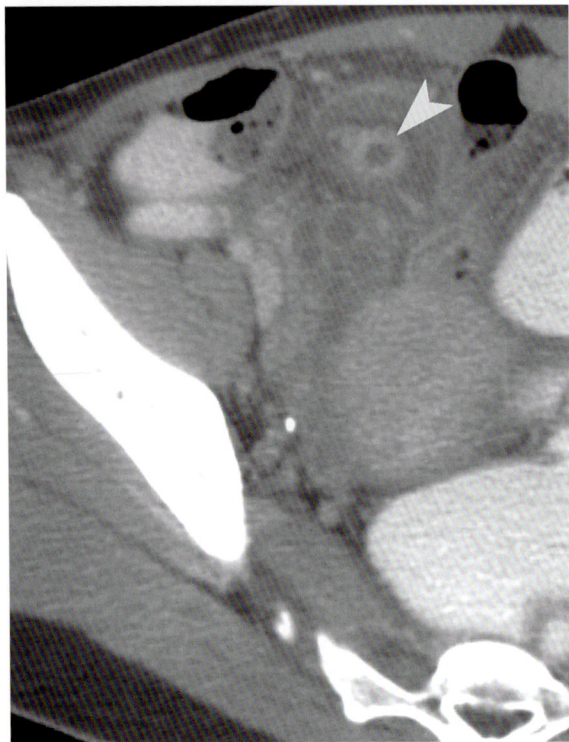

▲ 图 6-5　CT 上的急性阑尾炎
轴位增强 CT 显示增粗的阑尾伴壁增厚强化（箭头）和周围广泛的炎症

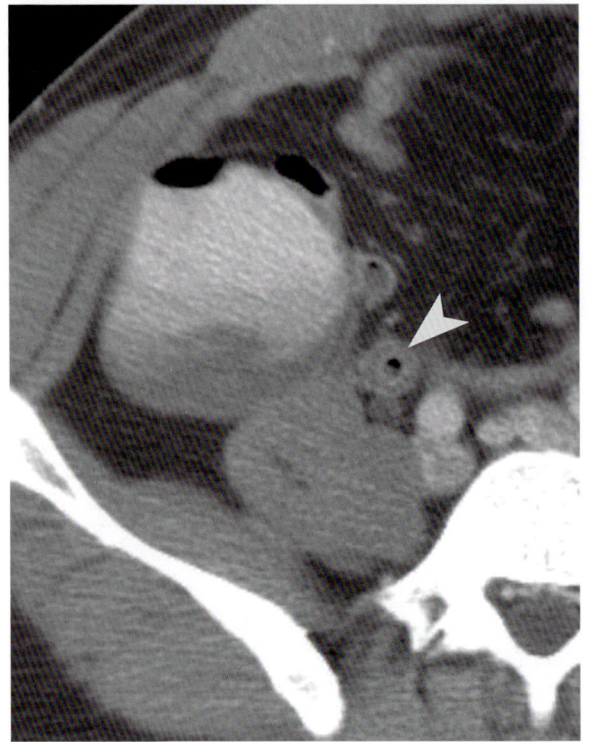

▲ 图 6-7　急性阑尾炎伴壁分层
增强CT及直肠注入造影剂显示增厚的阑尾壁分层（箭头）

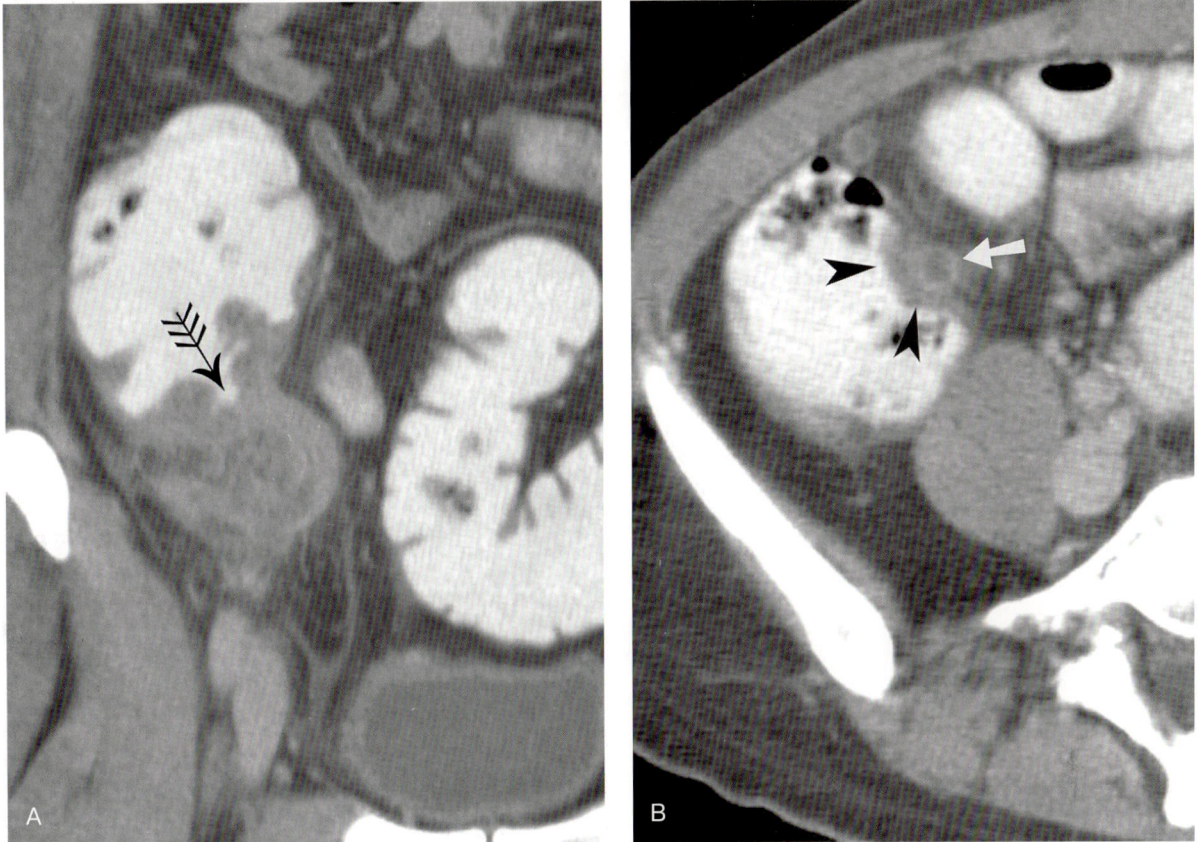

▲ 图 6-8　箭头征和盲肠条带征

A. 箭头征，急性阑尾炎患者，增强 CT 重建显示胃肠道造影剂的箭头样表现（箭），呈漏斗形进入盲肠的底部；B. 盲肠条带征，可见增厚的盲肠壁（箭头）邻近有炎症的阑尾（箭）

### 阑尾穿孔的影像表现（图 6-9）

1. 腔外粪石。
2. 壁强化不连续。
3. 阑尾旁脓肿。
4. 阑尾旁气体。

MR 辅以非诊断性超声是孕妇的最佳检查方法[10~13]。扫描要使用信噪比较好的相控阵体线圈。八通道线圈或更高通道的表面线圈使腹部或盆腔的图像有优秀的信噪比。过去曾使用的口服造影剂 Gastromark（Mallinckrodt 制药，圣路易斯，密苏里州）现在已经无法用于胃肠道造影。钆（0.1mmol/kg 或 20ml）通常用于非孕期患者的静脉注射。$T_1$ 增强序列使用压脂三维容积各向同性采集（VIBE/THRIVE/FAME/LAVA）。孕妇患者的 MR 扫描方案的核心是 $T_2$ 序列（SSFSE 和 $T_2$-FSE），因为它们能更好地显示腹水、炎症、

肠壁水肿和扩张肠襻。

在 MR 上，有炎症的阑尾直径＞ 7mm，并且显示 $T_2$ 高信号的阑尾炎症和壁增厚（图 6-10 和图 6-11），还可见脓肿、积液、小肠扩张和蜂窝织炎（图 6-12）。MR 诊断急性阑尾炎具有高度敏感性（97%）、特异性（92%）、准确性（92%）、阴性预测值（96%）和阳性预测值（94%）[10]。

右下腹痛的鉴别诊断有节段性网膜梗死、急性肠脂垂炎、感染性小肠结肠炎（沙门菌、结核杆菌、弯曲菌、耶尔森菌）、憩室炎、盲肠炎、炎症性肠病、梅克尔憩室炎。

### 炎症性肠病

阑尾受累见于约 1/3 的克罗恩病病例，和约 2/3 的溃疡性结肠炎和全结肠炎患者。克罗恩病累及阑尾的特征表现是穿透黏膜的肉芽肿性炎

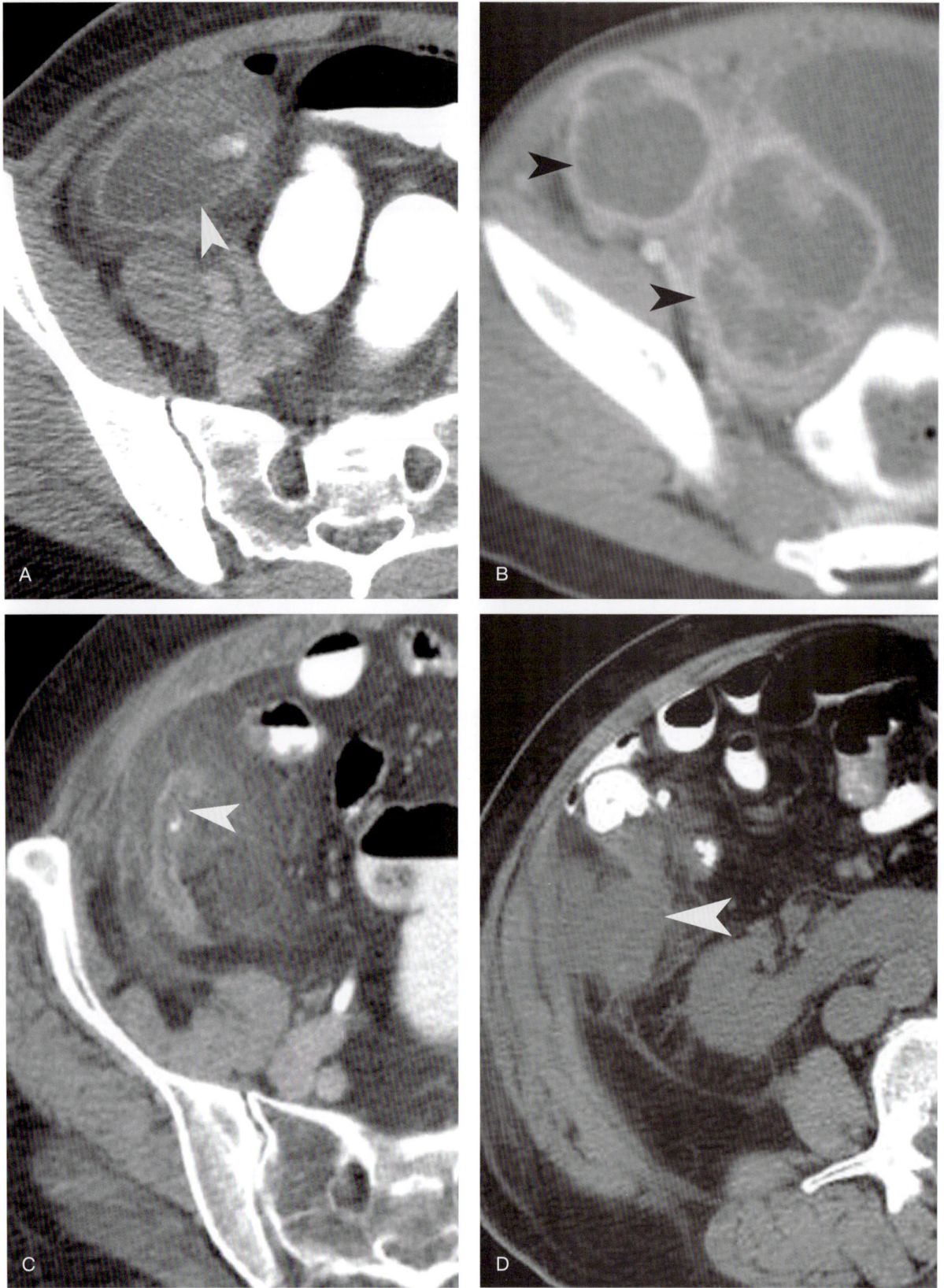

▲ 图 6-9　阑尾炎穿孔

A. 轴位增强 CT 可见右下腹胀肿（箭头）内含一颗阑尾粪石；B. 一个儿科患者的轴位增强 CT 可见右下腹多发胀肿（箭头）；C. 一个阑尾炎穿孔患者的轴位增强 CT 示阑尾壁强化不连续（箭头），注意阑尾并未扩张，但周围可见广泛炎症改变；D. 轴位增强 CT 示右下腹蜂窝织炎（箭头），在阑尾可能的位置

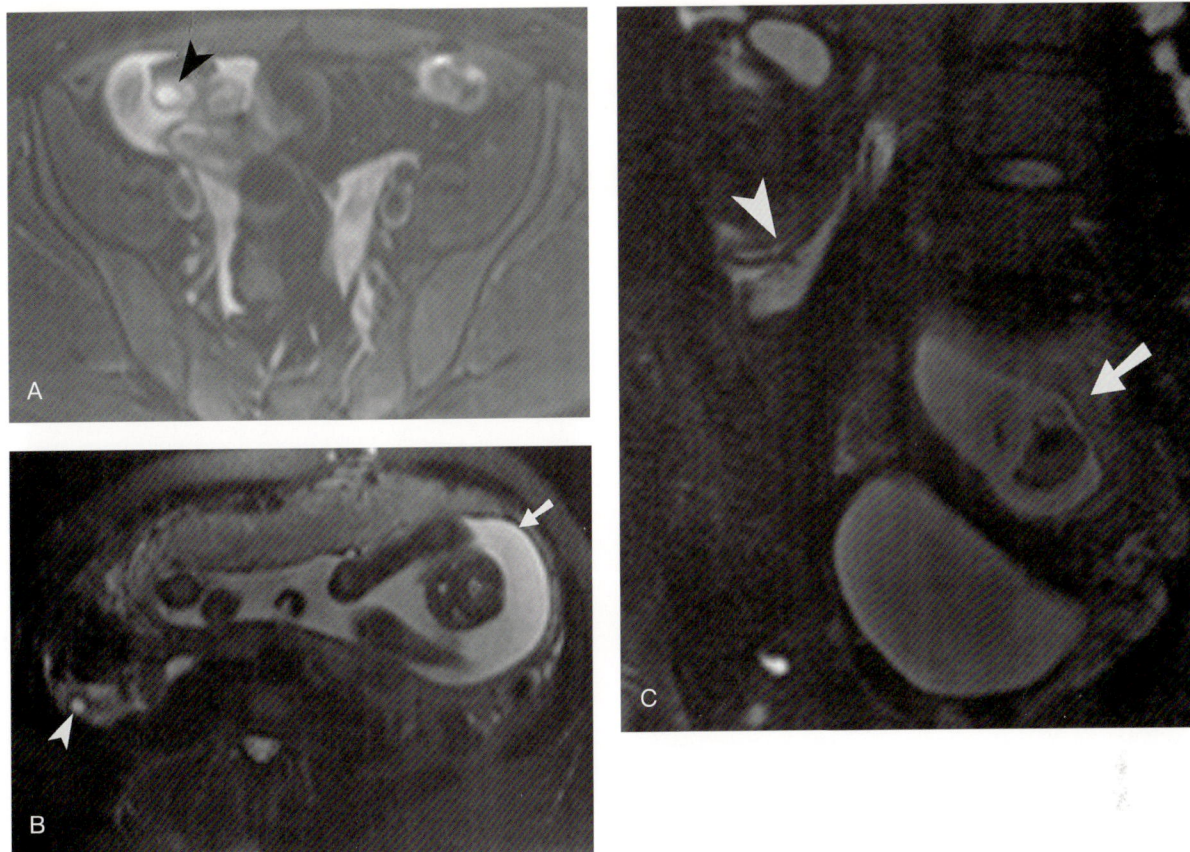

▲ 图 6-10　T₂WI 序列的急性阑尾炎

A 至 C. 在三个不同急性阑尾炎患者的轴位（A、B）和冠状位（C）T₂-SSFSE 压脂相上，显示右下腹扩张的阑尾（箭头），周围可见游离液体；B、C. 子宫内各可见一孕囊（箭）

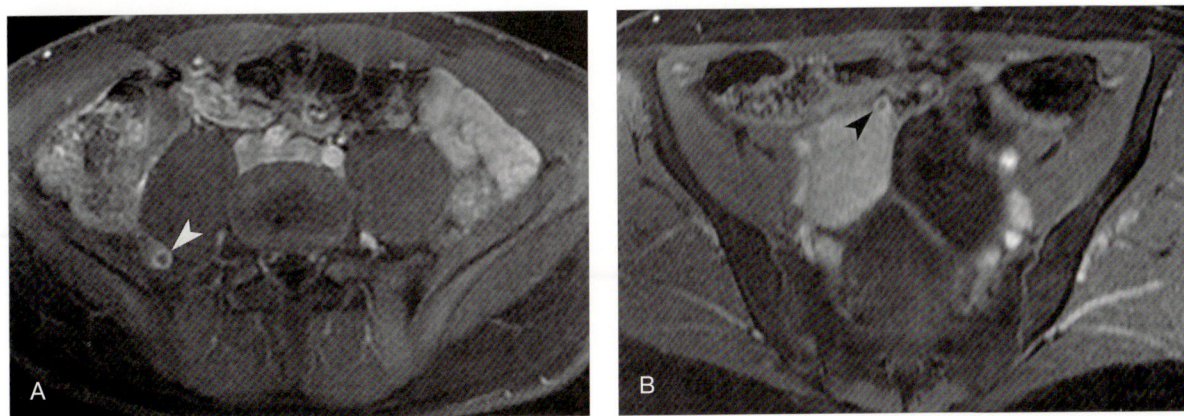

▲ 图 6-11　增强 MR 上的急性阑尾炎

轴位增强 T₁WI 序列显示阑尾壁明显强化（箭头），符合急性阑尾炎

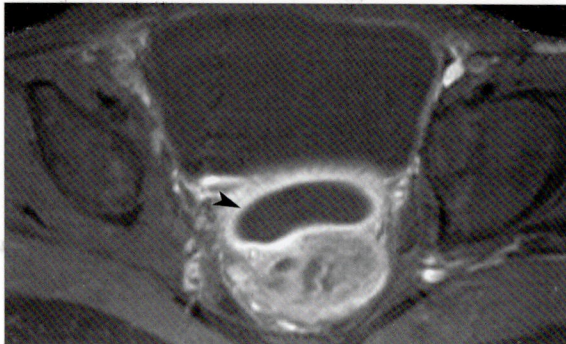

▲ 图 6-12　MR 上的阑尾炎穿孔
轴位增强 $T_1WI$ 序列显示盆腔里一个边界清楚的脓肿（箭头），壁明显强化

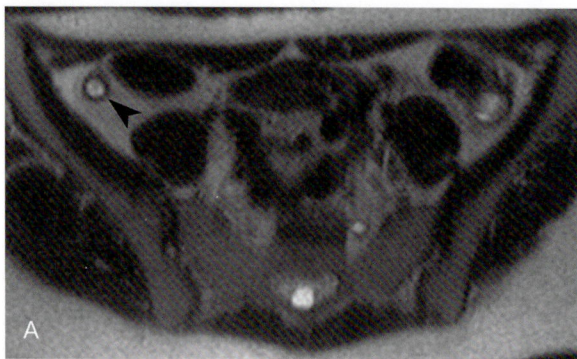

▲ 图 6-13　克罗恩病累及阑尾
一个克罗恩病的患者的轴位 $T_2WI$ 和增强 $T_1WI$ 序列显示慢性扩张的阑尾（箭头）和壁强化

▲ 图 6-14　克罗恩病伴急性阑尾炎
急性阑尾炎患者，轴位增强 CT 显示阑尾壁增厚（箭头），周围可见轻度炎症改变。该患者同时有克罗恩病，可见回肠末端壁增厚（箭）

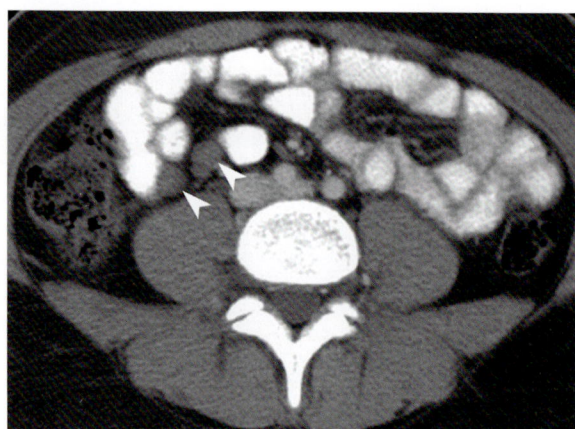

症，影像显示末端回肠炎有助于诊断和与急性阑尾炎鉴别诊断（图 6-13 和图 6-14）。

## 肠系膜淋巴结炎

　　肠系膜淋巴结炎是最常见的非手术性右下腹痛，原发性肠系膜淋巴结炎的 CT 表现是右下腹的成簇淋巴结，短径至少 5mm，阑尾表现正常（图 6-15）[14]，有时伴有末端回肠壁增厚。继发性肠系膜淋巴结炎表现为肠系膜淋巴结增大，可能由阑尾炎、憩室炎、炎症性肠病等引起。

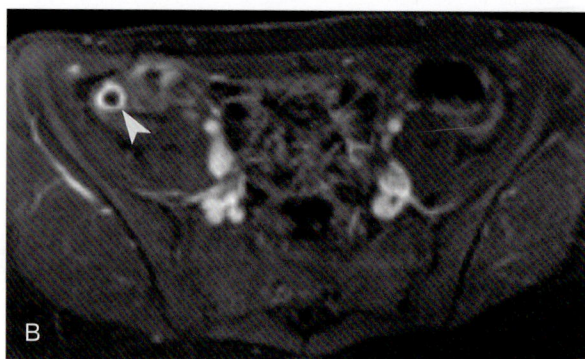

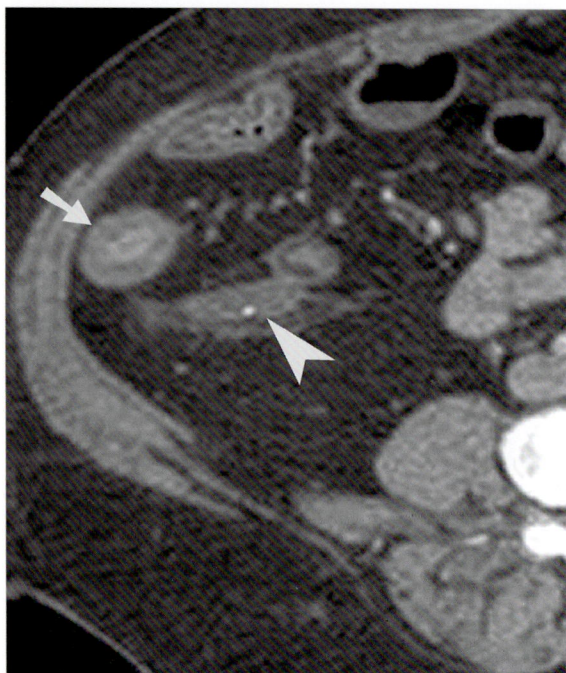

▲ 图 6-15　急性肠系膜淋巴结炎
轴位增强 CT 显示右下腹多发肿大淋巴结（箭头）

## 阑尾憩室炎

　　与结肠憩室相似，阑尾憩室也是假性憩室，通常直径＜ 1cm（图 6-16）。阑尾憩室发生炎症时，会类似急性阑尾炎的表现，阑尾憩室炎穿孔的概率比急性阑尾炎高 4 倍。

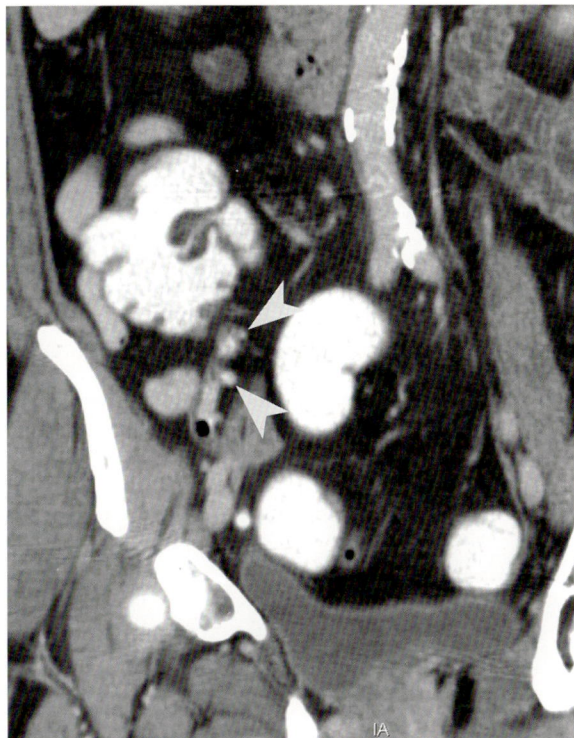

▲ 图 6-16 阑尾憩室炎
冠状位 CT 重建显示阑尾的多发憩室（箭头）

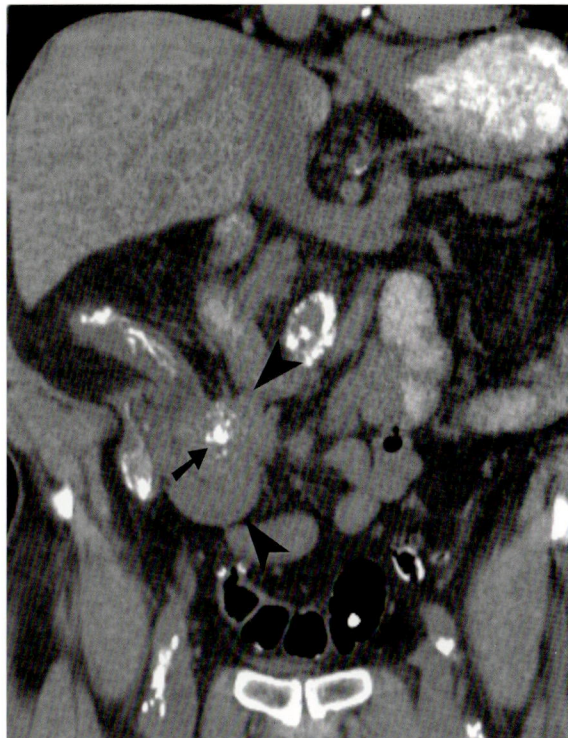

▲ 图 6-17 阑尾类癌
冠状位 CT 重建显示右下腹一个不规则的软组织密度占位（箭头）伴中心钙化（箭）

## 阑尾肿瘤

阑尾肿瘤常见于中年或老年人，除了类癌，类癌常见于年轻的成年人[6]。类癌是最常见的阑尾肿瘤，占阑尾肿瘤的 80%。阑尾是类癌的第 2 好发部位，占胃肠道类癌的 20%。约 2/3 的类癌发生于阑尾的远端 1/3，直径＜ 1cm。与其他胃肠道类癌不同，阑尾类癌不易发生转移和引起类癌综合征，因此 5 年生存率＞ 90%。影像学表现较少，可见小的原发肿瘤，通常与转移性疾病过程无关（图 6-17）。

阑尾的上皮性肿瘤包括腺瘤和腺癌，这些比较容易被发现，因为在诊断时已经长得较大，并且比类癌更易发生转移。黏液性肿瘤被首先发现是因为与其相关的黏液囊肿。CT 表现为从盲肠底部长出的液体密度囊性病变，常伴有壁的弧形钙化（图 6-18 至图 6-20）。阑尾的非黏液性上皮肿瘤很少见，表现为不伴黏液囊肿的软组织占位（图 6-21）。

## 阑尾黏液囊肿

阑尾黏液囊肿可分为黏液性囊腺瘤、黏膜增生、潴留囊肿和黏液性囊腺癌，常见于 60 多岁的女性，由于黏液潴留表现为阑尾增大，它常与黏液性囊腺瘤和黏液性囊腺癌相关。其他引起黏液囊肿的原因有狭窄、粪石、子宫内膜异位、息肉和其他肿瘤（如类癌和盲肠癌）。

影像上，阑尾黏液囊肿表现为 3 ～ 6cm 边界清楚的囊性病变，伴壁的弧形钙化（少于 50%）（图 6-20）。在 MRI 上，囊内容物黏蛋白含量高，$T_1WI$ 呈高信号，$T_2WI$ 呈低信号，而水含量高，$T_2WI$ 则呈高信号（图 6-18）。黏液囊肿撕裂会形成腹膜假性黏液瘤，表现为局限性的腹水、钙化和肝脾边缘扇贝形改变。

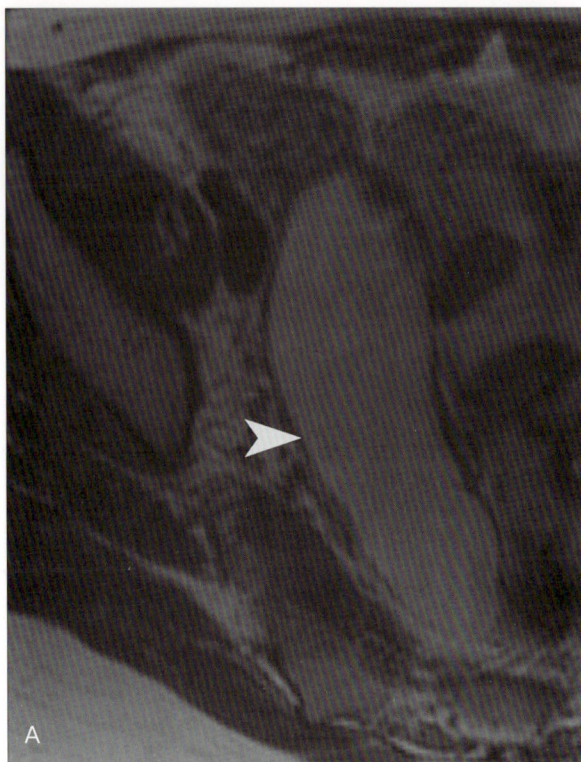

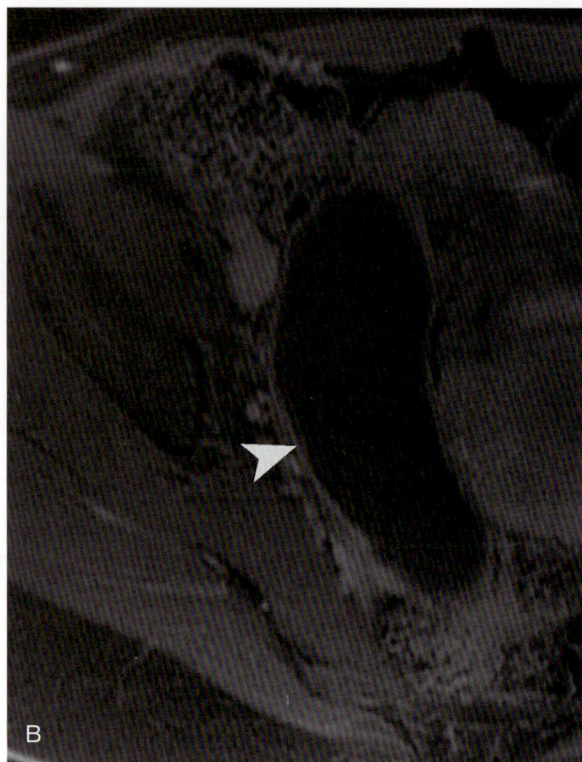

▲ 图 6-18　阑尾黏液囊肿
$T_2WI$ 和增强 $T_1WI$ 序列显示右下腹可见一个囊性的、香肠形的扩张的阑尾（箭头），该患者确诊为低分化黏液囊腺癌

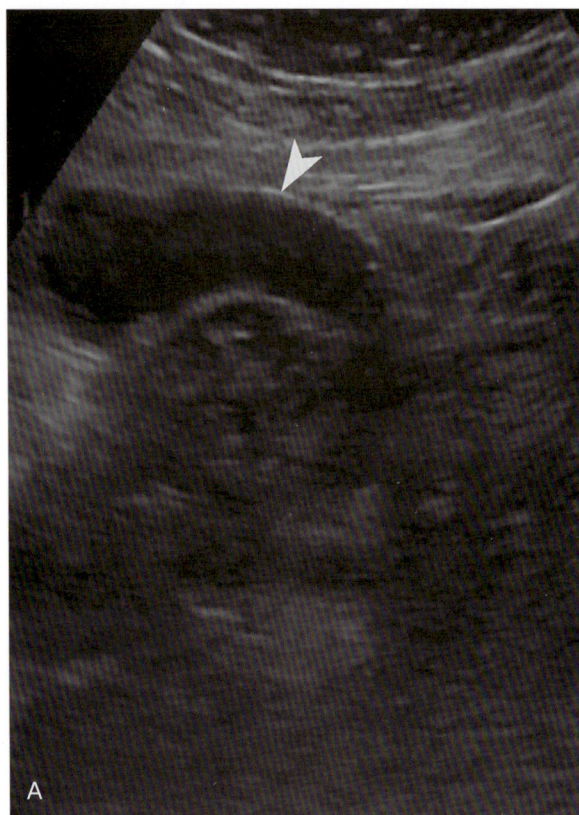

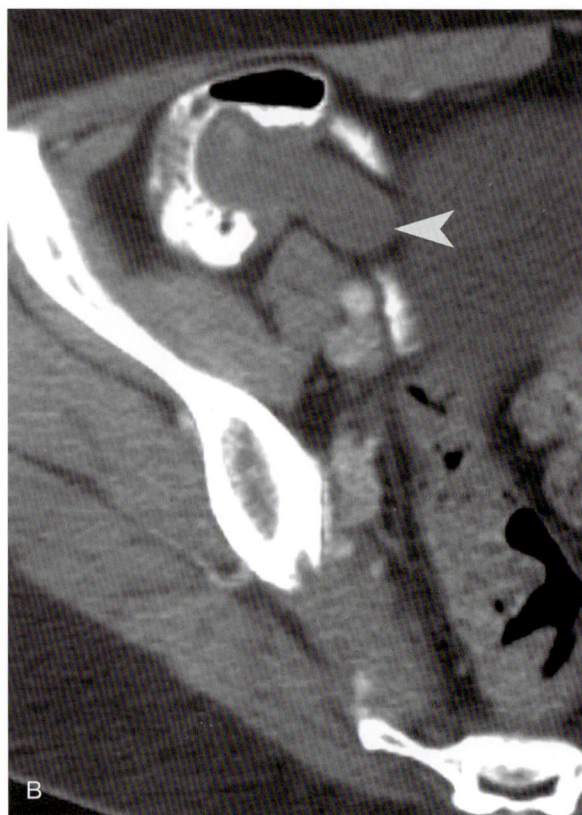

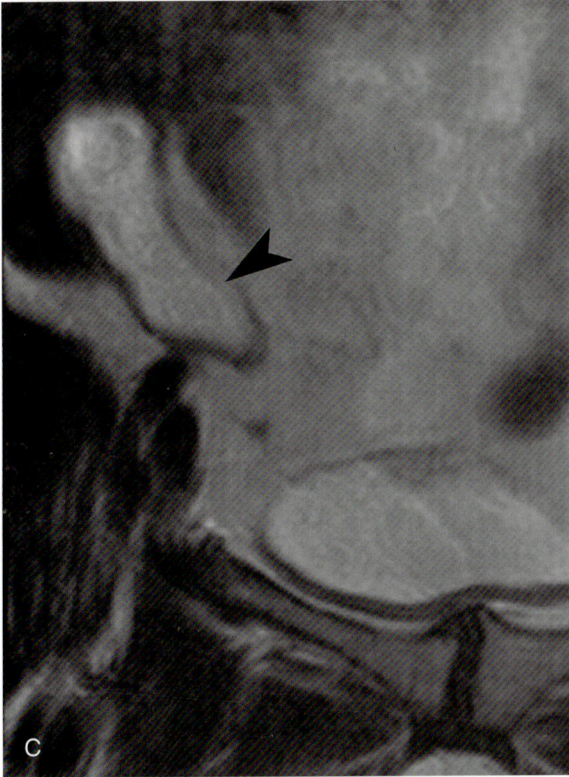

▲ 图 6-19　阑尾黏液囊肿
超声（A）、CT（B）和冠状位 T$_2$WI（C）显示慢性扩张
的阑尾（箭头），周围无炎症反应

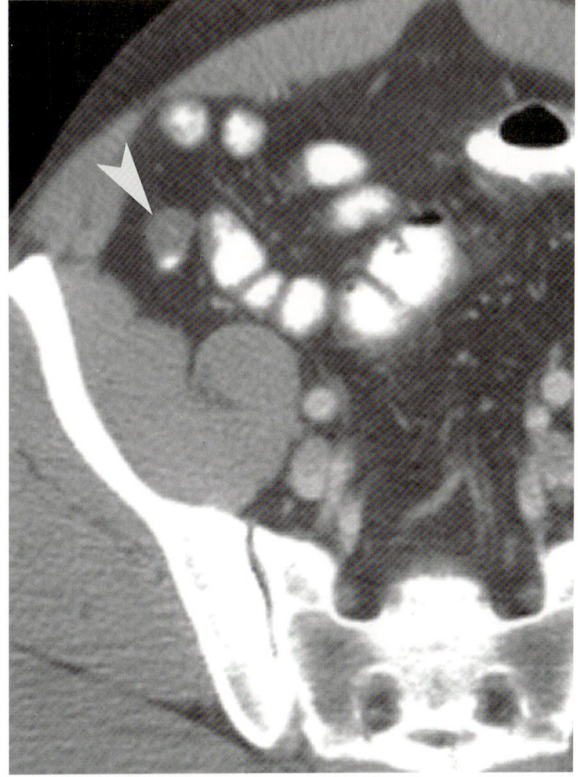

▲ 图 6-21　阑尾腺癌
转移性腺癌患者，轴位增强 CT 示起自阑尾壁的软组织
密度结节（箭头），未见黏液囊肿形成

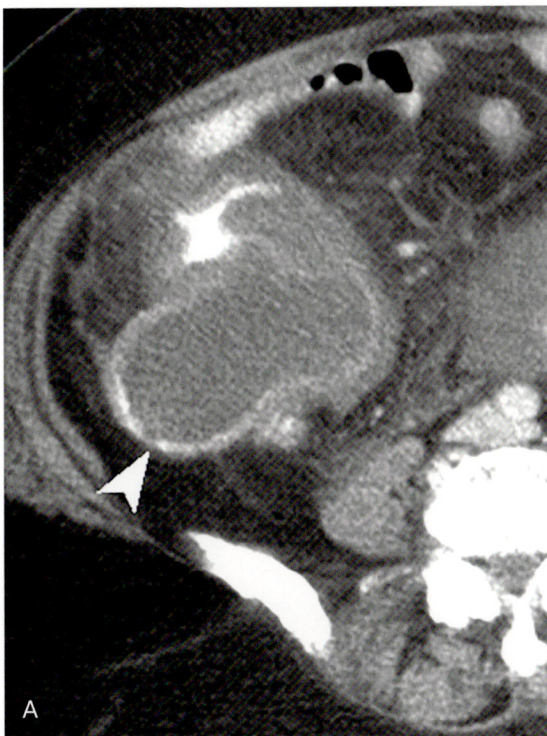

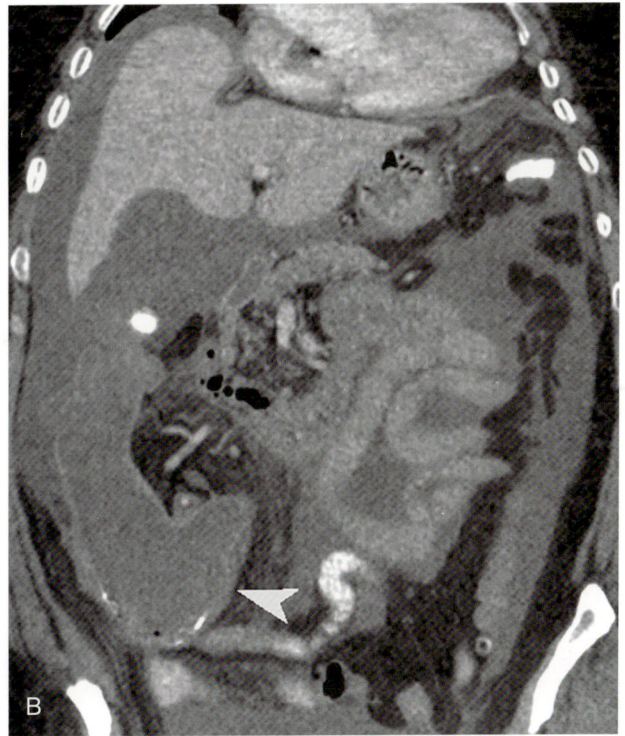

▲ 图 6-20　阑尾黏液囊肿伴腹膜假性黏液瘤
轴位（A）和冠状位（B）增强 CT 显示阑尾黏液囊肿伴壁弧形钙化（箭头），可见腹腔内的液体密度导致肝边缘扇贝
形改变，表现为腹膜假性黏液瘤

# 参考文献

［1］ Tkacz JN, Anderson SA, Soto J. MR imaging in gastrointestinal emergencies. Radiographics. 2009;29(6):1767–1780.

［2］ Pedrosa I, Zeikus EA, Levine D, et al. MR imaging of acute right lower quadrant pain in pregnant and nonpregnant patients. Radiographics. 2007;27(3):721–743.

［3］ Pickhardt PJ, Levy AD, Rohrmann CA Jr, et al. Primary neoplasms of the appendix: radiologic spectrum of disease with pathologic correlation. Radiographics. 2003;23(3):645–662.

［4］ O' Malley ME, Wilson SR. US of gastrointestinal tract abnormalities with CT correlation. Radiographics. 2003;23(1):59–72.

［5］ Sivit CJ, Siegel MJ, Applegate KE, et al. When appendicitis is suspected in children. Radiographics. 2001;21(1):247–262.

［6］ Gore RM, Levine MS. Textbook of Gastrointestinal Radiology. 3rd ed. 2007.

［7］ Singh A, Danrad R, Hahn PF, et al. MR imaging of the acute abdomen and pelvis: acute appendicitis and beyond. Radiographics. 2007;27(5):1419–1431.

［8］ Fraser JD, Aguayo P, Sharp SW, et al. Accuracy of computed tomography in predicting appendiceal perforation. J Pediatr Surg. 2010;45(1): 231–234.

［9］ Kim MS, Park HW, Park JY, et al. Differentiation of early perforated from nonperforated appendicitis: MDCT findings, MDCT diagnostic performance, and clinical outcome. Abdom Imaging. 2014;39(3):459–466.

［10］ Incesu L, Coskun A, Selcuk MB, et al. Acute appendicitis: MR imaging and sonographic correlation. AJR Am J Roentgenol. 1997;168(3):669–674.

［11］ Pedrosa I, Lafornara M, Pandharipande PV, et al. Pregnant patients suspected of having acute appendicitis: effect of MR imaging on negative laparotomy rate and appendiceal perforation rate. Radiology. 2009;250(3):749–757.

［12］ Pedrosa I, Levine D, Eyvazzadeh AD, et al. MR imaging evaluation of acute appendicitis in pregnancy. Radiology. 2006;238(3):891–899.

［13］ Singh AK, Desai H, Novelline RA. Emergency MRI of acute pelvic pain: MR protocol with no oral contrast. Emerg Radiol. 2009;16(2):133–141.

［14］ Rao PM, Rhea JT, Novelline RA. CT diagnosis of mesenteric adenitis. Radiology. 1997;202(1):145–149.

# 自测题

1. 71 岁女性，右下腹痛，诊断是？

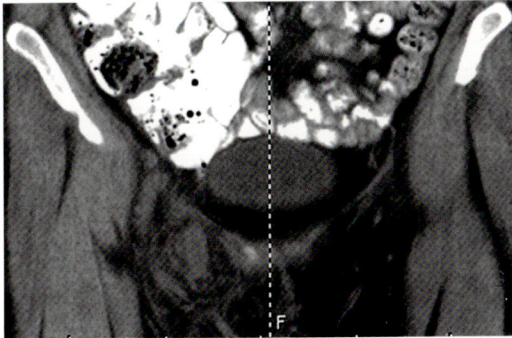

A．Amyand 疝

B．De Garengeot 疝

C．类癌

D．未见异常

2. 下图为增强 CT，右下腹痛，最可能的诊断是？

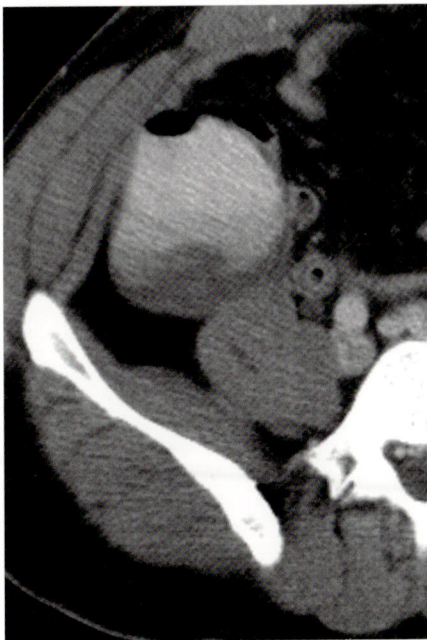

A．克罗恩病

B．结核

C．阑尾炎

D．盲肠炎

3. 年轻成年患者，慢性右下腹痛，箭头所指的病变是？

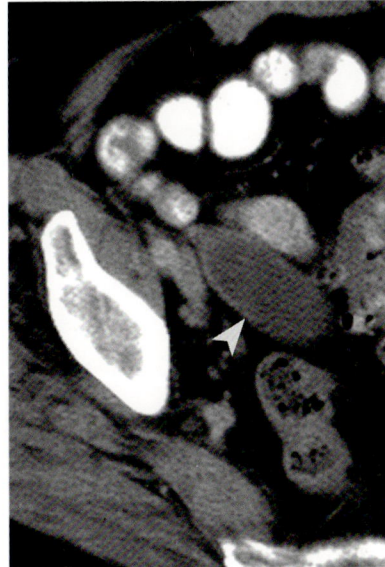

A．急性阑尾炎

B．慢性阑尾炎

C．黏液囊肿

D．类癌

4. 患者发热、右下腹痛，下图 CT 的诊断是？

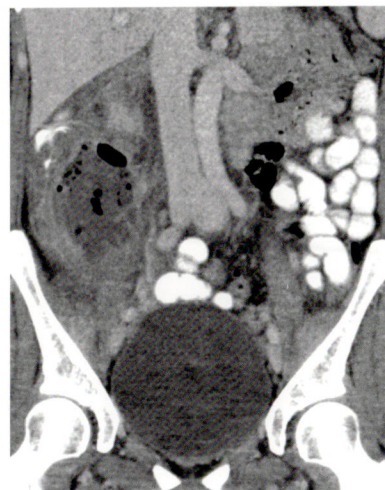

A．盲肠炎

B．脓肿

C．克罗恩病

D．游离液体

5. 下面的矢状位重建图所示的急性阑尾炎是由什么引起的？

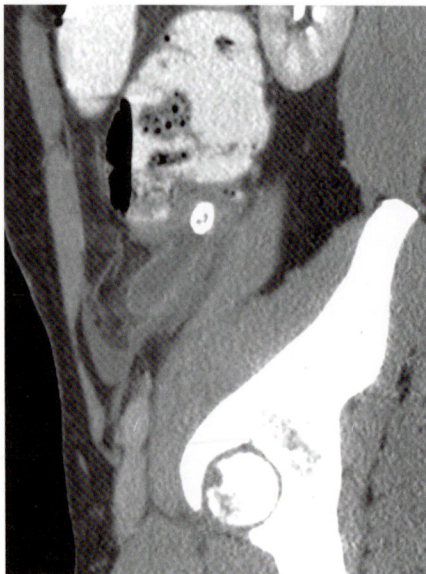

A. 淋巴结增生

B. 异物

C. 寄生虫

D. 阑尾粪石

## 答案与解析

1. A。CT 显示右侧腹股沟疝内的发炎的阑尾，因此是 Amyand 疝。De Garengeot 疝是股疝内包含阑尾。

2. C。增强 CT 显示阑尾扩张，伴壁增厚分层、周围炎症，符合阑尾炎。

3. C。增强 CT 显示阑尾明显扩张、充满液体（箭头），周围未见炎症。

4. B。冠状位重建 CT 显示右下腹含液体和气体的脓肿，伴周围炎症。

5. D。矢状位重建 CT 显示一个不透射线的阑尾粪石位于发炎的阑尾根部。

# Chapter 7
# 腹膜

# Peritoneum

原著 Travis McKenzie AmishaKhicha
Kamran Ali

翻译 李 苗 孙宏亮

## 学习目标

➤ 复习腹膜腔的解剖，重点在于疾病播散的病理学。

➤ 讨论腹腔内液体积聚的影像及腹膜的病理学。

腹膜的解剖是由腹膜腔、腹膜韧带、肠系膜和网膜组成。腹膜分为壁腹膜和脏腹膜，壁腹膜紧贴腹壁，脏腹膜覆盖在腹部脏器表面。理解这些结构的解剖关系对于确定病理和作出诊断是很重要的。

## 腹膜腔

腹膜腔由多个潜在的腔隙组成，它们之间部分是相通的。两个主要的潜在腔隙是大网膜囊和小网膜囊。

大网膜囊可以分为两个部分，横结肠系膜（图 7-1）隔开了结肠系膜上间隙和结肠系膜下间隙。左侧的结肠系膜上间隙由肝旁、左膈下和脾旁间隙组成。右侧的结肠系膜上间隙由肝肾间隙（Morrison 囊）和右膈下间隙（膈膜下间隙）组成。镰状韧带隔开了左侧肝旁间隙和右侧膈下间隙（图 7-2）。右侧结肠系膜上间隙通过网膜孔与小网膜囊交通。小网膜囊壁由胃后壁、肝方叶、胃结肠韧带和小网膜组成。

结肠旁沟位于升结肠和降结肠的腹膜返折旁，右侧结肠旁沟与肝旁间隙和盆腔相通，左侧结肠旁沟也与盆腔相通，膈结肠韧带构成了脾旁间隙的部分边界[1]。

## 腹膜韧带

腹膜韧带起到了对腹腔内液体的分界和引

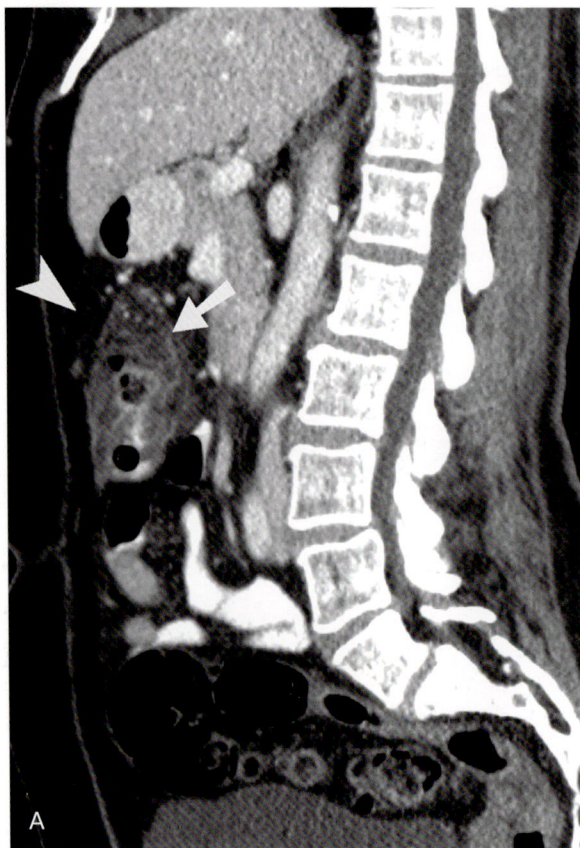

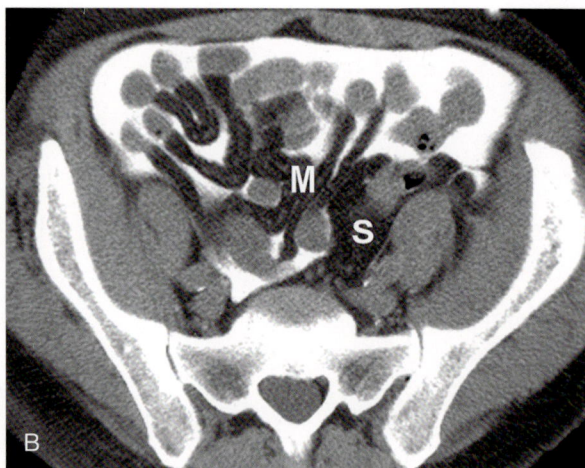

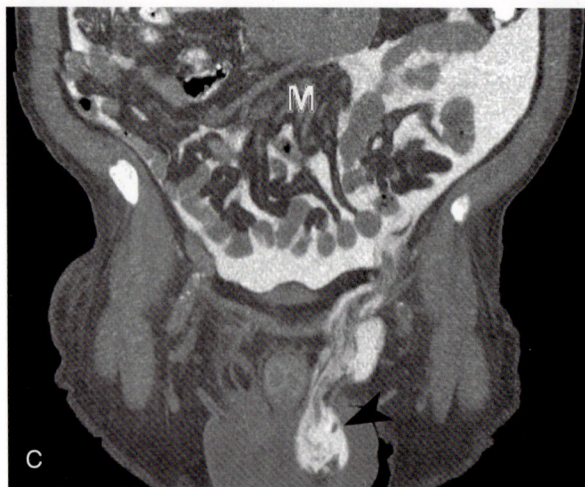

▲ 图 7-1　横结肠系膜和肠系膜的 CT 解剖

A. 增强 CT 矢状位重建显示横结肠憩室炎引起的横结肠系膜炎症（箭），大网膜（箭头）起自胃大弯侧，位于横结肠前方；

B，C. 轴位和冠状位 CT 显示脂肪密度小肠系膜（M）被腹腔内注入的造影剂勾勒出来，乙状结肠系膜（S）位于左下腹，造影剂通过开放的鞘状突进入左侧阴囊（箭头）

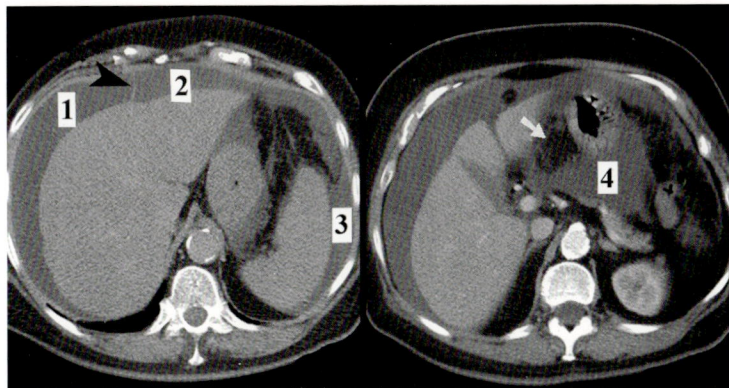

◀ 图 7-2 腹部的潜在腔隙

轴位 CT 显示被腹水勾勒出的镰状韧带（箭头），分隔开左（1）右（2）膈下间隙；脾旁间隙（3）亦可见腹水；胃后的小网膜内（4）可见腹水；小网膜内可见脂肪密度（箭），从胃小弯延伸至肝脏

流的作用。肝裸区与膈肌相邻，以三角韧带（冠状韧带）为界。镰状韧带是一个纵向的韧带，由腹膜返折组成，里面包含了残余的脐静脉。液体或病变沿镰状韧带分布时，容易被误诊为肝脏占位[2]。

小网膜是一个从胃小弯延伸到十二指肠和肝的腹膜返折。肝胃韧带和肝十二指肠韧带与小网膜延续，肝胃韧带内包含冠状静脉和胃左动脉，肝十二指肠韧带内包含门静脉、肝动脉和胆管。肝十二指肠韧带是胰腺疾病、胆管癌和胆囊癌的播散部位[3]。

大网膜是一个含脂肪的双层折叠结构，从胃大弯侧下降覆盖腹部。由于局部没有重要脏器，大网膜的疾病播散常被忽略[4]。

肠系膜是覆盖小肠的腹膜折叠，固定于后腹壁。小肠系膜根部从屈氏韧带斜行至盲肠。横结肠韧带将横结肠固定于后腹壁，其内包含结肠中血管。乙状结肠被乙状结肠韧带覆盖，它可以成为疾病的孤立播散部位[3]。

## 腹水和液体积聚

腹部液体的影像学特点和位置可以帮助诊断腹水的成分和病因。

### 漏出性腹水（单纯性腹水）

漏出性腹水的鉴别诊断很广泛。大多数严重腹水的病例与肝硬化门静脉高压、肝/肾疾病引起的低蛋白血症、充血性心力衰竭有关。

典型的 CT 表现是低密度液体，CT 值常低于 10HU，超声显示为无回声液体，MR 上单纯性腹水呈长 $T_1$ 长 $T_2$ 信号。

### 渗出性腹水

渗出性腹水比单纯性腹水的蛋白质含量高。渗出性腹水的病因有转移性腹膜浸润、感染、胰腺炎和结核。在 CT 上，积液的 CT 值随着蛋白质含量升高而升高，通常为 10～30HU。在超声上，显示为无回声或低回声液性区，内可见点状高回声[5]。在 MR 上，高蛋白质含量使 $T_1$WI 呈多信号，$T_2$WI 呈高信号。

### 急性腹膜内出血

创伤后超声局部评估（FAST）是急诊的一项有效筛查方法，最少可以发现 100ml 的腹腔积液[6]。CT 是急性腹膜内出血的进一步诊断方法，在 CT 上表现为 30～60HU 的高密度液体（图 7-3）[7]。哨兵血块是相对高密度的区域（> 60HU），表明血液凝固，该征象很重要，因为它标示了出血点，并且很容易发生再出血。增强 CT 用于发现活动性造影剂外渗，是活动性出血的征象。MR 常用于检查急性腹膜内出血，出血在 $T_1$WI 和 $T_2$WI 表现为多种不同的信号。

### 腹膜假性黏液瘤

腹膜假性黏液瘤是指与产黏液细胞有关的厚的胶状腹水，产黏液细胞来自破裂的阑尾黏

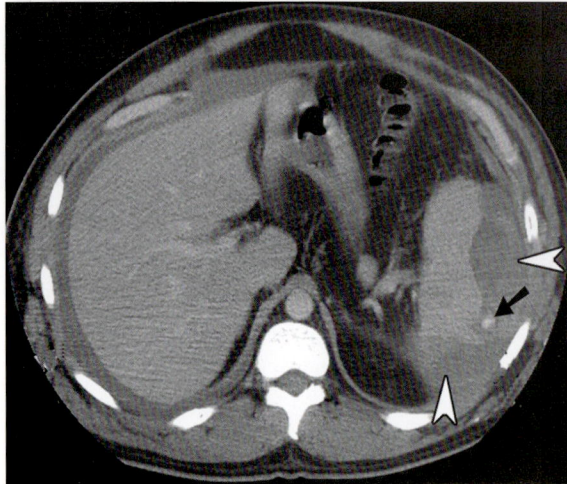

▲ 图 7-3　腹腔积血伴脾破裂

轴位增强 CT 显示脾旁间隙（箭头）内可见高密度腹水，提示有出血；脾破裂，局部造影剂外漏提示活动性出血（箭）

液囊肿、卵巢黏液囊肿或结直肠黏液腺癌，常见于右膈下间隙、沿网膜、左侧结肠旁沟和盆腔。腹膜假性黏液瘤与单纯性腹水的鉴别点是邻近脏器的边缘呈扇贝形，通常是肝和脾（图 7-4）[8]。

在超声上，可能会表现为高回声腹水和分隔，小肠通常位于腹膜假性黏液瘤中央，高回声的小肠呈星芒状排列，周围是低回声腹水。与黏液癌转移不同，腹膜假性黏液瘤通常不进入胸腔。

## 乳糜性腹水

乳糜性腹水通常是由于淋巴管损伤或梗阻

引起。乳糜性腹水外观呈牛奶样，三酰甘油含量＞ 1.24mmol/L（110mg/dl）[9]。腹水在 CT 上呈脂肪密度（－ 100 ～ 0HU）。腹腔内恶性肿瘤、淋巴瘤、创伤、左锁骨下静脉血栓、结核性淋巴结炎均可能引起乳糜性腹水。脑室腹膜分流术的脑脊液（CSFoma）（图 7-5）、胆管损伤漏出的胆汁、集合系统损伤漏出的尿液是其他较少见的引起腹水的原因。

## 包裹性液体积聚

### 脓肿

术后小的浆液囊肿和血肿很常见，但当腹痛加重和有感染征象时应引起注意。脓肿在术后晚期（即术后 5 天之后）易于辨别，伴有感染征象（发热、腹痛、白细胞升高）。其他的非手术原因有憩室炎并发症、炎症性肠病和恶性肿瘤穿孔。

CT 的典型征象是环形强化的液体积聚（图 7-6），其内含有气体可以帮助确诊。超声表现为不均匀的低回声伴点状高回声。气泡在超声上表现为高回声灶，较大量的气体会有声影。脓肿在 MR 上难以诊断，因为液体可能呈各种信号，且少量的气体不如 CT 表现得明显，环形强化是诊断要点。

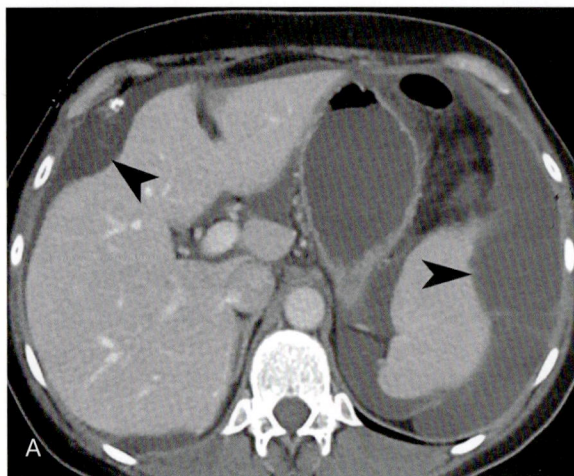

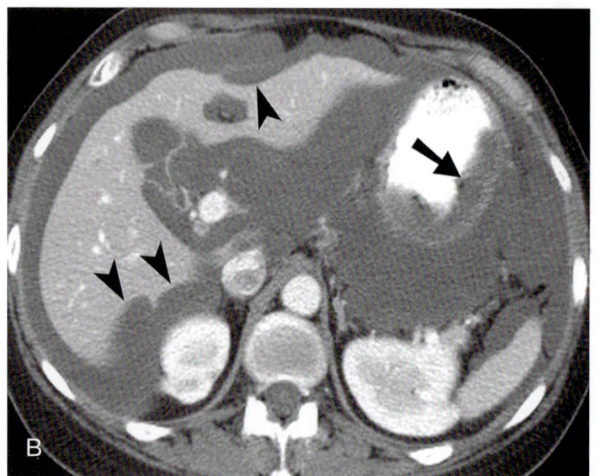

▲ 图 7-4　腹膜假性黏液瘤

A，B. 腹部增强 CT 显示上腹部有分隔的腹腔积液，伴实质脏器扇贝样边缘改变（箭头）；胃壁增厚（箭）提示胃腺癌

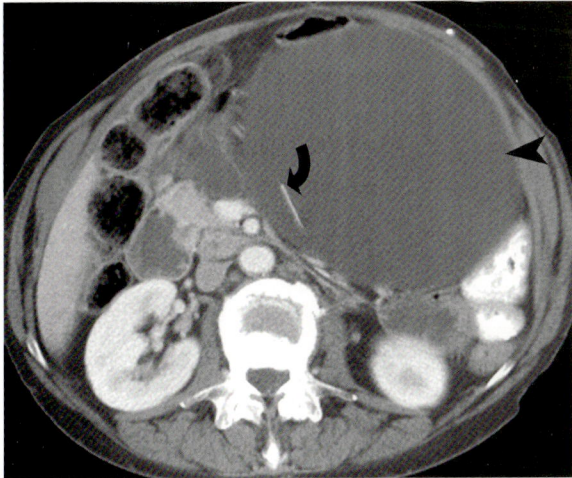

▲ 图 7-5　CSFoma
增强 CT 显示边界清楚的液体密度灶（箭头），内可见脑室腹膜分流术的导管（弯箭）

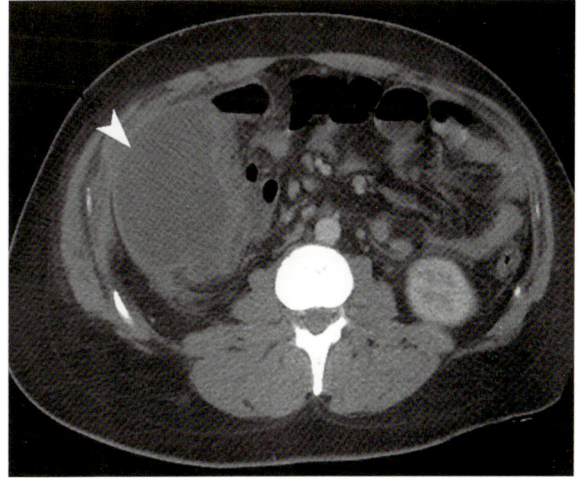

▲ 图 7-6　腹腔脓肿
腹部增强 CT 显示脓肿伴环形强化（箭头）和周围炎症

## 淋巴管瘤

95% 的淋巴管瘤位于颈部或腋下，约 5% 的淋巴管瘤位于腹部或胸部（除了腋下）。腹部淋巴管瘤常见于肠系膜，其次是腹膜后、网膜和结肠系膜。它是少见的良性淋巴系统畸形，可以发生于任何年龄，形态为较大的多房薄壁囊性灶（图 7-7），通常为水样密度（CT 值 < 10HU），

可能有小的边缘钙化。有感染或出血时表现会不典型[10]。

## 腹膜包涵囊肿

腹膜包涵囊肿几乎只发生在有腹部手术史的绝经前女性身上。术后粘连使腹膜失去吸收来自卵巢的渗出液的生理功能，在盆腔附件区

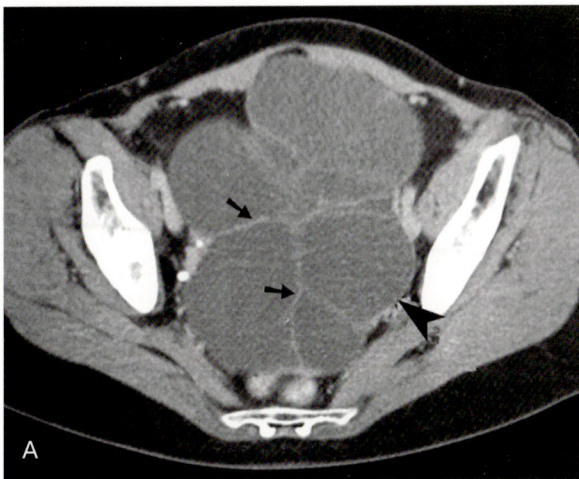

▲ 图 7-7　淋巴管瘤
A. 腹部增强 CT 显示一个不强化的、有分隔的（箭）多房囊性低密度病变填充盆腔（箭头）；B、C. $T_2$-FSE（B）和增强 $T_1$（C）显示一个无强化的囊性灶（箭头）位于腹膜后，在影像检查上已经稳定存在了 3 年

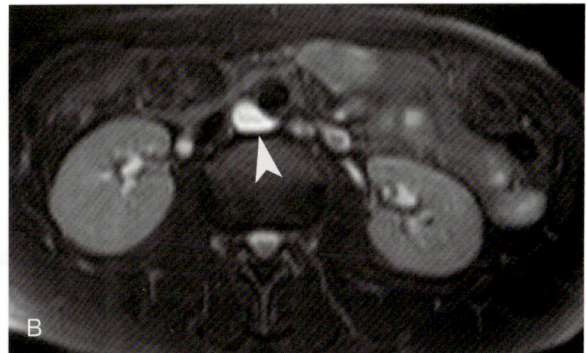

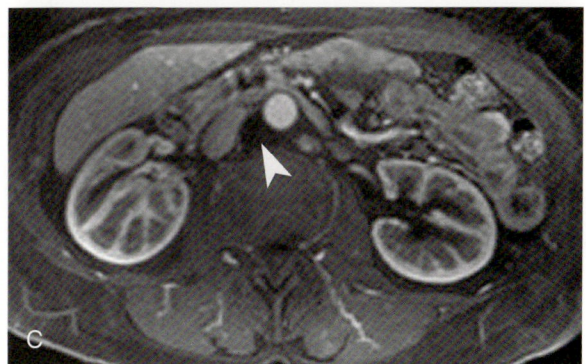

形成良性的积液（图7-8），大小从几毫米至占据整个盆腔不等。超声显示为多囊性的积液，与卵巢分界清楚。

在CT上，腹膜包涵囊肿表现为盆腔的沿腹膜分布的囊性灶，无周边强化，在MRI上表现为液体信号[11]。

# 肠系膜病变

## 雾状肠系膜

雾状肠系膜是指腹腔脂肪密度增高，可能是由于积液、炎症、纤维化或肿瘤（表7-1）。

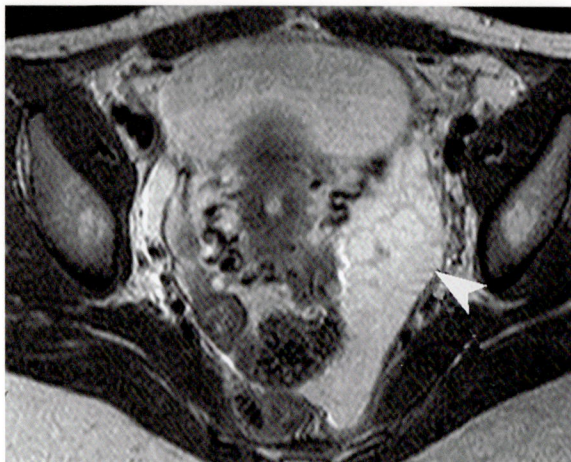

▲ 图7-8　腹膜包涵囊肿
一个子宫内膜消融术后的患者，轴位T$_2$WI显示左侧附件区可见一个多房囊性灶（箭头），与左侧卵巢分界清楚

表7-1　雾状肠系膜鉴别诊断

| | |
|---|---|
| 炎症 | 肠系膜脂膜炎 |
| | 炎症性肠病 |
| | 憩室炎 |
| | 胰腺炎 |
| | 淀粉样变性 |
| | 结核 |
| 肠系膜水肿 | 淋巴淤滞 |
| | 门静脉高压 |
| | 心力衰竭 |
| | 肾病综合征 |
| | 门静脉或肠系膜血管血栓 |
| | 低蛋白血症 |
| | 血管炎 |
| 出血 | 创伤 |
| | 肠缺血 |
| 肿瘤 | 非霍奇金淋巴瘤 |
| | 类癌 |
| | 间皮瘤 |
| | 转移瘤 |
| | 黑色素瘤 |

## 肠系膜炎症

肠系膜水肿伴淋巴淤滞（如脂肪堆积）是局部炎症的显著标志。引起肠系膜水肿的最常见的炎症是憩室炎、阑尾炎、克罗恩病和胰腺炎[12]。

## 硬化性肠系膜炎

硬化性肠系膜炎是指慢性的肠系膜炎症，常累及小肠系膜根部，它与手术史、后腹膜纤维化、眼眶炎性假瘤、慢性纤维性甲状腺炎、恶性肿瘤、感染和硬化性胆管炎相关[13]。

硬化性肠系膜炎是以纤维化、慢性炎症、脂肪坏死为特点，与收缩性肠系膜炎同义，根据组织病理学可以把它分为以下三种类型。

1. 肠系膜脂膜炎。
2. 肠系膜脂肪营养不良。
3. 收缩性肠系膜炎。

肠系膜脂膜炎可能有雾状肠系膜外观（图7-9），典型表现是肠系膜血管周围环绕脂肪（脂肪环征），可以帮助与其他的肠系膜疾病鉴别，可以伴有小于1cm的淋巴结。在没有其他部位的腺病的情况下，该表现为良性病变，不需要进一步的检查[14]。

收缩性肠系膜炎的典型表现为肿块样病变，多数为纤维成分，伴少量炎症改变，可能与类癌难以鉴别，需要其他的影像学检查来帮助诊断，比如奥曲肽显像。当CT上无纤维形成反应或奥曲肽显像无放射性摄取时，可以考虑硬化性肠系膜炎[13]。

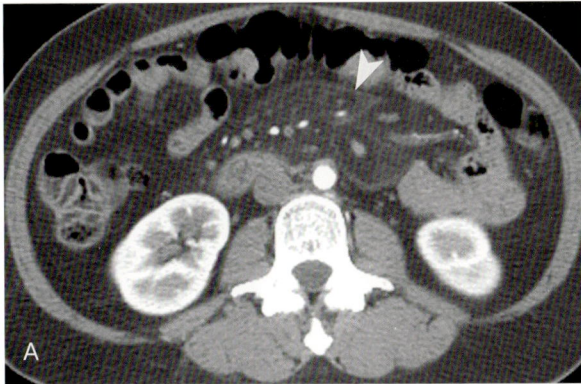

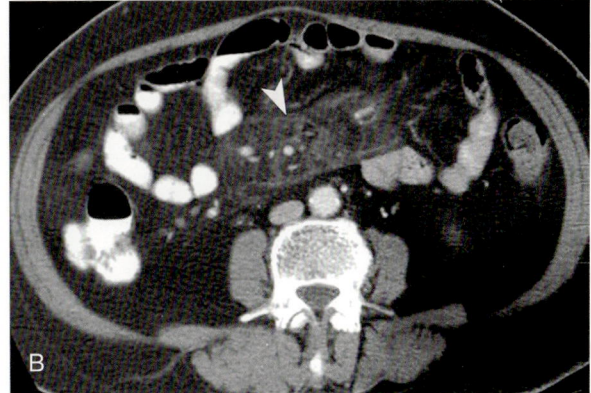

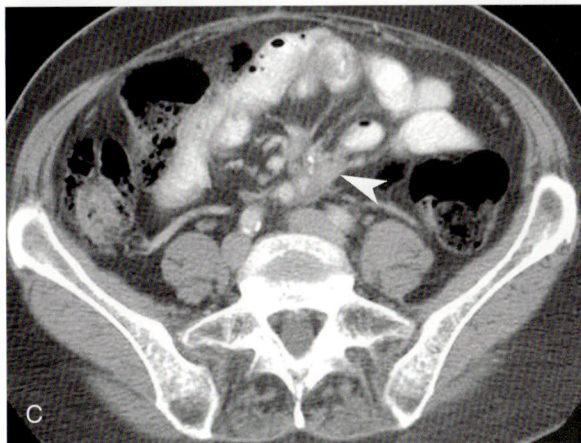

▲ 图 7-9   硬化性肠系膜炎

A，B．肠系膜脂膜炎，轴位 CT 显示肠系膜磨玻璃密度（箭头）伴肠系膜血管周围环绕脂肪（脂肪环征）和结节；C．收缩性肠系膜炎，轴位 CT 显示一个不规则形的肠系膜占位（箭头）伴钙化，由于类癌也是一个可能的鉴别诊断，需要进行活检明确

### 硬纤维瘤

肠系膜原发肿瘤很少有良性的，即使是良性也有可能局部浸润。大多数肠系膜原发肿瘤是间叶来源的，可以发生于腹壁、肠系膜或腹膜后[8]。肠系膜硬纤维瘤，又被称作浸润性纤维瘤病，与家庭性腺瘤息肉病（加德纳综合征）有关。其他相关因素有孕期或孕期后年轻女性、雌激素治疗、腹部手术。

CT 是进行术前检查和预后评估的影像学检查方法。这些病变表现为肠系膜内边界清楚或不清楚的占位，与肌肉等密度（图 7-10A）。提示预后不良的征象有体积大（＞ 10cm）、多发病变、浸润性或侵犯生长。在 MR 上，纤维成分在 $T_1WI$ 上呈低信号，浸润性病变在 $T_2WI$ 上呈高信号[8]。

### 肠系膜转移瘤

淋巴瘤的肠系膜转移灶表现为多发的类圆形、无强化软组织结节。聚集成团的淋巴结包绕肠系膜血管，形成"三明治"征（图 7-10B）。

肠系膜转移性类癌瘤较常见，甚至比原发在空肠或回肠的肿瘤更常见，典型表现是肠系膜内的软组织肿块伴毛刺（图 7-11）。在 MR 上，这些病变在 $T_1WI$ 和 $T_2WI$ 均显示为低信号，并有轻度强化[8]。

转移瘤有四种途径转移至肠系膜[8]。

1. 沿肠系膜直接播散（如胃肠道和胰腺肿瘤）。

2. 腹膜内种植转移（如卵巢癌）。

3. 淋巴转移（如淋巴瘤）。

4. 血行转移（如黑色素瘤、乳腺癌、肺癌）。

### 浸润性肠系膜病变

其他的较少见的表现为肠系膜浸润的病变有结核、艾滋病、惠普尔病和淀粉样变性。

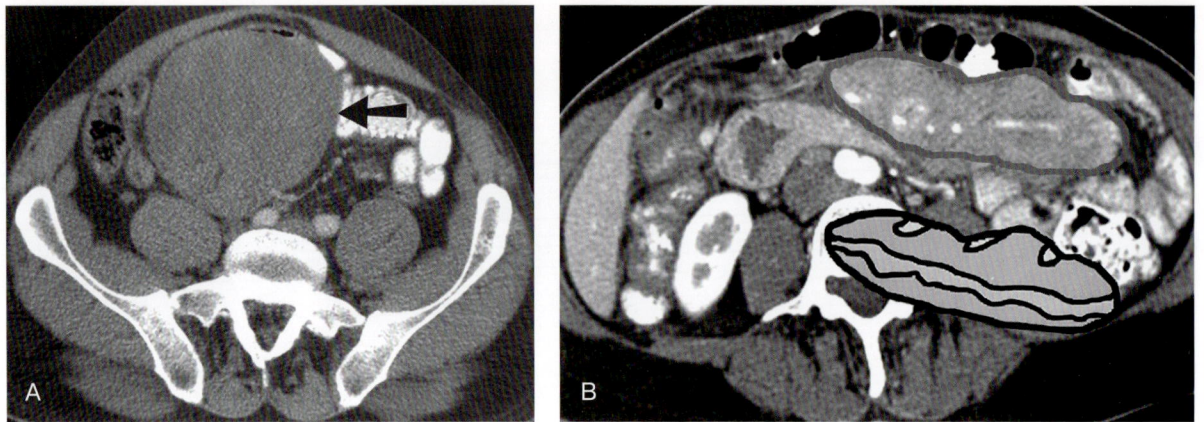

▲ 图 7-10 硬纤维瘤（A）和淋巴瘤（B）

A. 轴位增强 CT 显示右侧盆腔的一个巨大的软组织密度的硬纤维瘤（箭）；B. 轴位增强 CT 显示融合的肠系膜淋巴结包裹肠系膜血管，即"三明治征"

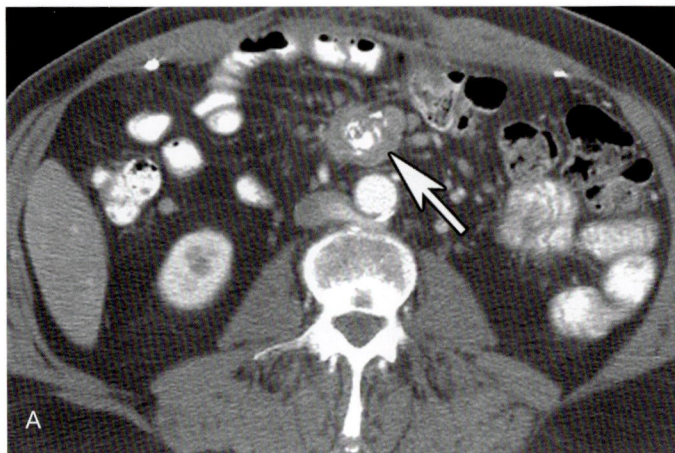

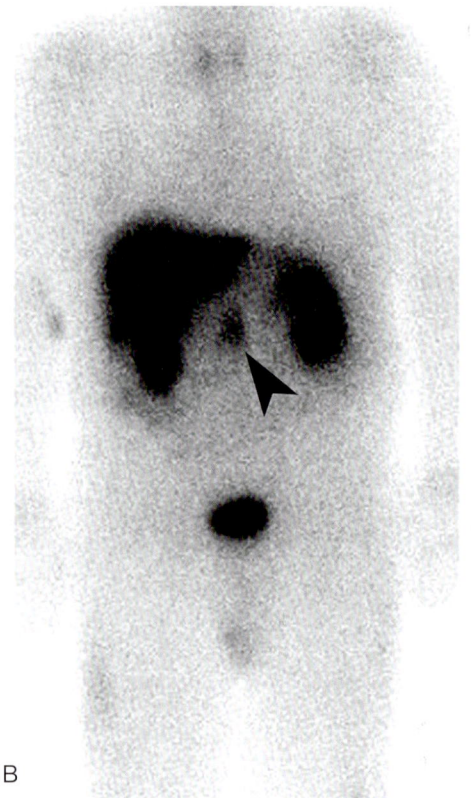

▲ 图 7-11 肠系膜类癌

A. 轴位增强 CT 显示肠系膜的一个不规则占位伴中央粗大钙化（箭），病变周围的线状密度增高提示纤维形成反应；B. 奥曲肽显像显示上腹部放射性浓聚（箭头），为已经确诊的类癌

# 腹膜和网膜病变

## 恶性腹膜间皮瘤

    恶性腹膜与胸膜间皮瘤的影像学表现、特点和危险因素相似。石棉暴露史与该病关系密切，但与胸膜间皮瘤的关系不那么密切。腹膜的斑块状增厚和结节样改变是其常见特点（图

7-12），斑块也可能发生钙化。根据有无腹水，可以把表现分为湿性和干性。PET 可以帮助进行术前分期[15]。恶性腹膜间皮瘤的影像学表现与原发性腹膜浆液性癌有重叠。

## 原发性腹膜浆液性癌

    与恶性腹膜间皮瘤主要影响男性不同，原

发性腹膜浆液性癌主要累及绝经后女性。斑块状腹膜增厚和病灶内钙化是典型的影像学表现（图7-13）。这些表现可能与卵巢上皮细胞癌相似。处理方法是手术，包括子宫切除术、卵巢切除术、减瘤术[15, 16]。

### 腹膜转移癌

很多恶性肿瘤可以播散至腹膜，如胃肠道肿瘤、卵巢癌（图7-14）。影像学表现包括腹膜

的肿瘤结节、恶性腹水、网膜脂肪受侵形成的网膜饼等。

如果腹水来源不确定，腹膜和网膜需要进行广泛搜索。腹膜结节在超声上可以表现为低回声结节。虽然 MRI 不是首选检查方法，但它可以提供清晰的腹膜影像。腹膜转移癌常表现为渐进性延迟强化（5 ～ 10min）。据报道 FDG PET/CT 在发现腹膜转移癌上很有效（敏感性 78% ～ 100%），但是在空间分辨率上受限，无

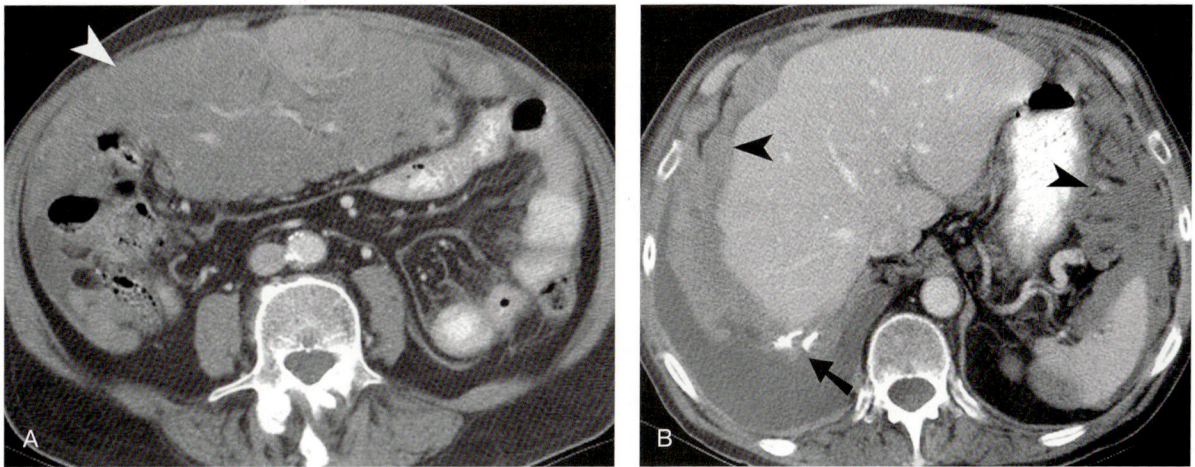

▲ 图 7-12　恶性腹膜间皮瘤
A，B. 轴位增强 CT 显示腹部广泛的腹膜占位（箭头），右侧胸膜可见钙化斑块（箭）

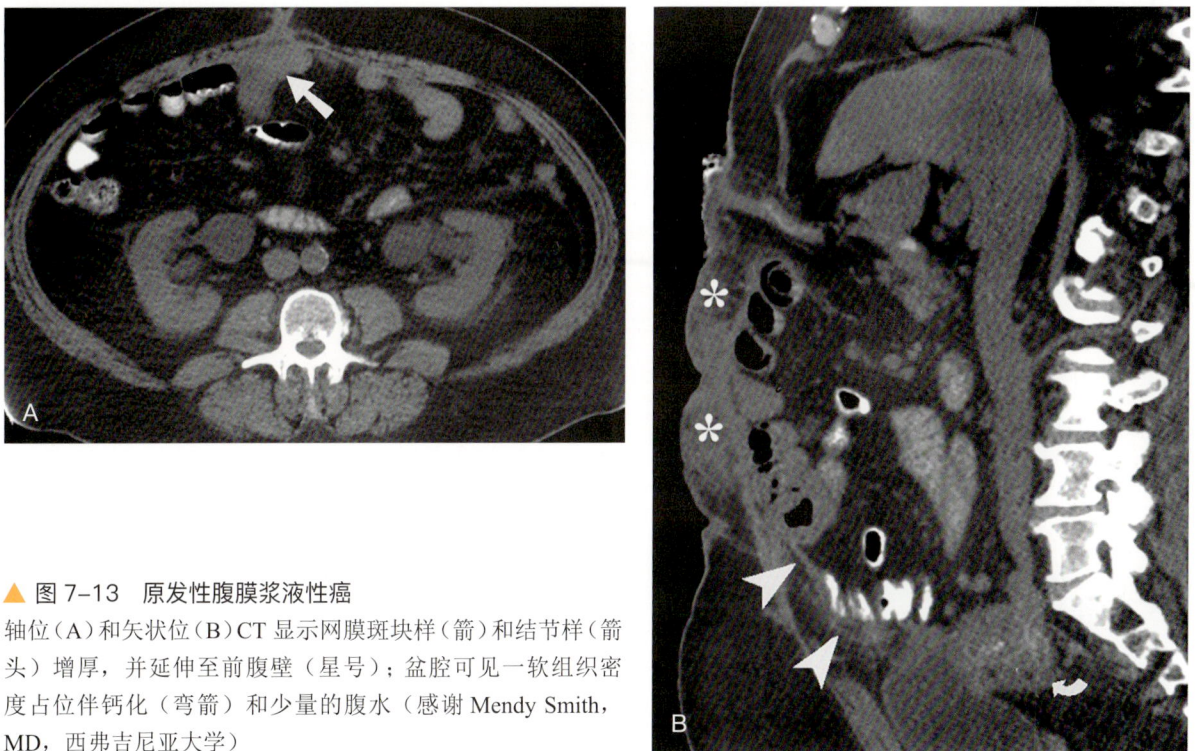

▲ 图 7-13　原发性腹膜浆液性癌
轴位（A）和矢状位（B）CT 显示网膜斑块样（箭）和结节样（箭头）增厚，并延伸至前腹壁（星号）；盆腔可见一软组织密度占位伴钙化（弯箭）和少量的腹水（感谢 Mendy Smith, MD，西弗吉尼亚大学）

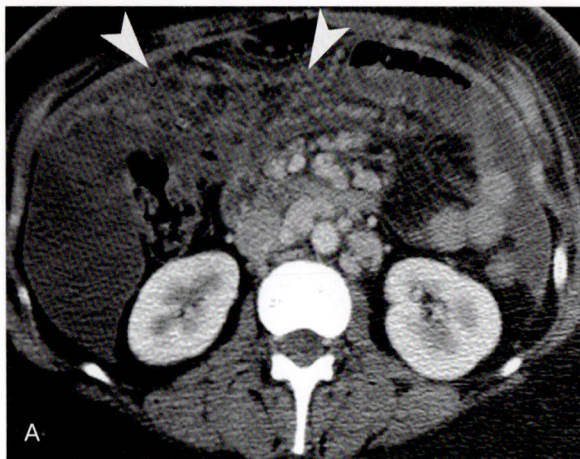

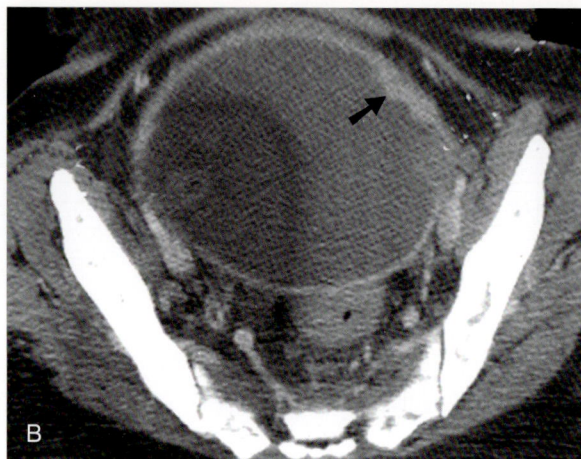

▲ 图 7-14 腹膜转移癌

A. 一个胃腺癌患者的增强 CT 显示大网膜多发软组织密度结节，表现为网膜饼（箭头）；B. 同一患者的增强 CT 显示腹水和结节样网膜增厚强化，表现为种植转移（箭）

法发现更小的结节[17]。淋巴瘤或肉瘤的腹膜转移可能难以与腹膜转移癌鉴别[18]。

## 节段性网膜梗死

节段性网膜梗死由血管根部撕裂引起。最常见的临床表现为突发性腹痛。它可能是特发性的，或继发于腹部手术。与急性肠脂垂炎不同，该病常发生于右侧腹部，与阑尾炎相似。右侧倾向性可能与血供不丰富有关。与急性肠脂垂炎好发于 40 余岁的年龄层不同，节段性网膜梗死可能发生于成人（85%）或小儿（15%）。该病的诱因有剧烈运动、充血性心力衰竭、近期腹部手术史、肥胖和服用洋地黄类药物。

CT 上的典型表现是密度不均匀的脂肪性病变，直径＞ 5cm，位于大网膜中心（图 7-15）。鉴别节段性网膜梗死和急性肠脂垂炎必要性不大，因为两者都用止痛药物非手术治疗。认识这两种疾病很重要，因为它们可能与急腹症混淆[19]。

## 肉芽肿性腹膜炎

肉芽肿性感染或炎症过程可能导致腹膜肉芽肿性结节形成，结核是常见的病因。但是，还有很多其他疾病和药物可以导致类似反应（表

7-2）。结核性腹水可以是包裹性的，密度可以从液体密度到高密度不等，常有腹膜结节和钙化。其他影像学表现有肝或脾的粟粒样微脓肿、淋巴结钙化、低密度淋巴结肿大和盲肠增厚[17]。

表 7-2 肉芽肿性腹膜炎

| | |
|---|---|
| 感染 | 结核 |
| | 组织胞浆菌病 |
| | 肺孢子菌肺炎 |
| 异物 | 滑石粉 |
| | 钡剂 |
| 邻近器官或组织病变 | 胎粪 |
| | 肠内容物 |
| | 胆汁 |
| | 破裂的卵巢囊肿 |
| 系统性疾病 | 克罗恩病 |
| | 结节病 |
| | 惠普尔病 |

## 硬化包裹性腹膜炎

它是一种累及腹膜的慢性炎症过程，发生于腹膜透析患者身上。腹膜增厚的原因是多次腹膜炎造成的进行性胶原蛋白沉积。在 CT 上，可有腹膜的弥漫增厚、腹水和线状钙化，常被描述为腹茧症（图 7-16）。

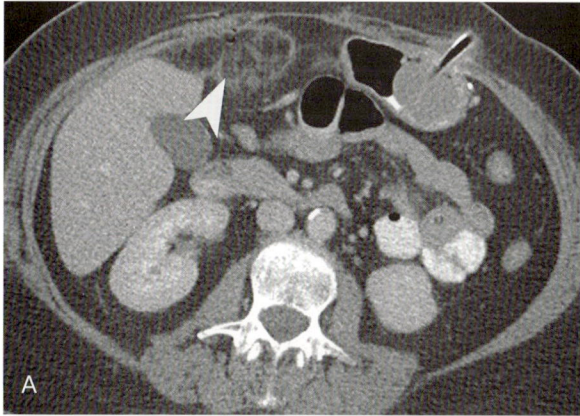

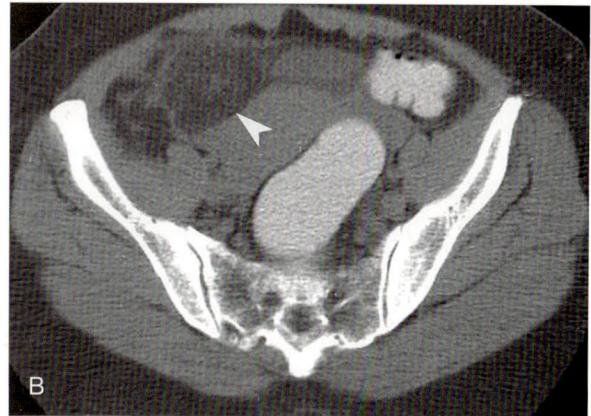

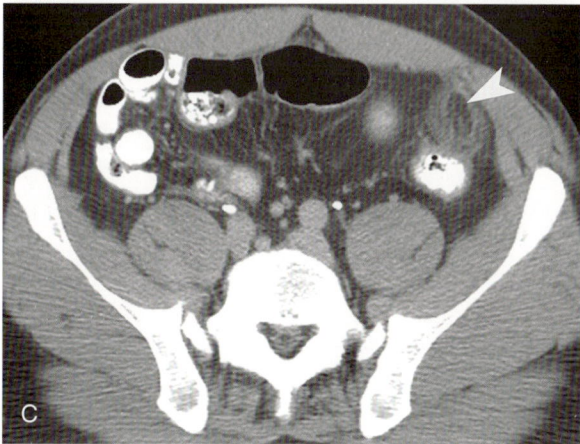

▲ 图 7-15　节段性网膜梗死(A、B)和急性肠脂垂炎 (C)
A，B．节段性网膜梗死，两名右侧腹痛患者的轴位增强CT 显示，大网膜内可见不均匀密度的脂肪病变伴高密度边缘（箭头），符合网膜梗死；C．急性肠脂垂炎，一名左下腹痛患者的轴位增强 CT 显示一个起自乙状结肠的卵圆形炎性脂肪密度病变，伴高密度边缘（箭头）

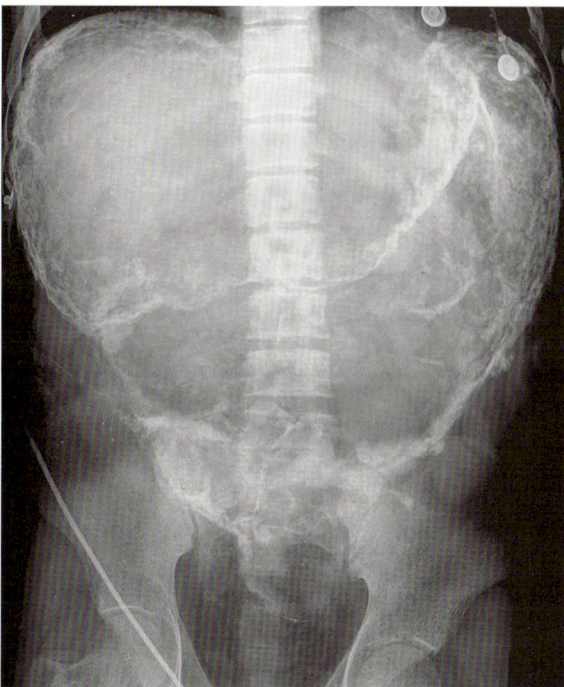

◀ 图 7-16　硬化包裹性腹膜炎
该患者因腹膜透析多次患腹膜炎，腹部 X 线片显示腹膜广泛钙化

# 参考文献

［1］Tirkes T, Sandrasegaran K, Patel AA, et al. Peritoneal and retroperitoneal anatomy and its relevance for cross-sectional imaging. Radiographics. 2012;32(2):437–451.

［2］Healy JC, Reznek RH. The peritoneum, mesenteries and omenta: normal anatomy and pathological processes. Eur Radiol. 1998;8(6):886–900.

［3］DeMeo JH, Fulcher AS, Austin RF Jr. Anatomic CT demonstration of the peritoneal spaces, ligaments, and mesenteries: normal and pathologic processes. Radiographics. 1995;15(4):755–770.

［4］Yoo E, Kim JH, Kim MJ, et al. Greater and lesser omenta: normal anatomy and pathologic processes. Radiographics. 2007;27(3):707–720.

［5］Malde HM, Gandhi RD. Exudative v/s transudative ascites: differentiation based on fluid echogenicity on high resolution sonography. J Postgrad Med. 1993;39(3):132–133.

［6］Von Kuenssberg Jehle D, Stiller G, Wagner D. Sensitivity in detecting free intraperitoneal fluid with the pelvic views of the FAST exam. Am J Emerg Med. 2003;21(6):476–478.

［7］Federle MP, Jeffrey RB Jr. Hemoperitoneum studied by computed tomography. Radiology. 1983;148(1):187–192.

［8］Sheth S, Horton KM, Garland MR, et al. Mesenteric neoplasms: CT appearances of primary and secondary tumors and differential diagnosis. Radiographics. 2003;23(2):457–473.

［9］Press OW, Press NO, Kaufman SD. Evaluation and management of chylous ascites. Ann Intern Med. 1982;96(3):358–364.

［10］Sohn JH, Byun JH, Park SH. Abdominal cavernous lymphangiomas: CT findings. Abdom Imaging. 2005;30(6):689–693.

［11］Jain KA. Imaging of peritoneal inclusion cysts. AJR Am J Roentgenol. 2000;174(6):1559–1563.

［12］Thornton E, Mendiratta-Lala M, Siewert B, et al. Patterns of fat stranding. AJR Am J Roentgenol. 2011;197(1):W1–W14.

［13］Horton KM, Lawler LP, Fishman EK. CT findings in sclerosing mesenteritis (panniculitis): spectrum of disease. Radiographics. 2003;23(6):1561–1567.

［14］Corwin MT, Smith AJ, Karam AR, et al. Incidentally detected misty mesentery on CT: risk of malignancy correlates with mesenteric lymph node size. J Comput Assist Tomogr. 2012;36(1):26–29.

［15］Cao S, Jin S, Cao J, et al. Advances in malignant peritoneal mesothelioma. Int J Colorectal Dis. 2014. doi:10.1007/s00384-014-2029-1.

［16］Lubner MG, Hinshaw JL, Pickhardt PJ. Primary malignant tumors of peritoneal and retroperitoneal origin: clinical and imaging features. Surg Oncol Clin N Am. 2014;23(4):821–845.

［17］Levy AD, Shaw JC, Sobin LH. Secondary tumors and tumorlike lesions of the peritoneal cavity: imaging features with pathologic correlation. Radiographics. 2009;29(2):347–373.

［18］Cabral FC, Krajewski KM, Kim KW, et al. Peritoneal lymphomatosis: CT and PET/CT findings and how to differentiate between carcinomatosis and sarcomatosis. Cancer Imaging. 2013;13:162–170.

［19］Singh AK, Gervais DA, Lee P, et al. Omental infarct: CT imaging features. Abdom Imaging. 2006;31(5):549–554.

# 自测题

1. 腹膜假性黏液瘤患者最可能的原发疾病部位是？
   - A. 直肠
   - B. 胰腺
   - C. 胃
   - D. 阑尾

2. 在下列四个雾状肠系膜患者中，哪一个CT表现最符合肠系膜脂膜炎？

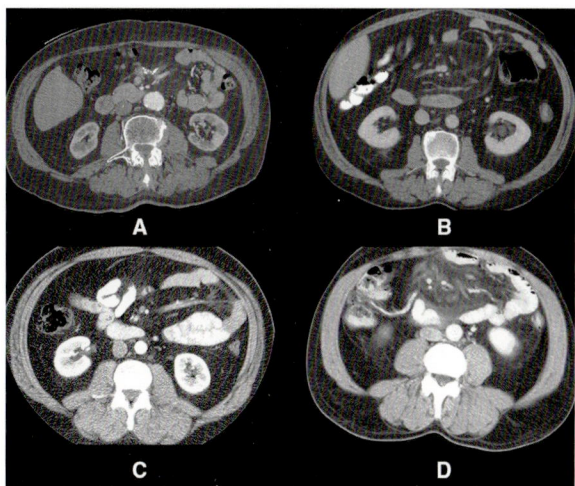

3. 该发热原因不明确患者最可能的诊断是？

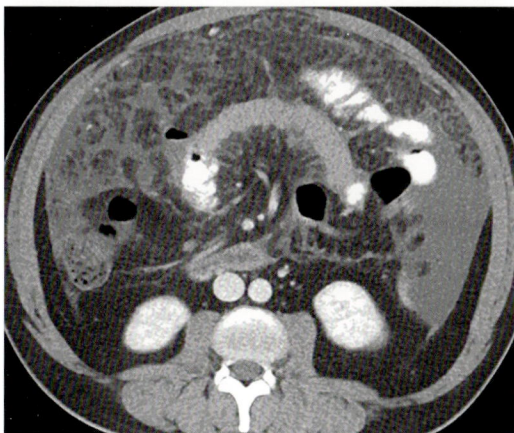

   - A. 腹膜假性黏液瘤
   - B. 网膜梗死
   - C. 结核性腹膜炎
   - D. 硬化性肠系膜炎

4. 一个有盆腔手术史的患者，与卵巢分离的囊性灶最可能的诊断是？

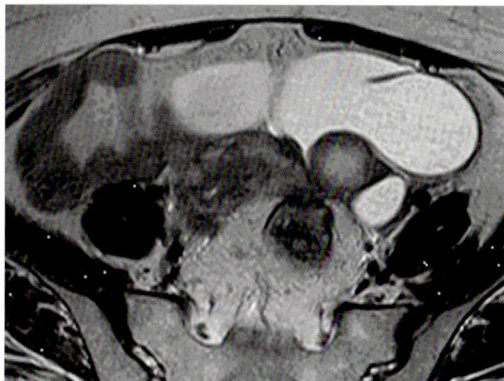

   - A. 腹膜包涵囊肿
   - B. 肠系膜囊肿
   - C. 肠系膜脂膜炎
   - D. 硬纤维瘤

5. 一个50岁的男性患者表现为腹部膨隆，最可能的诊断是？

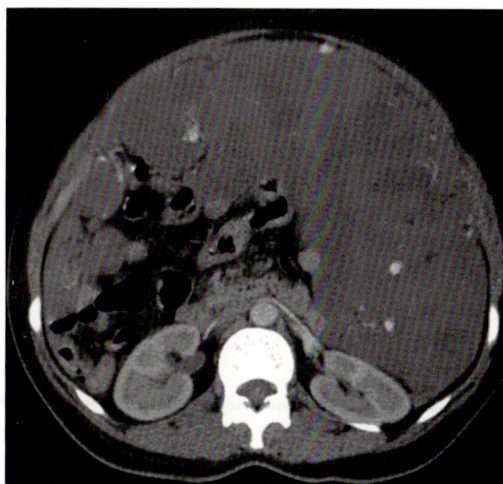

   - A. 肠系膜囊肿
   - B. 腹膜间皮瘤
   - C. 硬化性肠系膜炎
   - D. 网膜梗死

## 答案与解析

1．D。腹膜假性黏液瘤的产黏液细胞来自破裂的阑尾黏液囊肿、卵巢黏液囊肿或结直肠黏液腺癌。

2．B。B 图显示肠系膜血管周围脂肪环绕（脂肪环征），C 图可能是类癌钙化或收缩性肠系膜炎，D 图中淋巴结肿大可能继发于淋巴瘤。

3．C。网膜梗死在 CT 上是局限性的异常，且常位于右下腹。结核性腹膜炎在 CT 上表现为腹水和腹膜结节，与腹膜转移难以鉴别。

4．A。MR 显示为沿腹膜分布的液体信号灶，无周边强化，绝经前女性的既往手术史有助于诊断。

5．B。CT 显示腹膜上一个巨大的软组织密度占位，与 A、C 和 D 的影像学表现不同。

# Chapter 8A

# 肝脏：非肿瘤性疾病

# Liver: Non neoplastic Diseases

原著　Sirote Wongwaisayawan　Rathachai Kaewlai　Ajay K. Singh

翻译　陈晓亮　孙宏亮

## 学习目标

➤ 描述肝脏感染性病变、血管异常、肝硬化和创伤性损伤的影像学特征。

## 肝段解剖

Couinaud-Bismuth 分段系统将肝脏分为八个功能段,在每个段的中心有肝动脉、门静脉和胆管分支走行,肝段的周围有肝静脉走行[1]。沿着肝中静脉的垂直切面将肝脏分为左右两叶,沿肝右静脉的垂直切面将右叶进一步分为前段和后段,同时,通过肝左静脉的垂直切面将左叶分为内侧段和外侧段两部分(图 8A-1)。一个横切左右门静脉的假想线将这四段分别进一步划分为上段和下段。这些肝段沿顺时针方向依次用罗马数字标记为Ⅰ~Ⅷ段。Ⅰ段代表位于静脉韧带后方的尾状叶。

### 左叶:包括Ⅱ~Ⅳ段

- Ⅱ:左外叶上段。
- Ⅲ:左外叶下段。
- Ⅳ:内侧段。

### 右叶:包括Ⅴ~Ⅷ段

- Ⅴ:前下段。
- Ⅵ:后下段。
- Ⅶ:后上段。
- Ⅷ:前上段。

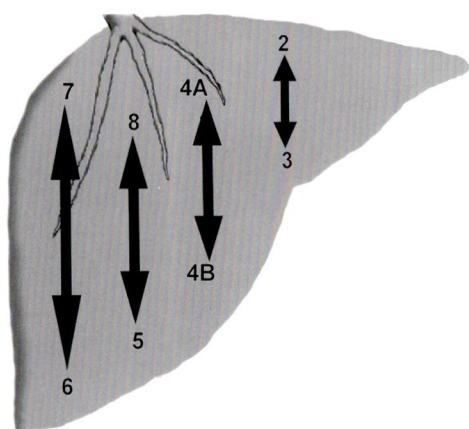

▲ 图 8A-1 正常肝解剖(Couinaud-Bismuth 系统)
示意图描绘了由通过肝右、中、左静脉的假想分隔平面分隔出来的肝段

## 成像技术和正常表现

### 超声解剖学

- 肝脏具有均匀、中等回声(比肾皮质回声强,但比胰腺回声弱)。回声的变化可以指示疾病进程(表 8A-1)。
- 门静脉血管壁可见回声。
- 肝静脉壁没有回声。
- 肝动脉勉强可见。
- 锁骨中线水平肝脏长径< 15.5cm。

表 8A-1 弥漫性肝病的影像鉴别

| 影像表现 | 鉴别诊断 |
| --- | --- |
| 肿块伴钙化 | 钙化性转移(通常为产生蛋白的腺瘤),腺瘤,血管瘤 |
| 肝回声增强(超声) | 脂肪肝,肝硬化,慢性肝炎,糖原贮积病,弥漫浸润性恶性肿瘤 |
| 门静脉周围水肿 | 被动性肝淤血,病毒性肝炎,肝移植后反应,淋巴管梗阻 |
| 肝实质密度减低(平扫 CT) | 脂肪肝,浸润性恶性肿瘤,布加综合征,淀粉样变性 |
| 肝实质密度增高(平扫 CT) | 含铁血黄素沉积,糖原贮积病,胺碘酮治疗后 |
| 信号减低(化学位移 MRI) | 反相位上信号减低:脂肪肝 同相位上信号减低:含铁血黄素沉积,血色沉着病 |
| 肝实质回声减低(超声) | 急性肝炎,弥漫浸润性恶性肿瘤 |

### 经肝多普勒(图 8A-2)

#### 肝动脉

- 连续舒张期血流。
- 加速时间< 80ms。
- 血流阻力指数(RI)为 0.55 ~ 0.8。

#### 下腔静脉(IVC)和肝静脉

- 三相波形,但偶尔出现双相或单相波形。

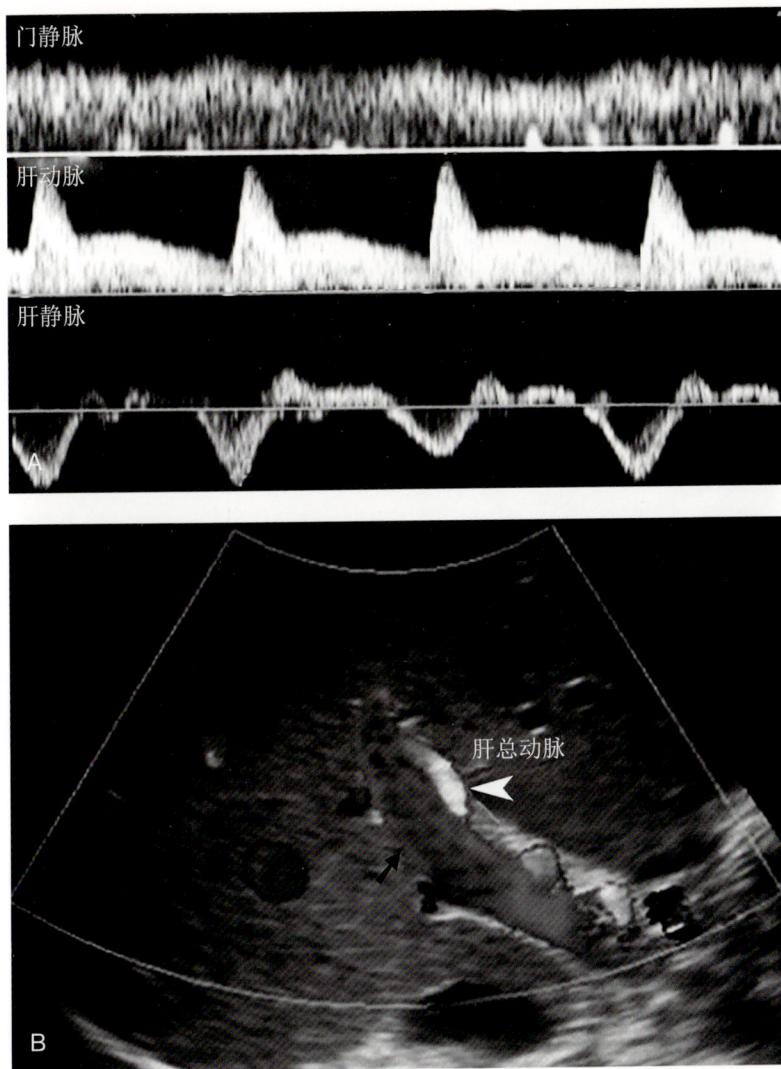

▲ 图 8A-2 正常多普勒超声
A. 门静脉主干的波形（轻微起伏波形），肝动脉的波形（低阻形）和肝静脉波形（三相波形）；B. 多普勒超声示肝门处主肝静脉（箭）位于肝动脉后方（箭头）

• 主门静脉：螺旋血流（彩色多普勒上规则交替或平行红色和蓝色带，频谱多普勒上位于基线两侧的波状血流）。

### CT 解剖学

• 在平扫和增强图像上呈等密度。
• 平扫CT值45～60HU或比脾高5～10HU。
• 尾状叶与右叶体积比< 0.6。

### MR 解剖学

• $T_1WI$：信号强度高于脾，但低于胰腺。
• $T_2WI$：信号强度低于脾。
• 化学位移：同、反相位图像上有很小的信号强度差异。

## 肝脂肪变性

肝脂肪变性或脂肪肝是脂质（特别是三酰甘油）的异常累积。这常见于代谢紊乱（即糖尿病，肥胖，高脂血症，糖原贮积病），肝毒素的摄入［酒精，化疗，胺碘酮（图 8A-3）］或病毒性肝炎的患者。虽然轻度的脂肪沉积一般是可逆的，但是脂肪变性伴发肝细胞炎症（即脂肪性肝炎）可导致肝硬化。

影像上，脂肪变性可累及整个肝脏，或者肝段，或一小片区域。脂肪变性没有占位效应，并且没有肝内血管的推移。脂肪变性区域在超声上呈高回声，在平扫 CT 上密度减低（绝对 CT 值< 40HU 或至少低于脾的 CT 值 10HU），在 $T_1WI$ 上呈高信号，在反相化学位移图像上信号减低（图

165

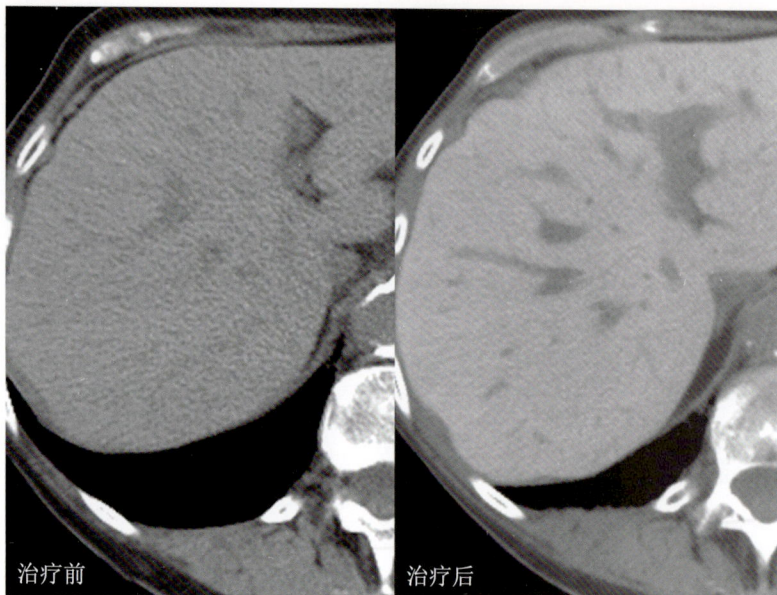

◀ 图 8A-3　胺碘酮所致肝脏密度增高
胺碘酮治疗前的平扫 CT 图像和治疗 4 年后的图像，肝实质密度增高了 25HU，这是由于胺碘酮和去乙基胺碘酮沉积肝实质造成的；碘占胺碘酮分子量的 37%（Before：之前，After：之后）

8A-4）。弥漫性脂肪变性通常导致肝大。如果严重，肝内血管和横膈在超声上将无法分辨[2]。在一个具有弥漫性脂肪变性的肝脏中，局部区域可以缺少脂质积聚（局部脂肪缺失），通常沿胆囊窝分布或邻近镰状韧带或位于肝Ⅳ段后内侧面的包膜下区域（图 8A-5）。与局灶性和节段性脂肪变性类似，局部脂肪缺失与正常的肝实质也具有锐利的、区域性的边界。局灶性脂肪变性与局部脂肪缺失的常见部位是相似的。

## 肝硬化和融合性纤维化

　　肝硬化，代表终末期慢性肝病，其特征是正常肝实质的纤维化破坏，伴结节状再生。西方和日本最常见的病因是丙型肝炎病毒感染。在亚洲和非洲，乙肝是最常见的病因[3]。众所周知，肝硬化增加了肝细胞癌（HCC）的患病风险。

### 肝硬化的影像学表现

● 最早的形态学变化是肝门周围间隙增宽，主要是叶间裂和胆囊周围间隙。

● 晚期变化（图 8A-6）如下。

1. 尾状叶和左外叶肥大。尾状叶与右叶的正常比例 < 0.6。尾状叶肥厚可以使比例增大至大于 0.65。尾状叶的测量是从尾状叶的左缘量

到门静脉右缘的垂直切面。

2. 肝右叶前段及左叶内侧段萎缩。

3. 肝实质弥漫粗大不均质改变。

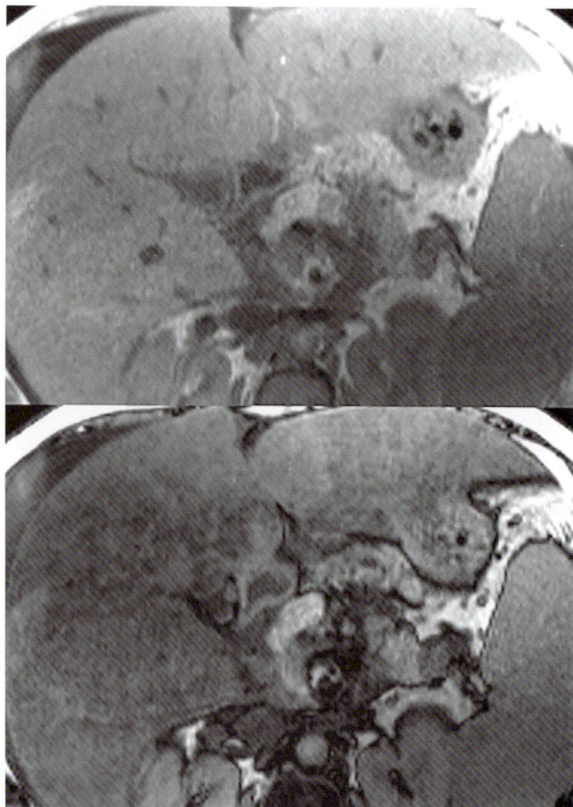

▲ 图 8A-4　脂肪肝
同、反相位 $T_1WI$ 图像示肝右叶信号不均匀减低；这些是具有相同的 TR 但不同的 TE 的梯度回波序列，突出显示细胞内脂肪成分

▶ 图 8A-5  脂肪肝与局部脂肪缺失

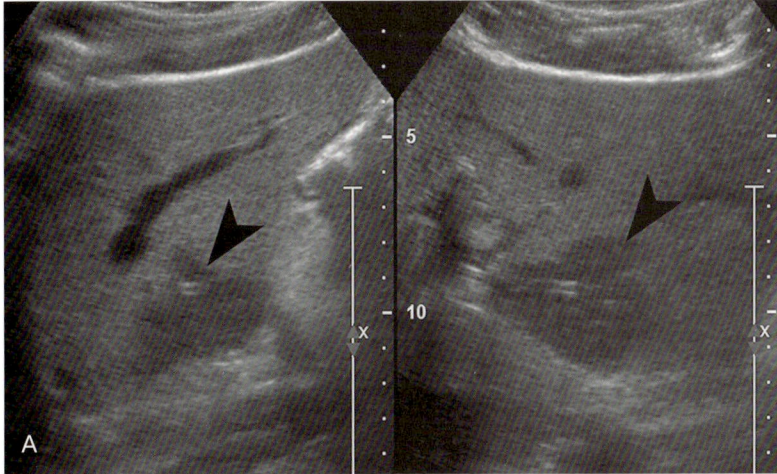

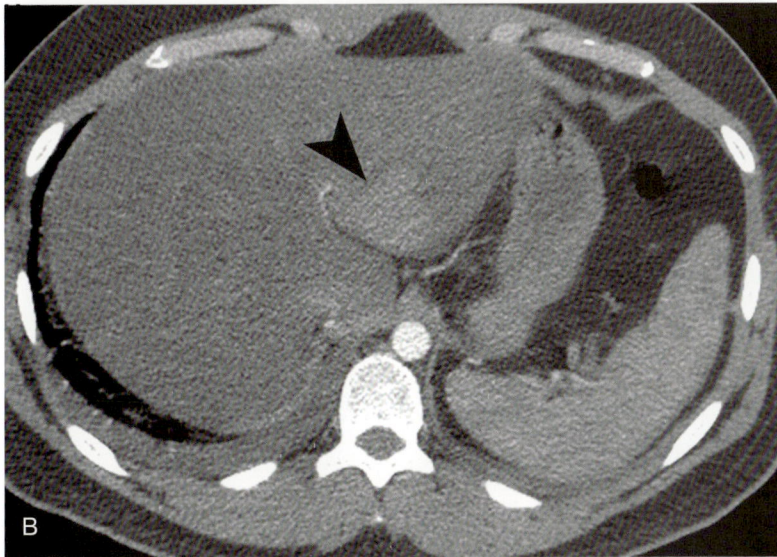

A. 脂肪肝患者超声图像显示肝脏实质弥漫回声增强，同时肝左叶局部见低回声区（箭头）；B. 腹部CT示相对于脾，肝实质密度弥漫性降低，左叶后部见局灶性相对高密度区（箭头），符合局灶性脂肪缺失

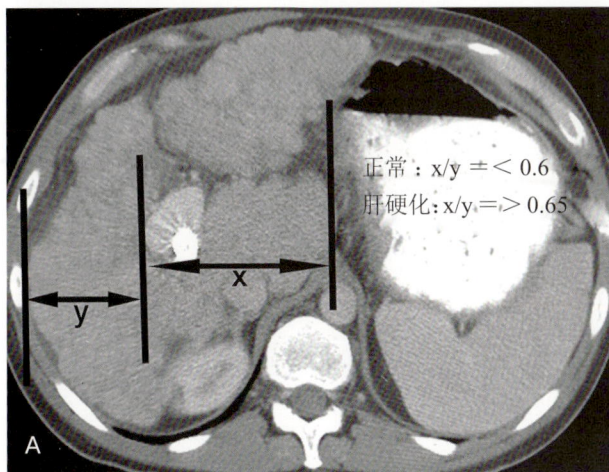

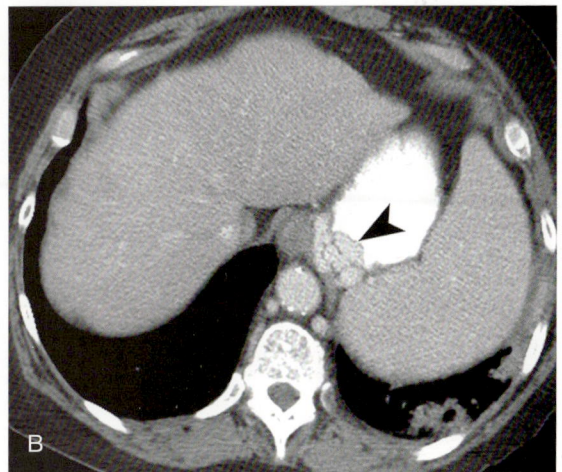

正常：x/y = < 0.6
肝硬化：x/y = > 0.65

▲ 图 8A-6  肝硬化和胃黏膜下静脉曲张

A. 对比增强 CT 显示肥大的肝尾叶，通常尾状叶与右叶的比率 < 0.6，尾状叶的测量是从尾状叶的左边缘到主门静脉右缘的垂直平面，肝右叶从肝右缘到主门静脉右缘的垂直平面；B. 对比增强CT扫描显示小叶边缘，肝左叶肥大和黏膜下的胃静脉曲张（箭头）

- 门静脉高压改变（脐静脉再开放，门静脉扩张，静脉曲张，脾大，腹水，门静脉高压性结肠病等）（图 8A-7）。

- 肝脏表面结节状改变代表多个再生结节（小结节性和大结节性肝硬化）。通常小结节 ＜ 3mm，见于酒精性肝病。大结节性肝硬化结节范围从几毫米到 15mm，常见于病毒性肝炎（图 8A-8）[4]。

- 纤维化区域可能在 MRI $T_2WI$ 图像上显示轻度高信号。这通常被称为细铺路石样改变（图 8A-9）。

在长期肝硬化患者，或较少见的早期代偿性肝硬化患者，在塌陷的肝实质区域可以出现局灶性纤维化肿块，被称为肝融合性纤维化。

肝融合性纤维化影像（图 8A-9）特点如下。

- 孤立的或多发楔形病灶，宽底朝向肝包膜，伴包膜挛缩和体积减小（对比肿瘤）[3, 5]。

- 典型表现为Ⅳ和Ⅷ段受累。

- 平扫上 CT 值降低，$T_1WI$ 上低信号，$T_2WI$ 上高信号。

- 肝动脉期和静脉期的强化程度等于或小于周围肝实质。

- 延迟增强具有特征性。

# 肝色素沉着性疾病

## 含铁血黄素沉着症

含铁血黄素沉着症是指组织内过量的铁沉积

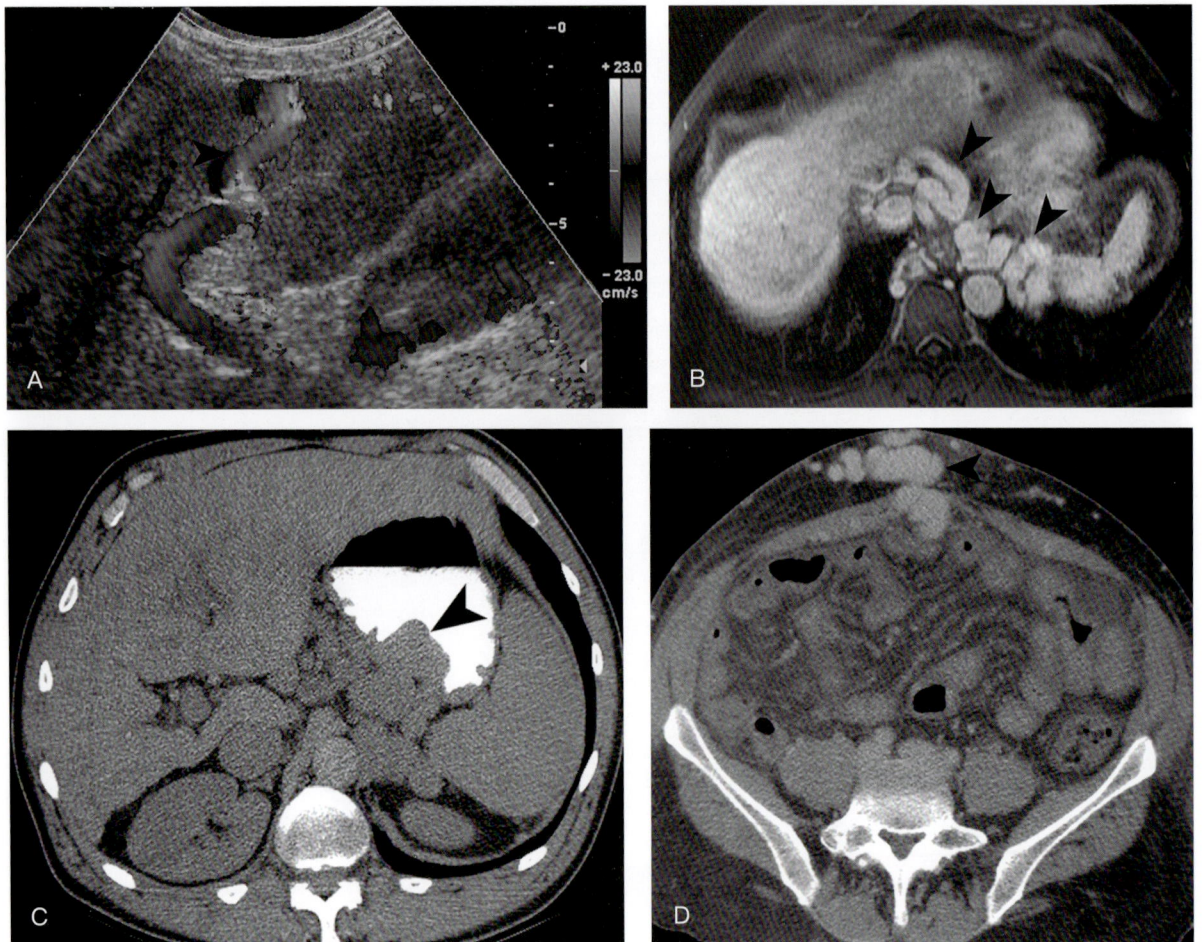

▲ 图 8A-7　肝硬化伴门静脉高压

A. 多普勒超声显示圆韧带内脐静脉再开放（箭头）；B. 增强 $T_1WI$ 显示在门静脉高压的患者广泛的腹膜后静脉曲张（箭头）；C. 腹部平扫 CT 显示在后胃壁（箭头）中由胃静脉曲张引起的多个黏膜下分叶状肿块；D. 肝硬化和门静脉高压患者的对比增强 CT 示大量扩张的脐周侧支血管（箭头）

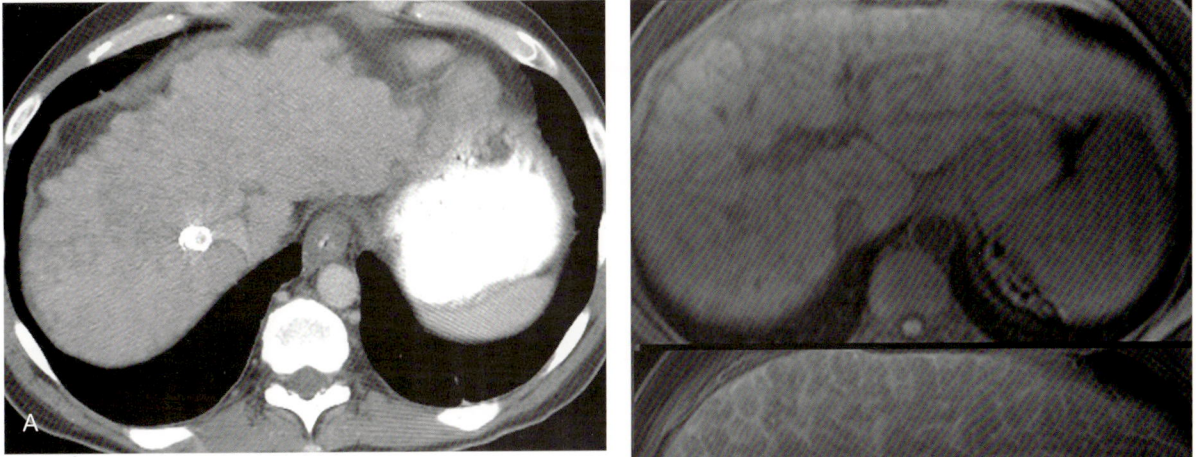

▲ 图 8A-8　肝硬化（大结节型）
A．肝脏的增强 CT 显示肝缘广泛的结节状突起，在肝脏中可看到 TIPS 分流器；B．平扫和增强 $T_1WI$ 显示肝的结节状外观和强化的纤维分隔

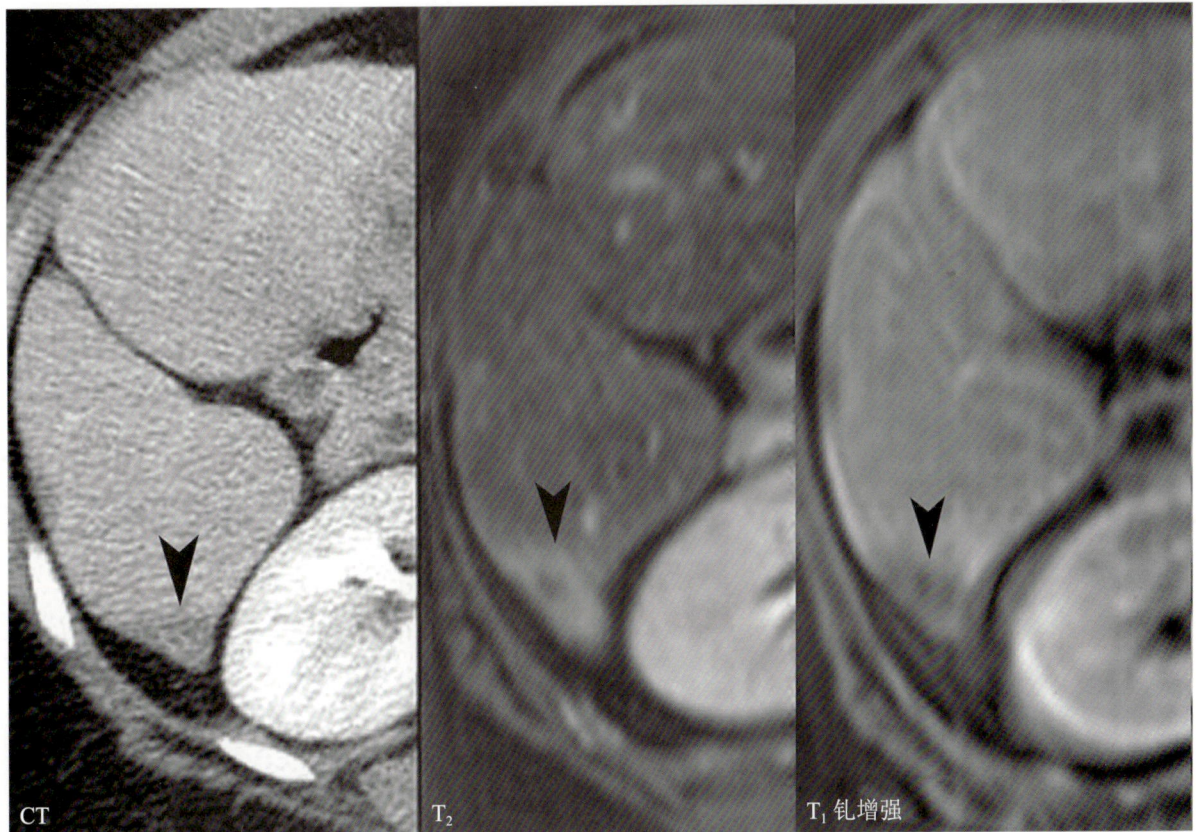

▲ 图 8A-9　肝融合性纤维化
对比增强 CT、$T_2WI$ 和增强 $T_1WI$ 示肝脏纤维化融合部位肝包膜回缩（箭头）和肝脏体积减小

而没有终末器官的损伤的一种病理状态。肝性含铁血黄素沉着症主要继发于多次输血，慢性溶血性贫血和慢性肝病。影像表现类似于血色素沉着病。

## 血色素沉着病

血色素沉着病的特征为继发于多个器官（包括肝脏）中的异常铁的沉积所导致的器官中毒。

• 原发性血色素沉着病是一种常染色体隐性疾病，其特征在于肠道对铁吸收的异常增加，导致过量的铁沉积在肝脏、胰腺、心脏、脑垂体、甲状腺、滑膜和皮肤。脾通常不受影响（图 8A-10A）。

• 继发性血色素沉着病是一种获得性疾病，可由多种疾病引起，如贫血、慢性肝病和多次输血。机制是过量铁被网状内皮系统吸收，沉积在肝、脾和骨髓中（图 8A-10B）。

尽管平扫 CT 上实质密度均匀增高达 70HU 以上可提示血色素沉着病，但 CT 通常不用作初始检查方法。MRI 是用于检测和定量肝脏中的铁沉积物的最好的无创性方法。铁的存在导致所有脉冲序列上的信号损失，其损失程度与铁沉积的量成比例。铁沉积物还导致化学位移图像上同相位的信号下降，类似于脂肪变性中反相位图像的信号变化（图 8A-11）。此外，MRI 图像上还可以作出肝硬化和肝细胞癌的诊断。

与铁不同，铜沉积没有铁磁效应，因为铜会与蛋白质结合在一起。因此，肝豆状核变性最常见表现是大结节性肝硬化[6,7]。

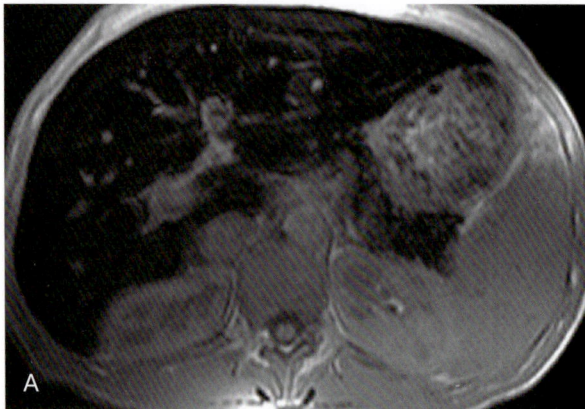

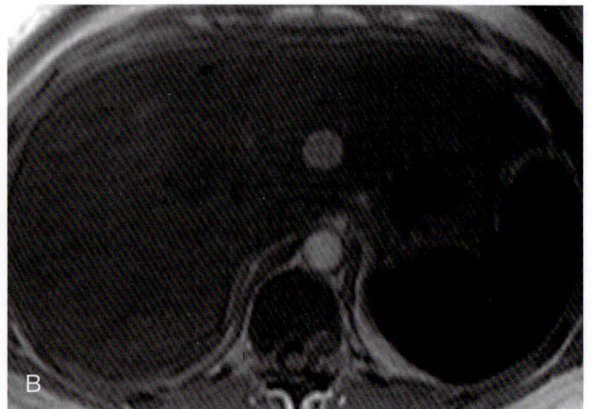

▲ 图 8A-10　血色素沉着病
A. 原发性血色素沉着病，同相位 $T_1WI$ 示与脾信号相比，肝实质信号明显减低；B. 继发血色素沉着病，$T_1WI$ 示与肝实质信号相比，脾实质信号明显减低[6, 7]

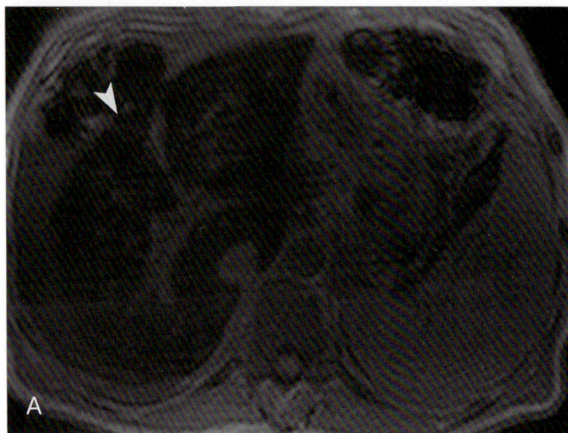

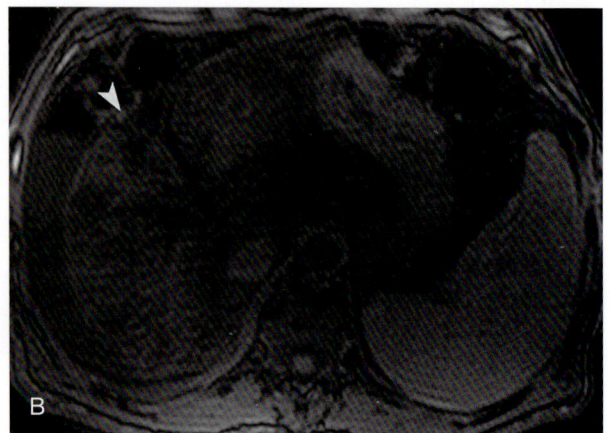

▲ 图 8A-11　原发性血色素沉着
与反相位相比，同相位 $T_1WI$ 上显示肝实质的信号减低（箭头）

### 糖原贮积病

糖原贮积病是一组多样化的代谢紊乱病（包括 12 个亚型），这组病导致糖原在组织内的异常积累。多数患者存在肝大。影像学检查的作用是评价可能的并发症，如肝硬化、肝癌和肝腺瘤等[8]。

## 血管疾病

### 一过性肝信号／密度异常

一过性肝信号／密度异常（THID/THAD）是局部区域流向肝脏的动脉、门静脉血流不均匀所致。图像上显示为局部肝实质较周围肝实质动脉期强化程度增高，而在门静脉期和延迟期呈等密度或等信号。THAD 可以在上腔静脉（SVC）阻塞、肝肿瘤、血管瘤、FNH、肝脓肿和慢性胆囊炎的患者中看到。

### 影像表现

• 动脉期存在异常强化区，但是没有相应的肿块（图 8A-12）。

• 肝脏在门静脉期、平扫 CT、和非增强 MR 序列上表现正常。

• 它可以是杆状、多节段、扇形、多形的或弥漫性[9]。

• SVC 阻塞患者在动脉期成像可以在Ⅳ段显示异常强化，这是由通过多发扩张的皮下侧支循环血管（乳内静脉、浅表上腹静脉、脐周静脉）形成的 SVC 和门静脉左主支之间的门体静脉分流所致（图 8A-13）[10]。

### 动门静脉分流

动门静脉分流是指肝内的动脉分支和门静脉间的交通，导致动脉血流再分配到门静脉区域中。它可能来自肿瘤、创伤、活检或射频消融（RFA）。虽然大多数是无症状的，在罕见的情况下，高流量分流可能引起门静脉高压和肝衰竭[11]。

对比增强 CT 和 MRI 图像上动脉期在肝脏外围显示小的、非球形增强病灶，在门静脉期与附近正常肝脏无法区分。外围门静脉早于中央门静脉强化提示动门静脉分流的可能（图 8A-14）。大多数病变在其他 MRI 序列上不能观察到信号异常。动门静脉分流可能伴发 THID/THAD，表现为楔形低密度区的顶点出现条状分流灶[11, 12]。

### 肝静脉闭塞性疾病或肝窦阻塞综合征

这是一种干细胞移植（通常在 30 天以内）或化疗的并发症，具有潜在致命性。血管内皮损伤导致小肝静脉进行性闭塞，导致肝静脉流出阻塞[13]。多普勒超声常用于检查有风险的患

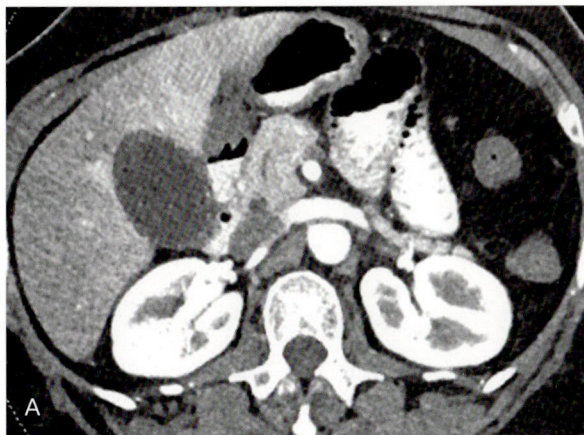

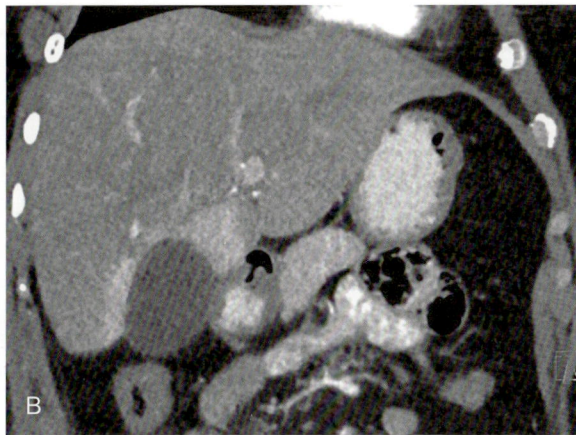

▲ 图 8A-12 慢性胆囊炎引起的暂时性肝密度异常
慢性结石性胆囊炎患者的轴位、冠状位增强 CT 示胆囊周围肝实质密度增加

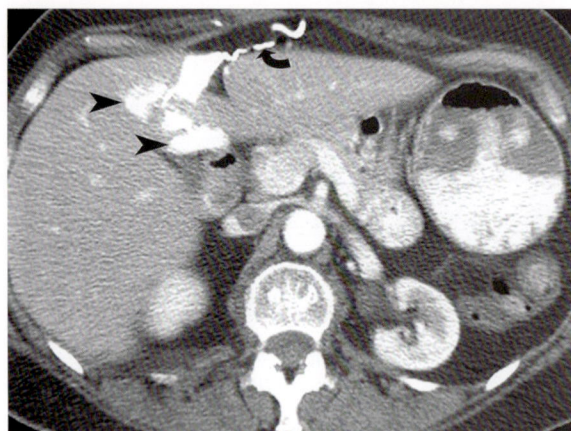

▲ 图 8A-13　SVC 阻塞引起的一过性肝密度异常
肝Ⅳ段密度明显增加（箭头），这是由从胸廓内血管到门静脉的左侧支循环引起（弯箭）

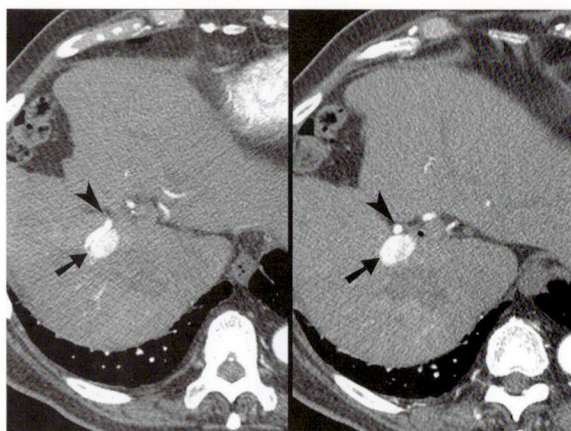

▲ 图 8A-14　射频消融后的动门静脉分流
增强 CT 动脉期见门静脉右支明显强化，在近期的 RFA 区可见肝右动脉分支（箭头）与门静脉右支分支（箭）相交通

者，超声上可能表现为门静脉血流的减少或逆向血流。在 CT 或 MRI 上表现为肝大、腹水、肝静脉狭窄、门静脉周围水肿和胆囊壁增厚。增强图像上表现为肝实质不均匀强化[14-16]。

## 被动性肝淤血

被动性肝淤血是指由于肝内血流淤滞引起的肝细胞缺氧和坏死性疾病。本病继发于心脏疾病（充血性心力衰竭和缩窄性心包炎）或肝静脉引流感染。

## 影像表现

- 超声上可见肝大、腹水、下腔静脉（IVC）和肝静脉扩张、心脏扩大。
- IVC 的随呼吸变化减低，肝静脉的三相波形态消失，多普勒超声上可见单向连续波形和门静脉的搏动增强（图 8A-15）。
- 在对比增强 CT 或 MRI 上，动脉期可见造影剂逆流进入肝静脉和 IVC，这表明右心功能不全（图 8A-16）。充血的肝脏体积扩大、密度不均，增强图像上呈斑驳的马赛克样强化。

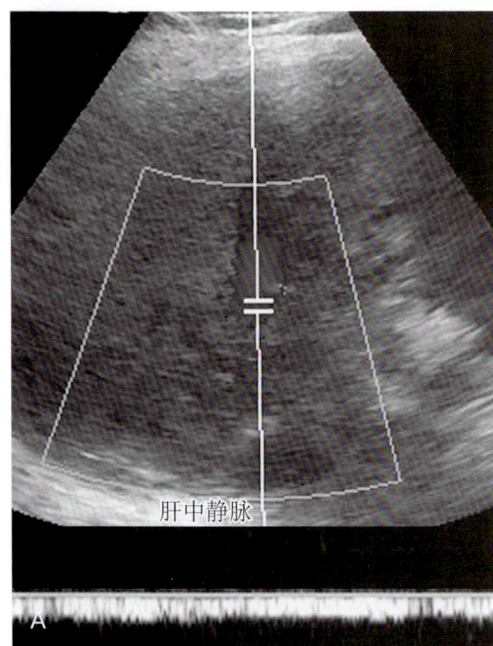

肝中静脉

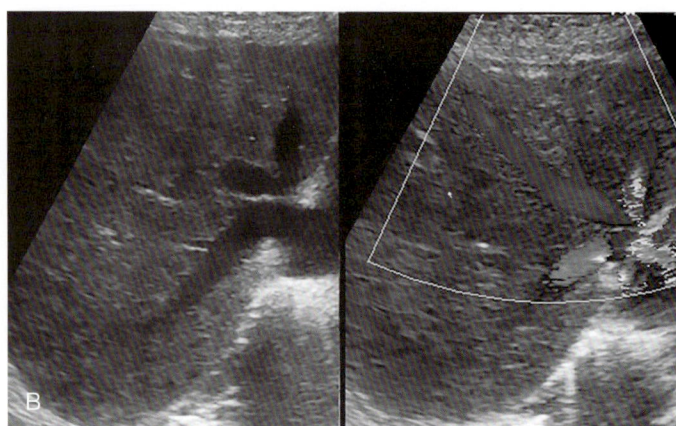

▲ 图 8A-15　IVC 狭窄致肝静脉流出阻塞
A. 多普勒超声示肝中静脉三相波形态消失；B. 轴向超声示 IVC 狭窄所致的肝右、肝中和肝左静脉扩张

肝脏外围可见大片延迟强化区。低强化区倾向于沿血管周围分布，伴延迟强化。另外图像上还可能见到门静脉周围水肿[17]。

- 在晚期，肝脏形态可出现肝硬化改变。

### 门静脉阻塞

门静脉阻塞通常由血栓形成引起，可能是由于肝硬化、局部感染 / 炎症过程、损伤和高凝状态。血栓表现为门静脉内混合回声、密度、信号的充盈缺损（图 8A-17）。对比增强 CT 和 MRI 图像上，可以看到外围环状强化的血管壁，这两种检查方式对延伸进入肠系膜静脉的栓子的评估，都比超声更可靠[16, 18]。门静脉的海绵

状变性发生在闭塞的门静脉周围。影像上表现为肝十二指肠韧带内和肝门区肿块样的静脉网（图 8A-18）。从门静脉左支到脐周静脉的脐周静脉再开放影像上表现为在左肝叶和浅表上腹静脉之间扩张的、扭曲的血管结构，随后引流入 SVC 或 IVC[19, 20]。此外，在其他的门体静脉侧支循环位置也可以看到静脉曲张影像。

### 巴德 - 基亚里综合征

巴德 - 基亚里综合征（BCS）是一组不论病因，而只以肝静脉流出道阻塞为特征的疾病。在西方国家，BCS 经常与高凝状态相关，但在亚洲人，膜状肝静脉和 IVC 的网状阻塞更常见

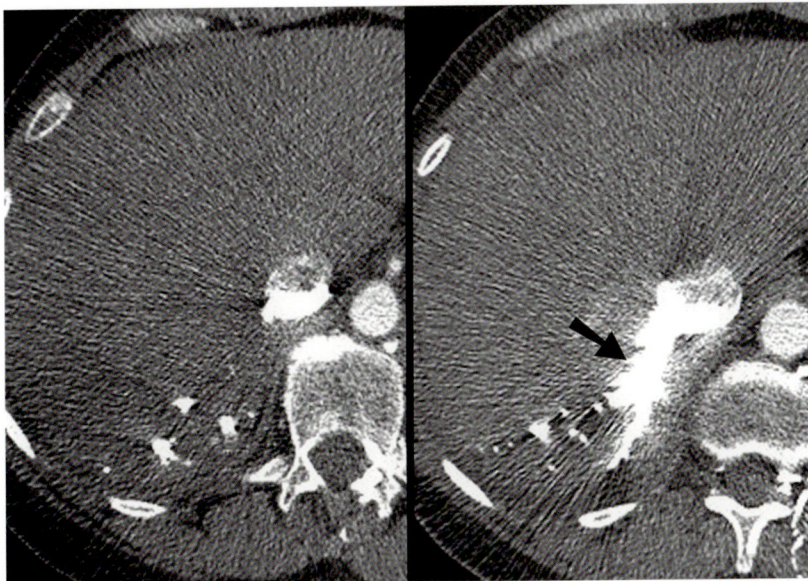

◀ 图 8A-16　肝静脉充血
对比增强 CT 示缩窄性心包炎患者造影剂从右心房逆流到 IVC 和肝右静脉（箭）

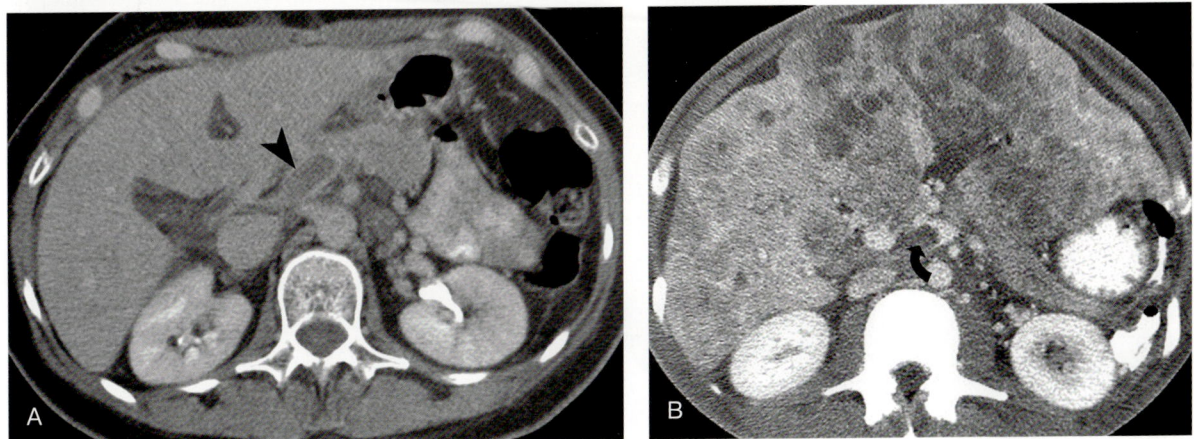

▲ 图 8A-17　门静脉血栓形成
A. 轴位增强 CT 门静脉期图像示门静脉主干内线状血栓（箭头）；B. 浸润性肝癌患者的增强 CT 示门静脉中的癌栓（弯箭）

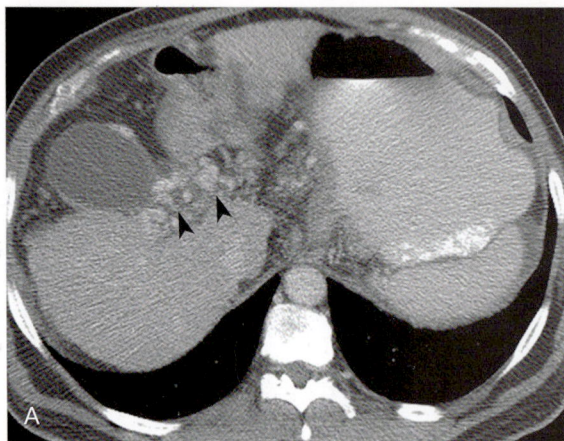

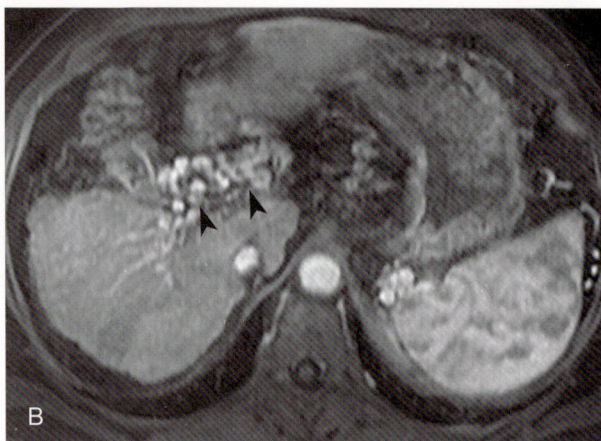

▲ 图 8A-18　门静脉血栓形成并海绵样变性

增强 CT 和增强 $T_1$WI 图像分别示慢性门静脉闭塞，伴肝门区广泛侧支循环形成（箭头），符合海绵状变性

[9]。这种疾病可导致门静脉高压、肝脏充血，并最终导致肝细胞功能障碍。在急性 BCS，有肝大，肝实质异常（回声不均，斑驳的外观，增强 CT 和 MRI 上肝脏外周的强化减低，但尾状叶明显强化）和肝静脉或 IVC 显示不清。肝静脉栓塞可以表现为环状充盈缺损（图 8A-19），并与肝内逗点状侧支血管相连。在慢性 BCS 中，受累肝段萎缩，尾状叶增大，出现再生结节，肝内、外侧支形成或静脉曲张[9, 21]。

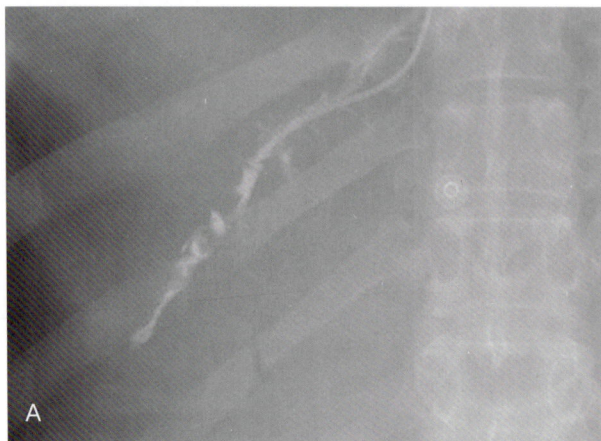

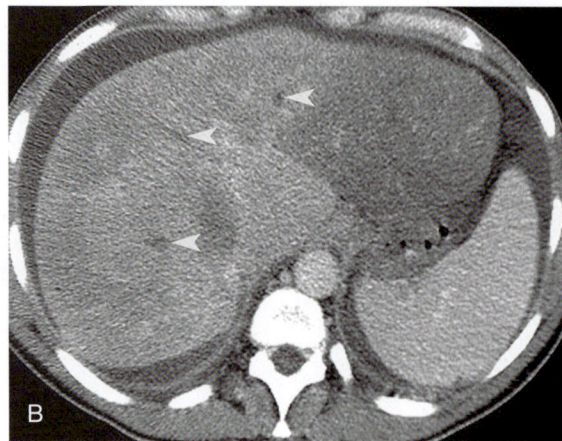

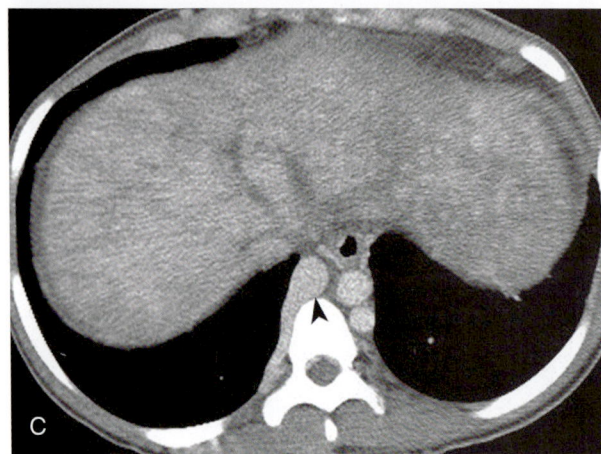

▲ 图 8A-19　巴德－基亚里综合征（BCS）

A. 一例 BCS 患者的肝静脉造影示肝右静脉管腔内有不规则血栓；B. 增强 CT 示肝大，实质不均匀强化，肝静脉血栓（箭头）；C. 增强 CT 示肝实质不均匀强化和肝静脉慢性血栓形成，腹膜后可见扩张的奇静脉（箭头）和半奇静脉

## 肝紫癜症

肝紫癜症是一种罕见的良性疾病，特征为肝内出现扩张的充血囊性腔，也就是血窦形成。该病与药物、损肝毒素、慢性消耗性疾病和AIDS有关，但是确切的发病机制还不清楚。它很少引起症状，通常是偶然发现的。最严重的并发症是病灶出血、甚至破入腹膜腔，这都是致命的。

肝紫癜症影像学表现取决于其病理类型、病灶内出血所处的阶段，以及并发的肝病情况。病变可单发或多发，回声、密度、信号和强化程度不一。典型的非出血性病灶超声上表现为低回声，平扫CT上呈低密度，$T_1WI$上呈低信号、$T_2WI$上呈高信号（图8A-20）。增强图像上，典型病变显示早期球形强化，病灶中央可见多发对比剂沉积（靶征）。门静脉期呈渐进性强化，延迟期呈弥漫性均匀高密度[22]。

## 肝梗死

肝梗死是指由于肝动脉或肝动脉和门静脉血供减少所致的区域性肝细胞凝固性坏死。由于肝脏的双重血供系统和侧支血供途径，单独的门静脉系统病变一般不会引起肝梗死。肝梗死可能发生在肝脏移植、化疗栓塞、消融术、肝胆手术或创伤之后。

在CT和MRI图像上，肝梗死通常表现为楔形并且没有占位效应。CT上呈低密度，$T_1WI$上呈低信号、$T_2WI$上呈高信号。增强后表现为肝外周邻近包膜的区域性或肝段性强化缺损（图8A-21和图8A-22）[5, 23]。少数病例病灶内可出现气体，但这不一定与感染相关。

## 外伤

肝撕裂是腹部穿透性创伤后最常见的损伤。CT检查优于超声，超声漏诊的肝撕裂高达25%。

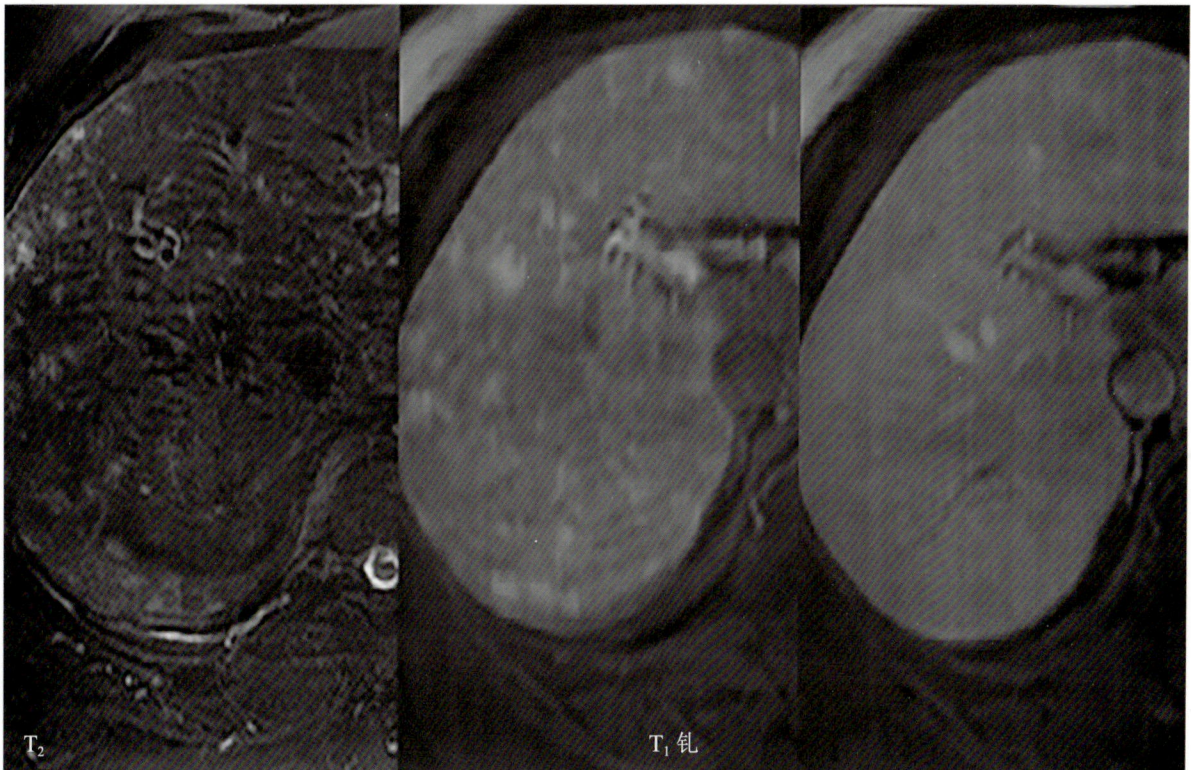

▲ 图8A-20　肝紫癜症
$T_2WI$和钆增强$T_1WI$（动脉期和门静脉期）示肝内多发$T_2WI$高信号灶，可见动脉期强化，在门静脉期，局灶性病变与肝实质呈等信号

### 肝创伤的影像学表现

● 平扫 CT 上撕裂伤表现为不规则的线状或分支状形态的低密度区（图 8A-23）。

● 增强 CT 上实质性血肿表现为边界不清的高密度灶。

● 包膜下血肿表现为肝包膜与实质之间的

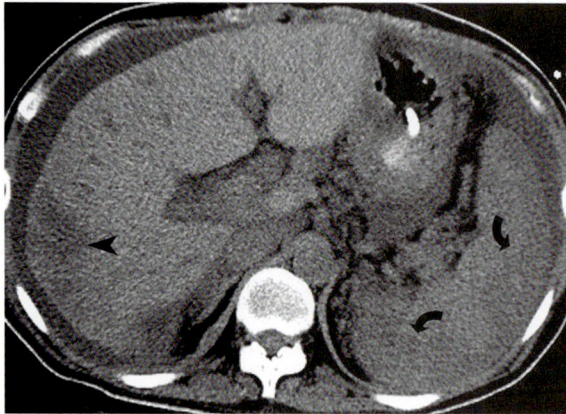

▲ 图 8A-21　肝梗死
平扫 CT 示肝右叶外周部楔形低密度（箭头），符合梗死改变；该患者脾外周部也可见多发梗死灶（弯箭）

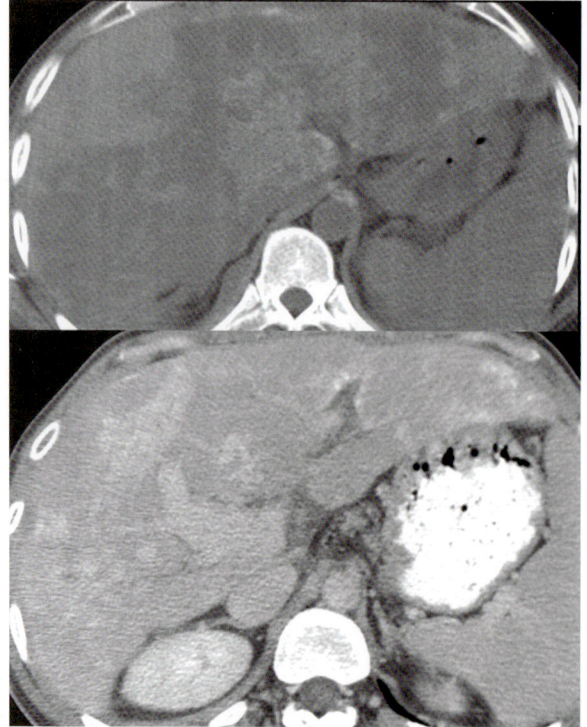

▲ 图 8A-22　移植肝梗死
肝脏平扫和增强 CT 示肝内多发不均匀强化高密度灶，符合移植肝梗死

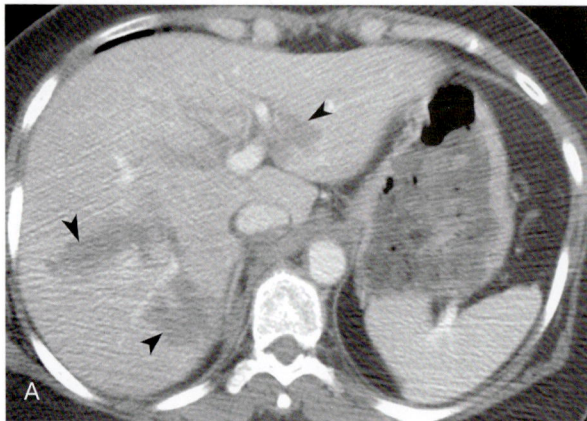

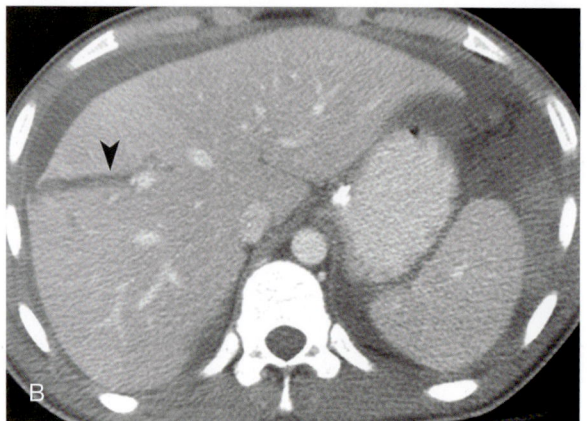

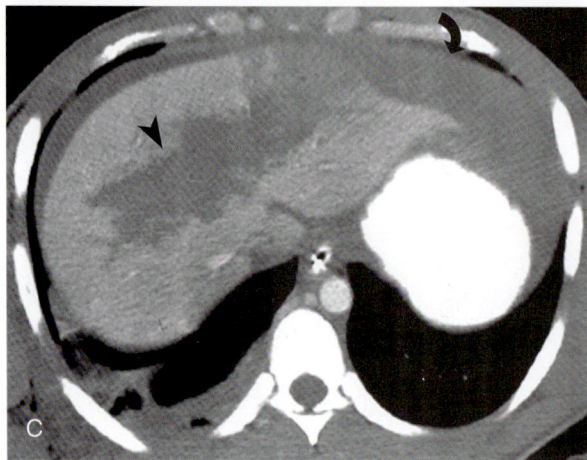

▲ 图 8A-23　肝撕裂
A. 增强 CT 示肝实质多发线状、分支状的低密度灶，符合肝脏钝性损伤所致的撕裂伤（箭头）；B. 增强 CT 示肝右叶穿透性损伤所致的线状裂伤（箭头）；C. 增强 CT 示肝左叶及右叶线状低密度灶，反映了沿弹道的撕裂伤（箭头），邻近肝左叶可见肝周出血（弯箭）

卵圆形低回声或高密度区，使得肝缘变得锯齿状或扁平状（图 8A-24）。

- 肝血管损伤可累及肝动脉和静脉系统。当裂伤或血肿延伸累及一个或多个主要肝静脉或 IVC 区域时，需考虑血管损伤。动脉期成像有时在裂伤或血肿内可见代表活动性出血的高密度区，提示应该及时手术或血管内治疗（图8A-25）[24]。

### 美国创伤外科协会对创伤性肝损伤的分级

- I 级

血肿：包膜下血肿面积小于肝表面积的 10%。

撕裂：包膜撕裂小于实质深度的 1cm。

- II 级

血肿：包膜下血肿面积达肝表面积的 10% ～ 50%；实质内直径＜ 10cm。

撕裂：囊膜撕裂实质深度的 1 ～ 3cm，长度＜ 10cm。

- III级

血肿：包膜下血肿面积达肝表面积的 50% 以上，或伴包膜撕裂或肝实质血肿；实质内血肿直径＞ 10cm 或进行性扩大。

撕裂：深度＞ 3cm。

- IV级

撕裂：实质性破裂达一个肝叶的 25% ～ 75%，或累及 1 ～ 3 个肝段。

- V 级

撕裂：实质性破裂大于肝叶的 75%，累及一个肝叶内 3 个肝段以上（图 8A-26）。

血管：近肝静脉损伤（肝后下腔静脉，中央主肝静脉）。

- VI级

肝撕脱。

## 肝感染

### 急性肝炎

急性肝炎通常由病毒感染引起，导致肝大

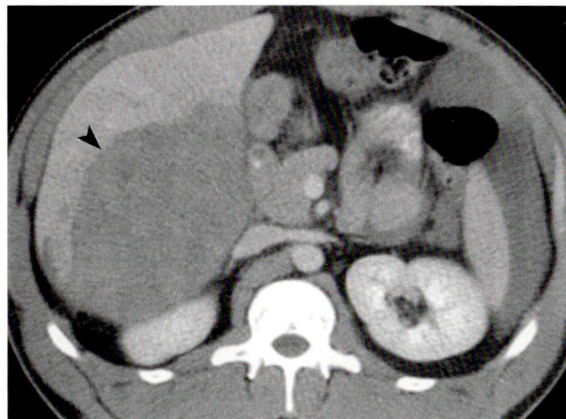

▲ 图 8A-24 钝性腹部创伤所致的包膜下血肿

增强 CT 示肝右叶后部包膜下双凸镜状的包膜下血肿（箭头）

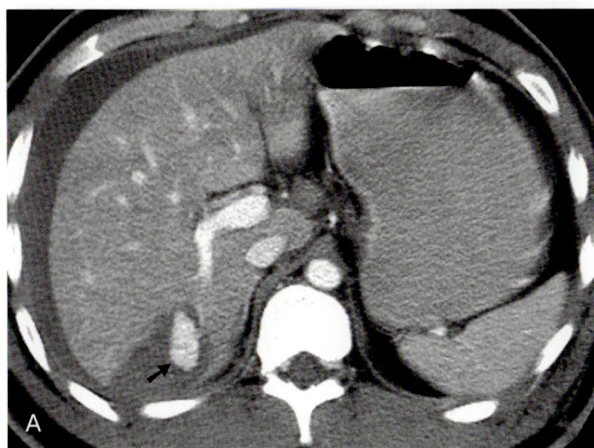

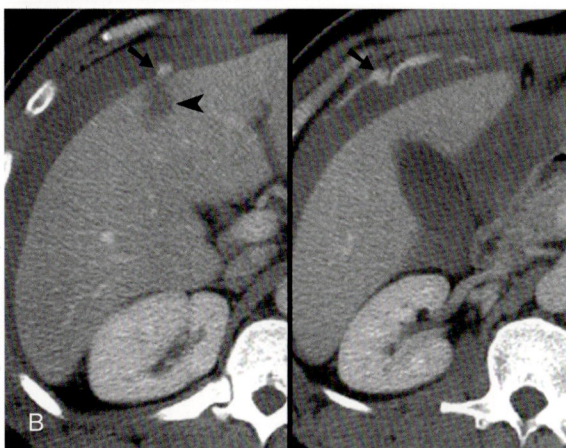

▲ 图 8A-25 肝假性动脉瘤和动脉外渗

A. 增强 CT 示由穿透性损伤引起的假性动脉瘤（箭）和楔形肝梗死；B. 对比增强的 CT 示由肝撕裂（箭头）所致的造影剂活动性外渗（箭）

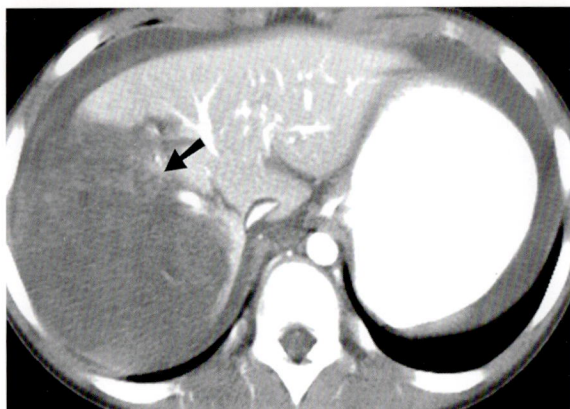

▲ 图 8A-26　Ⅴ级肝损伤
增强 CT 示广泛性裂伤（箭）和累及肝右叶所有肝段的血行中断

和肝实质异常。超声上，肝脏回声减低造成小静脉壁回声增强（闪烁星空征）（图 8A-27A）。胆囊壁尤其是肝侧水肿也可以观察到。在 CT 和 MRI 上，可见到肝大、胆囊壁增厚和门静脉周围水肿（图 8A-27B）[25]。

### 肝脓肿

　　肝脓肿是肝实质内局部坏死性炎症组织的积聚，可以由细菌、寄生虫、真菌、分枝杆菌等引起。化脓性脓肿是细菌通过血源性传播、上行性胆管炎蔓延，或从邻近器官或创伤直接扩散。大肠埃希菌是最常见的致病微生物。细菌性脓肿可分为小脓肿（＜ 2cm）或大脓肿（≥ 2cm）[26]。

　　US 和 CT 可以检测大多数脓肿，敏感度＞ 90%。在超声上，小病变常常是低回声的，而较大的病变可以是低、等或高回声（图 8A-28）。脓肿腔内的气体可以表现为具有后部混响的线状或曲线状高回声线。在 CT 和 MRI 上，病变表现为圆形，边界清楚，伴周围水肿。增强后，在肝静脉期和延迟期可见晕环征。

　　集簇征：表现为大腔周围簇状聚集较小的脓肿（图 8A-29A）。

　　双靶征：这是指病灶中央呈低密度，周围环绕一个高密度的环，外围伴低密度水肿和肝实质带（图 8A-29B）。

　　在 MRI 上，脓肿具有多样的 $T_1$ 和 $T_2$ 信号

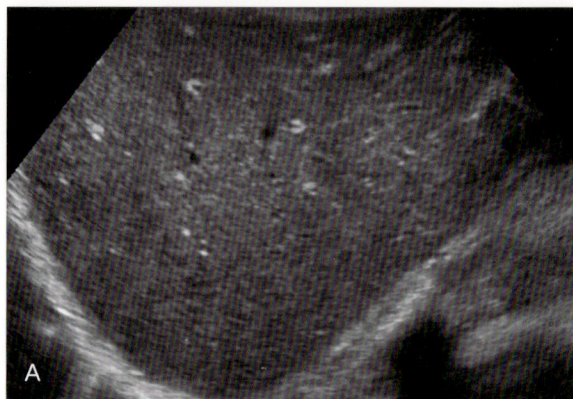

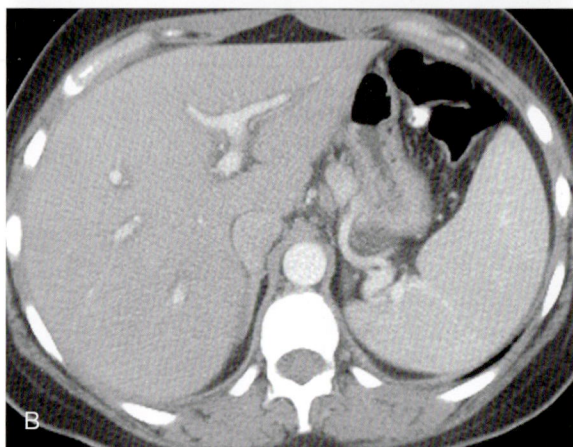

▲ 图 8A-27　急性肝炎
A. 肝脏的超声检查示在水肿的肝实质背景中高回声的脉管，呈闪烁星空征；B. 在急性肝炎患者增强 CT 示门静脉周围水肿和胆囊壁水肿

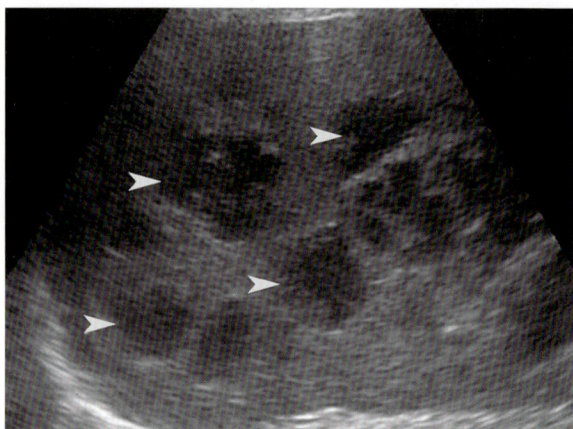

▲ 图 8A-28　化脓性肝脓肿
超声示多发小肝脓肿（箭头）的簇集

强度，主要取决于其内蛋白质含量。弥散加权成像中央通常表现为弥散受限，与肿瘤坏死相反[25]。肺炎克雷伯菌是导致含气脓肿的最常见病原菌（图 8A-30）。

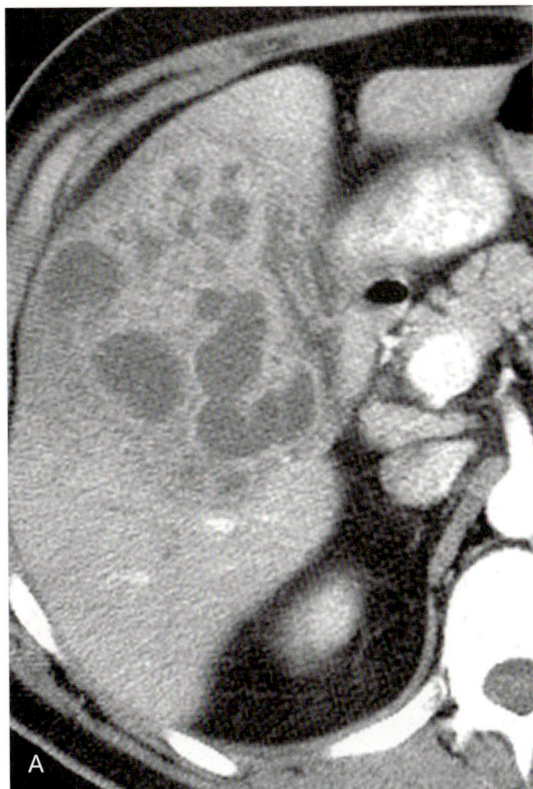

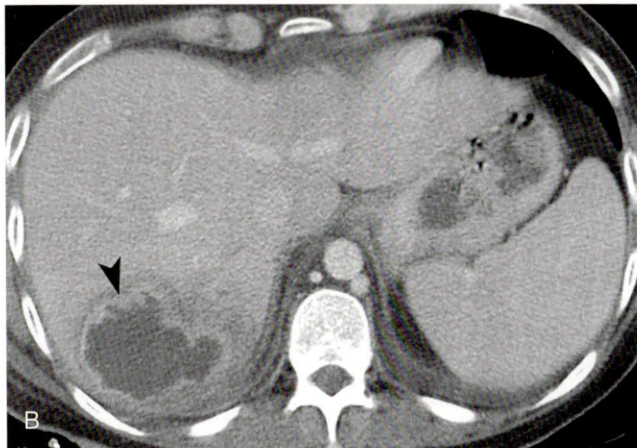

▲ 图 8A-29　化脓性肝脓肿
A. 集簇征，即轴位增强 CT 示多个脓肿聚集在肝右叶，与较大的脓肿相邻；B. 双靶征，即轴位增强 CT 示肝内不规则低密度脓肿与高密度壁，伴周围水肿（箭头）

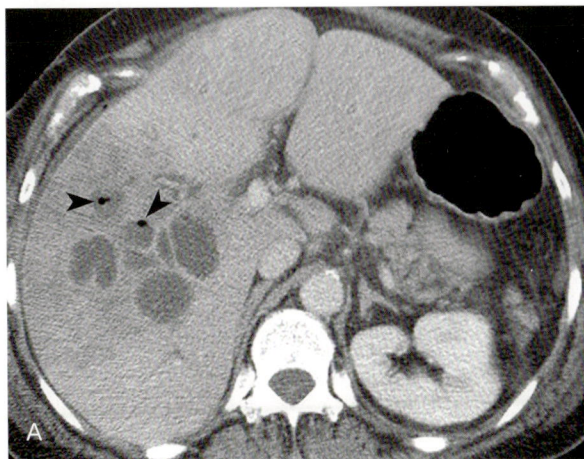

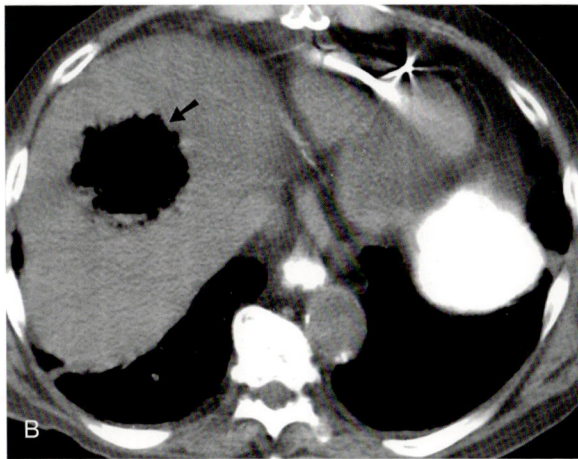

▲ 图 8A-30　含气肝脓肿
A. 肝 CT 扫描示肝右叶多发脓肿，其中一些含空气（箭头）；B. 肝脏平扫 CT 示大的含气脓肿（箭）

## 阿米巴肝脓肿

　　阿米巴肝脓肿是阿米巴病最常见的肠外并发症。阿米巴滋养体通过门静脉进入肝脏，形成脓肿。

　　脓肿通常是圆形或椭圆形，较大，位于肝包膜附近。肝外累及部位见于胸壁、胸膜腔和心包。超声上阿米巴脓肿表现为低回声，内伴稍低回声。在 CT 上，其内具有复杂的液体成分，在 CT 上表现为低密度，$T_1WI$ 上呈均匀低信号，$T_2WI$ 上呈高信号（图 8A-31）。有时可见外周的 $T_2WI$ 高信号环。增强图像上，可见壁光滑，门静脉和延迟期可见强化[25, 26]。仅依靠影像学，难以区分细菌性脓肿和阿米巴肝脓肿。

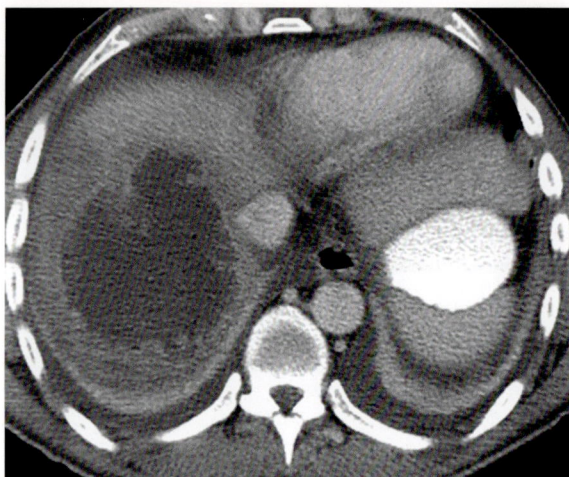

▲ 图 8A-31　阿米巴肝脓肿

增强 CT 示肝右叶显示不规则的大脓肿，伴环形强化

### 其他脓肿

真菌性脓肿通常是白色念珠菌引起的播散性疾病，通常发生在免疫功能减退的患者中。肝和脾是主要受累部位。最常见但非特异性的超声表现是多发的低回声小结节。其他模式包括轮辐征、牛眼征和回声增强灶伴声影[26]。在 CT 上，真菌性脓肿典型表现为多个小圆形、散在低密度灶。一些病灶中央可出现高密度区。在 MRI 上，未治疗的病变 $T_1WI$ 上为低信号，$T_2WI$ 上显著高信号，强化低于正常肝实质。治疗后，这些结节的信号强度可以恢复到接近肝实质的程度。

结核性脓肿大多发生于患有播散性结核病的患者。肝大是最常见的表现并且可能是唯一的影像异常，也可以发现无数的小于 2mm 的结节。病灶在超声上表现为低回声，CT 呈低密度，$T_1WI$ 上呈低信号，$T_2WI$ 上呈等或低信号。并发的淋巴结病是常见的和特征性的，表现为肿大的淋巴结，中央伴低密度区，愈合阶段可见弥漫性钙化。

包虫病是由细粒棘球蚴（最常见）和多房棘球蚴幼虫感染引起的。该疾病的特征是大小不等的囊性灶，可单发或多发，受累器官包括肝、肺、脑和其他器官。对有疫区接触过牧羊犬病史的患者，超声、CT 和 MRI 被用来检测其器官内的囊性团块。血清学检查可用于确认诊断。

由细粒棘球蚴引起的囊肿（囊性棘球病）通常是单发的，囊壁包括内层的生发层和外层的纤维层。在慢性感染中，囊壁可见线状或结节状钙化。大约 75% 的病例中可见子囊，子囊是从生发层芽离出来的，可与囊壁相连或自由漂浮在囊内。影像上，囊性棘球病囊肿为圆形或椭圆形，具有光滑的薄膜，壁清晰（图 8A-32）。子囊呈蜂窝状或轮辐状，内呈波浪状（水上浮莲征）。囊肿基质在超声上回声多样，CT 上呈低密度，$T_1WI$ 上低信号，$T_2WI$ 上显著高信号。相对于囊肿基质，子囊在 $T_1WI$ 和 $T_2WI$ 加权图像上呈低信号。由于纤维化，囊壁在 $T_1WI$ 和 $T_2WI$ 上呈低信号[26]。

多房棘球蚴感染会出现无数不规则的大小不等的囊，呈多房样，具有浸润性、侵袭性，类似恶性肿瘤表现。

## 肝移植并发症

肝移植术后并发症的早期发现和及时干预对改善患者预后和预防移植物丧失功能有重要意义。二维超声和多普勒超声是术后的首选筛选方法。有一些超声所见的术后改变是可逆的，其最终会在术后一周内逐渐恢复正常。这些表现包括由于门静脉周围水肿所致的肝实质闪烁星空征、肝实质局灶性回声增强、胆道积气、少量肝周积液或积血、胸腔积液，肝动脉暂时性流速和阻力指数（RI）增加、肝动脉 RI 减低和小慢波形成、门静脉血流增加和肝静脉三相波消失等[27，28]。

肝移植术后的并发症分为血管性、胆道性、肝实质性和其他并发症。

1. **血管性并发症**　排除移植物排斥，血管并发症是移植失败的最常见原因。并发症包括狭窄、血栓形成和假性动脉瘤形成。肝动脉血栓形成是最常见的血管并发症，并可导致肝梗

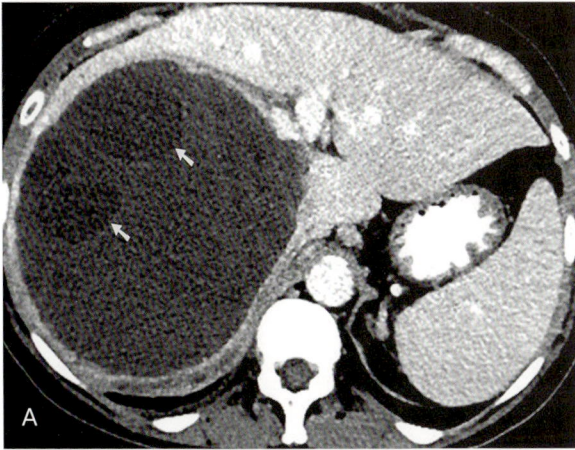

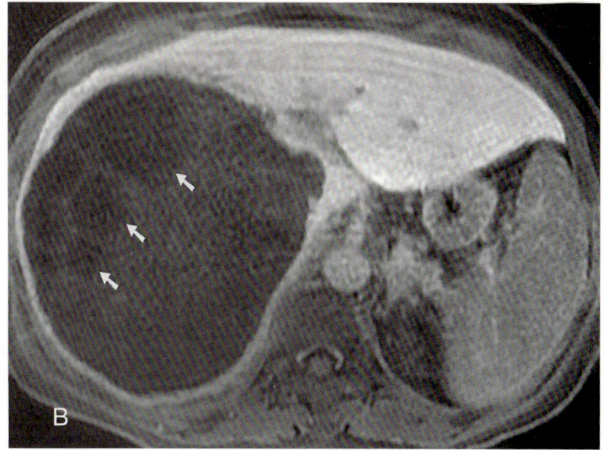

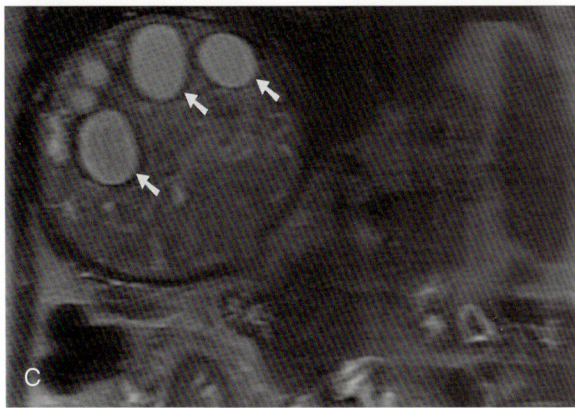

▲ 图 8A-32　肝脏棘球蚴囊肿

A-C. 轴位增强 CT，轴位增强 $T_1WI$ 和冠状 $T_2WI$ 示肝右叶大棘球蚴囊肿，含多发小子囊（箭）

死，胆道缺血和胆汁瘤形成（图 8A-33 和图 8A-34）。多普勒超声检查发现肝动脉不显影提示需要进一步检查以确定诊断。CT 和 MRI 可以发现肝动脉不显影和肝梗死征象。手术后肝动脉狭窄发生的中位时间为术后 100 天。多普勒超声可见狭窄点的峰值收缩速度（PSV）增加，RI 减低（＜ 0.5），加速时间延长（＞ 80ms），以及狭窄点远端的小慢波形成。CTA 在识别狭窄点方面最可靠。假性动脉瘤最易出现在肝外动脉吻合的部位。肝内假性动脉瘤主要继发于经皮活检、胆道手术或感染。假性动脉瘤在超声上表现内伴紊乱的动脉血流的囊性结构，或在假性动脉瘤颈部探测到双向血流。

门静脉狭窄通常发生在吻合处。二维超声上可见吻合口处门静脉局部狭窄。由于吻合和被吻合血管管径的差异也可以产生这种狭窄征象，只有在多普勒超声上观察到异常流速才能做出门静脉狭窄的诊断，标准是 PSV 升高（＞

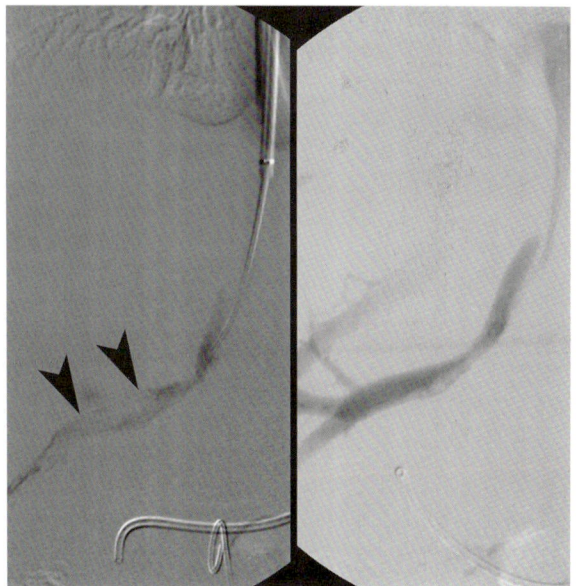

▲ 图 8A-33　肝移植后肝静脉血栓形成

溶栓前后的肝右静脉造影示静脉管腔内不规则血栓（箭头），球囊血管成形术后栓塞明显改善

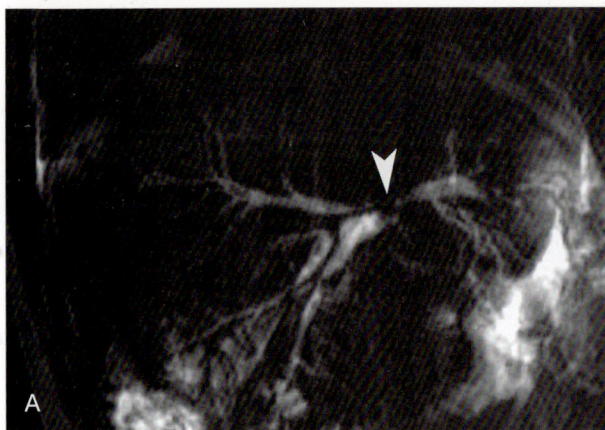

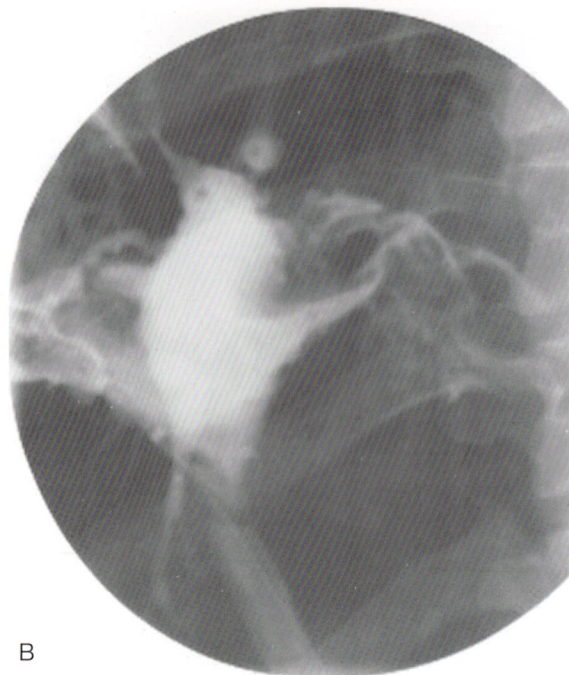

▲ 图 8A-34　移植肝胆道并发症
A．MRCP 示肝门区胆道吻合区的慢性胆道狭窄（箭头）；
B．ERCP 示肝动脉闭塞后胆道坏死所致的肝内胆管树广泛的不规则、扩张改变

125cm/s）或吻合与被吻合血管 PSV 比值增大（≥3）。门静脉血栓形成通常发生在肝外段。多普勒超声、CT 或 MRI 上可见管腔内充盈缺损和血流缺失。IVC 狭窄/血栓形成是罕见的并发症，可能原因包括吻合血管固有的狭窄、移植物肿胀挤压、血肿或积液压迫等，多普勒超声上直接征象表现为颜色混叠和 PSV 升高，间接征象包括肝静脉扩张、抑制波形和肝静脉正常波形消失。肝静脉狭窄/血栓形成也不常见。影像上可表现为搏动减弱和肝静脉的单相波形，在 US、CT 和 MRI 上，还可见到肝静脉充盈缺损、IVC 血栓形成征象（图 8A-33）。

2.**胆道并发症**　通常发生在术后早期（<3 个月）（图 8A-34）。胆道梗阻，表现为供体胆总管的扩张，通常是继发于吻合口狭窄或结石形成所致。扩张和胆石在 MRCP 上观察最可靠。吻合口狭窄发生继发于瘢痕形成，发生位置位于肝外胆管。非吻合口狭窄是继发于胆道缺血的，可多发，并可位于肝内。胆漏通常发生在胆道吻合口。局部渗漏被称为胆汁瘤，表现为散在的、圆形的低回声或低密度液性积聚，通常无法与其他的术后液体积聚鉴别，用放射性核素闪烁扫描术才可能明确诊断。

3.**其他**　术后 2 周内可能会出现肝周积血，通常位于血管吻合口、肝周间隙或小网膜。大多数血肿在几周内自行吸收。急性至亚急性血肿超声上表现为强回声，在 CT 为高密度，$T_2WI$ 加权图像上呈低信号。另外，在继发于肝梗死或感染的原有血肿内也可能出现脓肿，影像上表现混杂液性积聚，内伴或不伴气液平面。

## 参考文献

［1］ Couinaud C. Liver anatomy: portal (and suprahepatic) or biliary segmentation. Dig Surg. 1999;16:459–467.

［2］ Hamer OW, Aguirre DA, Casola G, et al. Fatty liver: imaging patterns and pitfalls. Radiographics. 2006;26:1637–1653.

［3］ Willatt JM, Hussain HK, Adusumilli S, et al. MR imaging of hepatocellular carcinoma in the cirrhotic liver: challenges and controversies. Radiology. 2008;247:311–330.

［4］ Gupta AA, Kim DC, Krinsky GA, et al. CT and MRI

of cirrhosis and its mimics. AJR Am J Roentgenol. 2004;186:1595–1601.

[5] Ohtomo K, Baron RL, Dodd GD III, et al. Confluent hepatic fibrosis in advanced cirrhosis: appearance at CT. Radiology. 1993;188:31–35.

[6] Boll DT, Merkle EM. Diffuse liver disease: strategies for hepatic CT and MR. Radiographics. 2009; 29:1501–1614.

[7] Mergo PJ, Ros PR, Buetow PC, et al. Diffuse disease of the liver: radiologic- pathologic correlation. Radiographics. 1994;14(6): 1291–1307.

[8] Colagrande S, Centi N, La Villa G, et al. Transient hepatic attenuation differences. AJR Am J Roentgenol. 2004;183:459–464.

[9] Cura M, Haskal Z, Lopera J. Diagnostic and interventional radiology for Budd-Chiari syndrome. Radiographics. 2009;29:669–681.

[10] Baba Y, Miyazono N, Inoue H, et al. Altered flow dynamics of intravascular contrast material to the liver in superior vena cava syndrome: CT findings. Abdom Imaging. 2000;25:146–150.

[11] Choi BI, Lee KH, Han JK, et al. Hepatic arterioportal shunts: dynamic CT and MR features. Korean J Radiol. 2002;3:1–15.

[12] Torabi M, Hosseinzadeh K, Federle MP. CT of nonneoplastic hepatic vascular and perfusion disorders. Radiographics. 2008;28:1967–1982.

[13] Richardson PG, Ho VT, Cutler C, et al. Hepatic veno-occlusive disease after hematopoietic stem cell transplantation: novel insights to pathogenesis, current status of treatment, and future directions. Biol Blood Marrow Transplant. 2013;19:588–590.

[14] Chung YE, Park MS, Park YN. Electronic clinical challenges and images in GI. Hepatic venoocclusive disease. Gastroenterology. 2008;135(1): e3–e4.

[15] Erturk SM, Mortele KJ, Binkert CA, et al. CT features of hepatic venoocclusive disease and hepatic graft-versus-host disease in patients after hematopoietic stem cell transplantation. AJR Am J Roentgenol. 2006;186:1497–1501.

[16] Ito K, Higuchi M, Kada T, et al. CT of acquired abnormalities of the portal venous system. Radiographics. 1997;17:897–917.

[17] Gore RM, Mathieu DG, White EM, et al. Passive hepatic congestion: cross-sectional imaging features. AJR Am J Roentgenol. 1994;162: 71–75.

[18] Ponziani FR, Zocco MA, Campanale C, et al. Portal vein thrombosis: insight into physiopathology, diagnosis, and treatment. World J Gastroenterol. 2010;16:143–155.

[19] Kang HK, Jeong YY, Choi JH, et al. Three-dimensional multi-detector row CT portal venography in the evaluation of portosystemic collateral vessels in liver cirrhosis. Radiographics. 2002;22:1053–1061.

[20] Moubarak E, Bouvier A, Boursier J, et al. Portosystemic collateral vessels in liver cirrhosis: a three-dimensional MDCT pictorial review. Abdom Imaging. 2012;37:746–766.

[21] Brancatelli G, Vilgrain V, Federle MP, et al. Budd-Chiari syndrome: spectrum of imaging findings. AJR Am J Roentgenol. 2007;188(2):W16 8–W176.

[22] Gouya H, Vignaux O, Legmann P, et al. Peliosis hepatis: triphasic helical CT and dynamic MRI findings. Abdom Imaging. 2001;26:507–509.

[23] Smith GS, Birnbaum BA, Jacobs JE. Hepatic infarction secondary to arterial insufficiency in native livers: CT findings in 10 patients. Radiology. 1998;208:223–229.

[24] Yoon W, Jeong YY, Kim JK, et al. CT in blunt liver trauma. Radiographics. 2005;25:87–104.

[25] Kawamoto S, Soyer PA, Fishman EK, et al. Nonneoplastic liver disease: evaluation with CT and MR imaging. Radiographics. 1998;18:827–848.

[26] Mortelé KJ, Segatto E, Ros PR. The infected liver: radiologic-pathologic correlation. Radiographics. 2004;24:937–955.

[27] Sanyal R, Lall CG, Lamba R, et al. Orthotopic liver transplantation: reversible Doppler US findings in the immediate postoperative period. Radiographics. 2012;32:199–211.

[28] Singh AK, Nachiappan AC, Verma HA, et al. Postoperative imaging in liver transplantation: what radiologists should know. Radiographics. 2010;30:339–351.

# 自测题

1. 以下哪项是 CT 表现的潜在病因？

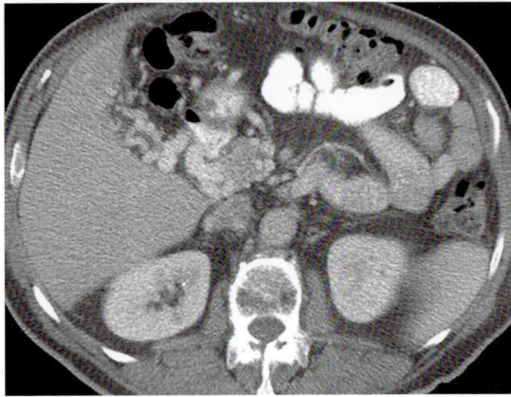

 A．肝硬化

 B．门静脉血栓

 C．肝炎

 D．胆管炎

2. 以下哪项最符合 MR 上所见的肝弥漫性疾病？

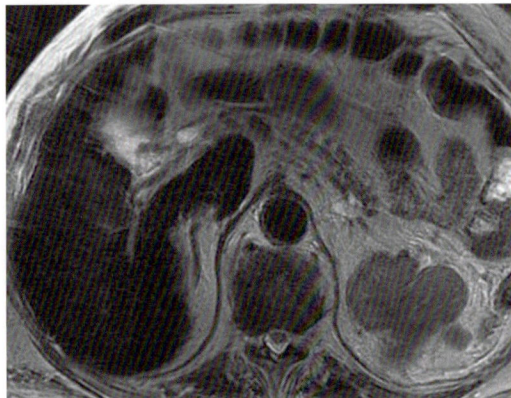

 A．肝豆状核变性

 B．血色素沉着病

 C．脂肪肝

 D．戈谢病

3. 根据 CT 表现，哪项最可能引起患者症状？

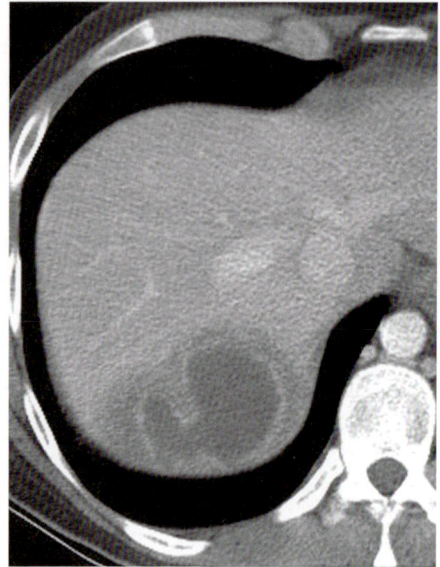

 A．包虫病

 B．细菌性脓肿

 C．血管瘤

 D．肝梗死

## 答案与解析

1．B。增强 CT 示门静脉海绵样变性，表明既往有门静脉栓塞病史。

2．B。$T_2WI$ 示肝实质由于铁沉积，表现为相对于肌肉呈低信号，而脾没有受累，示原发性血色素沉着病。

3．B。对比增强 CT 示双靶征，表示中央低密度区，周围环绕高密度壁，外周为低密度的肝实质水肿区。

# Chapter 8B
# 肝脏：肿瘤性疾病

## Liver: Neoplastic Diseases

原著 Rathachai Kaewlai Sirote Wongwaisayawan Ajay K. Singh

翻译 陈晓亮 孙宏亮

## 学习目标

➤ 描述肝脏肿瘤性病变的影像学特征。

8B

继发性肝肿瘤是最常见的肝脏肿瘤，发病率远远超过原发性肝肿瘤。影像学检查在诊断和鉴别局灶性肝病变方面起重要作用（表8B-1）。原发性肝肿瘤起源于肝细胞、胆管上皮细胞或内皮细胞，通常与潜在的慢性肝脏疾病有关。

表 8B-1　局灶性肝脏病变的影像鉴别

| 影像表现 | 鉴别诊断 |
| --- | --- |
| 局灶性高回声病灶（超声） | 局灶性脂肪肝，良性肿瘤（血管瘤、腺瘤、FNH），脓肿，恶性肿瘤（转移瘤，HCC） |
| 局灶性高密度病灶（平扫CT） | 血管瘤，撕裂伤，钙化，肿瘤碘油沉积 |
| $T_1WI$ 高信号的局灶性病变（MRI） | 病灶内脂肪、出血降解产物，脓肿内蛋白样内容物，黑色素瘤转移，碘油 |
| 动脉期强化病灶（CT，MRI） | 一过性肝异常灌注，动门静脉分流，SVC阻塞，HCC，富血供转移瘤，良性肿瘤（腺瘤、FNH和血管瘤） |
| 延迟期强化病灶（CT，MRI） | 血管瘤，胆管细胞癌，转移瘤治疗后，FNH中央瘢痕，HCC假包膜 |
| 伴中央瘢痕病灶 | FNH，FLHCC，胆管细胞癌，巨大血管瘤 |
| 伴钙化病灶 | 肉芽肿，包虫病，纤维板层HCC，腺瘤，转移瘤，畸胎瘤 |
| 伴脂肪成分病灶 | 腺瘤，HCC，脂肪瘤，AML，FNH，局灶性脂肪肝 |
| 伴铁质病灶 | 铁质沉着结节，发育不良结节，HCC |

# 原发性肝肿瘤

## 肝细胞腺瘤

肝细胞腺瘤（HCA）是来源于库普弗细胞的良性肿瘤细胞，并混杂了大量的肝细胞，伴动静脉瘘、供血动脉，其间有很少的结缔组织相连接。它好发于长期口服避孕药的年轻中年女性[1]。本病也可见于使用类固醇和患有糖原

贮积病、糖尿病、肥胖、铁沉积病的男性患者。超过80%的HCA病例是单发的。当病灶多发并大于10个病灶时，将被称为腺瘤病[2]。大多数肿瘤不引起症状，但是也有10%的病例可能发生出血和破裂，特别是较大的病灶。对于大于5cm的病灶，由于其易发出血、破裂和恶变（其风险分别约为27.2%、17.5%、4.2%[3]），因此手术切除是目前首选的治疗方法。

在 CT 上，HCA 表现为一个局限性病灶，边缘光滑，增强后动脉期均匀强化，在门静脉和延迟期上呈等密度（图8B-1）。少数病例在CT上可见出血、脂肪和钙化成分。当肿瘤周围出现出血，或出血进入肝实质或腹膜腔，则诊断为肿瘤破裂（图8B-2）[1-3]。

MR 上病灶表现为 $T_1WI$ 高信号、$T_2WI$ 等信号至轻度高信号。HCA增强后动脉期明显强化，肝胆期呈低信号（图8B-3）。多数肿瘤内的出血、含铁血黄素和脂肪成分在 MR 上更容易被检测到（图8B-4）。

虽然 HCA 影像表现类似肝细胞肝癌（HCC），但是缺乏肝硬化的基础降低了 HCC 的可能性。没有恶性肿瘤病史的年轻患者几乎也不考虑富血供转移的可能。肝胆期肿瘤内出现出血、脂肪、钙化和低信号成分将有助于与局灶性结节性增生（FNH）相鉴别。

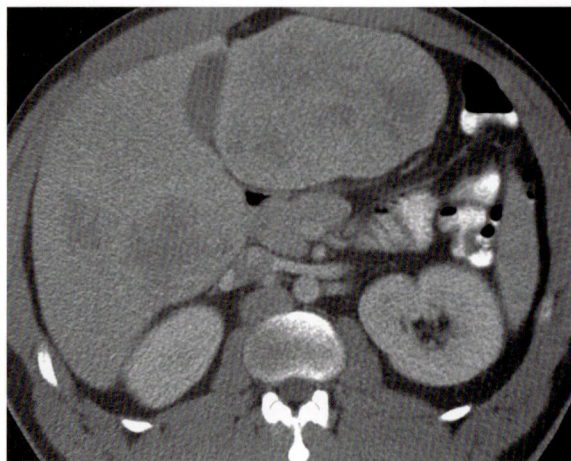

▲ 图 8B-1　肝腺瘤
轴位增强 CT 示门静脉期肝内多发不均匀、等密度、低密度腺瘤

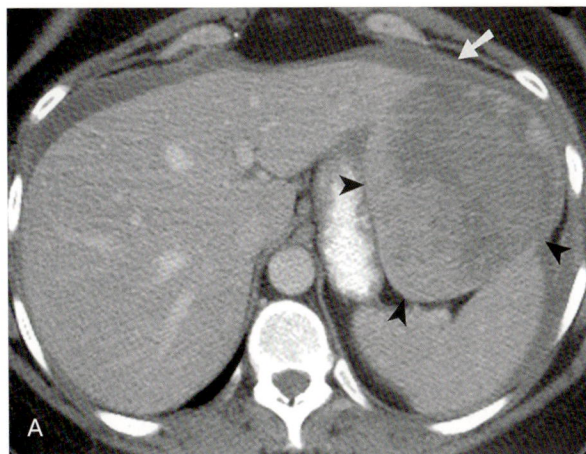

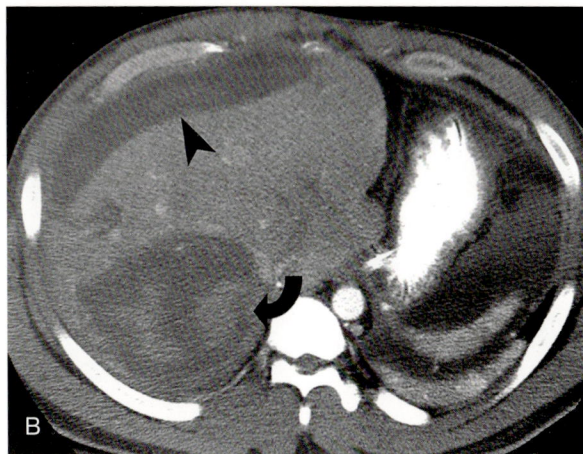

▲ 图 8B-2 肝腺瘤伴出血

A．轴位增强 CT 显示一例较大的肝腺瘤（箭头），病灶位于肝左叶，病灶内伴血凝块。腺瘤前面肝周间隙可见高密度积液（箭）；B．轴位增强 CT 示肝右叶一大的肝腺瘤，伴病灶内血块（弯箭）；肝脏前缘肝周间隙可见积血（箭头）；肝右叶还可见一个较小的肝腺瘤

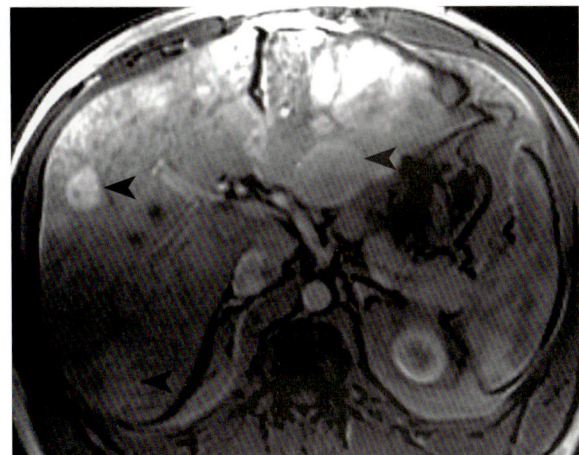

▲ 图 8B-3 肝腺瘤

钆增强 T$_1$WI 动脉期图像示肝左叶、右叶多发明显强化的腺瘤（箭头）

## 局灶性结节性增生

FNH 是良性的没有包膜的结节性病变，是原有的动脉畸形刺激致使肝细胞增生所致，伴中央纤维性瘢痕形成。中央纤维性瘢痕通常包含异常血管和增殖的胆管。FNH 好发于 30 ~ 50 岁中年女性，少见于儿童和老年人。大多数是偶然发现的，单发，平均 4 ~ 5cm 大小。FNH 没有恶变倾向，破裂或出血也很少见。其发生是否与长期口服避孕药有关尚存争议[4, 5]。

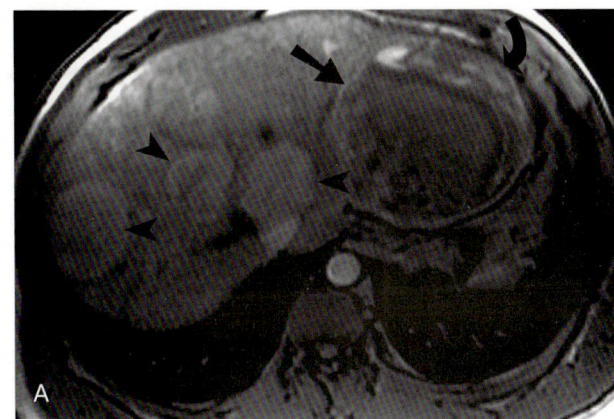

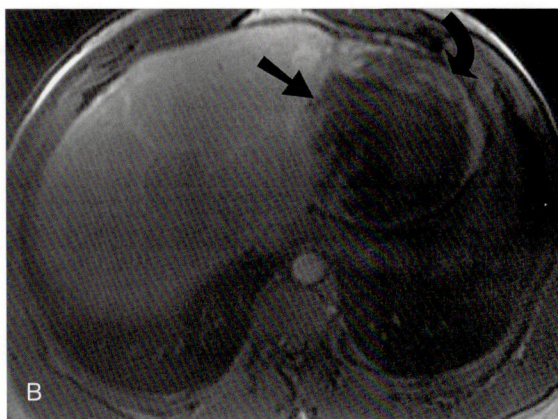

▲ 图 8B-4 肝腺瘤伴出血

钆增强 T$_1$WI 动脉期和门静脉期图像示多个明显强化的腺瘤（箭头），延迟期病灶呈等信号；肝左叶有一个大的腺瘤（箭），信号不均，T$_1$WI 上肝周可见高信号出血（弯箭）

### FNH 的影像表现

● 超声，病灶境界清楚，呈均匀的稍低或等回声，伴中央瘢痕。彩色多普勒成像显示了一个典型的轮辐状改变伴周围放射状畸形血管，但是这种表现不具有特异性。

● CT，增强后病灶动脉期均匀强化，门静脉期及延迟期呈等密度或低密度。由于对比剂在纤维组织中扩散缓慢，中心纤维瘢痕呈渐进性强化，在延迟期上呈明显强化。延迟期约 40% 的 FNH 边缘可见到不连续血管环。

● MR，FNH 在 $T_1WI$ 和 $T_2WI$ 上呈等信号，伴 $T_1WI$ 低信号、$T_2WI$ 高信号中央瘢痕（图 8B-5 和图 8B-6）。肿瘤强化模式与 CT 上表现相似[4]。此外，当使用肝细胞特异性摄取造影剂时，肝胆期 FNH 表现为等至高信号。

FNH 主要需要与 HCA 和纤维板层肝细胞癌（FLHCC）相鉴别诊断。当病变出现不典型的特征时，如出现钙化、大于 10cm，$T_2WI$ 低信号瘢痕，血管浸润或淋巴结肿大，需要进一步检查以鉴别[4]。

### 肝硬化结节和肝细胞癌

再生结节，发育不良结节和 HCC 代表肝硬化结节在病理和放射上从良性到恶性肿瘤的演变。一般来说，结节的肝动脉供血比例越高，恶性的可能性越大。

再生结节（RN）存在于所有肝硬化肝脏中，由肝细胞形成的结节，周围包绕纤维分隔。根据大小将结节分为小结节（直径 ≤ 3mm）和大结节。酒精性肝硬化和胆汁性肝硬化通常表现为小结节，而慢性活动性乙型和丙型肝炎所致的肝硬化表现为大结节。RN 主要由门静脉供血，伴极少的肝动脉血供。小 RN 病灶在平扫 CT 上无法显示，同时由于强化类似，在增强 CT 上 RN 与肝硬化背景也经常无法区分。含铁的或伴铁沉积的 RN 结节在平扫 CT 上表现为高密度，在 MRI 的 $T_2WI$ 上表现为低信号。

发育不良结节（DN）是发育不良的肝细胞结节，但病理上还不具有恶性表现。见于 15% ～ 25% 的肝硬化肝脏，在平扫 CT 和 MRI 上密度、信号多样。增强后，低级别 DN 一般

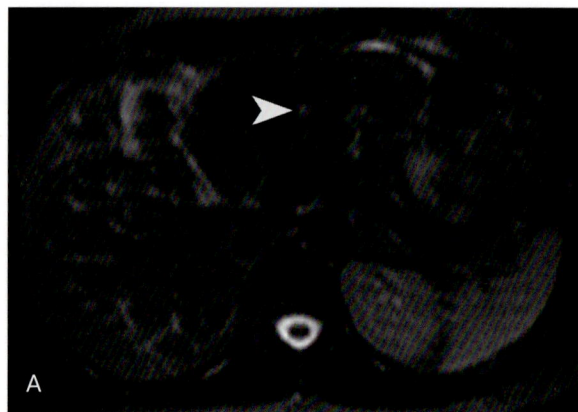

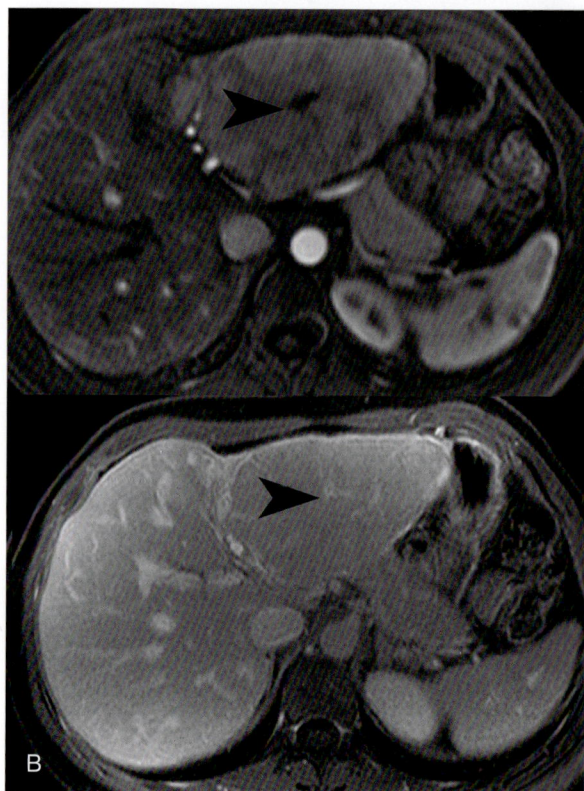

▲ 图 8B-5 局灶性结节性增生
A. FSE $T_2WI$ 显示肝左叶较大 FNH，呈等信号，$T_2$ 上可见呈高信号的中央瘢痕（箭头）；B. 钆增强 $T_1WI$ 动脉期和门静脉期图像示 FNH 动脉期明显强化，门静脉期呈等信号；中央瘢痕门静脉期可见强化（箭头）

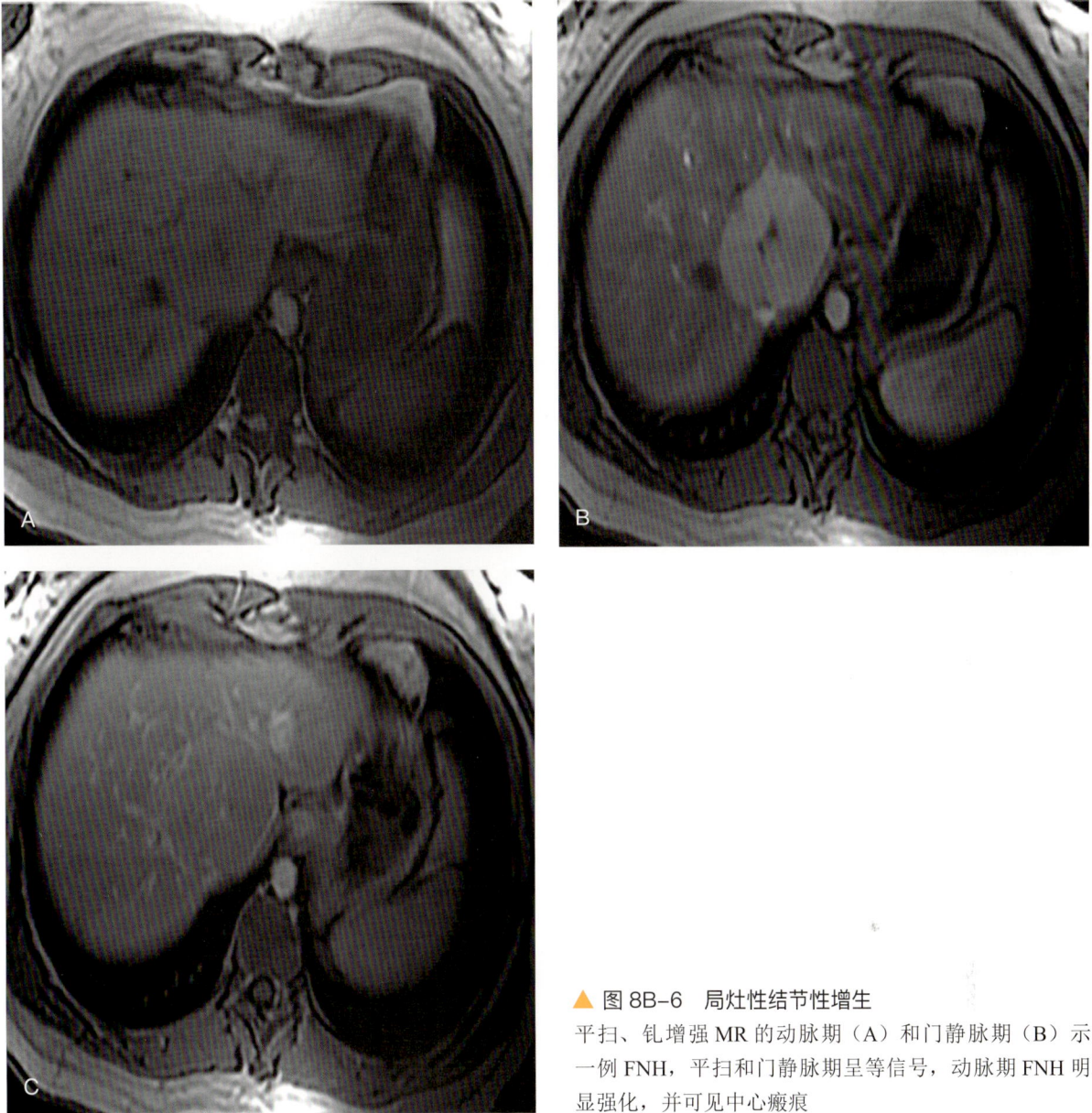

▲ 图 8B-6  局灶性结节性增生

平扫、钆增强 MR 的动脉期（A）和门静脉期（B）示一例 FNH，平扫和门静脉期呈等信号，动脉期 FNH 明显强化，并可见中心瘢痕

没有强化，而高级别 DN 动脉期可见强化（图 8B-7 和图 8B-8）。类似于铁沉着 RN，如果 DN 含有铁质，在 $T_2WI$ 上将表现为低信号[6]。

HCC 是肝硬化相关病理学变化中最恶性的表现。肝硬化患者 HCC 年发生率为 2% ～ 6.6%，无肝硬化患者的 HCC 发生率则为 0.4%。本病表现可以是局灶性肿块（单发大肿块伴或不伴卫星结节）、多灶性结节（肝内散在多发结节），或弥漫性异常（肝内多发边界不清的微小结节）。

## 成像特征

- CT：由于肝动脉供血，HCC 密度不均，动脉期明显强化（图 8B-9），静脉期消退。肝硬化患者发现大于 1cm 的肿瘤，并且动脉期富血供，静脉期或延迟期消退的，可以肯定的诊断为 HCC。对于小于 1cm 的病变，影像上可能不够典型，需要 3 个月后复查超声以明确生长和变化特征[7]。HCC 边缘可见延迟强化。

- MRI：HCC 通常是 $T_1WI$ 低信号、$T_2WI$

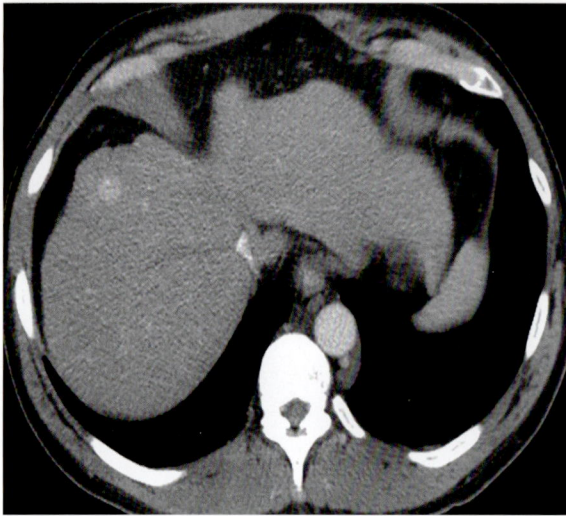

▲ 图 8B-7  发育不良结节与肝硬化

轴位增强 CT 动脉期图像示大结节性肝硬化患者肝右叶一个直径 1cm 的强化灶

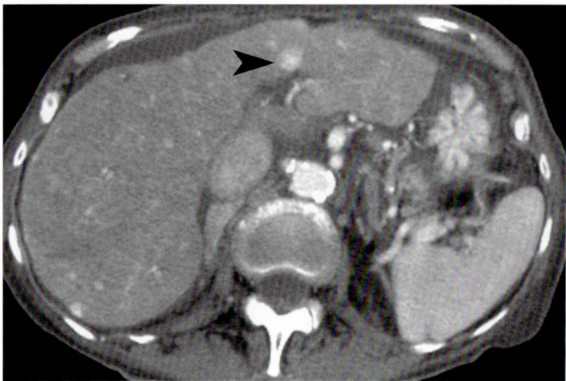

▲ 图 8B-8  发育不良结节与肝硬化

轴位增强 CT 动脉期图像示肝左叶富血供结节（箭头）；肝VI段包膜下见富血供小结节

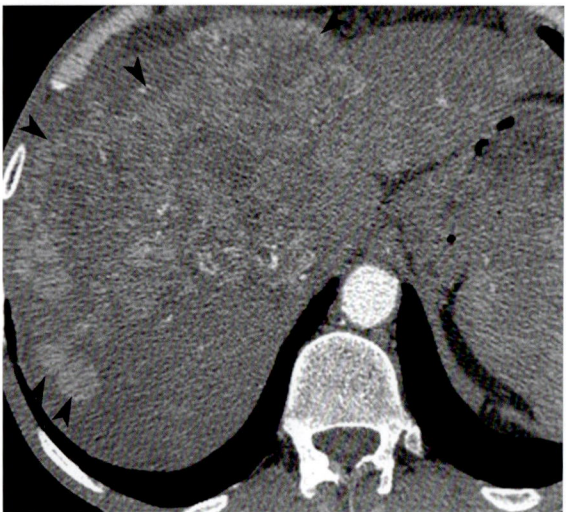

▲ 图 8B-9  多灶性肝细胞癌

轴位增强CT动脉期图像示肝内多发散在和融合结节（箭头）

混杂高信号，DWI 上表现为弥散受限，肝胆期上呈低信号（图 8B-10～图 8B-12）。部分 HCC 内由于含有脂肪、铜、糖原和锌而在 $T_1WI$ 上表现为高信号。体积较大的 HCC 在 $T_2WI$ 上表现为混杂信号，有时可见门静脉血栓或癌栓形成，如果 $T_2WI$ 上表现为高信号，伴门静脉扩张和栓塞强化，则提示癌栓的可能（图 8B-13）[6]。

当肿瘤生长过快超过周围纤维包膜时，就容易发生 HCC 破裂，并破坏供血动脉。这在所有 HCC 患者中发生率为 6%～10%，会造成导致瘤内出血，并延伸超过包膜到邻近的肝周间隙和腹膜腔[8,9]。由于患者通常并发凝血功能障碍，破裂会造成无法控制的出血，这通常是致命的。肿瘤最大直径＞5cm 和较高的肝功能 Child-Pugh 分级与自发性破裂密切相关[9]。影像上，破裂的 HCC 通常体积非常大并突出于肝轮廓外，多位于肝边缘区域并位于多发病灶之间。超声上可见肝肿块，肝周伴液体回声。CT 上提示破裂的征象包括：肿瘤表面不连续、邻近肝周间隙内高密度影和腹腔积血（图 8B-14）。去核征表示破裂的肿瘤内强化的外环不连续，中央无强化区沿着外环断裂游离出去，类似去核的球[8]。

HCC 在用 RFA 治疗后，通常在术后 1 个月时要用 CT 或 MRI 复查，治疗有效者在所有时相上表现为无强化（"瘤腔"），这是治疗所致的凝固性坏死区。在 MRI 的 $T_1WI$ 图像上，烧灼的肿瘤可分为三个区域，包括中央低信号区、中间的高信号区和外周的低信号带，中央和中间区域表示凝固性坏死，而外带的低信号是继发于周围肝实质的充血（急性期）或纤维化（亚急性期）。外周带影响上可表现为轻度均匀的形态规则的延迟期强化，不要被误认为复发。治疗失败的迹象包括瘤腔扩大并持续强化，瘤腔周围可见结节性／不规则的增生动脉并在静脉期消退[6]。

对于通过动脉化学栓塞治疗（TACE）的 HCC，治疗有效的征象包括 CT 和 MRI 上坏死增加、肿瘤体积减小。碘油沉积部位在 CT 上呈

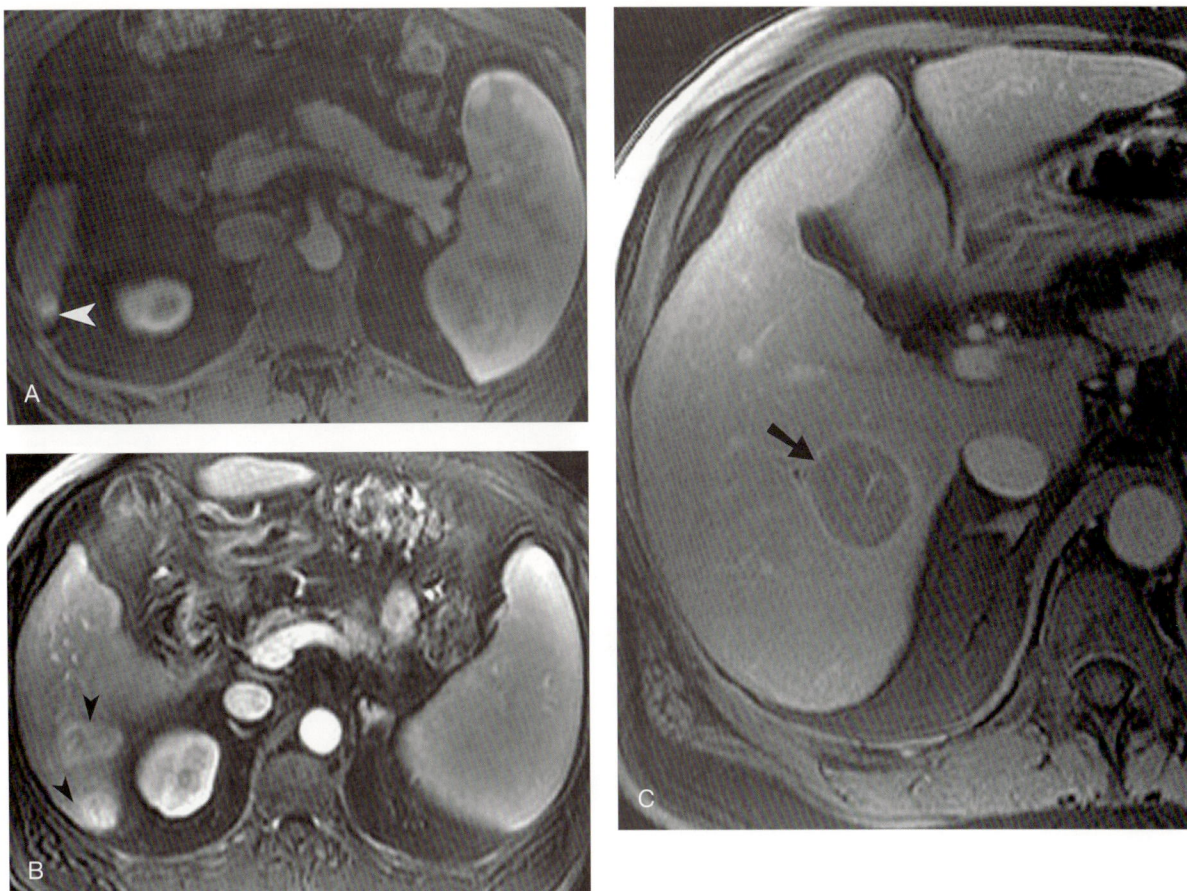

▲ 图 8B-10　肝细胞癌

A，B. 钆增强 $T_1$WI 示肝硬化患者肝Ⅵ段明显强化病灶（箭头），伴脾肿大；C. 钆增强 $T_1$WI 门静脉期图像示肝右叶不均匀低信号肿块，伴明显强化的假包膜（箭）；肝的结节状边缘表明潜在的肝硬化

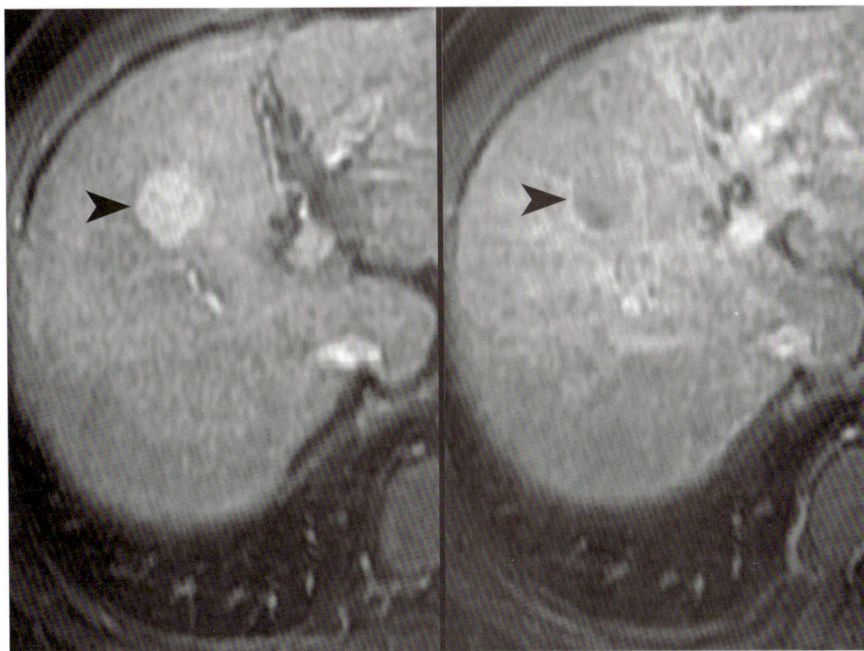

◀ 图 8B-11　肝细胞癌

钆增强 $T_1$WI 动脉期和门静脉期图像示肝右叶动脉期明显强化 HCC（箭头），延迟期呈低信号，延迟期病变周围可见明显强化的假包膜

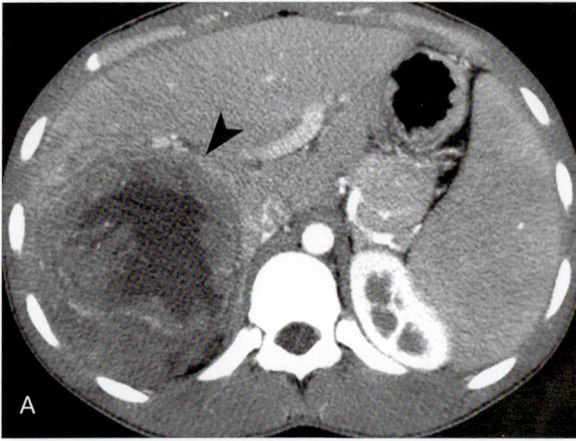

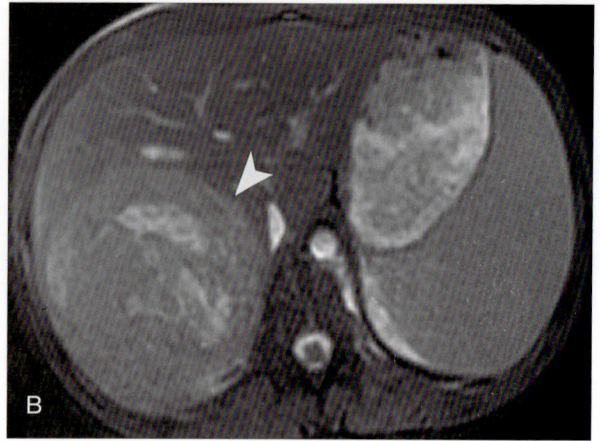

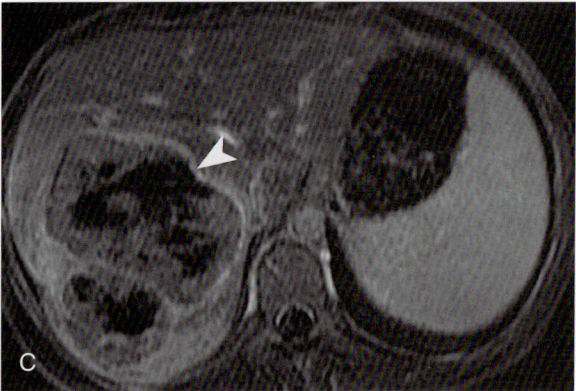

▲ 图 8B-12　肝细胞癌

A. 增强 CT 动脉期图像示右肝不均质肿块，伴中央坏死和轻度强化假包膜（箭头）；B. 轴向 $T_2WI$ 示肝右叶不均匀高信号肿块（箭头），中央伴 $T_2WI$ 高信号坏死；C. 钆增强 $T_1WI$ 示不均匀信号肿块，中央坏死，周围伴高信号假包膜（箭头）

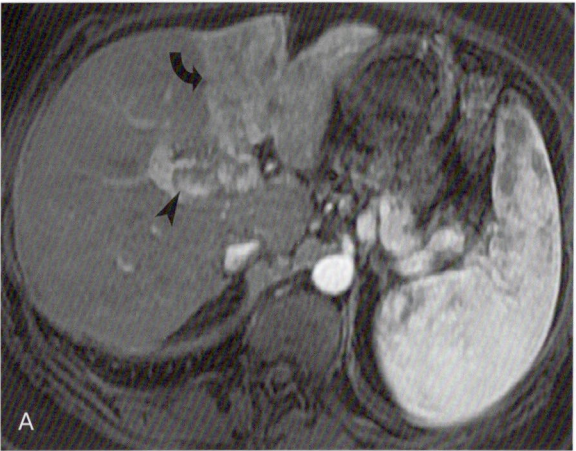

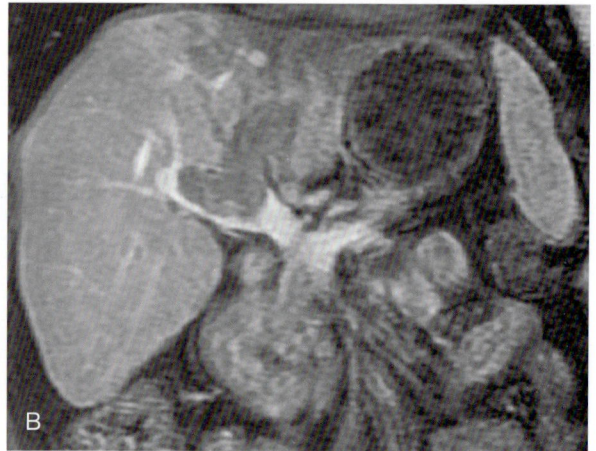

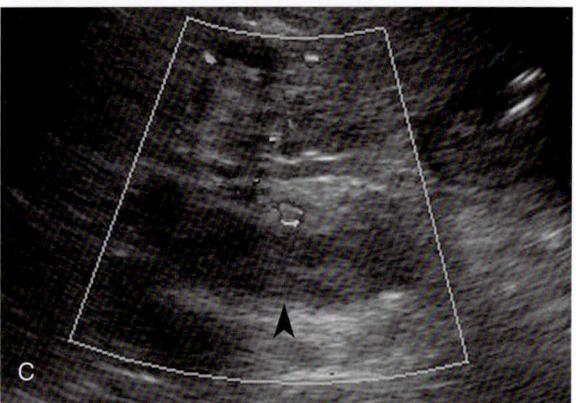

▲ 图 8B-13　肝细胞癌与门静脉受侵

A，B. 轴向和冠状面钆增强 $T_1WI$ 图像示左肝浸润性肿块（弯箭），以及直接侵入门静脉的癌栓（箭头）；C. 一例 HCC 患者的多普勒超声示门静脉主干内的阻塞性血栓（箭头）

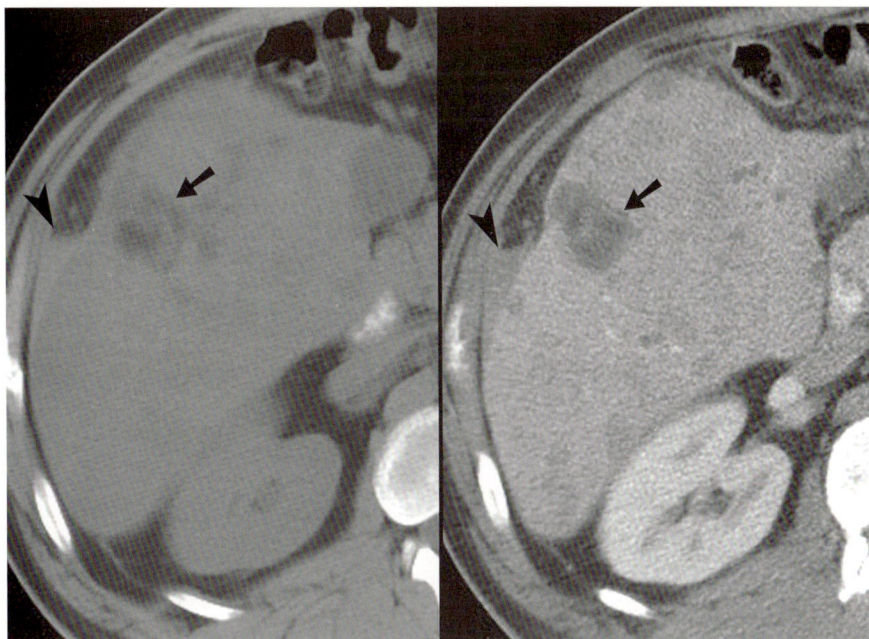

▲ 图 8B-14  肝细胞癌破裂
轴位平扫和增强 CT 示多发不
均匀低密度 HCC，其中最大
的（箭）包膜破裂并引起肝周
积血（箭头）

明显高密度，在 $T_1WI$ 反相位图像上呈明显低信号（图 8B-15）。肿瘤残留或复发征象为病灶内出现动脉期强化灶，但由于碘油在 CT 上可能掩盖异常强化，这种征象在 MRI 上会显示得更清晰。有意思的是，MRI 上是否存在可见的肿瘤成分与 CT 上碘油沉积无明显相关性[6]。

肝脏影像报告和数据系统（LI-RADS）是一个用于标准化评价 HCC 易发患者的肝脏 CT 和 MRI 影像表现的系统。该系统是由美国放射学会（ACR）在 2011 年 3 月推出的，LI-RADS 由影像

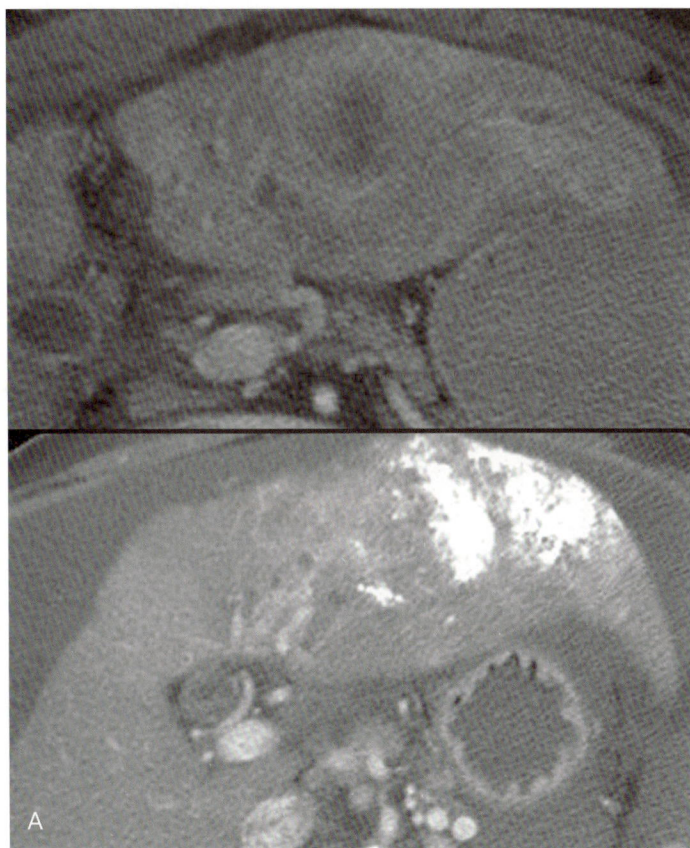

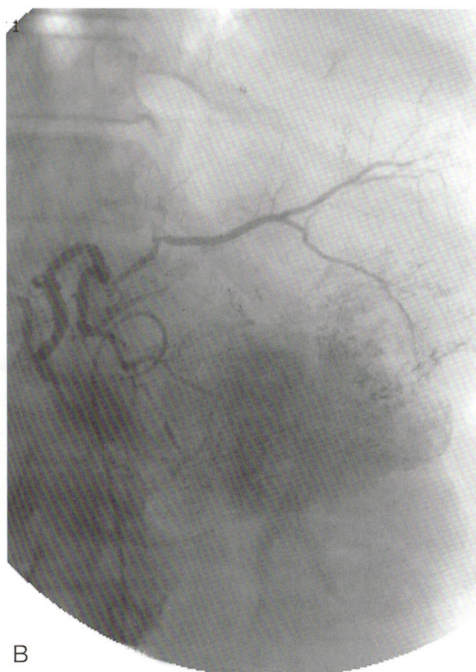

▲ 图 8B-15  肝细胞癌动脉内化疗后
A. 动脉内注射化疗和碘油前后的轴位增强 CT
示肝左叶 HCC 密度增高；B. HCC 动脉造影
的荧光透视图像示新生肿瘤血管染色

术语、描述图谱、诊断原则和影像检查方法指南几部分组成的，这些都可以在 ACR 网站上获得。罹患 HCC 的高危人群中通过 CT 或 MRI 发现的结节或肿块，按 HCC 可能性从小到大分为 LR-1 至 LR-5 五类。LR-M 表示可能是恶性的但不符合 HCC 表现的病灶，而 LR-treated 表示已经治疗过的 HCC。成像分类是基于病灶的直径和存在的四个主要影像特征，包括动脉期强化、强化后消退、假包膜和倍增时间[10]。

## 纤维板层肝细胞癌

纤维板层肝细胞癌（FLHCC）是罕见的 HCC 类型，占 HCC 的 1% 以下，具有显著不同的临床病理特征。大多数病灶（95%）发生在没有肝硬化基础的患者中，多见于 40 岁以下的年轻患者，没有性别差异。病变通常是单发的，诊断时平均直径为 13cm。65% ～ 75% 的病例可见中央瘢痕。在 50% ～ 65% 的病例中可见结节，主要位于肝门和肝十二指肠韧带。血清甲胎蛋白一般不升高[11]。

### FLHCC 的 CT 和 MR 的影像特征

• 表现为巨大不均质肿块，具有清晰的界限边界和分叶状轮廓（图 8B-16A）。

• 在 40% ～ 68% 的病例中会出现钙化。

• 动脉期不均匀强化，门静脉和延迟期消退。

• 中央瘢痕呈低密度，伴或不伴强化。

• 在 MRI 上，肿块呈 $T_1WI$ 低信号、$T_2WI$ 高信号并伴弥散受限。在肝胆相上，FLHCC 相对于正常肝实质呈低信号（图 8B-16B）。瘢痕呈典型的 $T_1WI$ 和 $T_2WI$ 低信号[11]。

## 肝内胆管细胞癌

肝内胆管细胞癌是胆管的恶性腺癌，病灶局限于肝内，并不累及肝管分叉和肝外胆管。肝内胆管细胞癌占所有胆管癌的 6%，根据其蔓延模式、影像学特征和预后的不同，分为三种亚型[12]。

1. **肿块型胆管细胞癌** 这是最常见的亚型，通常表现为肝脏外周较大、侵袭性肿块，具有不规则锯齿状边缘（图 8B-17A）。其中心部分含有纤维成分。在 CT 上呈低密度，$T_1WI$ 上呈低信号、$T_2WI$ 上呈高信号，由于纤维组织的强化，病灶呈明显延迟强化，可见边缘强化和周围肝内分支胆管扩张。

2. **胆管旁胆管细胞癌** 其表现为肿瘤沿着

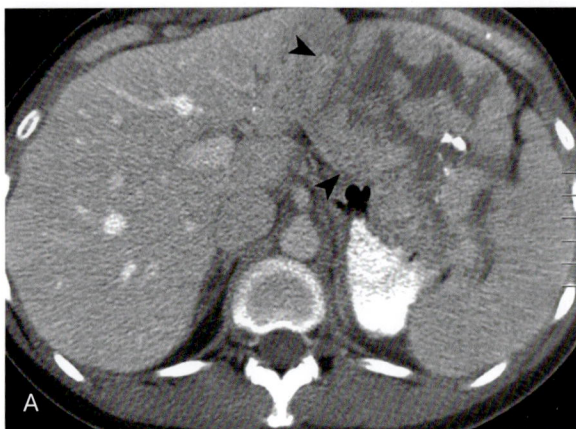

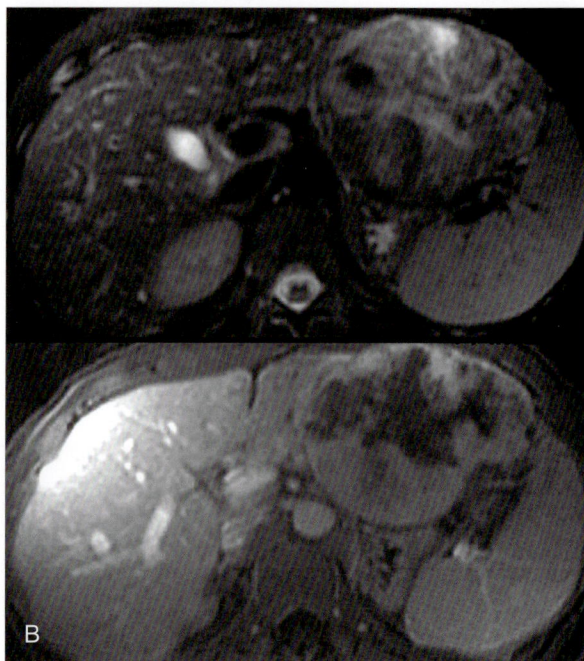

▲ 图 8B-16 纤维板层肝细胞癌
A. 对比增强轴向 CT 示肝左叶较大不均匀密度肿块病灶（箭头），伴中央坏死和钙化；B. FSE $T_2WI$ 和钆增强 $T_1WI$ 图像示左肝不均匀肿块，伴中央坏死和边缘结节状强化

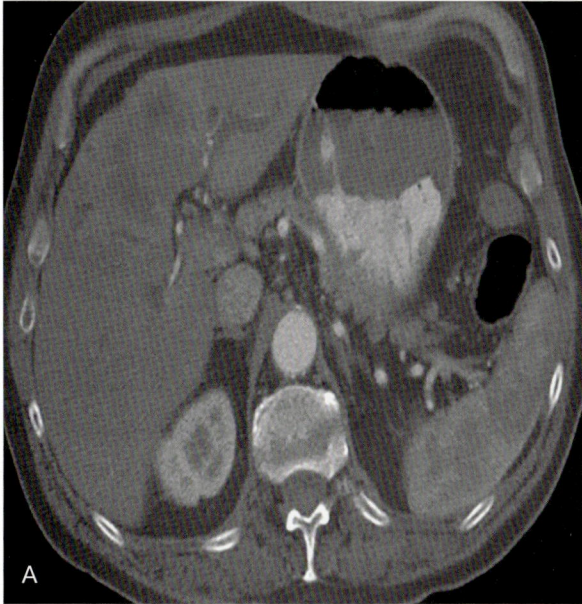

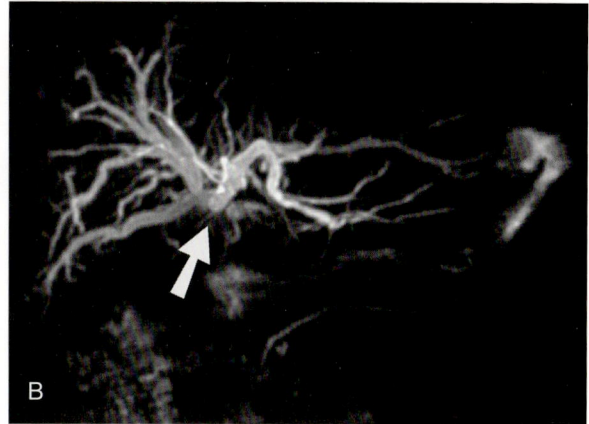

▲ 图 8B-17　肝内胆管癌
A．轴向对比度增强 CT 示肝 Ⅳ 段不均匀低密度肿块，伴肝左叶肝内胆管扩张；B．MRCP 示肝门区肿块致肝内胆管扩张（箭）

扩张或变窄的胆管生长，但没有明显肿块形成（图 8B-17B）。影像上，可见段或叶的胆管周围组织增厚，伴强化。

　　3.胆管内胆管细胞癌　通常为乳头状或息肉状，沿着胆管的黏膜面扩散，可受限于胆管壁，亦可不受限。肿瘤产生黏蛋白并阻塞胆管，导致病灶近端和远端胆管扩张。扩张胆管内的黏蛋白在 CT 上表现为高密度，而肿瘤组织表现为稍低密度。由于肿瘤内缺少纤维组织，肿瘤不表现出延迟强化[13]。

### 胆管囊性肿瘤

　　胆管囊性肿瘤是由胆管上皮产生的囊性病灶，占所有肝单发囊性肿瘤的 5% 以下[14, 15]。包括胆管囊腺瘤和囊腺癌。它们通常生长缓慢，表现为单发大小不等的多房样病灶，内容物为液性。囊壁可出现致密的纤维化甚至钙化。如果病灶直接与胆管相通，则称为胆管内乳头状黏液瘤。胆管发病平均年龄为 45 — 50 岁，而囊腺癌发病年龄比这晚 10 岁。胆管囊腺瘤恶变率高达 20%，因此，治疗上一般建议手术切除[14]。

　　影像上，胆管囊腺瘤和囊腺癌均表现为囊性（内容物为组织碎片或出血）、伴分隔，可见乳头状突起及壁或分隔的结节，增强扫描分隔、结节和囊壁可见强化（图 8B-18）。有时，囊壁可见细小点状钙化。囊腺癌一般比囊腺瘤有更厚的壁，壁也更加不规则，同时伴更多的壁结节或分隔结节，分隔可见强化。

　　对于囊性病变，超声在检测分隔方面比 CT 更敏感，而 CT 则能更准确地描述病变大小、范围和强化特点。当同时发现上游胆管扩张、病变位于肝左叶、并发的囊性灶少于三个和肝实质一过性密度异常等征象，则提示胆道囊性肿瘤存在的可能[16]。

### 血管肉瘤

　　血管肉瘤是起源于间叶组织的恶性肿瘤，仅占肝原发恶性肿瘤的 2%。它最常见于 60 — 70 岁老年人，发病与钍化合物、氯乙烯和砷接触史有关。影像表现多样，常常类似于血管瘤或转移瘤。

## 继发性肝肿瘤

### 转移瘤

　　肝脏高血流量、良好的显微解剖结构和丰富的生化环境使它成为肝外恶性肿瘤最常见的转移部位[17]。在发现原发肿瘤后进行影像学检

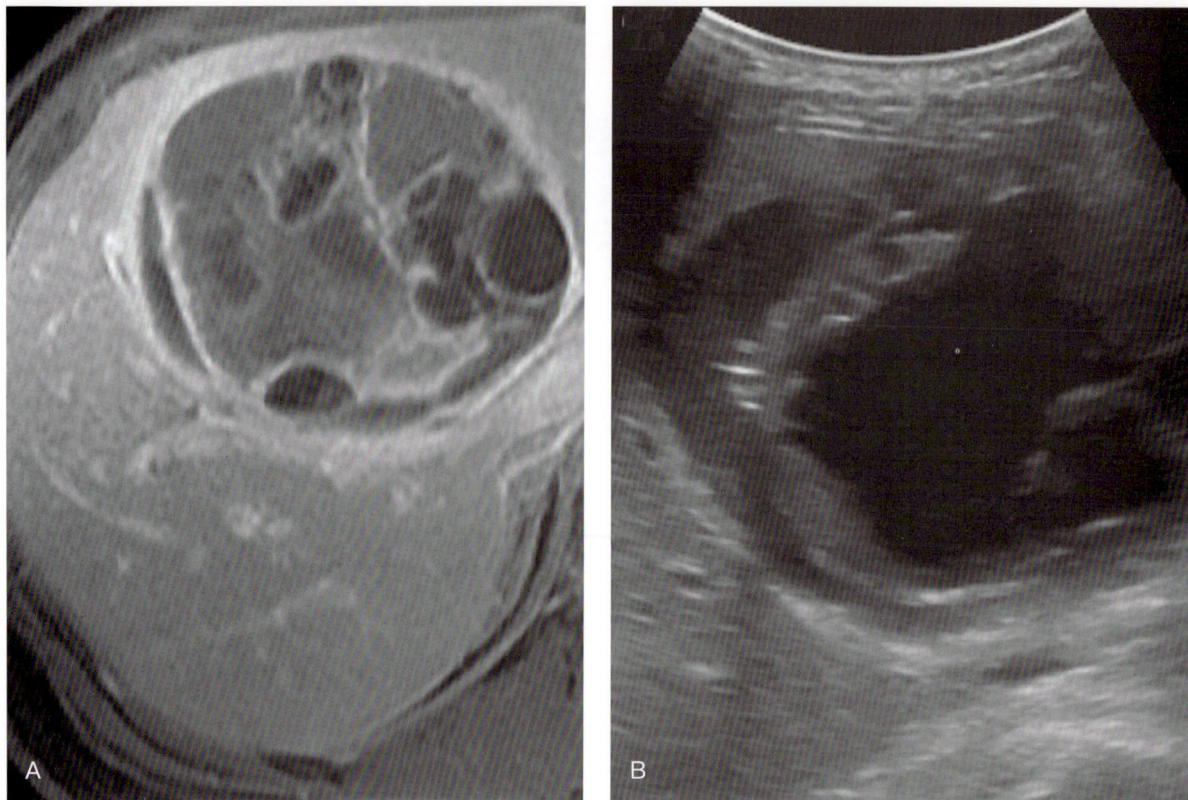

▲ 图 8B-18　胆管囊腺瘤

A. 钆增强 $T_1WI$ 示右肝混杂性囊性肿块，伴分隔强化和不规则增厚的包膜；B. 超声示肝脏中高回声混杂囊性肿块，伴不规则厚包膜

查的目的主要是进行原发病的分期，并判断肝内病灶的性质[18]。

大多数转移瘤相对于周围的肝实质呈低血供，在平扫 CT 和增强 CT 的门静脉期呈低密度。在 MRI 上，大多数肿瘤 $T_1WI$ 上轻度低信号、$T_2WI$ 上轻度高信号，DWI 上弥散受限，肝胆相上呈低信号。一些伴中央结缔组织增生的转移瘤可表现出延迟强化[18, 19]。

富血供转移表现为增强后动脉期肿瘤部分或全部强化。富血供转移瘤的原发部位位于乳腺、肾、甲状腺、胰腺，还可见于神经内分泌肿瘤、嗜铬细胞瘤、黑素瘤和类癌（图 8B-19）。常规 CT 上由于仅表现门静脉供血，富血供转移不能很好地显示，因此，需要行动脉期检查。

囊性转移表现为病灶内的大面积坏死，这通常是由于肿瘤生长过快和血供不足。囊性转移可以来自囊性或实性原发性肿瘤，如结肠腺癌、黑素瘤、类癌、乳腺、肾、胃肠道肿瘤和卵巢癌。影像上囊性转移通常伴恶性征象（如边界不清、囊壁不规则、邻近血管截断、不规则的边缘强化），使其与其他良性囊肿较易区分（图 8B-20）[15, 19]。

钙化性转移通常来自原发性乳腺癌、骨肉瘤、甲状腺乳头状癌和黏液性结肠腺癌。肿瘤内含有软组织组分，伴钙化，周围伴水肿，这有利于其与良性肝实质内钙化鉴别。伴液 - 液平面的转移瘤提示原发肿瘤为神经内分泌肿瘤，它们通常在肝内多发、广泛播散，在 MRI 上表现为明显 $T_2WI$ 高信号[20]。

## 淋巴增生性疾病的肝受累

在淋巴瘤，白血病和多发性骨髓瘤的影像分期中，肝脏受累可见于 2% ～ 12% 的病例，其中以霍奇金淋巴瘤最多见。无论何种疾病，最常见的肝脏受累表现为多发肝肿块，超声上

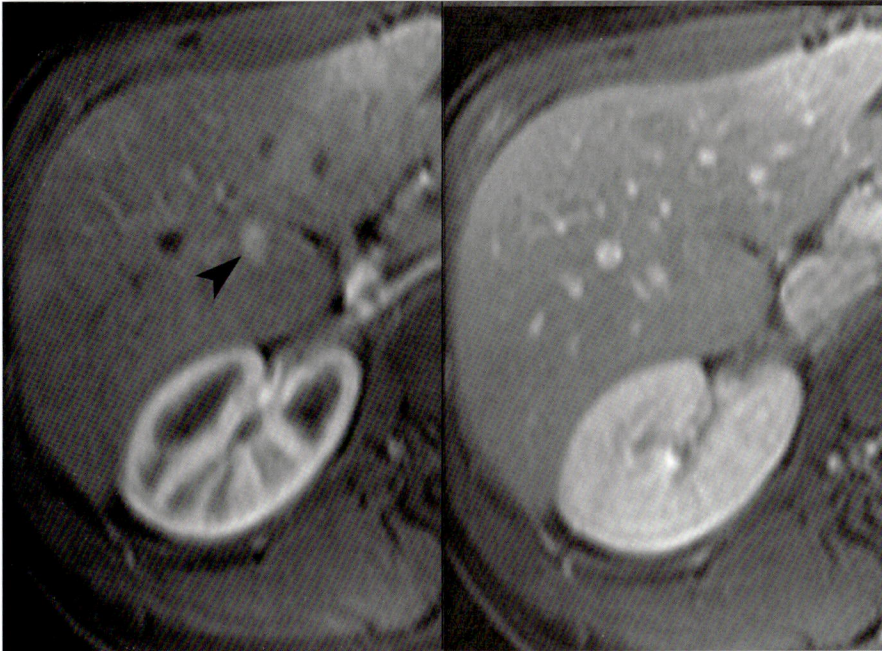

◀ 图 8B-19　血管瘤
钆增强 $T_1WI$ 动脉期和门静脉期图像示右肝血管瘤内动脉期小强化灶（箭头），门静脉期呈等信号

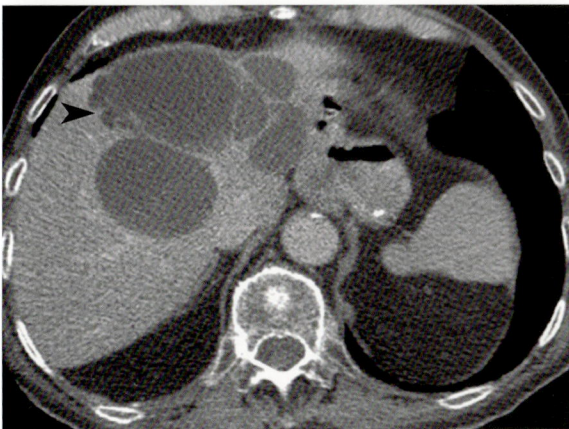

▲ 图 8B-20　肝脏囊性转移
轴位增强 CT 示肝左叶复杂的多囊病变（箭头），这是胃癌肝转移

表现为低回声，CT 上表现为低密度。在病程进展到晚期时，根据尸检研究，肝脏受累是非常普遍的，发病率在 55% ～ 80%[21]。

# 肿瘤样病变

## 单纯性肝囊肿

单纯性肝囊肿是含液体内容物的病变，边缘光滑，边界清楚，壁薄，内部结构简单。在一般人群中发病率达 2.5%，多在 50 − 70 岁。囊肿通常是多发的，无恶性潜能。单纯性肝囊肿是

局限性病变，超声上为无回声，伴后壁回声增强。在 CT 上表现为水样密度（− 10 ～ 10HU），MRI 图像上信号均匀，$T_1WI$ 上低信号和 $T_2WI$ 上高信号，重 $T_2$ 图像上的信号强度增加。有时可见其内的细小薄隔，最厚 2mm[16, 22]。

## 胆管错构瘤

胆管错构瘤或 von Meyenburg 综合征表现为多发的亚厘米级囊肿。发病机制是肝内小叶间胆管未能完成退化，造成无数的不与胆管系统相通（与 Caroli 病相反）的小胆管的扩张。在影像上，它们表现为多发的，均匀分布的微小的亚厘米病变。MRI 在定性方面比 CT 或 US 更好，病变在 $T_2WI$ 和重 $T_2WI$ 图像上呈明显高信号，增强后通常无强化（图 8B-21）[15, 23]。

## 多囊性肝病

多囊性肝病是一组家族性遗传疾病，仅在肝脏中多发囊肿（常染色体显性多囊性肝病；ADPLD）或与多发肾囊肿并发（常染色体显性多囊性肾病；ADPKD）。两者有类似的病程，病灶持续性长大，年增 0.9% ～ 3.2%。囊肿生长与患者高龄、女性患者、雌激素暴露、肾功能障

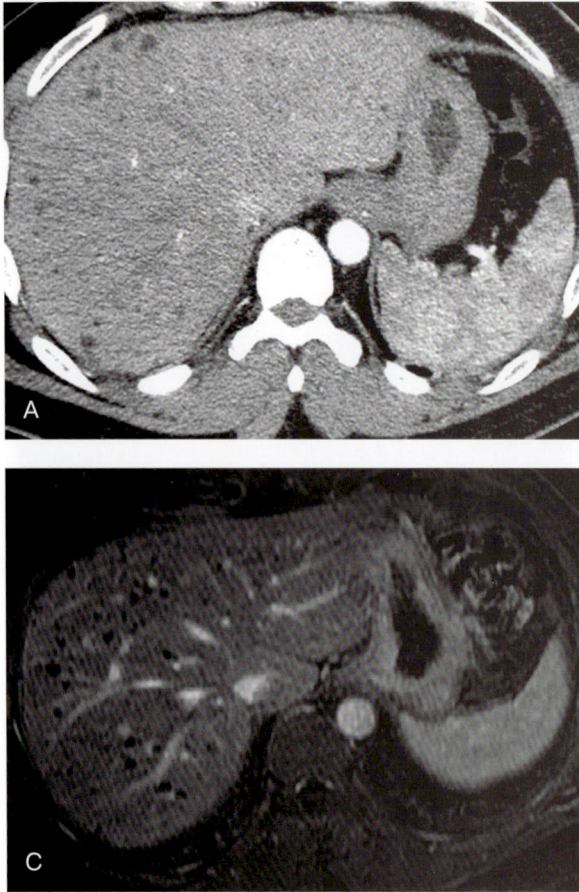

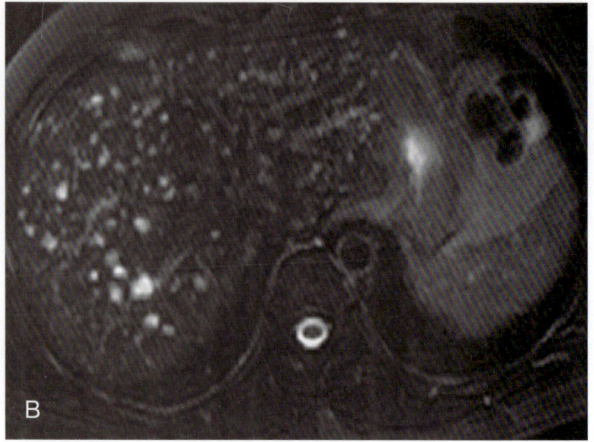

▲ 图 8B-21　胆管错构瘤
A. 轴位增强 CT 示肝内散在多发亚厘米级低密度囊肿；
B、C. FSE $T_2$WI 和钆增强 $T_1$WI 示肝内散在多个亚厘米级囊肿

碍和囊肿体积更大相关。ADPLD 与 ADPKD 之间的区别在于肾囊肿的数目，发病年龄和家族史（图 8B-22）[24]。

## Caroli 病

　　Caroli 病和综合征是常染色体隐性疾病，是肝内胆管在胚胎发育重塑中发生错乱所致。它导致不同程度的节段性胆管非梗阻性扩张，扩张的胆管与其余胆道系统直接相通。扩张的胆管内胆汁淤积增加了形成结石、感染和发生恶性肿瘤的风险。如果只有肝内胆管受累，则称为 Caroli 病。Caroli 综合征是另一个极端的类型，同时累及小叶间胆管和肝内胆管大分支。Caroli 综合征可能导致先天性肝纤维化和门静脉高压[25]。

　　在影像上，Caroli 病通常表现为节段性肝内多发囊肿。在这些囊肿中央，常有一个小的软组织结构，在横截面上呈逗点状。这种中央逗点征在大多数病例都可以见到，这是由一组包绕着扩张肝内胆管的门静脉和肝动脉的纤维血管束构成的，静脉给予对比剂时，中央逗点明显强化[15, 26]。在冠状断面，见到扩张的管道与胆管树相连提示 Caroli 病的诊断。与反复发作的脓性胆管炎和原发性硬化性胆管炎不同，这些肝内胆管的扩张多呈囊性（图 8B-23）。因为 21% ～ 53% 的病例存在肝外胆管扩张，需要进一步检查以除外梗阻性病变[25]。

## 血管瘤

　　血管瘤是良性的肿瘤样病变，特征是由无数的沿上皮细胞排列的扩张的血管腔，在不典型或不规则排列病例中可见到纤维性分隔。大多数血管瘤发生于 30 — 50 岁成年人，女男比例为（2 ～ 5）：1，女性好发。

　　典型的血管瘤超声上呈均匀高回声，平扫 CT 呈低密度，增强后呈周边结节状强化，并

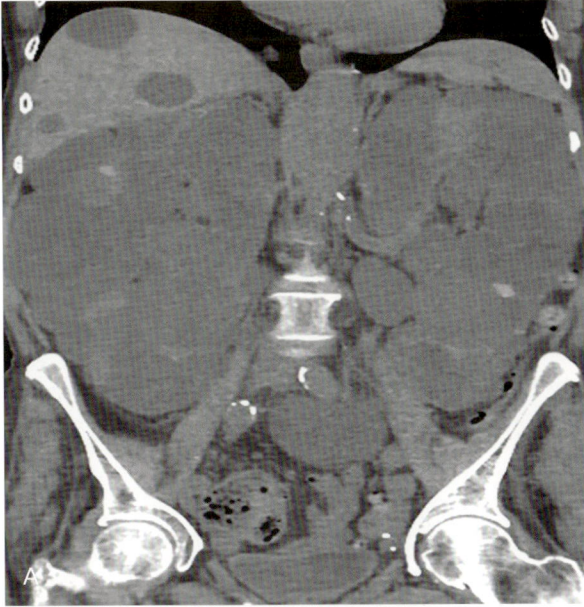

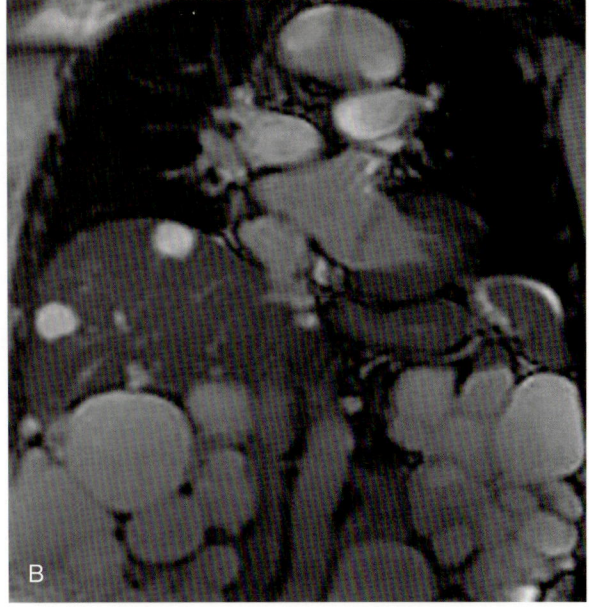

▲ 图 8B-22　常染色体显性多囊性疾病累及肝脏

患有常染色体显性多囊性肾病患者的冠状位 CT 重建和 $T_2WI$ 图像示肝脏中多发囊肿；冠状位 MR 图像示主动脉弓的主动脉夹层

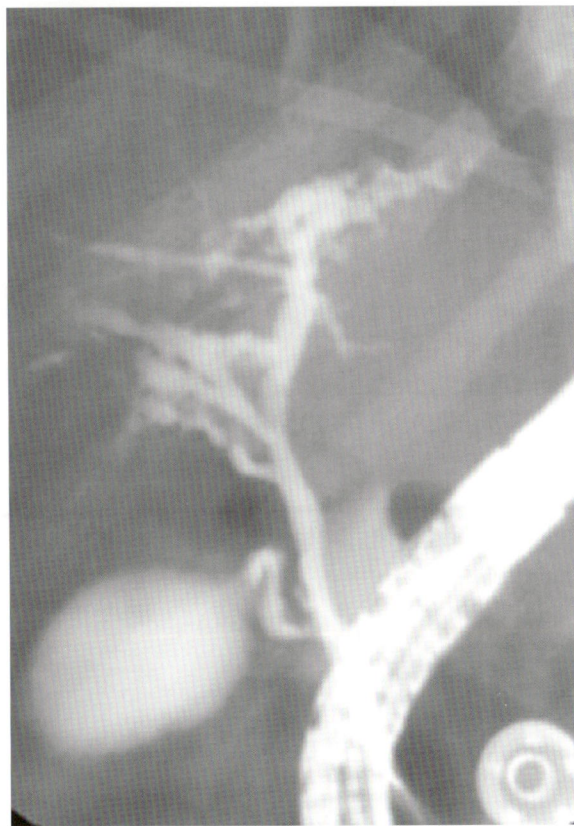

▲ 图 8B-23　Caroli 病

ERCP 示多发肝内胆管囊性扩张

呈渐进性向心填充（图 8B-24）。如果病灶大于 5cm，称为巨血管瘤（图 8B-25）。在 MRI 上，病灶在 $T_2WI$ 和重 $T_2$ 图像上呈明显高信号（图 8B-26 和图 8B-27）。由于缺乏肝细胞，血管瘤在肝胆相上呈低信号。然而，其他典型的成像特征通常有助于诊断。大于 3cm 的血管瘤由于中央瘢痕，延迟期也常表现为不完全填充。另一方面，小血管瘤通常在动脉期快速强化，并与邻近肝实质内的动静脉分流相关[5]。大约一半的血管瘤影像表现不典型，并且与肝脏的恶性肿瘤鉴别困难（图 8B-28）。

199

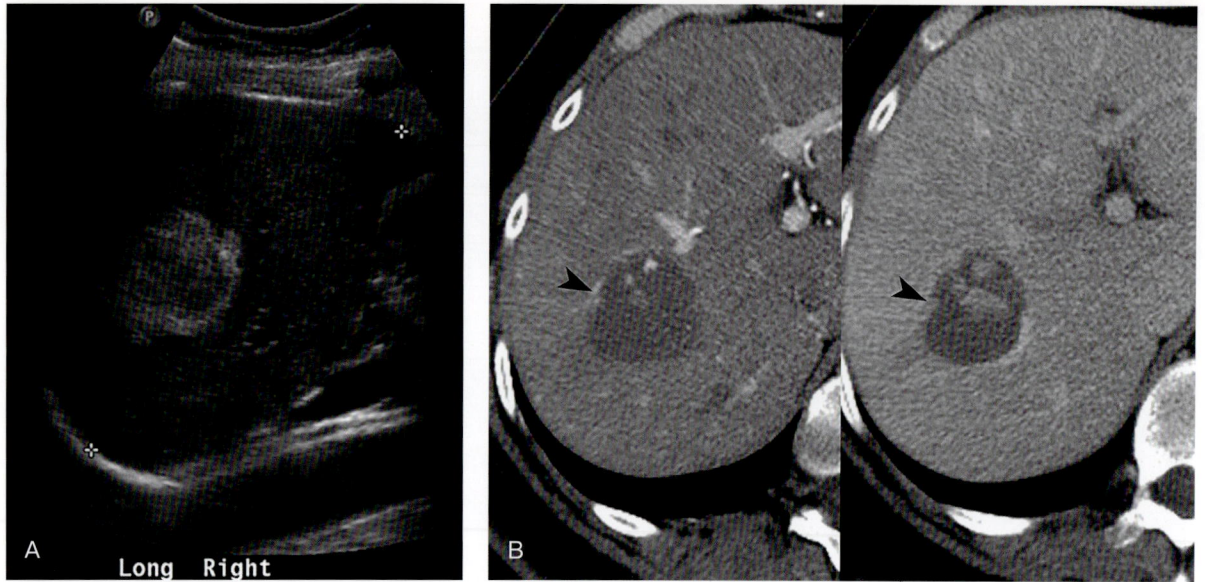

▲ 图 8B-24　血管瘤

A．超声示肝右叶直径 5cm 的高回声肿块；B．动脉和门静脉期的周围增强 CT 示右肝肿块（箭头），动脉期周围结节状强化，门静脉期逐渐向内填充

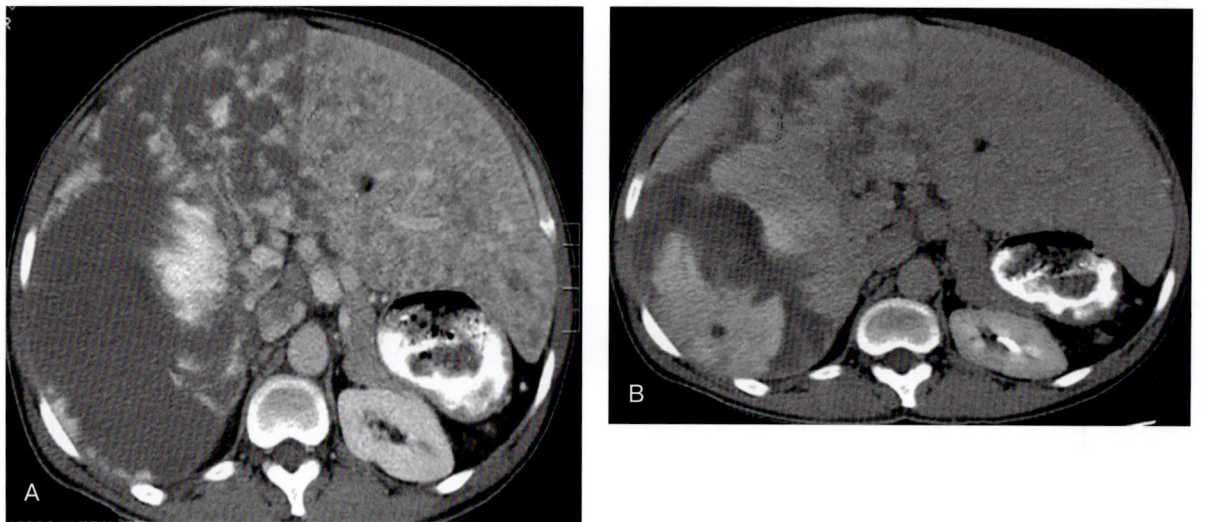

▲ 图 8B-25　巨大血管瘤

动脉期和延迟期轴位增强 CT 示巨大血管瘤的外周结节状强化，延迟期向内填充；在中心有持续的不强化区，表明中心坏死

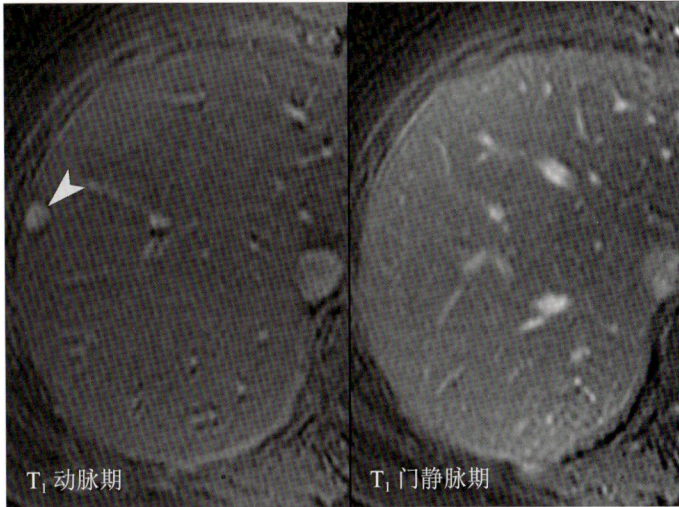

▲ 图 8B-26　血管瘤

轴位增强 $T_1WI$ 动脉和门静脉期图像示动脉强化血管瘤（箭头），门静脉期呈等密度；血管瘤在 $T_2$ 加权序列上呈明显高信号，有助于与其他肝脏疾病相鉴别，如 FNH 和 HCC

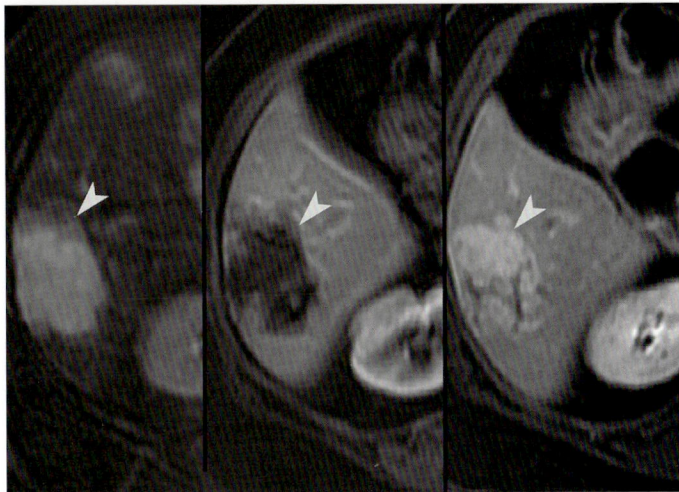

▲ 图 8B-27　血管瘤

FSE $T_2WI$ 和钆增强 $T_1WI$（动脉和门静脉期）示肝右叶 $T_2WI$ 明显高信号的血管瘤（箭头），动脉期周边结节状强化，静脉相向内填充

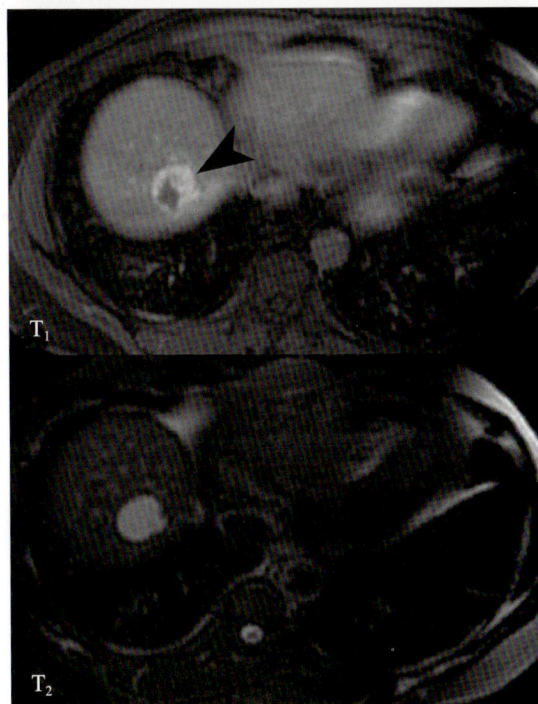

▲ 图 8B-28　肝转移误诊为血管瘤

轴位增强 MR 示右肝肿块，具有不规则增厚的边缘强化（箭头）；这种强化模式不符合经典血管瘤表现；FSE $T_2WI$ 上显示明显高信号，造成病变被误诊为血管瘤

# 参考文献

［1］Denecke T, Steffen IG, Agarwal S, et al. Appearance of hepatocellular adenomas on gadoxetic acid-enhanced MRI. Eur Radiol. 2012;22: 1769–1775.

［2］Raman SP, Hruban RH, Fishman EK. Hepatic adenomatosis: spectrum of imaging findings. Abdom Imaging. 2013;38:474–481.

［3］van Aalten SM, de Man RA, IJzermans JN, et al. Systematic review of haemorrhage and rupture of hepatocellular adenomas. Br J Surg. 2012;99:911–916.

［4］Nahm CB, Ng K, Lockie P, et al. Focal nodular hyperplasia—a review of myths and truths. J Gastrointest Surg. 2011;15:2275–2283.

［5］Cogley JR, Miller FH. MR imaging of benign focal liver lesions. Radiol Clin North Am. 2014;52;657–682.

［6］Willatt JM, Hussain HK, Adusumilli S, et al. MR imaging of hepatocellular carcinoma in the cirrhotic liver: challenges and controversies. Radiology. 2008;247:311–330.

［7］Bruix J, Sherman M. Management of hepatocellular carcinoma: an update. Hepatology. 2011;53:1020–1022.

［8］Choi BG, Park SH, Byun JY, et al. The findings of ruptured hepatocellular carcinoma on helical CT. Br J Radiol. 2001;74:142–146.

［9］Aoki T, Kokudo N, Matsuyama Y; Liver Cancer Study Group of Japan. Prognostic impact of spontaneous tumor rupture in patients with hepatocellular carcinoma: an analysis of 1160 cases from a nationwide survey. Ann Surg. 2014;259:532–542.

［10］Mitchell DG, Bruix J, Sherman M, Sirlin CB. LI-RADS (Liver Imaging Reporting and Data System): summary, discussion, and consensus of LI-RADS Management Working Group and future directions. Hepatology. 2015;61(3):1056–1065.

［11］Ganeshan D, Szklaruk J, Kundra V, et al. Imaging features of fibrolamellar hepatocellular carcinoma. AJR Am J Roentgenol. 2014;202:544–552.

［12］Nakeeb A, Pitt HA, Sohn TA, et al. Cholangiocarcinoma. A spectrum of intrahepatic, perihilar, and distal tumors. Ann Surg. 1996;224:463–473.

［13］Lee JW, Han JK, Kim TK, et al. CT features of intraductal intrahepatic cholangiocarcinoma. AJR Am J Roentgenol. 2000;175:721–725.

［14］Soares KC, Arnaoutakis DJ, Kamel I, et al. Cystic neoplasms of the liver: biliary cystadenoma and cystadenocarcinoma. J Am Coll Surg. 2014;218:119–128.

［15］Del Poggio P, Buonocore M. Cystic tumors of the liver: a practical approach. World J Gastroenterol. 2008;14:3616–3620.

［16］Kim JY, Kim SH, Eun HW, et al. Differentiation between biliary cystic neoplasms and simple cysts of the liver: accuracy of CT. AJR Am J Roentgenol 2010;195:1142–1148.

［17］Robinson PJ. Imaging liver metastasis: current limitations and future prospects. Br J Radiol. 2000;73:234–241.

［18］Danet IM, Semelka RC, Leonardou P, et al. Spectrum of MRI appearances of untreated metastases of the liver. AJR Am J Roentgenol. 2003;181:809–817.

［19］Kanematsu M, Kondo H, Goshima S, et al. Imaging liver metastases: review and update. Eur J Radiol. 2006;58:217–228.

［20］Sommer WH, Zech CJ, Bamberg F, et al. Fluid-fluid level in hepatic metastases: a characteristic sign of metastases of neuroendocrine origin. Eur J Radiol. 2012;81:2127–2132.

［21］Bach AG, Behrmann C, Holzhausen HJ, et al. Prevalence and imaging of hepatic involvement in malignant lymphoproliferative disease. Clin Imaging. 2012;36:539–546.

［22］Vachha B, Sun MR, Siewert B, et al. Cystic lesions of the liver. AJR Am J Roentgenol. 2011;196:W355–W366.

［23］Yam BL, Siegelman ES. MR imaging of the biliary system. Radiol Clin North Am. 2014;52:725–755.

［24］Abu-Wasel B, Walsh C, Keough V, et al. Pathophysiology, epidemiology, classification and treatment options for polycystic liver diseases. World J Gastroenterol. 2013;19:5775–5786.

［25］Levy AD, Rohrmann CA Jr, Murakata LA, et al.

Caroli's disease: radiologic spectrum with pathologic correlation. AJR Am J Roentgenol. 2002;179:1053–1057.

［26］Lefere M, Thijs M, De Hertogh G, et al. Caroli disease: review of eight cases with emphasis on magnetic resonance imaging features. Eur J Gastroenterol Hepatol. 2011;23:578–585.

# 自测题

1. 一位患有肝硬化的 35 岁女性患者的增强 MR 图像，以下哪个是最可能的诊断？

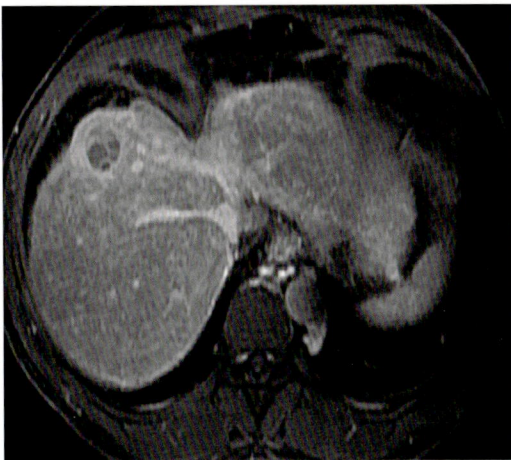

A．局灶性脂肪肝

B．血管瘤

C．肝细胞腺瘤

D．肝细胞癌

2. 一位 55 岁男性患者，既往体健，行 MR 检查发现肿块，以下哪个是最可能的诊断？

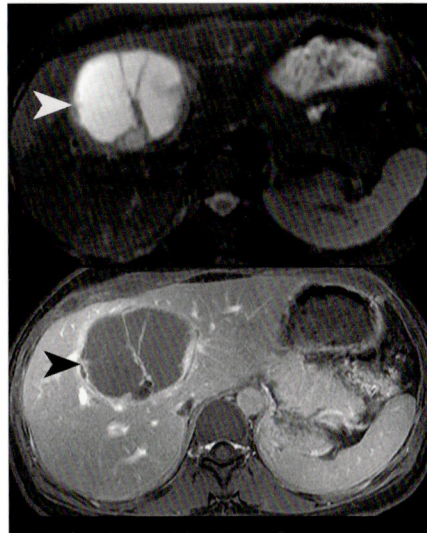

A．类癌转移

B．肝细胞癌

C．胆管囊腺瘤

D．胆管细胞癌

## 答案与解析

1．D。增强 MR 门静脉期图像示假包膜强化和肝细胞癌的低信号。

2．C。T$_2$WI 和增强 T$_1$WI 图像示复杂囊性病灶，伴多发强化分隔，对于 A、B 和 D 来说都不是典型表现。

# Chapter 9
# 胆囊和胆管

# Gall Bladder and Bile Ducts

原著 Rathachai Kaewlai Sirote Wongwaisayawan Ajay K. Singh

翻译 刘茜玮 孙宏亮

学习目标

▶ 描述胆囊的影像学表现和胆管病理。

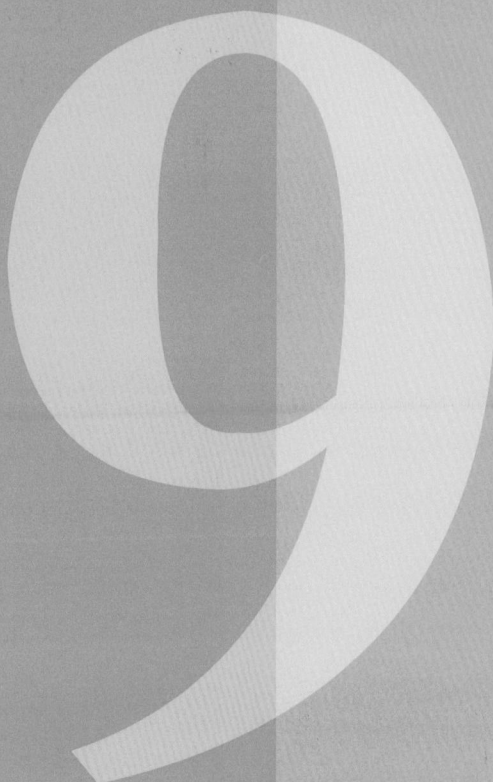

9

微胆管网构成了肝叶和段的肝内胆管系统，并引流肝左叶及右叶的胆汁。左右肝内胆管在肝门处汇合，形成了肝总管，即肝外胆管的起始段。在左右肝内胆管汇合处的下游，胆囊管与肝总管汇合，形成了胆总管。正常肝内胆管的内径一般在 2mm 或小于伴行门静脉分支内径的 1.5 倍。成人正常肝总管和胆总管的内径＜ 7mm，70 岁以上人群正常值小于 8mm。胆囊切除后，正常胆总管内径可以达到 10mm[1]。

胆囊位于肝裂下方，大小可达到 5cm×10cm。胆囊壁小于 3mm。胆囊由颈部、体部和底部构成。颈部是最窄的部分，经常在患胆石症时出现继发梗阻。在体部及底部连接处偶尔会出现折叠，称为倒圆锥帽[1]。通常情况下胆囊管在肝内胆管汇合处的下方汇入肝总管，而且是肝总管的右侧。胆囊管在肝总管的低位及中位汇入（分别在远端的 1/3 汇入或在肝总管的左侧汇入）在人群中的发生率分别为 9% 和 17%[2]。

## 胆囊病理

### 胆石症和泥沙样结石

胆石症或胆结石为胆固醇、色素和钙盐在胆囊内的沉积。危险因素包括女性、肥胖、高龄和糖尿病（表 9-1）。

诊断胆结石的无创性金标准检查方法为超声，诊断准确率高达 95%[3]。高回声、清晰的后方声影及结石随体位移动是超声诊断胆结石的重要的三个征象。当结石充满胆囊时，会出现壁 - 回声 - 声影征（WES 征）（图 9-1）。WES 征是由三层组成，表面的强回声为胆囊壁，深部的强回声为结石表面，中间为无回声的胆汁层。

在 CT 上，结石可以表现为低、中或高密度，密度依赖于组成结石的钙化、胆固醇和气体成分的比例。CT 在 75% 胆结石病例中有阳性发现，MRI 的敏感性更高，因为在 $T_2WI$ 序列中胆结石和周围胆汁有显著的对比[4]。由于水分子运动受限和晶体中的胆固醇分子，胆结石表现为低信号。

表 9-1　不同影像表现的胆囊病变的鉴别诊断

| 影像表现 | 鉴别诊断 |
| --- | --- |
| 胆囊壁弥漫性增厚 | 餐后的正常生理性增厚 |
| | 原发的胆囊疾病 |
| | 胆囊炎 |
| | 浸润性肿瘤性疾病 |
| | 弥漫性腺肌症 |
| | 继发的胆囊疾病 |
| | 肝硬化 |
| | 低蛋白血症 |
| | 心力衰竭 |
| 胆囊壁局限性增厚 | 良性 |
| | 息肉 |
| | 局限性腺肌症 |
| | 黄色肉芽肿 |
| | 胆囊炎 |
| | 恶性 |
| | 胆囊癌 |
| | 肿瘤性疾病（原发或转移） |
| 胆囊壁回声增强 | 瓷化胆囊 |
| | 气肿性胆囊炎 |
| | 壁 - 回声 - 声影征（WES 征） |
| | 多发病 |
| | 腺肌症 / 胆固醇沉积症 |

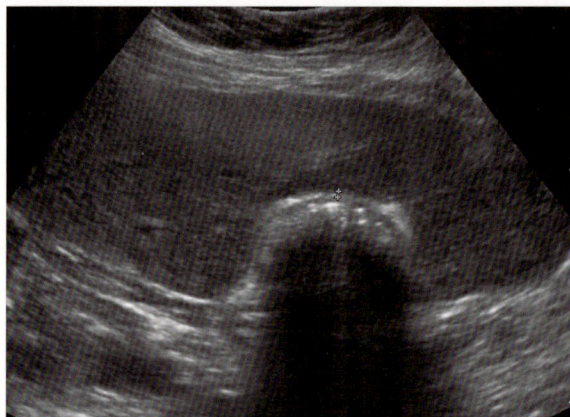

▲ 图 9-1　胆石症的壁 – 回声 – 声影征
超声检查显示高回声的胆囊壁和高回声的胆结石前缘中间由低回声的胆汁分隔开

泥沙样结石通常出现在胆汁黏稠的情况下，在严重疾病、快速体重下降、妊娠或者完全肠外营养的人群中常见。在数月或数年中可以反复出现、消失、再复发，可能与胆结石的形成也有关系。在超声检查中，泥沙样结石移动比正常的胆汁慢，而且不会出现后方声影。

## 急性胆囊炎和并发症

在 90% ～ 95% 的病例中，胆囊的急性炎症出现在胆石梗阻的情况下[1, 5]。超声是首选的影像学检查方法。

### 急性胆囊炎的影像学表现（图 9-2）

1. 胆囊颈或胆囊管的梗阻性结石。
2. 胆囊壁增厚（> 3mm）和分层。
3. 超声检查的墨菲征。
4. 胆囊增大（横径 > 4cm）。
5. 胆囊周围积液。

CT 和 MRI 可以比超声检查更好地显示胆囊周围的炎性改变，包括脂肪密度增高和胆囊周围肝实质的异常强化（图 9-3 和图 9-4）。

### 并发症

并发症包括坏疽、出血、气肿性改变、脓肿和穿孔。在坏疽性胆囊炎中胆囊持续膨胀可以导致壁缺血、出血和坏死。在超声图像中，胆囊壁是分层的（高低回声相邻出现），还会出现内壁不光滑，腔内膜漂浮和腔内回声不规则的表现（图 9-5A，B）。超声墨菲征在 33% 的病例中会出现[4]。非对称性胆囊壁增厚、局部胆囊壁缺损、水肿和壁不强化是在 CT 和 MRI 检查中更加特异但灵敏度不高的征象（图 9-5C）[5, 6]。胆道闪烁显像中的轮廓征是指邻近胆囊窝的肝实质示踪剂活性环形增加。这个征象对于诊断急性胆囊炎有很高的阳性预测值，而且通常提示有坏疽性胆囊炎的出现（图 9-5D）。

气肿性胆囊炎的诊断通常在胆囊腔内、胆囊壁或胆囊周围组织出现气体的时候提出，并有胆囊与消化道瘘形成。发生的原因可能是胆囊壁缺血的改变合并梭状芽孢杆菌或大肠埃希菌的感染。三分之一以上的气肿性胆囊炎患者都没有胆结石。在超声检查中由于胆囊腔内、壁内或胆囊周围组织的气体会使后方声影混杂，会出现环晕伪影和混响伪影（图 9-6A）。这些表现会被误认为是结石或瓷样胆囊。CT 有更高的灵敏度，当诊断不明确时应该选择 CT 检查（图 9-6B，C）[4]。

患者一旦出现胆绞痛和呕血，应该怀疑是否是出血性胆囊炎。黏膜溃疡、出血和坏死导致胆汁回声增强、密度增高，形成液体分层现象（图 9-7A）。

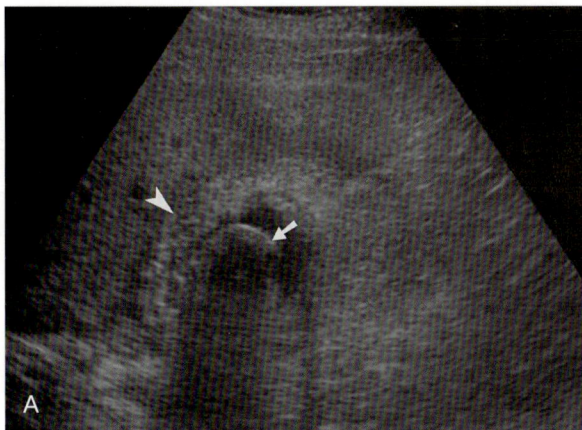

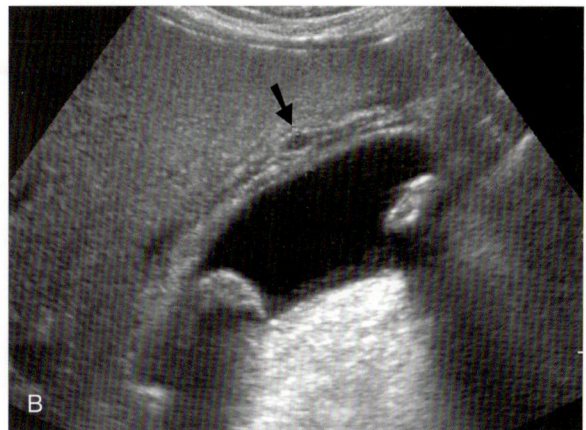

▲ 图 9-2　急性胆囊炎的超声图像

A. 急性胆囊炎患者表现为胆囊壁增厚（箭头），胆囊腔可见一个孤立的大结石（箭）；B. 超声图像显示胆囊壁增厚分层（箭），胆囊腔可见两个结石

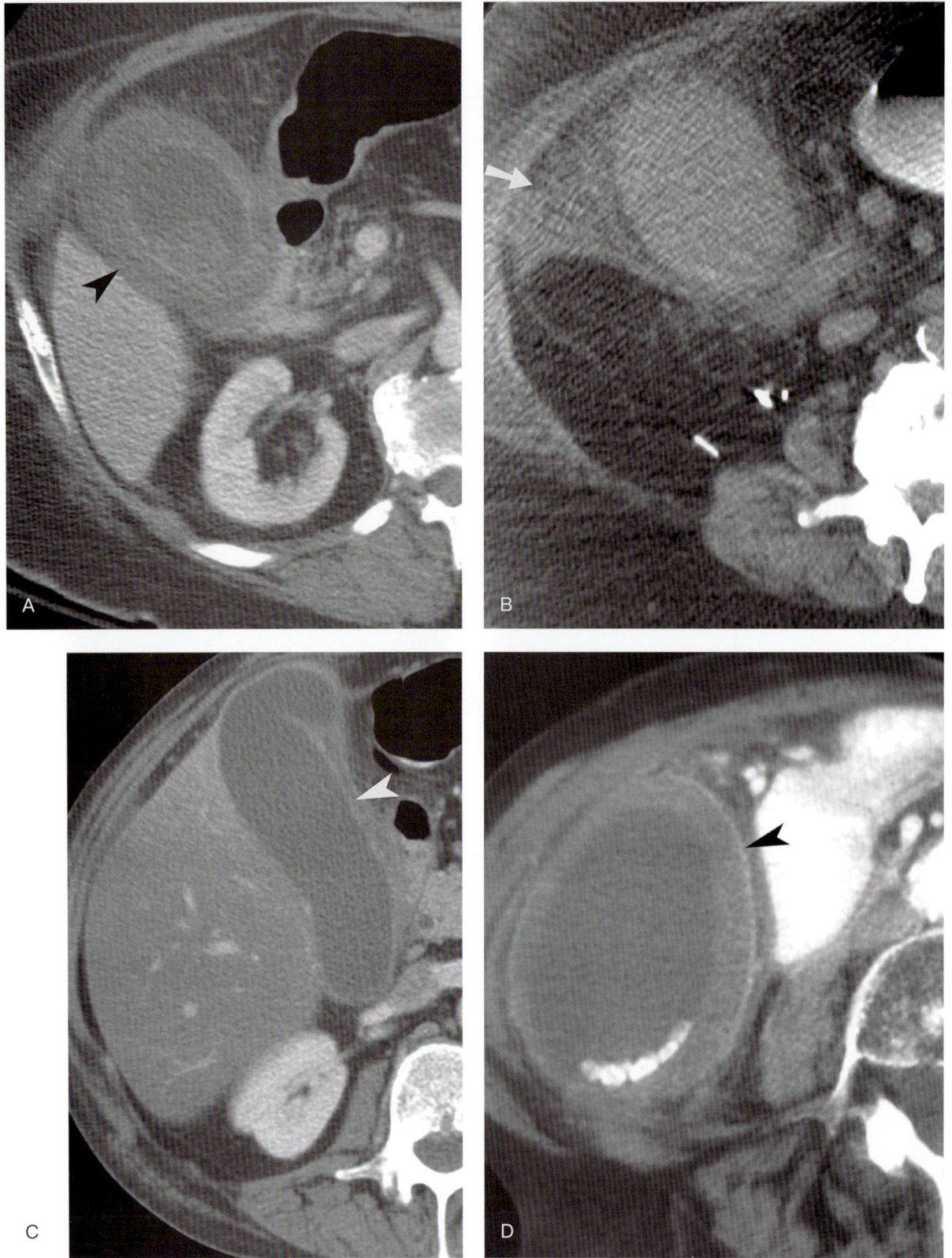

▲ 图 9-3 急性胆囊炎的 CT 图像

三个不同急性胆囊炎患者的 CT 增强图像显示胆囊壁增厚（箭头）；异常征象有浆膜强化（D），胆囊周围炎症（箭）（A 至 C），以及肝一过性异常灌注（C）

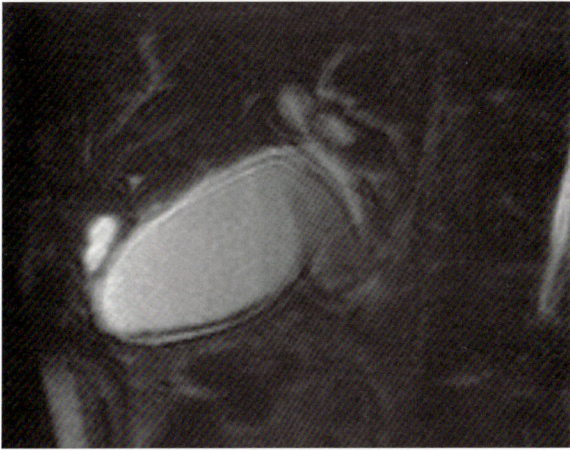

▲ 图 9-4 急性胆囊炎的磁共振图像
MRCP 检查显示一个胆囊颈梗阻性结石患者的胆囊壁显著高信号表现

胆囊积脓或脓性胆囊在影像检查中很难诊断，因为脓液与胆囊沉积物（高回声，高密度，T₂ 低信号）很难区分。显著胆囊扩张，以及其他一些影像学征象比如急性胆囊炎，合并病情进展迅速可以提示此诊断，经皮穿刺活检或胆囊切除术可以证实此诊断（图 9-7B）。急性胆囊炎最严重的并发症就是胆囊穿孔，可以在胆囊坏疽、出血、气肿、无结石的胆囊炎及胆囊积脓的基础上发生。穿孔导致感染的胆盐和其他矿物质流入胆囊周围的组织。慢性局部胆囊穿孔还可以表现为胆囊结肠瘘。大多数穿孔发生在胆囊底部，大部分都会导致胆囊周围脓肿形

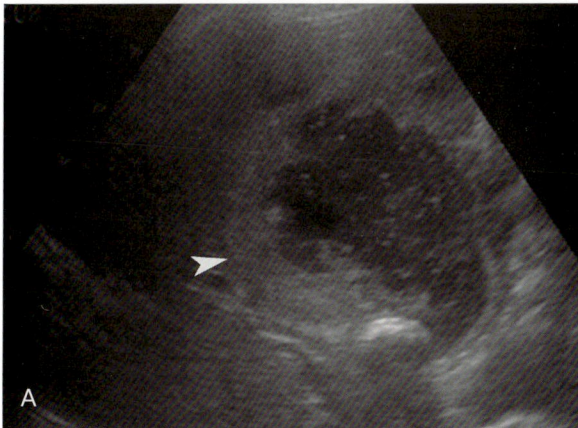

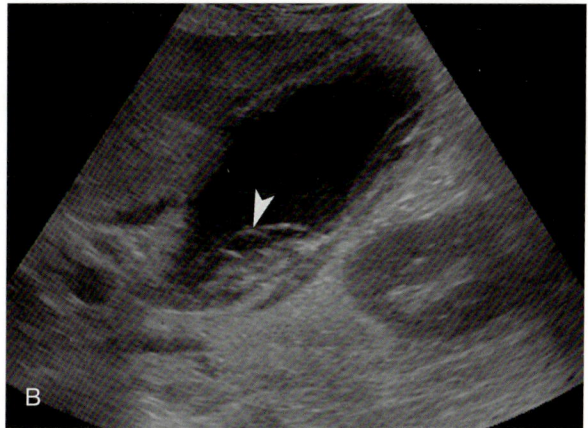

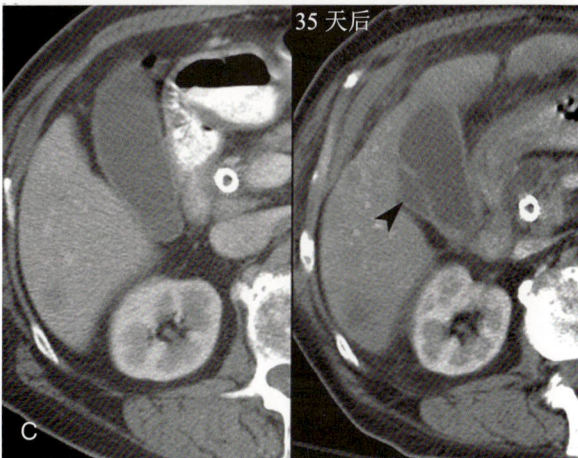

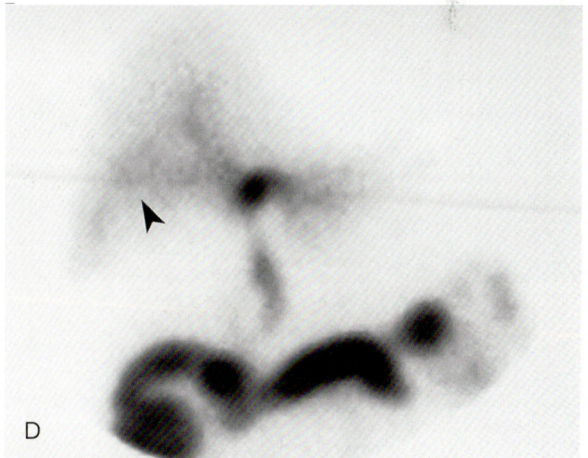

▲ 图 9-5 坏疽性胆囊炎
A. 超声显示胆囊壁增厚，胆囊壁不规则塌陷导致胆囊腔形态不规则（箭头）；B. 一个坏疽性胆囊炎患者表现为胆囊壁增厚，胆囊壁塌陷导致腔内内膜游离（箭头）；C. 一个坏疽性胆囊炎患者的增强 CT 显示胆囊壁间的液体聚集（箭头）；D. 核医学胆道闪烁显像显示胆囊周围肝组织的曲线形高摄取区（箭头），胆囊管梗阻导致胆囊未显影

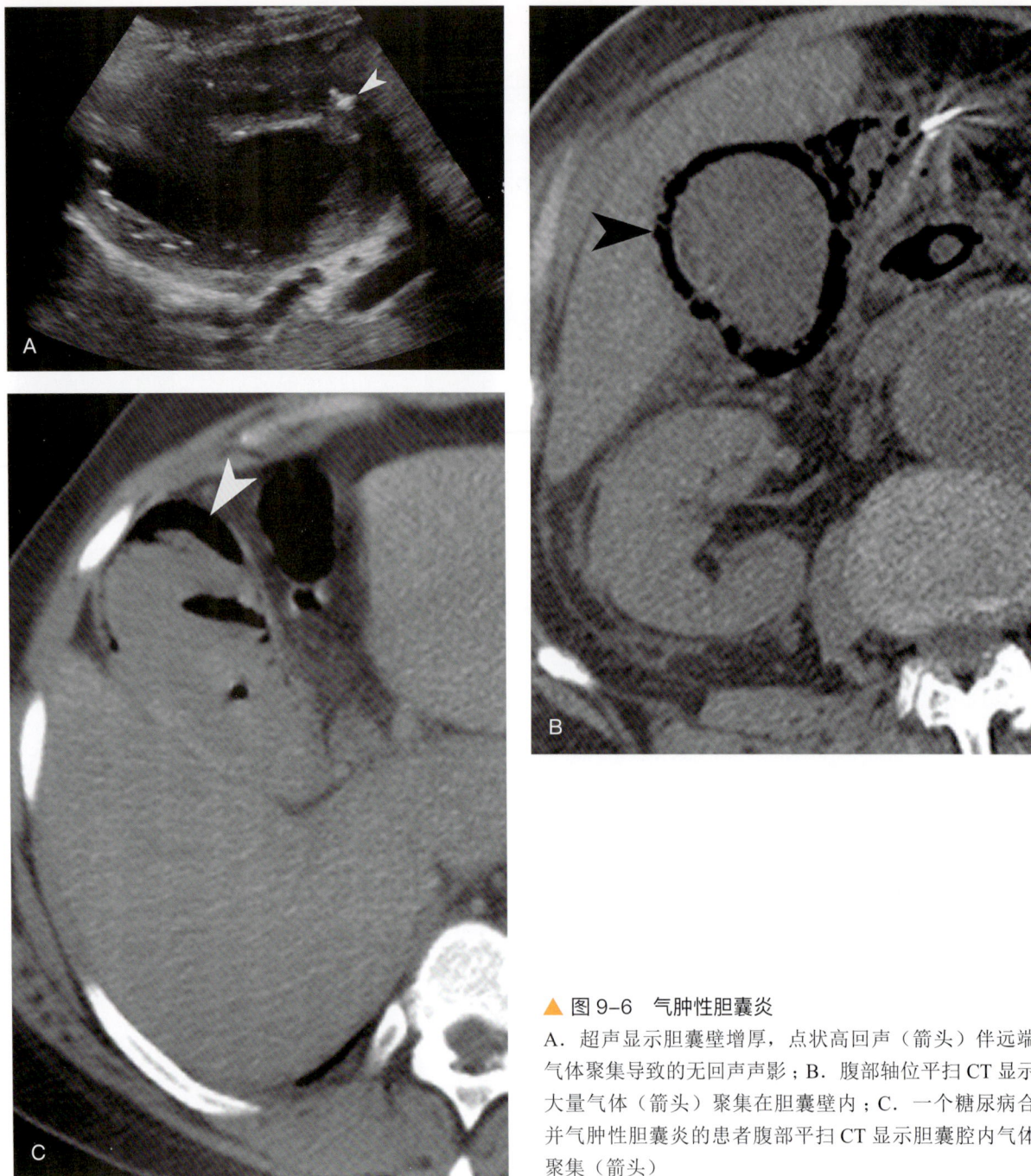

成（图 9-8）。在影像上，如果出现胆囊正常椭圆形态消失，伴有胆囊周围积液或液体聚集，则提示为胆囊穿孔。局部胆囊壁缺损在 70% 的病例中可以见到，CT 比超声显示得更好。胆囊腔外结石是一种特异性征象但灵敏性较差[4, 5]。

在没有胆结石的情况下，胆汁的黏度逐渐增加会导致胆囊管功能性梗阻，以及随后的炎性反应和胆囊缺血的改变，导致无结石的胆囊炎[7]。这种特殊的胆囊炎在患败血症的住院患者中较常见，尤其是手术后、烧伤或严重创伤的患者中。影像表现类似于有结石的胆囊炎，只是不合并胆结石。

## 慢性胆囊炎

慢性胆囊炎被定义为影响胆囊正常运动的胆囊壁的轻度炎症和纤维化。最常见的影像学

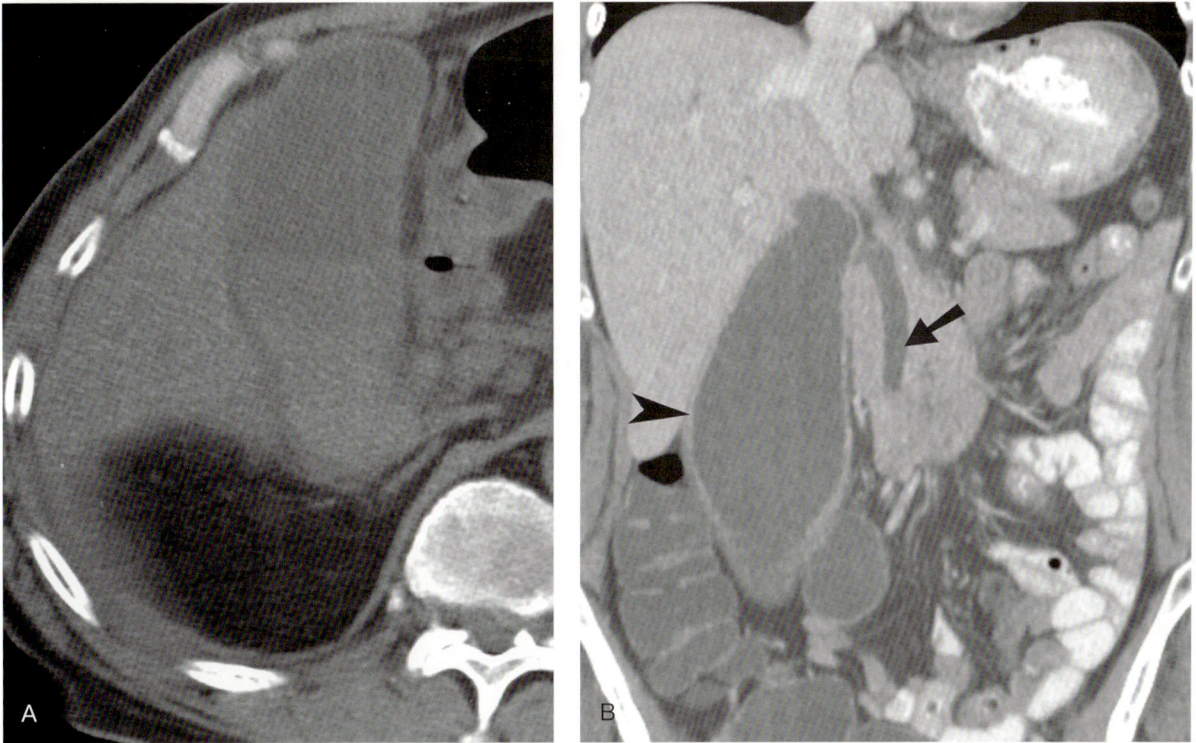

▲ 图 9-7　出血性胆囊炎

A．腹部平扫 CT 显示胆囊腔内血性积液；B．冠状位 CT 重建显示胆囊积脓，表现为胆囊显著扩张（箭头），胆囊壁增厚，胆结石导致的胆总管扩张（箭）

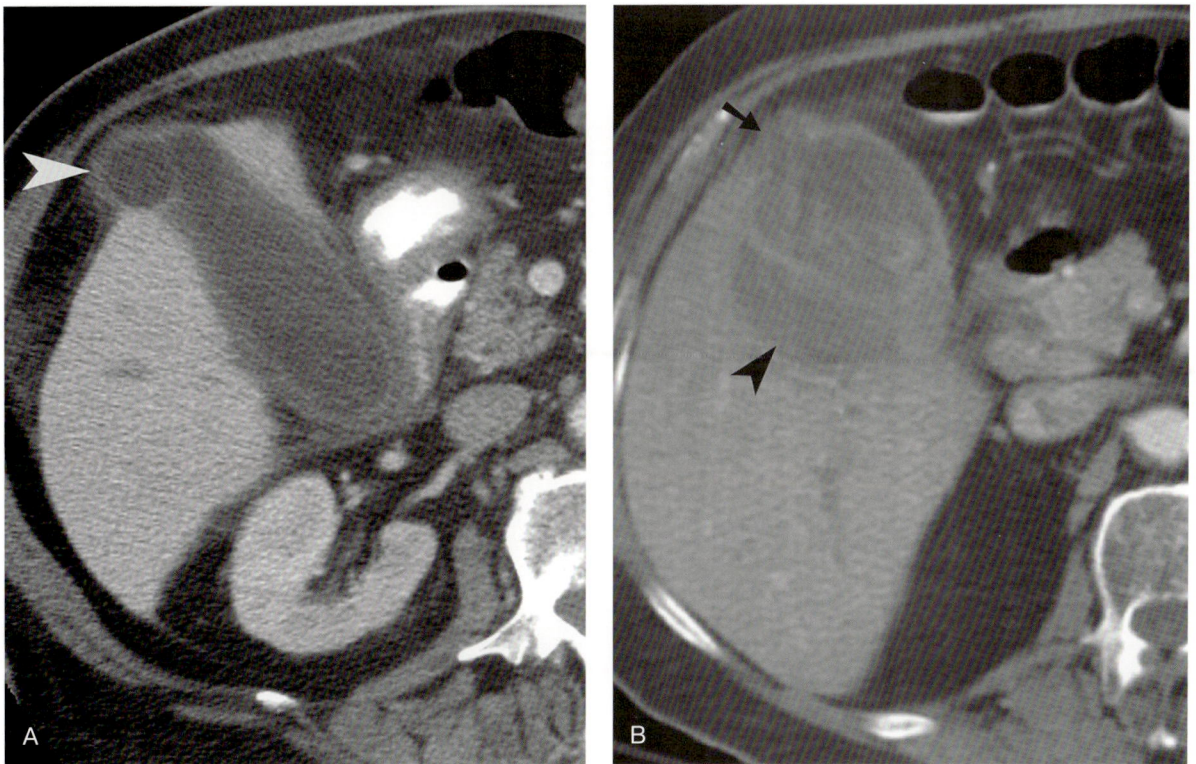

▲ 图 9-8　胆囊穿孔

A．增强 CT 显示胆囊壁炎性改变，胆囊周围积液，胆囊底局部穿孔（箭头）；B．增强 CT 显示急性胆囊炎表现和胆囊底壁局部穿孔导致的肝内少量液体聚集（箭），肝 $S_5$ 段胆囊周围较大的一处肝脓肿（箭头）

表现是胆石症、胆囊壁增厚和胆囊缩小并且胆囊周围无炎性反应。增强 CT 中邻近胆囊的肝组织一过性密度异常，呈线状或楔形的高密度区，最常见于慢性胆囊炎（图 9-9）。急性胆囊炎、胆囊癌、胆囊结肠瘘和胆结石梗阻（图 9-10 和图 9-11）都可能发展为慢性胆囊炎。

黄色肉芽肿性胆囊炎是一种慢性胆囊炎的少见形式，继发于胆汁溢出到胆囊壁且合并感染的情况[6, 7]。此病常见于老年人，术前诊断很困难。影像学表现类似于浸润型胆囊癌，表现为胆囊壁不规则增厚，以及胆石症。

瓷样胆囊表现为胆囊壁的钙化合并胆石症和慢性胆囊炎。在胆囊切除标本中占 0.06% ～ 0.8%。钙化的胆囊壁可以累及全部或部分胆囊壁，CT 图像显示最佳。超声可以表现为线样或曲线样的高回声伴后方声影（图 9-10）。尽管瓷样胆囊与继发胆囊癌的关系目前还存在争议，预防性的胆囊切除术还是被提倡的[5]。

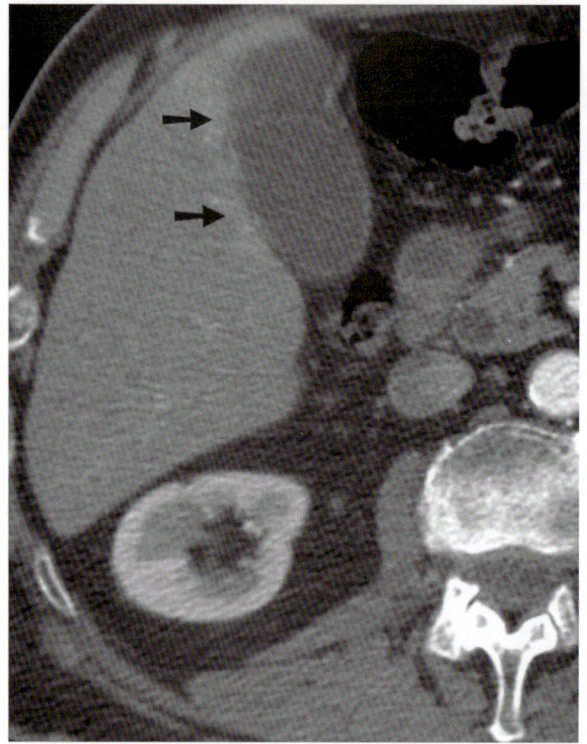

▲ 图 9-9 慢性胆囊炎
腹部增强 CT 显示胆囊周围肝实质带状的高密度影（一过性肝密度异常）（箭）

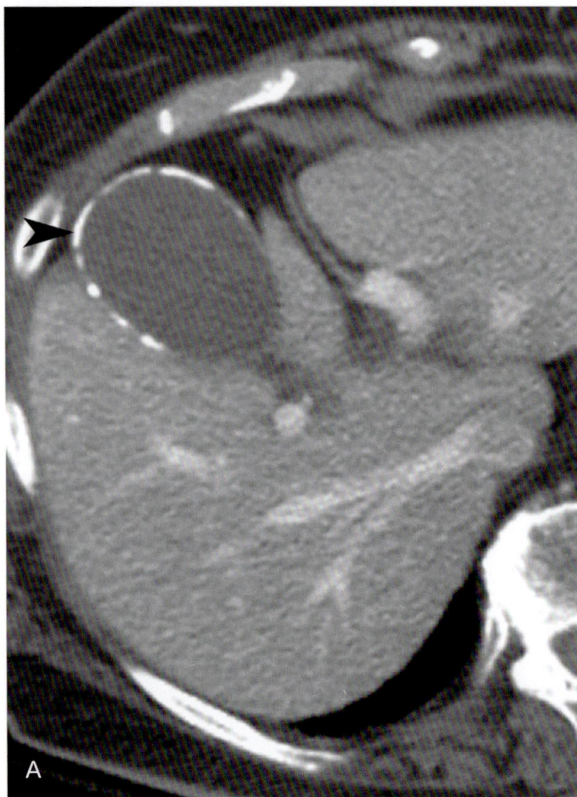

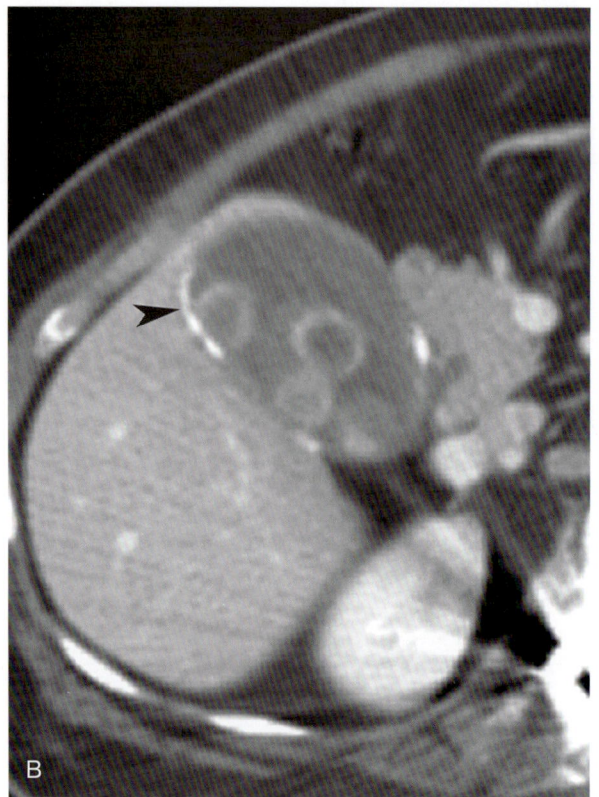

▲ 图 9-10 瓷样胆囊
周围增强 CT 显示胆囊壁的钙化（箭头）

## 胆石梗阻

在反复发作胆囊炎的患者中，胆结石可以到达肠腔，有时会引起机械性梗阻。形成的瘘管通常是与十二指肠相通的，最常见于有胆囊结石病史的老年女性。虽然大多数结石经过肠道不会引起肠梗阻，但是有 1/4 的胆结石病例可以引起肠梗阻（图 9-12）。极少数情况下，肠梗阻会发生在胃的远端或十二指肠近端（Bouveret 综合征）。

### 常见的胆结石引起肠梗阻的部位

1. 末端回肠（60%）。
2. 近端回肠（30%）。
3. 远端空肠（5%）。
4. 结肠或直肠（3%）。
5. 十二指肠（2%）。

影像学表现包括胆道积气和小肠扩张。CT 表现包括 Rigler 三联征即小肠扩张，胆道积气和结石梗阻。胆结石体积越大，肠道梗阻位置越靠近近端。

### 胆囊切除术后胆汁漏

胆囊切除术后胆汁漏最常见于腹腔镜胆囊切除术后，原因是胆管的解剖变异，可能与胆囊床直接相通（Luschka 胆管）的胆管或者大的胆管分支或残余胆囊管损伤有关（图 9-13），容易形成胆汁瘤。超声和 CT 可以帮助确定胆汁瘤的位置，胆汁瘤可能造成继发感染，甚至需要引流。

胆道闪烁显像可以显示胆汁从胆管到胆囊窝和肝周区域的泄漏。内镜逆行胰胆管造影（ERCP）可以对怀疑存在胆汁漏的患者进行诊断及治疗性介入检查。ERCP 可以精确地定位胆汁漏的位置，比胆道闪烁显像和断层影像准确性更高。

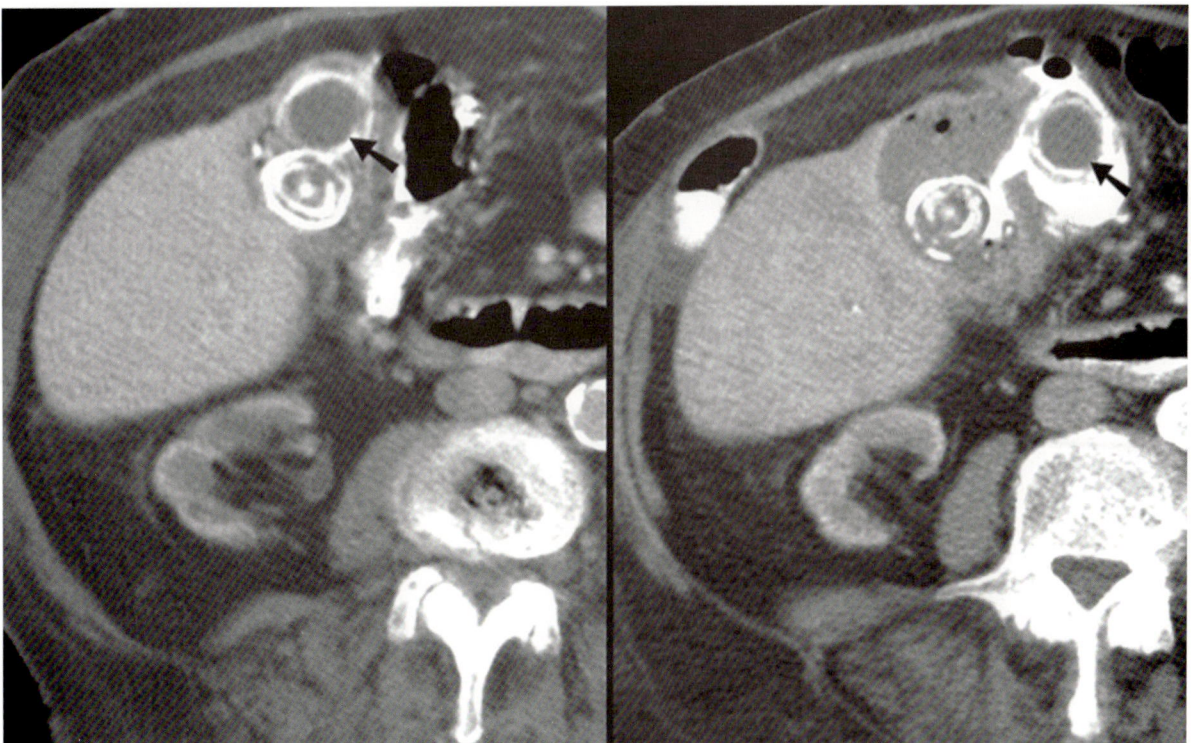

▲ 图 9-11　胆囊结肠瘘
增强 CT 显示同一患者相距 1 周的 CT 图像，在前 1 个 CT 图像中结石（箭）位于胆囊腔内，在 1 周后的图像中结石位于结肠腔内（箭）

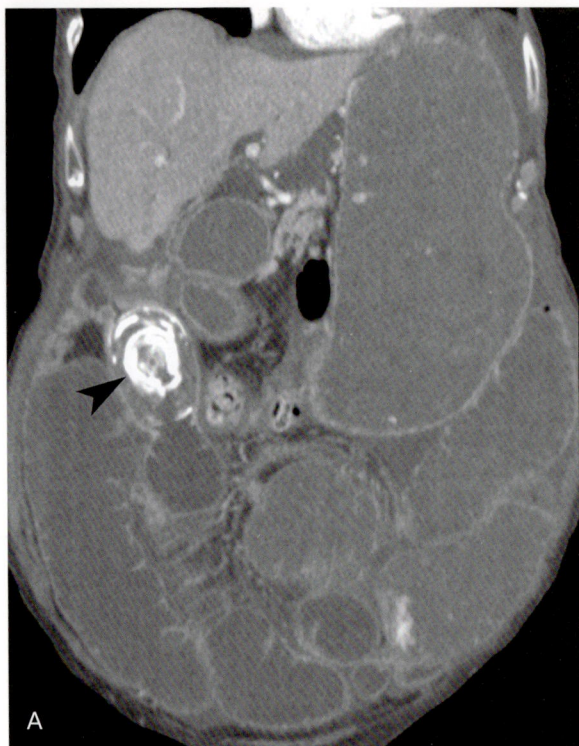

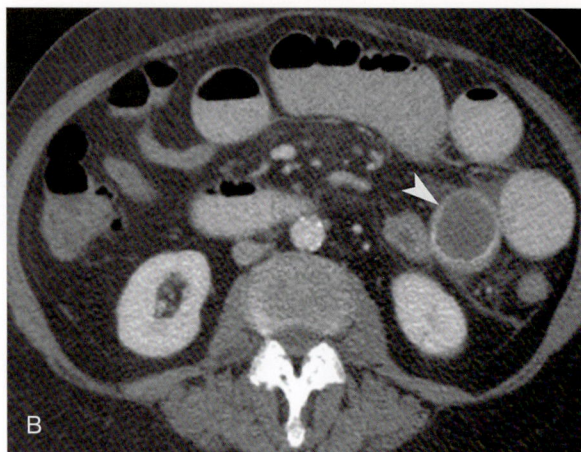

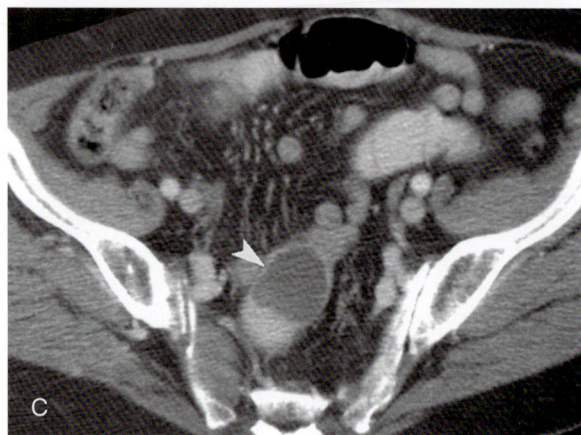

▲ 图 9-12　胆石梗阻
三个不同患者的 CT 图像显示小肠扩张，是由小肠内的胆结石造成的（箭头）

### 胆结石掉落

胆结石掉落引起的脓肿最常发生于肝下后间隙。大于一半的胆结石掉落的病例的 CT 图像均可见到脓肿形成（图 9-14）。与胆结石掉落不同，遗留的手术夹很少引起脓肿形成。在有胆囊切除术手术史的患者中，胆结石掉落是肝下后间隙脓肿形成的可能原因。

### 胆囊腺肌症

腺肌症是一类后天获得的非炎性胆囊增生。腺肌症表现为胆囊壁增生导致罗 - 阿窦（Rokitansky-Aschoff sinus）加深，可能被胆固醇结晶填充（图 9-15A）。胆囊壁固定的高回声点造成超声图像后方的环状伪影（图 9-15B）。T₂WI 可以显示为串珠征。CT 表现包括胆囊壁囊性增厚和胆囊壁内壁强化（图 9-15C，D）。部分性的腺肌症通常发生在胆囊体部，导致胆囊

腔环形狭窄和分层，在这种情况下胆结石可能被固定在胆囊底部。局部腺肌症最常发生在胆囊底部 [7]。

### 胆囊息肉

胆囊息肉通常在偶然情况下由超声发现，表现为胆囊壁上固定、无声影的结节。大多数胆囊息肉是良性的，有一部分为潜在恶性。息肉的大小是决定潜在恶性程度的最重要的指标。一般情况下，小于 5mm 的息肉被认为是良性的，大于 10mm 的息肉被认为是可疑恶性的（图 9-16 和图 9-17）。大小在 5mm 和 10mm 之间的息肉需要每 3 ～ 6 个月进行复查。如果息肉大于 16mm，患者又是老年人，而且影像发现存在胆囊壁增厚和邻近肝实质表面受侵，其潜在恶性程度就更高了 [8]。

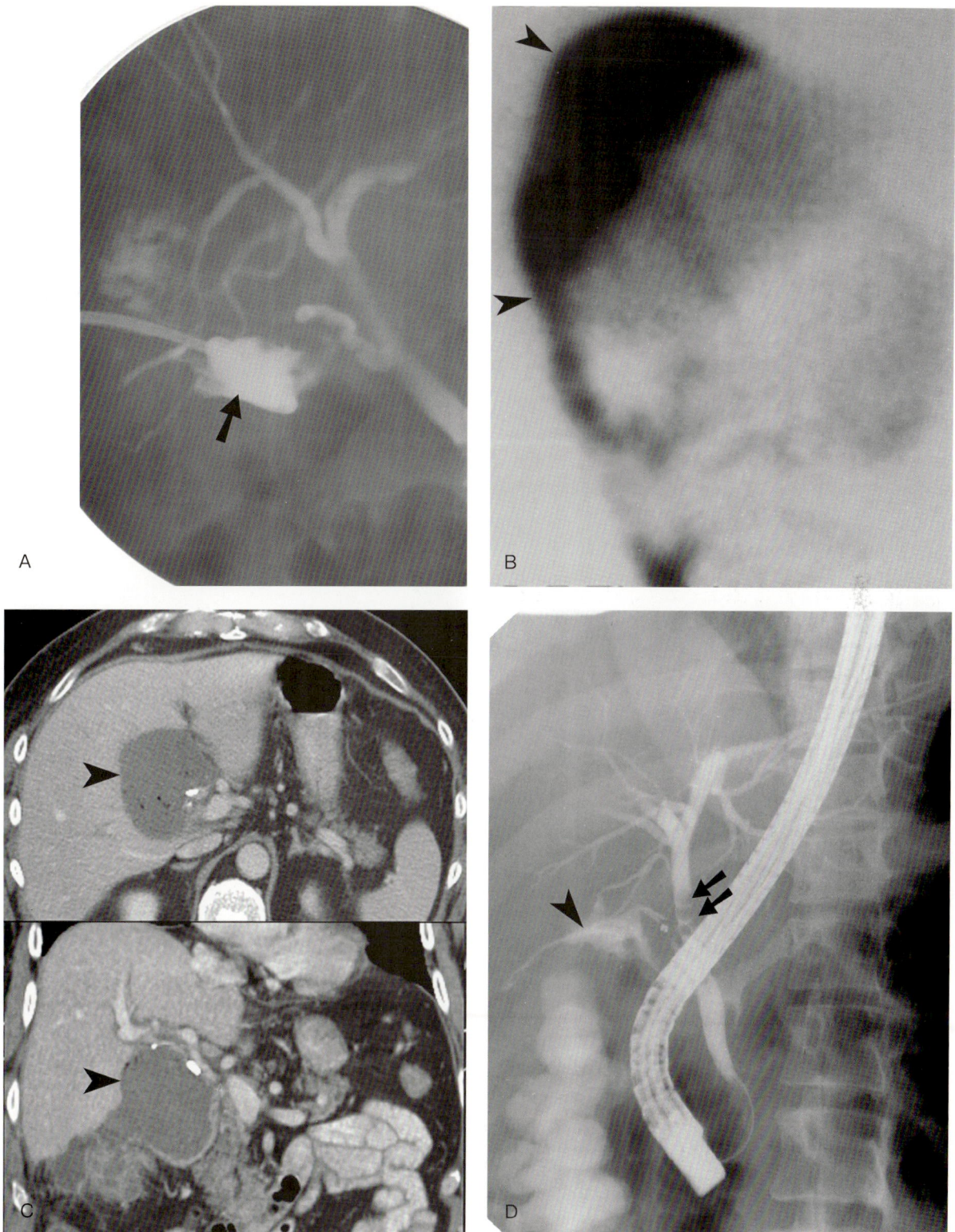

▲ 图 9-13　胆囊切除术后胆汁漏

A. 胆囊窝引流导管内注射对比剂后的靶向透视图显示胆囊窝内胆汁瘤（箭）通过 Luschka 管与肝内胆管相通；B. 胆道闪烁显像显示胆汁广泛泄漏（箭头），示踪剂进入肝周和右侧膈下间隙；C. 增强 CT 显示胆囊窝液体聚集，其内少量气泡影（箭头），延伸到肝下后间隙；D. ERCP 显示胆总管腔内充盈缺损（箭）和从胆囊管残端到胆囊窝的对比剂显著泄漏（箭头）

215

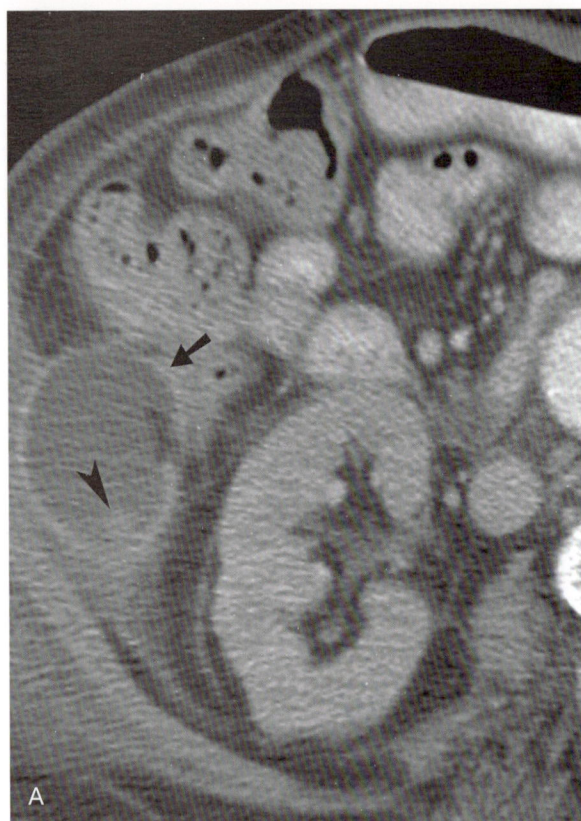

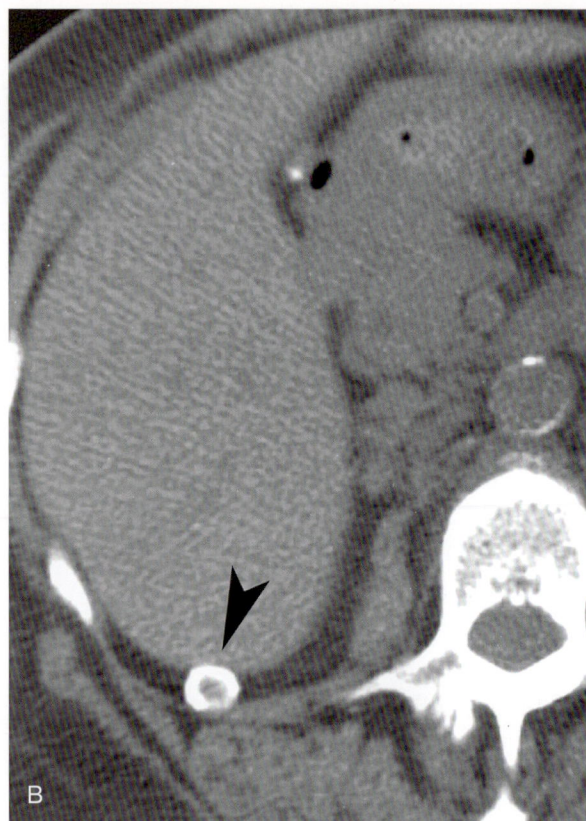

▲ 图 9-14 胆结石掉落

轴位 CT 图像显示胆结石掉落（箭头）；第一个患者胆结石掉落后引起的右侧结肠沟脓肿（箭）

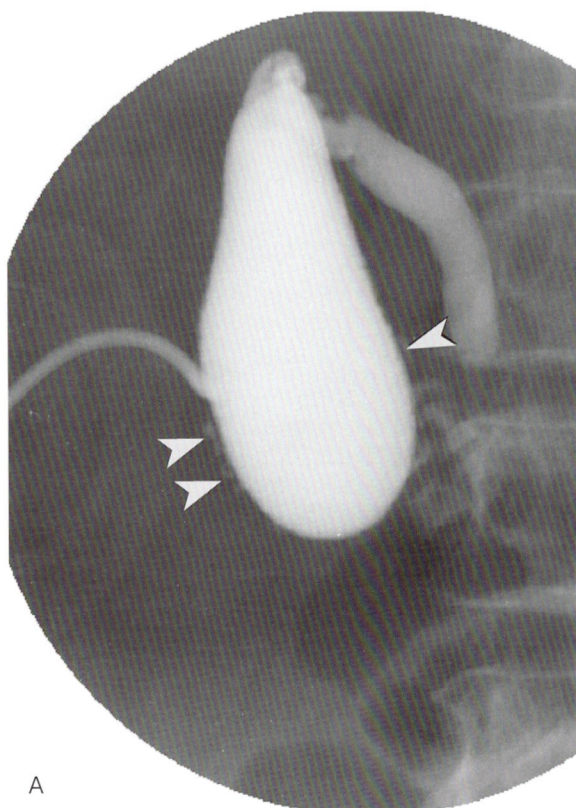

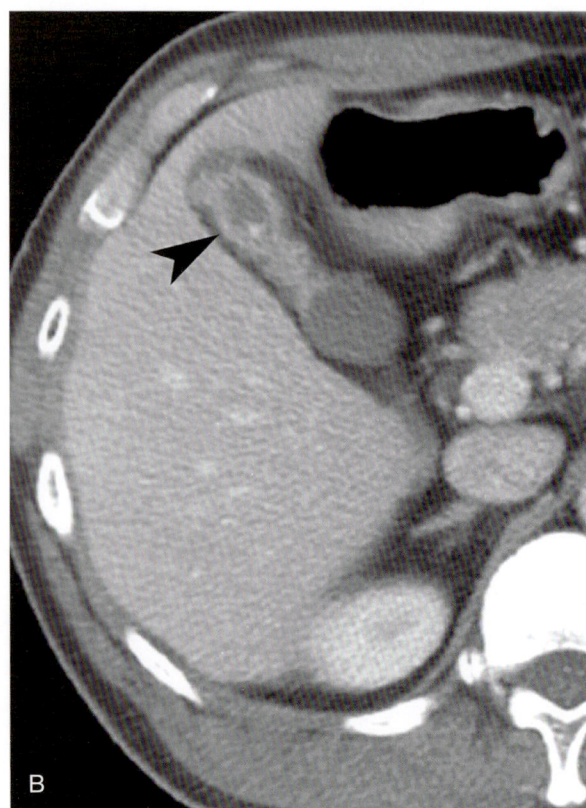

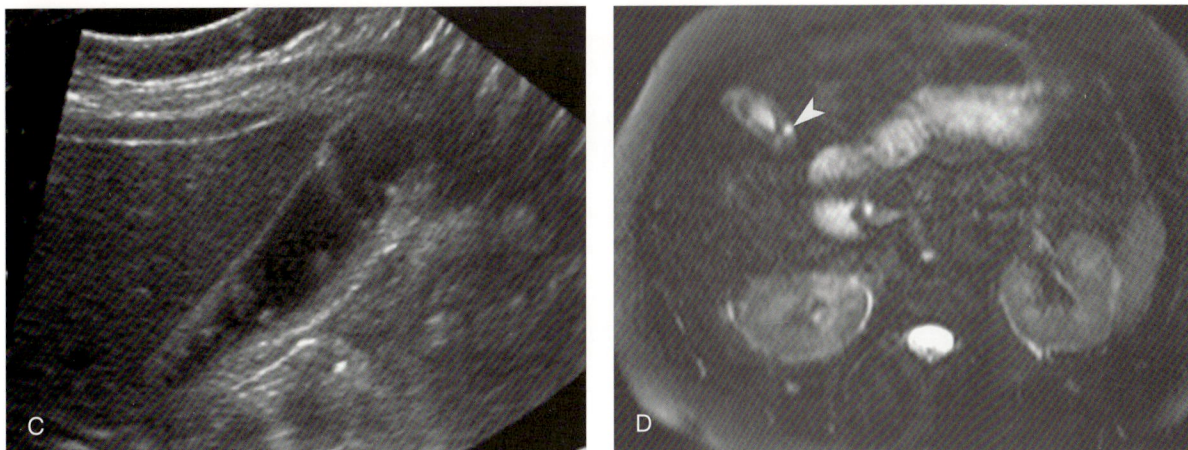

▲ 图 9-15 胆囊腺肌症

A. 胆囊造瘘管内注射对比剂后显示胆囊腔向外多发的小瓶状突起，是由增大的 Rokitansky-Aschoff 窦组成（箭头）；B. 轴位增强 CT 图像显示胆囊萎缩（箭头）及节段性胆囊壁不规则增厚和一个小的腔内胆结石；C. 超声显示 Rokitansky-Aschoff 窦内的胆固醇结晶引起的环形伪影；D. SSFSE $T_2WI$ 序列显示胆囊壁的 $T_2$ 高信号灶（箭头）

## 胆囊癌

98% 的胆囊恶性肿瘤类型均为腺癌[1]。在罹患胆石症的老年女性中多见，胆石症是重要的危险因素，在 80% 的胆囊癌病例中均存在胆石症。

在影像图像中，最常见的表现是侵犯全部胆囊壁的浸润性肿瘤。坏死性的肿块边界不清，不均质强化，经常会侵犯肝实质和胆管，导致胆道梗阻。其次为不大常见的位于胆囊壁表现为息肉样的肿块，质地均匀，附着于胆囊壁。最少见的

影像表现为不对称性壁不规则增厚，有强化。胆囊癌在超声影像中通常是低或无回声的，在 CT 图像中是低或等密度的，在 MRI 中呈 $T_2$ 稍高信号。CT 在影像学分期中是最佳检查方法，可以对淋巴结是否肿大，是否存在肝、肝门区和邻近组织侵犯作出判断（图 9-18 至图 9-21）。

胆囊的转移瘤非常少见，报道中最常见于恶性黑色素瘤和肾细胞癌的患者中（图 9-22）。

## 胆囊创伤

创伤性胆囊损伤最常见于车祸，可以见于

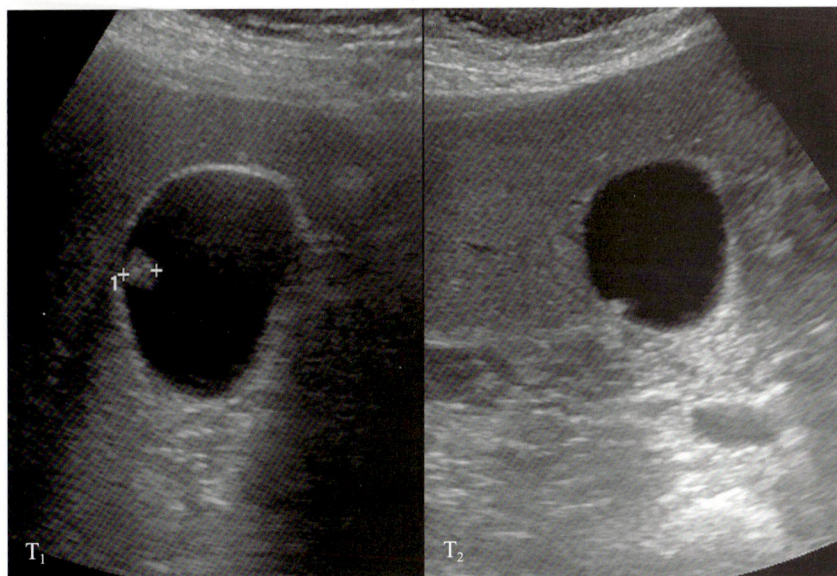

◀ 图 9-16 胆囊壁息肉
超声显示胆囊壁的突向腔内的孤立性息肉

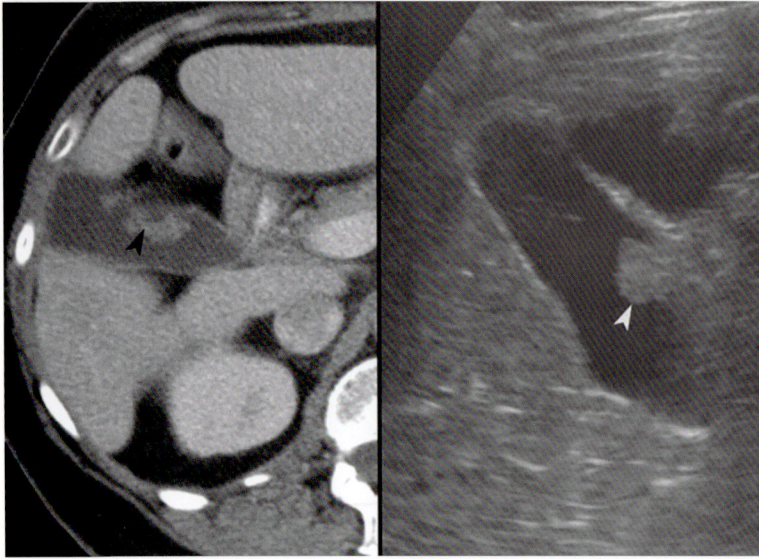

◀ 图 9-17　腺瘤样胆囊息肉
轴位 CT 和相应的超声图像显示不规则的息肉样占位（箭头）突向胆囊腔内，后经手术证实为腺瘤样息肉

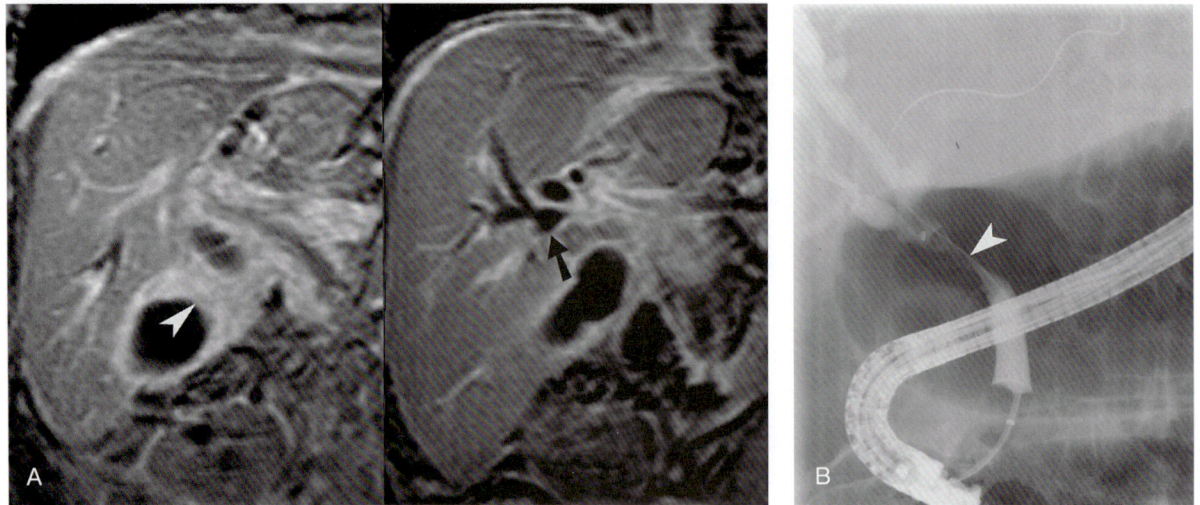

▲ 图 9-18　胆囊腺癌
A. 注射钆对比剂后 $T_1WI$ 图像显示浸润性的肿瘤导致胆囊壁增厚（箭头）并侵及肝门，导致胆管增宽（箭）；B. ERCP 显示胆囊腺癌导致的胆总管近端光滑的外压性狭窄（箭头）

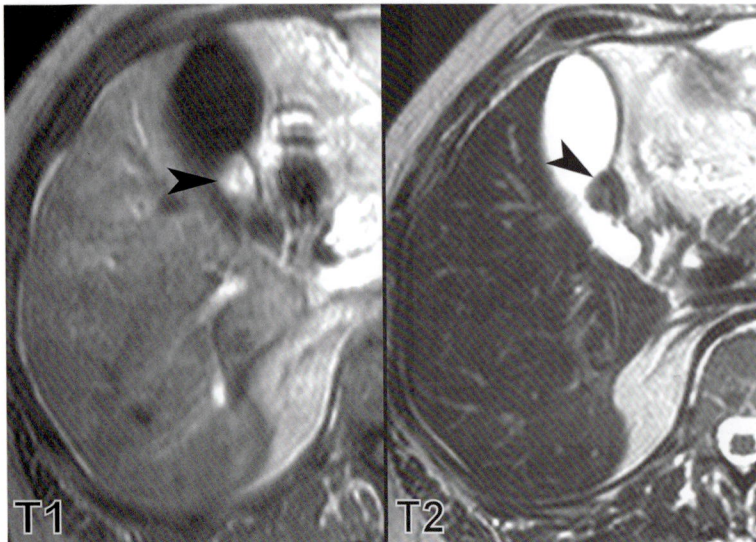

◀ 图 9-19　胆囊腺癌
$T_1WI$ 和 $T_2WI$ 图像显示了一个直径 1.5cm 的息肉样的局部肿块（箭头），不伴有胆囊周围或肝内的侵犯

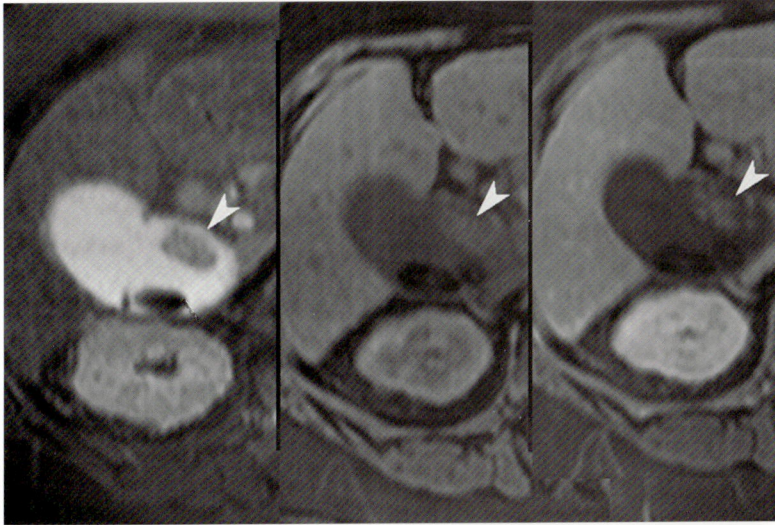

◀ 图 9-20　胆囊腺癌
注射钆对比剂后 $T_1WI$ 图像显示一个直径 2cm 的息肉样肿块（箭头）突向胆囊腔内

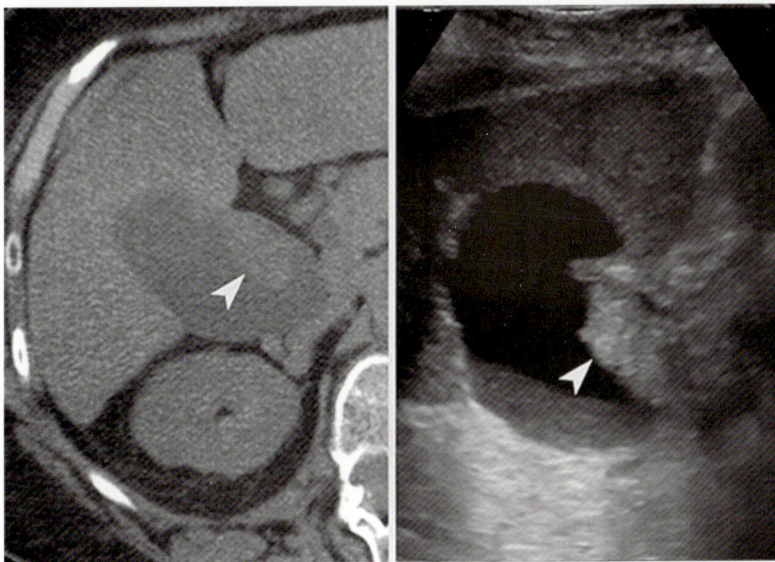

◀ 图 9-21　胆囊腺癌
平扫轴位 CT 图像和超声图像显示不规则分叶状肿块（箭头）突向胆囊腔内

穿通伤。损伤形式包括裂伤、挫伤、穿孔、撕脱。胆囊穿孔是最常见的损伤形式。完全撕脱是非常严重的胆囊损伤，完全撕脱时胆囊管和胆囊动脉从胆囊床中撕裂。许多胆囊损伤是会危及生命的，因为通常会合并腹腔脏器或血管的损伤（肝、结肠、十二指肠、肾、胰腺）和腹腔外脏器的损伤（心肺、脑和多发脏器衰竭）[9]。超声是重要的检查方法，可以显示游离液体。在血流动力学稳定的患者中可以进行增强 CT 检查，可以观察到胆囊腔内的高密度积血，胆囊萎缩，胆囊壁增厚，胆囊周围积液和活动性对比剂的渗出（图 9-23）[10]。

# 胆管病理

## 胆总管结石

胆管内的结石可以源于胆管（原发胆总管结石）或源于胆囊（继发胆总管结石）。有 7% ～ 20% 的胆总管结石病例在胆囊切除术中被发现，有 2% ～ 4% 的病例在胆囊切除术后被发现[3]。大多数结石很小，所以它们可以顺利地进入十二指肠。大于 5mm 的结石很难通过，而且通常会停留在法特壶腹附近，导致胆道梗阻，并可能引发胆管炎和胰腺炎。

结石越大、位置越靠近胆总管并存在胆管扩张的情况，则越容易用影像学检查方法诊断结石。

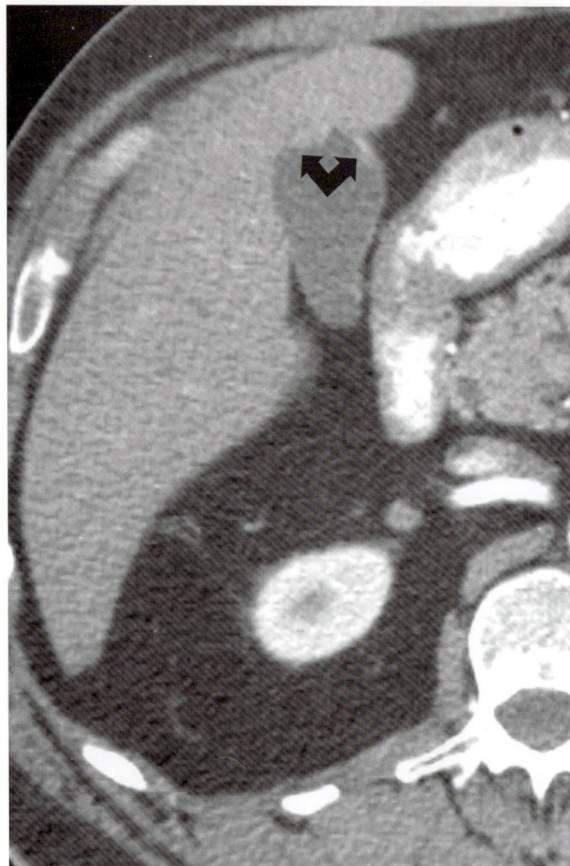

▲ 图 9-22　黑色素瘤胆囊转移
轴位增强 CT 图像显示胆囊底部局部结节样壁增厚（分裂箭），由黑色素瘤转移所致

▲ 图 9-23　胆囊创伤性损伤
轴位增强 CT 图像显示由于枪伤造成的肝脏裂伤（箭头）和胆囊撕裂；在胆囊后方可以见到高密度液体（箭）

在超声中，结石是高回声的，可以有或没有后方无回声声影，远端扩张及充满液体的胆管。总体来说，诊断胆总管结石超声（18%～45%）比 CT（75%～80%）的灵敏度低（图 9-24）。磁共振胰胆管造影术（MRCP）是一种最灵敏的无创性检查胆道结石的方法，可以检测到 2mm 大小的结石，有很高的灵敏度（81%～100%）和特异度（85%～99%）（图 9-25）[3]。MRCP 应用日益广泛，因为它可以很大程度地提高诊断的准确性并帮助确定需要进行介入治疗的患者。

## 急性胆管炎

革兰阴性肠道细菌感染引起的肝内胆管炎是胆道梗阻的一种常见并发症，超过 80% 的胆道梗阻的病例与胆总管结石相关。出现胆道梗阻具有急诊指征，这时就需要影像学的检查来确定是否存在胆道梗阻，引起梗阻的原因，以及其他一些并发症比如肝脓肿。超声通常用做首选检查方法，CT 和 MRI/MRCP 作为进一步

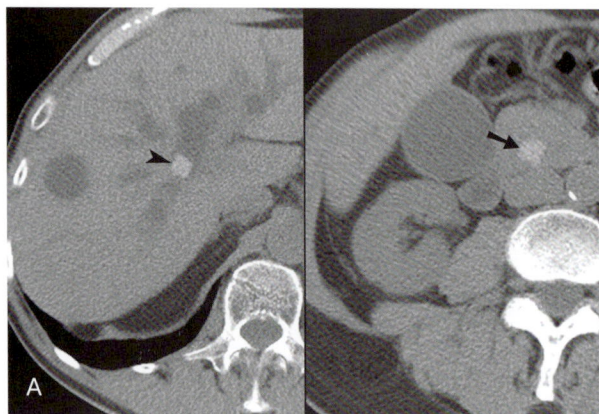

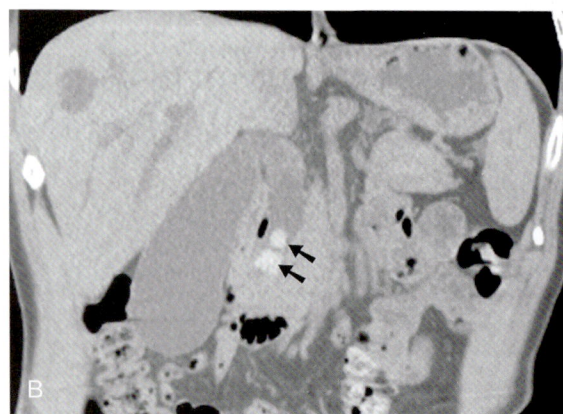

▲ 图 9-24　胆总管结石的 CT 图像
平扫 CT 轴位（A）和冠状位（B）图像显示位于右侧肝管（箭头）和远端胆总管（箭）的多棱结石

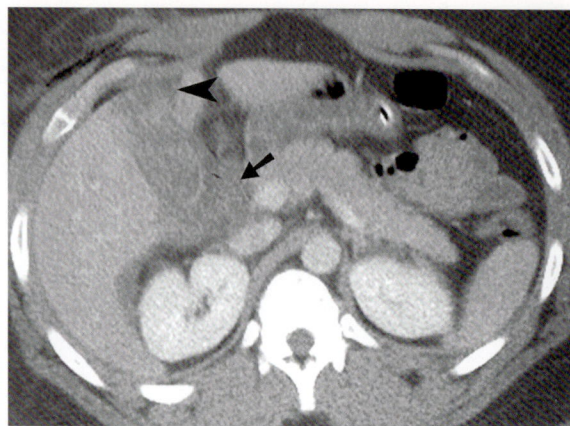

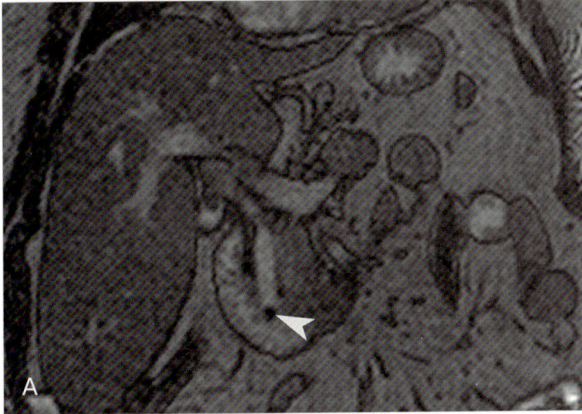

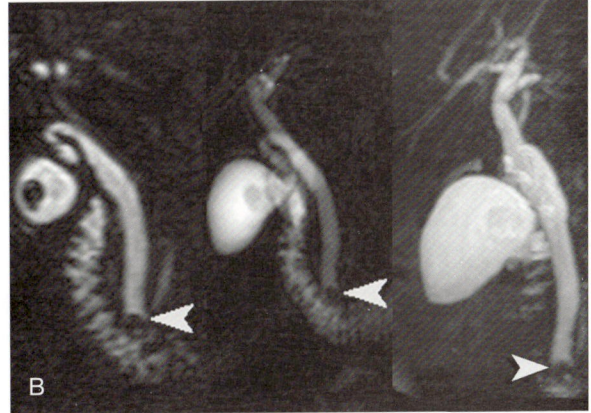

▲ 图 9-25　胆总管结石的 MRCP 图像
A．MR 定位像显示胆总管下端局部一个直径 9mm 的结石（箭头）；B．MRCP 图像显示胆总管下端的结石（箭头）

解决问题的检查方式。胆管炎的表现不仅包括胆管扩张及其原因，还有胆管壁的增厚、强化，肝实质密度一过性异常，以及肝脓肿（图 9-26）。

　　HIV 相关胆管疾病是一种见于 HIV 阳性的患者的胆管炎。胆管的机会性感染通常由隐孢子虫或巨细胞病毒引起。在影像图像中，可以发现不规则的胆管扩张，胆管壁增厚，以及胆管狭窄与扩张交替存在的区域。

　　复发性化脓性胆管炎是以肝内结石和慢性胆道寄生虫感染相关的复发性胆管炎为特征的。肝内胆管结石可以引起梗阻和胆管炎反复发作、脓肿、胆管狭窄、肝脏萎缩及肝硬化。这种情况多见于东亚人种，而且会增加患胆管癌的风险。在影像图像中，胆管扩张通常是弥漫性的，并且不同程度地累及一级和二级胆管。也可以出现肝内胆管结石、胆管周围肝实质的改变（高

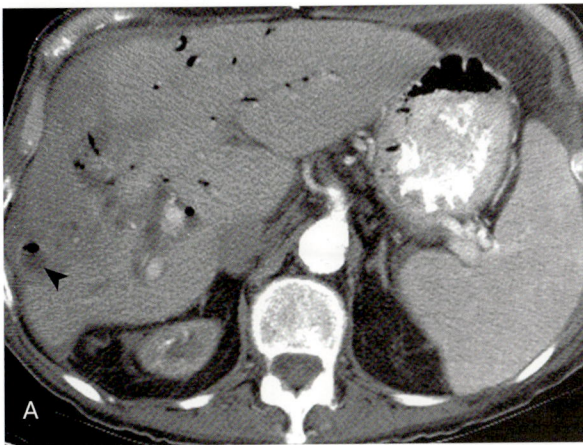

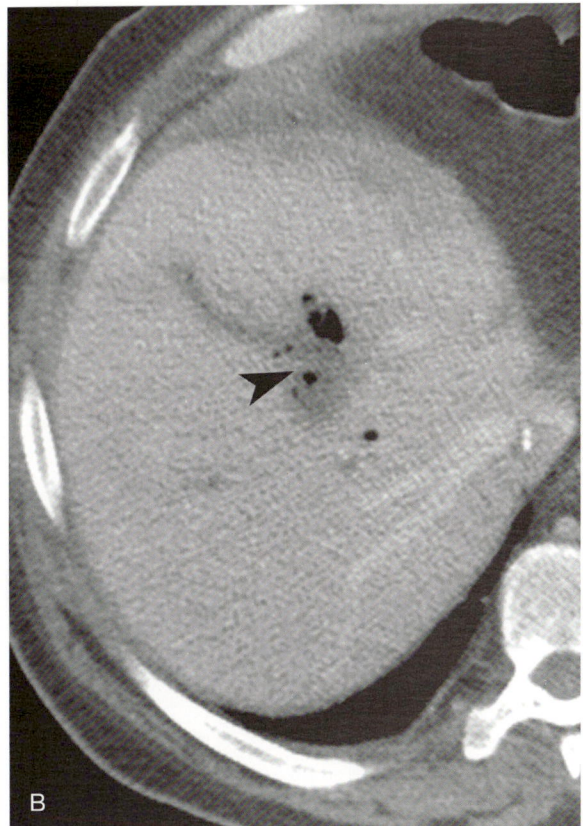

▲ 图 9-26　胆管炎和胆管坏死
两名肝移植患者的轴位增强 CT 图像显示由于胆管坏死和多重感染导致的胆道不规则改变和脓肿（箭头）

回声、异常强化）及胆道积气[1, 11]。

## 原发性硬化性胆管炎

原发性硬化性胆管炎是一种慢性的胆汁淤积的炎症性肝脏疾病，病因未明，表现为胆管的破坏和纤维化（肝内、肝外或两者同时存在）。此病男性多见，好发年龄为 40 多岁，患者通常存在炎症性肠病[12]，患者有发展为胆管癌的风险，发病率为 10% ～ 30%[13]。

在胆管造影和 MRCP 检查中，可以出现胆管壁不规则环形增厚和胆管节段性狭窄和扩张交替存在（图 9-27 和图 9-28）。原发性硬化性胆管炎发展到后期可以出现肝硬化和门静脉高压的表现。

## Mirizzi 综合征

慢性充满型胆囊结石可以直接压迫邻近的肝总管和胆总管，导致胆道梗阻。在一些病例中，可以形成胆总管瘘。这是一种长期胆石症的少见的并发症，有胆石症和梗阻性黄疸症状的患者应该怀疑此病。影像表现为肝内胆管的扩张和胆总管的塌陷，同时结石会压迫胆囊管（图 9-29）。

## 胆管癌

胆管癌是一种胆管原发性恶性肿瘤，通常好发于老年人。肿瘤好发于肝外胆管，大多为中到高分化的腺癌。肝外胆管肿瘤通常位于肝门区，又称为 Klatskin 瘤（60%），或者位于更远端的胆总管（25%）。肝内胆管肿瘤最少见（15%）。Klatskin 瘤起源于左右肝内胆管或肝总管。他们通常表现为浸润性的肿块引起肝内胆管弥漫性扩张和继发于肿瘤对同侧门静脉的侵犯引起的萎缩-增生并存[14]。肿瘤肿块本身可能很难在超声甚至 CT 扫描中被发现。MRI 通常显示为边界不清的肿块，轻度或中度 $T_1$ 低信号，$T_2$ 等到高信号，不同程度的强化。肿瘤合并显著纤维化表现为延迟强化。

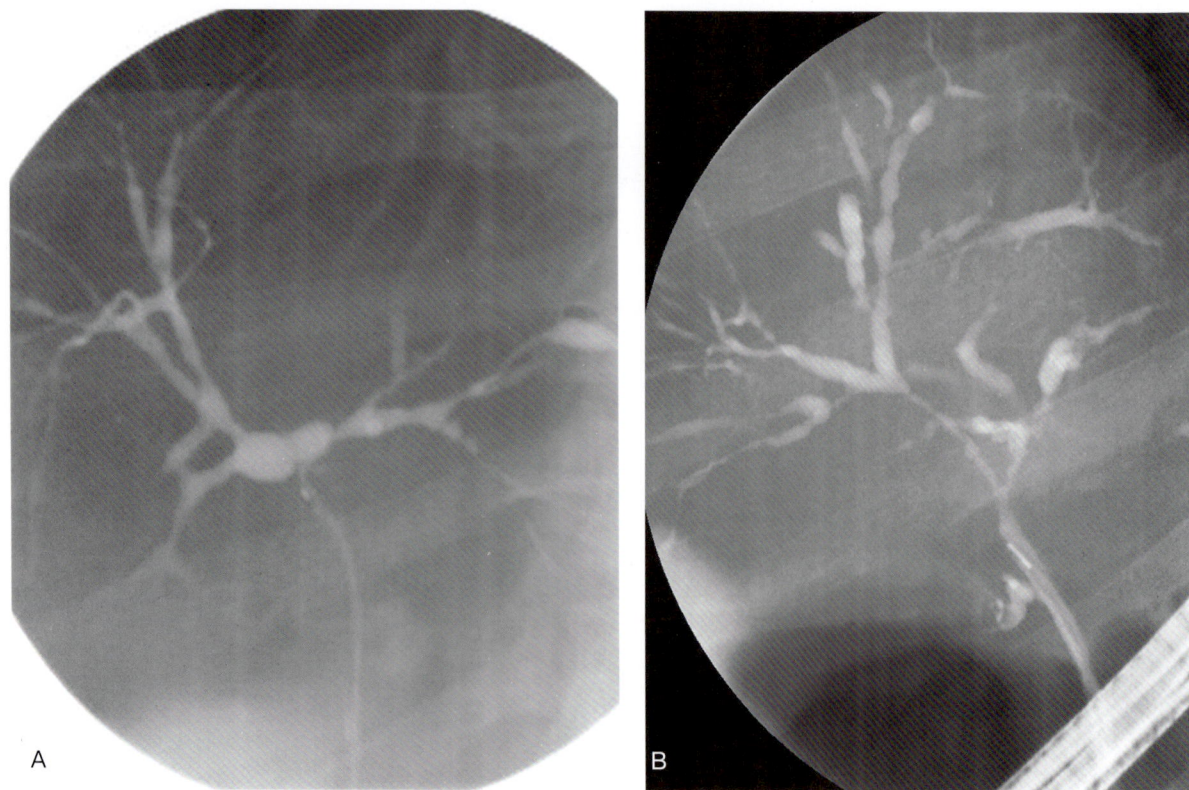

▲ 图 9-27 硬化性胆管炎的 ERCP 图像
两名硬化性胆管炎患者的 ERCP 图像显示肝内胆管的狭窄与扩张交替

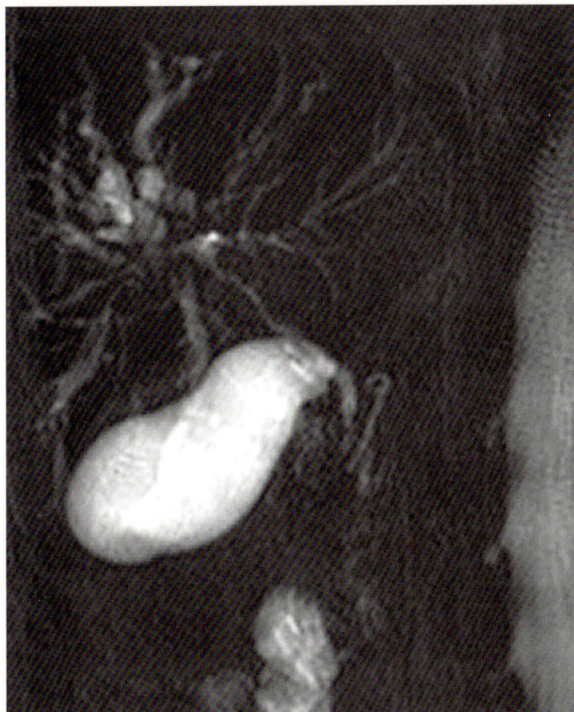

▲ 图 9-28 硬化性胆管炎的 MR 图像

MRCP 图像显示肝内胆管的多处狭窄，靠近肝门区的胆管最为显著

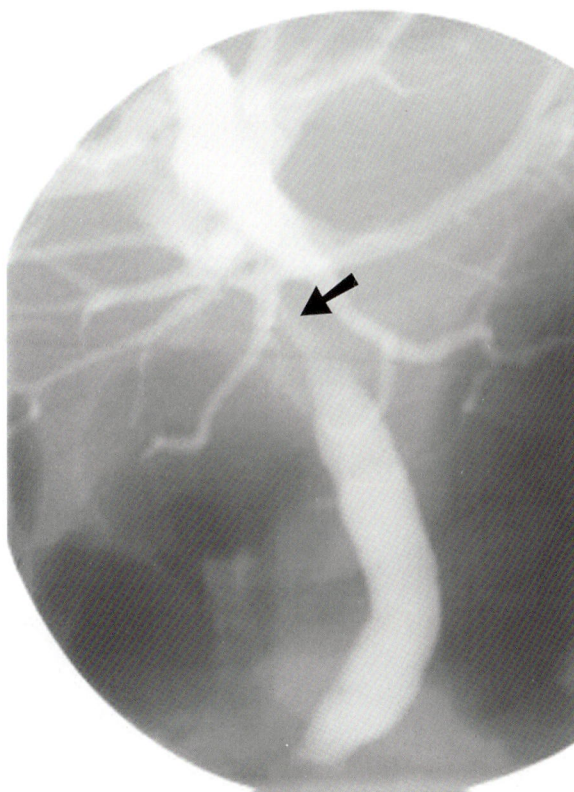

▲ 图 9-29 Mirizzi 综合征

ERCP 图像显示位于胆囊颈部的梗阻性结石导致的近端胆总管的光滑外压性改变（箭）

远端胆总管癌通常也是浸润性的，向内生长，表现为不规则、不对称、长节段的胆总管狭窄，以及位于狭窄处的延迟强化的结节状肿块。壶腹周围肿瘤发生在十二指肠乳头周围 2cm 以内。除了远端胆总管癌，壶腹肿瘤还包括壶腹、胰腺和十二指肠的肿瘤。在影像甚至病理上都很难确定确切的原发器官（图 9-30 和图 9-31）。

## 胆总管囊肿

胆总管囊肿是胆系的囊性扩张，最常见于东亚人种。大多数胆总管囊肿在儿童时期就被发现了，但也有 20% 的病例是成年后发现[1, 2]。胆总管囊肿被认为是一种先天性改变，常见于主胰管与远端胆总管直接相通（变异的胰胆管连接）导致的胰液反流进入胆总管。

Todani 分类描述了五种不同胆总管囊肿的形态类型，可以通过 CT 和 MRI 图像来观察。

• 第一类囊肿是胆总管的节段性扩张，可以是弥漫性的，也可以是局限性的。

• 第二类囊肿是胆总管的真性憩室。

• 第三类囊肿是十二指肠内段胆总管的扩张。

• 第四类囊肿为多发的肝外胆管扩张（梭形扩张或囊状扩张），伴或不伴肝内胆管扩张。

• 第五类囊肿是单纯的肝内胆管扩张。

## 胆管损伤

胆管的损伤比胆囊损伤更少见。损伤可以表现为胆汁瘤、胆汁性腹水、瘘管或胆管狭窄。胆汁瘤是胆汁在局部的聚集，最常见于肝下间隙，是由胆汁外溢引起的，可以发生在原发损伤的数小时或数天后。胆汁性腹水表现为腹腔内存在游离胆汁，可以由大的胆管分支破裂引起。瘘管可以在胆管与胸腔（胸膜腔、支气管）和血管（肝动脉、肝静脉、门静脉）之间形成，可以分别导致积液或胆道出血[15]。

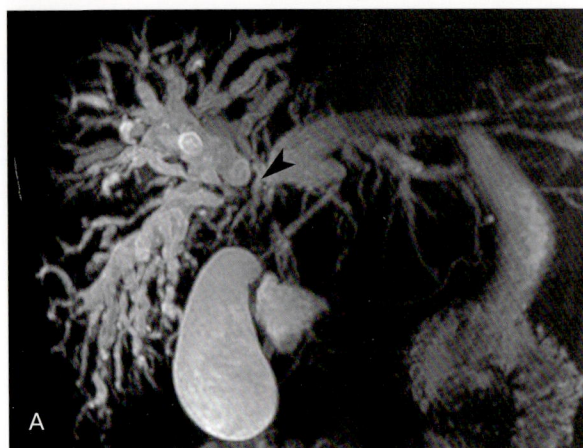

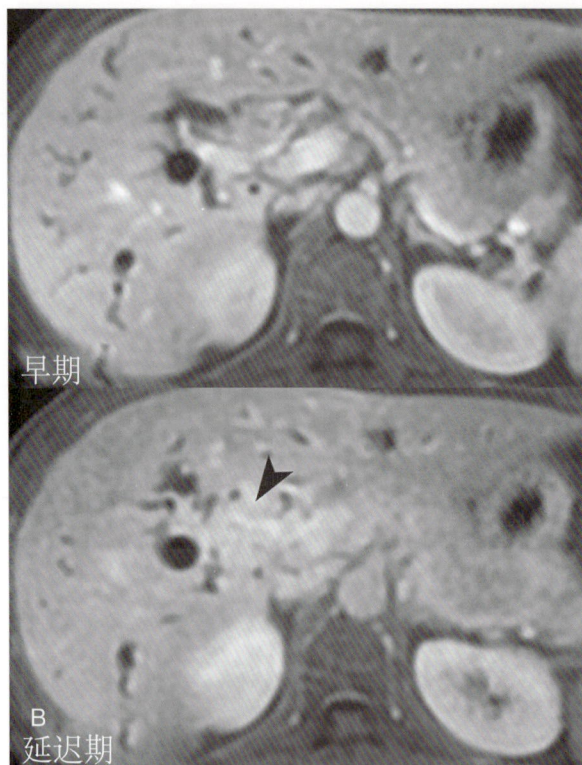

▲ 图 9-30　胆管癌

A. MRCP 图像显示胆管癌（Klatskin 瘤）导致的肝总管汇合处梗阻（箭头）合并显著肝内胆管扩张；B. 早期和延迟期增强 $T_1WI$ 图像显示浸润性肿瘤导致胆管扩张，肿瘤呈延迟性强化（箭头）

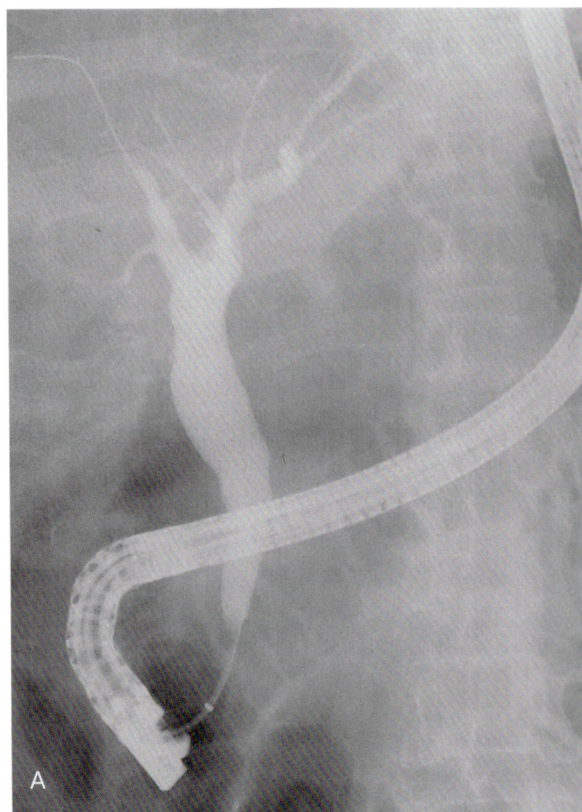

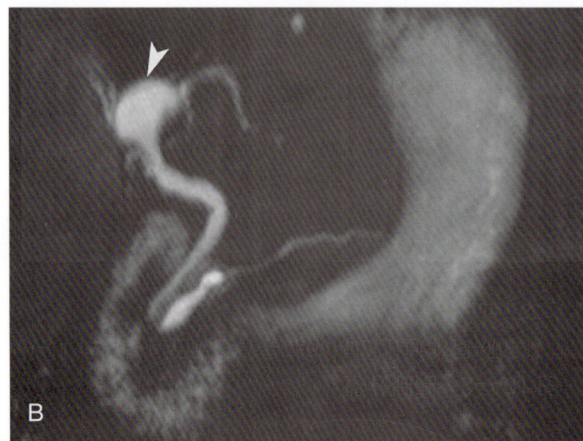

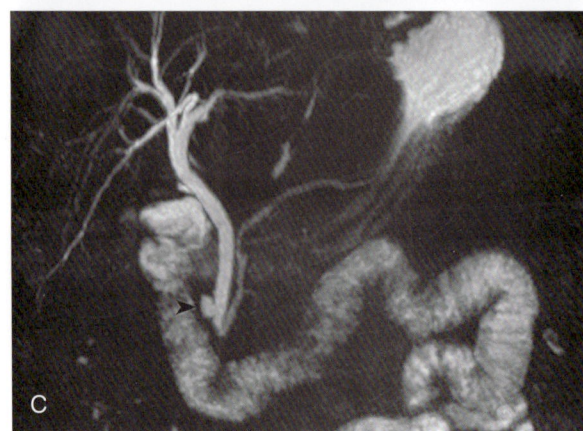

▲ 图 9-31　胆总管囊肿

ERCP（A）和 MRCP（B、C）显示第一类（A）、第二类（B）和第三类（C）囊肿（箭头）

# 参考文献

［1］Boyd B, Lee ER. Ultrasound of the gallbladder and biliary tree: back to basics. Ultrasound Clin. 2014;9:567–586.

［2］Yam BL, Siegelman ES. MR imaging of the biliary system. Radiol Clin North Am. 2014;52:725–755.

［3］Gore RM, Thakrar KH, Newmark GM, et al. Gallbladder imaging. Gastroenterol Clin North Am. 2010;39:265–287.

［4］Bennett GL, Balthazar EJ. Ultrasound and CT evaluation of emergent gallbladder pathology. Radiol Clin North Am. 2003;41: 1203–1216.

［5］O'Connor OJ, Maher MM. Imaging of cholecystitis. AJR Am J Roentgenol. 2011;196:W367–W374.

［6］Smith EA, Dillman JR, Elsayes KM, et al. Cross-sectional imaging of acute and chronic gallbladder inflammatory disease. AJR Am J Roentgenol. 2009;192:188–196.

［7］Runner GJ, Corwin MT, Siewert B, et al. Gallbladder wall thickening. AJR Am J Roentgenol. 2014;202:W1–W12.

［8］Konstantinidis IT, Bajpai S, Kambadakone AR, et al. Gallbladder lesions identified on ultrasound. Lessons from the last 10 years. J Gastrointest Surg. 2012;16:549–553.

［9］Ball CG, Dixon E, Kirkpatrick AW, et al. A decade of experience with injuries to the gallbladder. J Trauma Manag Outcomes. 2010;4:3.

［10］Wittenberg A, Minotti AJ. CT diagnosis of traumatic gallbladder injury. AJR Am J Roentgenol. 2005;185:1573–1574.

［11］Heffernan EJ, Geoghegan T, Munk PL, et al. Recurrent pyogenic cholangitis: from imaging to intervention. AJR Am J Roentgenol. 2009;192:W28–W35.

［12］Karlsen TH, Schrumpf E, Boberg KM. Primary sclerosing cholangitis. Best Pract Res Clin Gastroenterol. 2010;24:655–666.

［13］Mendes FD, Lindor KD. Primary sclerosing cholangitis. Clin Liver Dis. 2004;8:195–211.

［14］Matos C, Serrao E, Bali MA. Magnetic resonance imaging of biliary tumors. Magn Reson Imaging Clin N Am. 2010;18:477–496.

［15］Williamson JM. Traumatic injuries to the biliary tree. Br J Hosp Med (Lond). 2013;74:138–143.

# 自测题

1. 一个近期进行过胆囊切除术的患者的 CT 图像，引起他发热和腹痛的原因是什么？

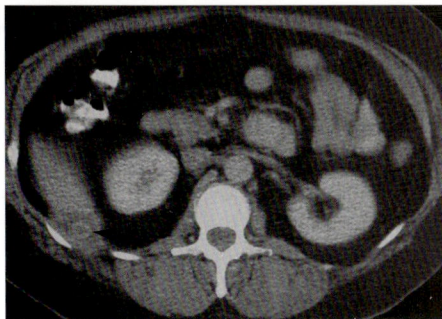

A. 胆结石掉落
B. 手术夹掉落
C. 结石掉落伴脓肿
D. 癌症腹膜多发转移

2. 下列哪种急性胆囊炎的表现在 CT 上比超声显示更佳？
A. 胆结石
B. 胆囊壁增厚
C. 墨菲征
D. 胆囊周围脂肪炎症

3. 一个 70 岁的糖尿病女性患者出现败血症和上腹疼痛就诊于急诊。根据 CT 图像，下列哪项诊断最可能？

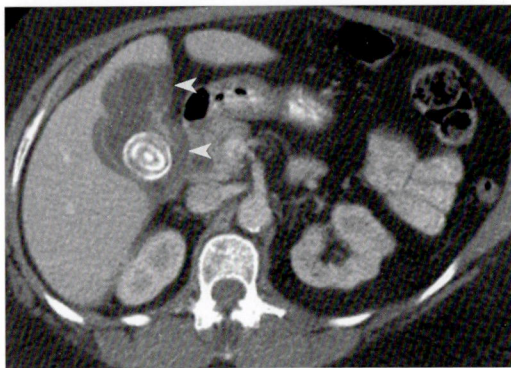

A. 气肿性胆囊炎

B. 急性胆囊炎

C. 胆囊水肿

D. 胆囊穿孔

4. 根据 MR 图像下列最可能的诊断是哪项？

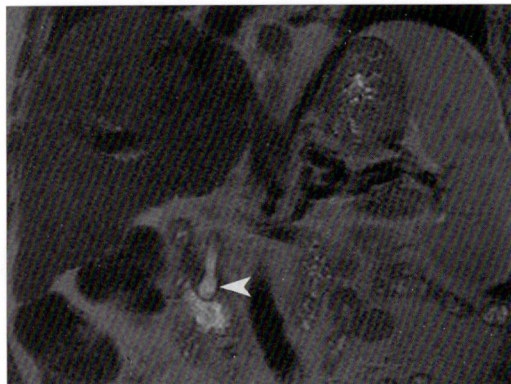

A. IPMN

B. 壶腹癌

C. 浆液性囊腺瘤

D. 胆总管囊肿

5. 一个老年患者的 CT 图像，引起他恶心呕吐的原因是什么（箭头）？

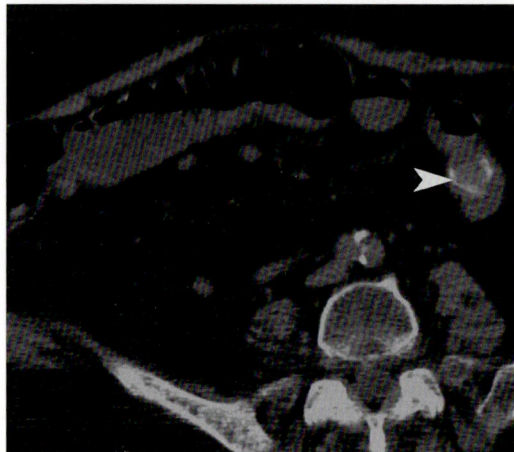

A. 粘连

B. 胆结石

C. 良性肿瘤

D. 异物

## 答案与解析

1. C。增强 CT 显示肝下间隙一个掉落的胆结石伴周围脓肿形成。

2. D。在显示胆囊周围炎症上 CT 要优于超声。

3. B。增强 CT 显示胆结石、胆囊壁增厚、胆囊周围炎症和不连续的黏膜强化，支持急性胆囊炎的诊断。

4. D。冠状位 SSFSE 序列显示胆总管间质部的球形扩张，符合胆总管囊肿的诊断。

5. B。平扫 CT 显示扩张和梗阻的小肠，环形钙化的胆结石位于空肠肠腔中。

# Chapter 10A
# 胰腺：非肿瘤性疾病

# Pancreas: Non-neoplastic Diseases

原著　Akshya Gupta　Alexander Kessler
Shweta Bhatt

翻译　刘桐希　孙宏亮

## 学习目标

➤ 回顾胰腺的正常解剖和生理功能。

➤ 探讨胰腺的先天性和炎症性病变的影像表现。

➤ 回顾不常见的胰腺非肿瘤性病变的影像表现，包括创伤后胰腺损伤。

10A

胰腺位于后腹膜肾旁间隙的前部，通常使用 CT（图 10A-1A）和 MRI（图 10A-1B）来评价胰腺，并且可以用 MRCP 和 ERCP 来评价胰腺导管。正常情况下胰腺长度为 12～15cm，在胰腺头部导管的管径为 3～4mm。

在解剖学上，胰腺分为胰头、胰颈、胰体和胰尾。胰头紧靠十二指肠的第二、三段，并延伸至肠系膜上静脉的后方形成钩突。胰颈是胰腺最薄的部位，位于肠系膜上血管的前方。胰体是腺体的主要组成部分，位于肠系膜上血管的左侧，而胰尾通常接近脾门。胰头通常由胃十二指肠动脉和肠系膜上动脉的分支供血，而胰体和胰尾则由脾动脉分支供血。

胰腺是一个辅助消化腺，同时具有外分泌和内分泌功能。胰腺腺泡细胞分泌消化酶，并通过胰腺导管分泌至十二指肠。胰岛细胞分泌胰岛素、胰高血糖素，以及多种多肽，并通过门静脉系统进入体循环。

## 胰腺分裂症

胰腺分裂是胰腺最常见的先天解剖变异[1]。在胎儿发育期间，由于十二指肠旋转，腹侧胰腺与背侧胰腺发生融合。当腹侧和背侧胰腺的胚芽没有正常融合时，腹侧和背侧胰腺导管无法连通，于是形成了胰腺分裂。胰头和钩突由 Wirsung 导管引流至大乳头，而胰体和胰尾由 Santorini 导管引流至小乳头（图 10A-2）。胰体和胰尾不能正常引流会增加胰腺炎的发病风险，但是大部分患者都没有临床症状。

在 CT 上可见胰头不规则增大，在 MRCP 和 ERCP 上可以显示分离的导管系统（图 10A-3 和图 10A-4）[2]。腹侧导管为进入大乳头的较短的结构，与较长的背侧导管没有交通。

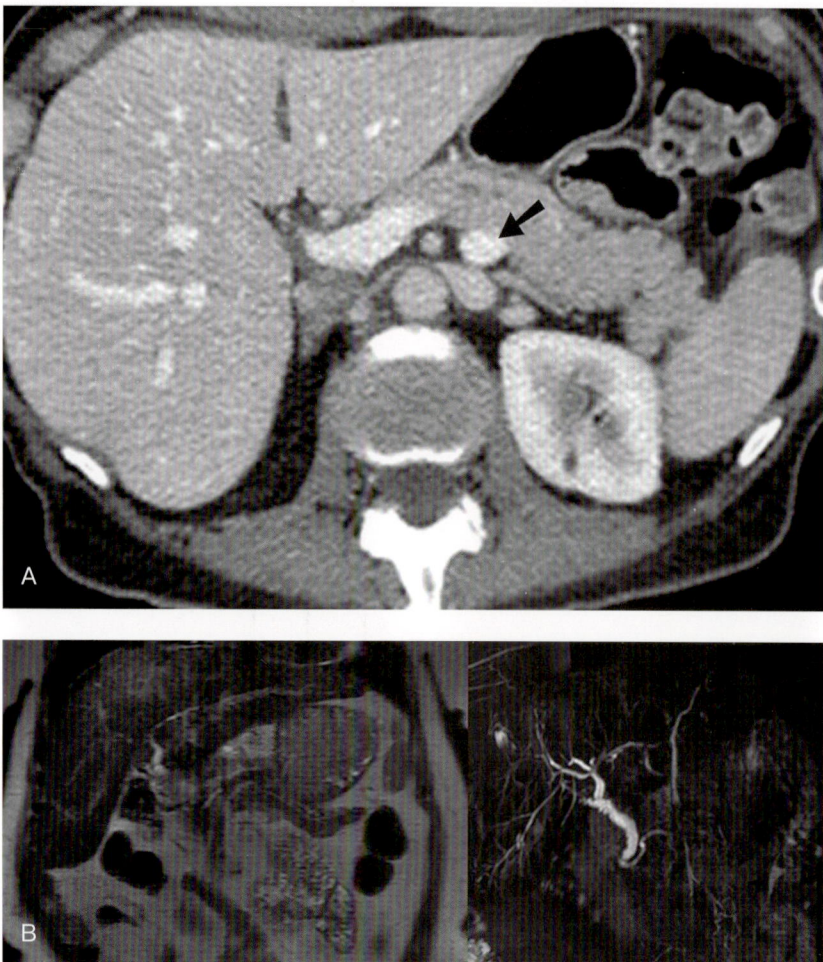

◀ 图 10A-1 CT 和 MR 显示正常胰腺
A. 横轴位增强 CT 显示正常胰腺（箭），在门静脉前方；B. 冠状位 T$_1$WI 显示正常胰腺，相应的 MRCP 图像显示正常管径的胆管和胰管

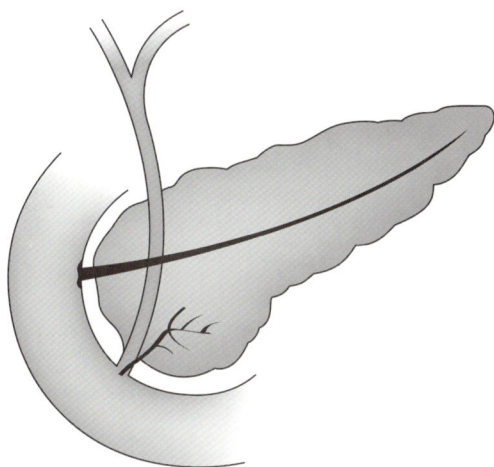

▲ 图 10A-2　胰腺分裂
胰体部和胰尾部通过 Santorini 导管引流至小乳头；胰头通过 Wirsung 导管引流至大乳头

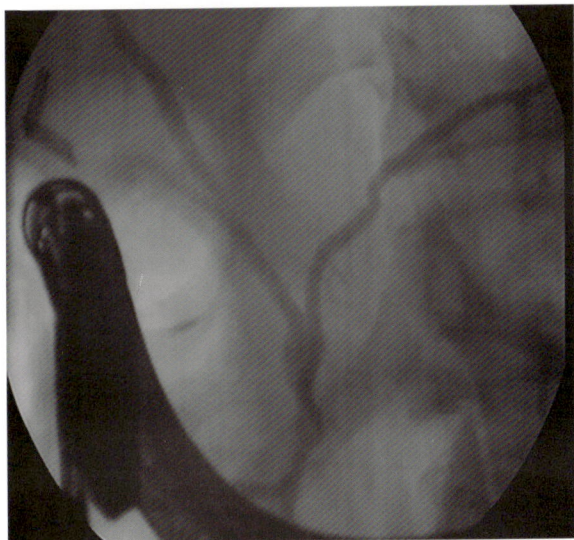

▲ 图 10A-3　胰腺分裂
ERCP 显示主胰管和胆总管分别引流

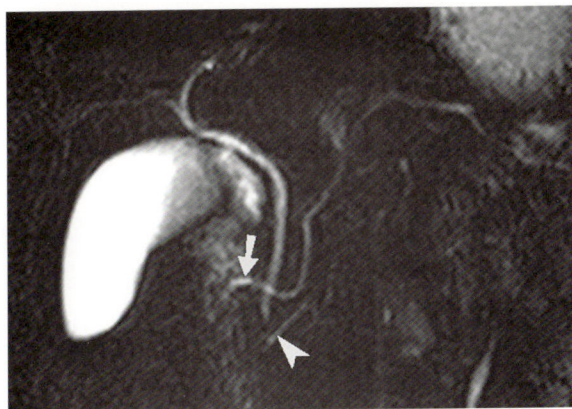

▲ 图 10A-4　胰腺分裂
MRCP 显示主胰管（背侧导管）（箭）和腹侧导管（箭头）分别引流至小乳头和大乳头

## 环状胰腺

　　多数病例表现为婴儿期持续呕吐或宫内羊水过多。胰头包绕并使十二指肠降段狭窄，继而引发肠梗阻。在成人，环状胰腺可以引起消化腺溃疡、胰腺炎或肠梗阻[3]。

　　腹部 X 线片可以显示典型的"双泡征"，代表十二指肠狭窄（图 10A-5）。胃肠道钡餐造影检查可以显示十二指肠水平段的局限狭窄及近端胃肠道扩张（图 10A-6A）。在 ERCP 和 MRCP 上可以显示引流胰头的胰腺导管环绕十二指肠降段并汇入胰体和胰尾的正常主胰管（图 10A-6B）。CT 和 MRI 可以显示正常的胰腺实质包绕肝胰壶腹下方的十二指肠（图 10A-7）。

## 胰腺脂肪增多症

　　胰腺脂肪增多症是成人胰腺最常见的病理状态[4]，可以是胰腺的弥漫性或完全的脂肪替代（图 10A-8），偶尔也可以表现为类似于胰腺肿块的局灶性病变。胰腺脂肪替代的具体发病机制仍然不明，但是一些诱发因素可能与这种良性病变相关，包括肥胖、糖尿病、慢性胰腺炎，遗传性胰腺炎、慢性胰腺导管梗阻和囊性

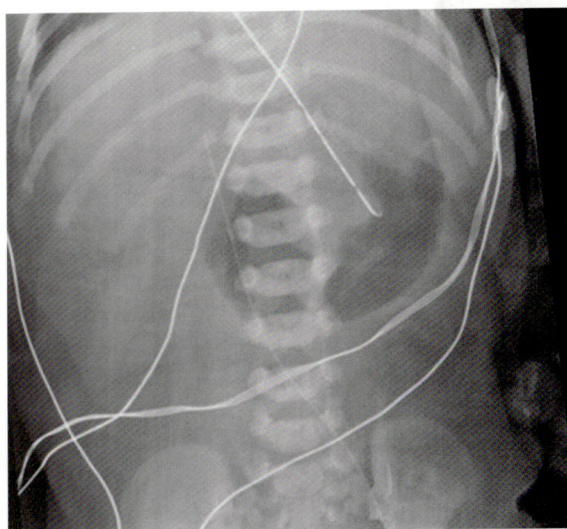

▲ 图 10A-5　环状胰腺
腹部 X 线片显示双泡征，即扩张的胃和近端十二指肠内的气体，远端肠道内无气体；患者被发现有环状胰腺和十二指肠闭锁

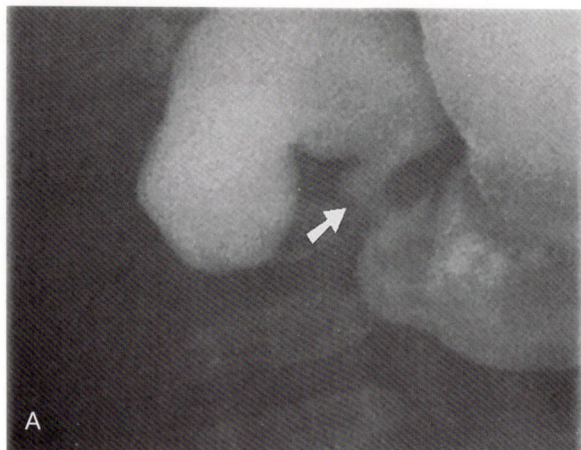

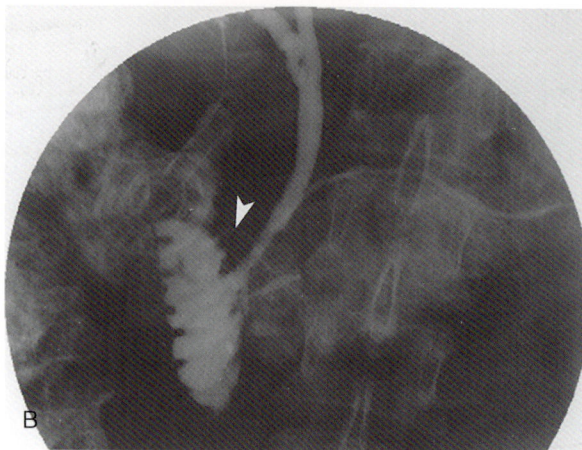

▲ 图 10A-6 环状胰腺

A. 上消化道钡餐造影显示十二指肠降段狭窄伴近端扩张（箭）；B. ERCP 显示胰管环绕（箭头）十二指肠降段

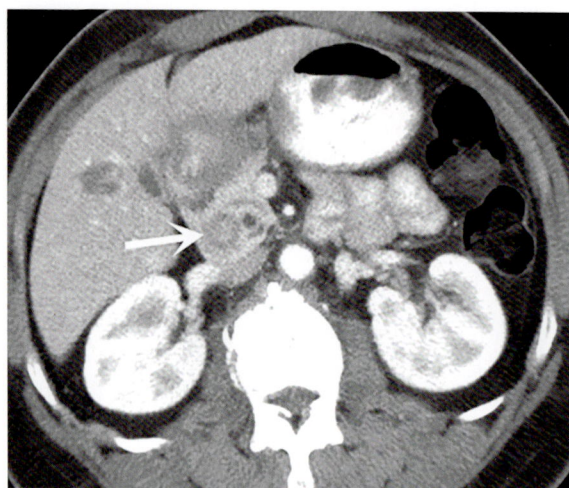

▲ 图 10A-7 环状胰腺

横轴位增强 CT 显示胰腺（箭）环绕并使十二指肠近端狭窄

纤维化[5]。和胰腺脂肪增多症相关的综合征包括 Shwachman-Diamond 综合征、库欣综合征、囊性纤维化和 Johanson-Blizzard 综合征。

胰腺的完全脂肪替代可引起严重的胰酶缺乏，从而导致营养吸收不良、脂肪泻或低蛋白血症。局灶性脂肪替代可以是斑块状或遍布胰腺的多发微小脂肪结节。虽然 CT 可以发现大部分病灶内的脂肪，但是化学位移 MRI 可以更有效的发现少量的脂肪成分[6]。在超声上，脂肪浸润相较于正常胰腺表现为高回声，而 CT 显示为分布于胰腺内部的典型脂肪密度。MR 表现为 $T_1$ 信号增高，在脂肪抑制序列上则信号减低。

## 胰腺炎

影像图像有助于判断疾病的严重程度，显示并发症或除外其他引起腹痛的可能原因。以下三点中至少需要符合两点才满足急性胰腺炎的临床诊断标准：急性上腹部疼痛，血清淀粉酶或脂肪酶升高至少为正常值的 3 倍（正常范围：脂肪酶 30 ～ 210U/L；淀粉酶 30 ～ 110U/L），或典型的 CT 表现[7]。病因有很多，包括酗酒、创伤、特发性、感染和恶性肿瘤。胰腺的炎性组织随后会将胰酶释放至周围组织，继而引发进一步的炎症反应。死亡率根据胰腺炎的严重程度和亚型而有所不同，范围从水肿性胰腺炎的 3% 至坏死性胰腺炎的 15%。

### 急性胰腺炎

诊断急性胰腺炎并不推荐常规使用 CT 检查，因为诊断此病主要基于典型的临床症状和实验室检查。然而，对于 40 岁以上首次发病并且无确切诱因的患者，CT 可以用于排除恶性病变。评估急性胰腺炎并发症的合适时间是发病 72h 之后[8]。增强 CT 是评估胰腺炎的合理方法。非增强和增强 CT 的胰腺期（注射造影剂后 40s）可以用于评估胰腺坏死和并发症。对于有典型临床症状并伴有淀粉酶升高的急性胰腺炎患者，超声是评价胆囊结石的最佳检查方法。

MRI 可以作为辅助检查方法，主要用于发现胆囊结石或胆总管结石，或显示积液（图 10A-9和图 10A-10）。

急性胰腺炎的典型影像表现是胰腺增大、水肿并且周围有炎性改变，使肠系膜脂肪间隙模糊。其他的影像表现取决于是否有局部的并发症（图 10A-11）。CT 还可以用于胰腺炎严重程度分级，其影像表现与疾病的严重程度相关。根据是否出现器官衰竭或局部 / 全身并发症，将急性胰腺炎的严重程度分为轻度、中度和重度[9]。

• 轻度胰腺炎：无器官功能障碍或局部并发症；预后良好；无须影像检查。

• 中度胰腺炎：器官衰竭持续时间＜ 48h 或没有并发症。

• 重度胰腺炎：器官衰竭持续时间＞ 48h 并伴有局部并发症。

## 胰腺炎的并发症

坏死性胰腺炎：它在急性胰腺炎的病例中发生率约 20%。坏死性胰腺炎有三种亚型：胰腺实质坏死而不累及胰腺周围组织（5%），胰腺周围组织坏死而不累及胰腺实质（20%），以及两者同时受累（75%）。CT 发现胰腺坏死的最佳时间是发病 72h 后（图 10A-12）。胰腺坏死可以

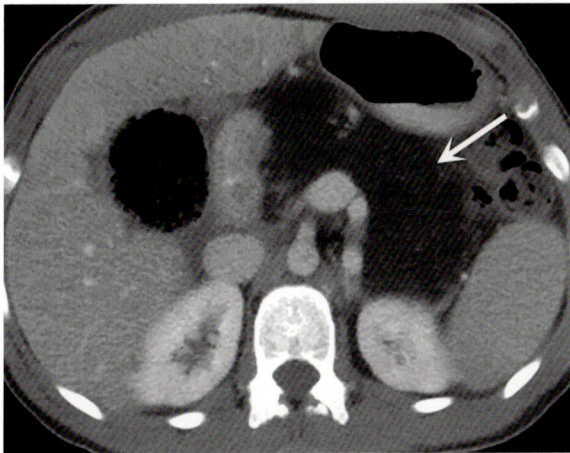

▲ 图 10A-8　囊性纤维化中胰腺弥漫性脂肪增多症
横轴位增强 CT 图像显示胰腺实质完全被脂肪替代（箭）

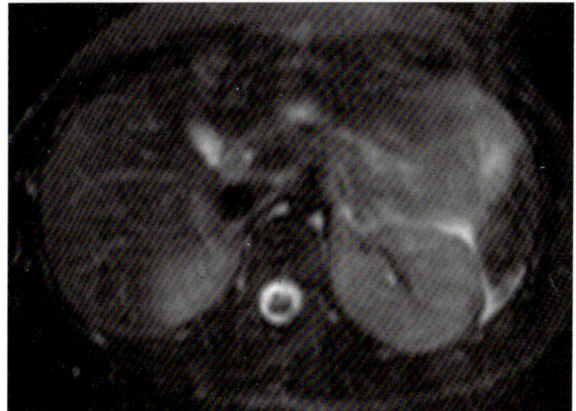

▲ 图 10A-9　急性胰腺炎
$T_2WI$ 脂肪抑制图像显示胰腺轻度水肿伴炎症引起的胰腺周围 $T_2$ 高信号

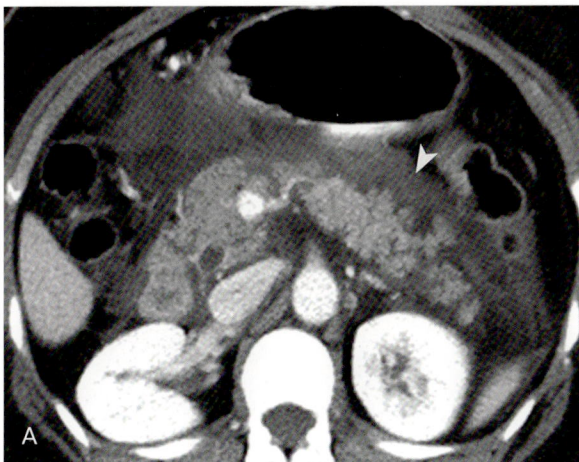

▲ 图 10A-10　急性胆石症性胰腺炎
A．横轴位增强 CT 显示胰腺周围水肿和炎症（箭头）；B．相应的冠状位 MRCP 图像显示胆囊内及胆总管末段多个充盈缺损（箭），伴胆总管扩张

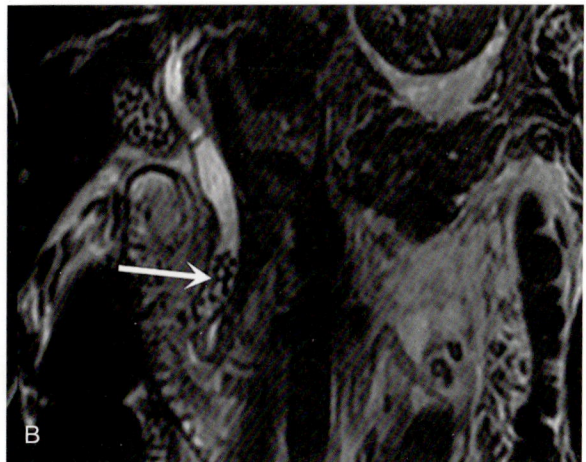

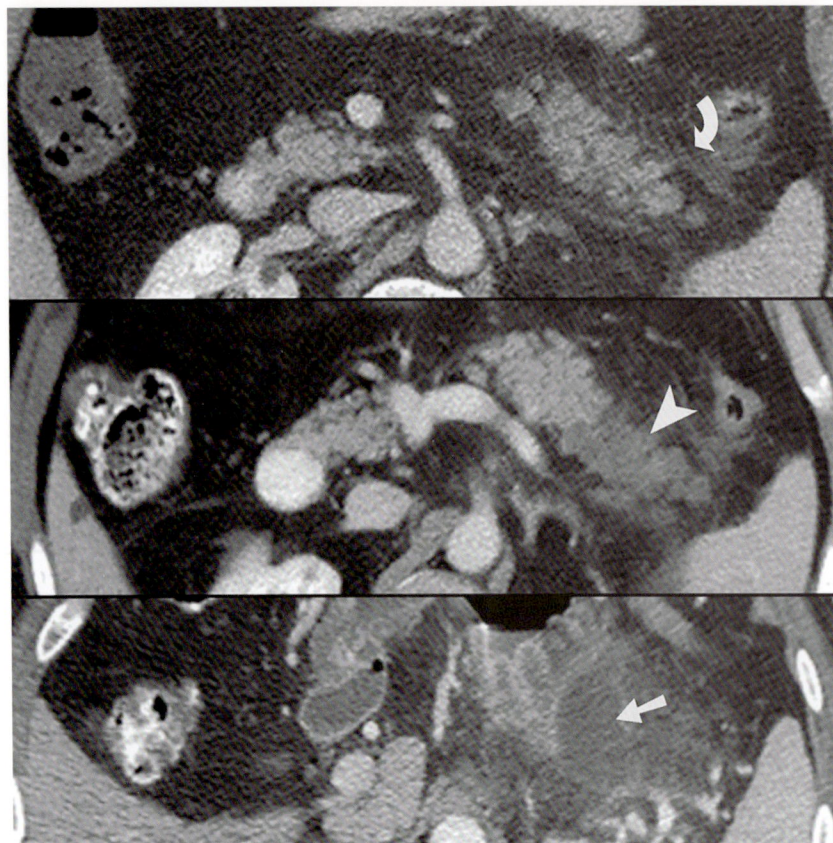

◀ 图 10A-11 急性胰腺炎
横轴位增强 CT 显示相隔数周的影像变化，第一张图为胰腺周围炎症（弯箭），第二张图为胰腺坏死（箭头），第三张图为随后的假性囊肿（箭）形成

是局灶性或节段性或累及大部分腺体，并且可以引起无菌性或感染性炎症。胰腺坏死表现为不均匀强化的胰腺实质中无强化的中等密度区域。它在 MR $T_2WI$ 图像上呈现为高信号，增强后无强化（图 10A-13）。胰腺实质的坏死比例影响预后，因此必须进行评估。

胰腺周围坏死累及腹膜后脂肪，在图像上更难发现。增强 CT 可以显示胰腺周围的不均匀强化，其中包含了液性成分和非液性成分。胰腺内部或周围积液发生在坏死性胰腺炎发病的 4 周内，被称为急性坏死性积液[10]。在 CT 上，它表现为不均匀的积液，包含了出血、脂肪或脂肪坏死（图 10A-14）。随着时间推移，这些积液周围形成了边界清晰的壁，4 周后这些积液被称为包裹性坏死（图 10A-15）。相较于急性间质性胰腺炎，坏死性胰腺炎伴积液更容易发生感染，并且感染可能使这些积液的情况进一步复杂化。在影像上积液内可出现气体，并伴有具有提示性的临床表现（图 10A-16）。

1. 出血 在非增强 CT 扫描上累及胰腺实质或周围脂肪组织的高密度都被认为是出血。MRI 在脂肪抑制 $T_1WI$ 图像上表现为信号增高而 $T_2WI$ 图像上信号减低。

2. 假性囊肿（详情如下） 假性囊肿常形成于急性胰腺炎发病 4 周后。

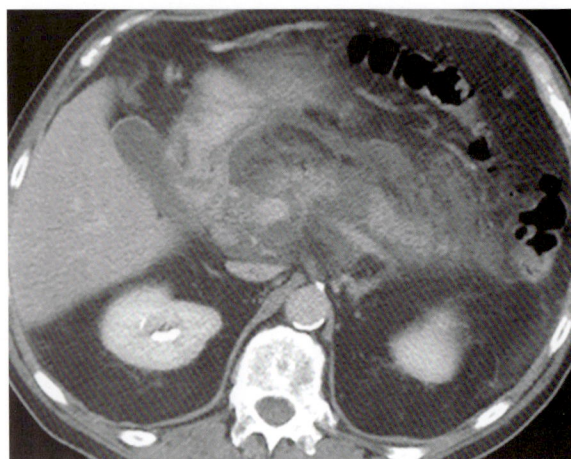

▲ 图 10A-12 局灶性胰腺坏死
横轴位增强 CT 显示急性胰腺炎伴有胰体局灶性无强化的区域，符合局灶性坏死

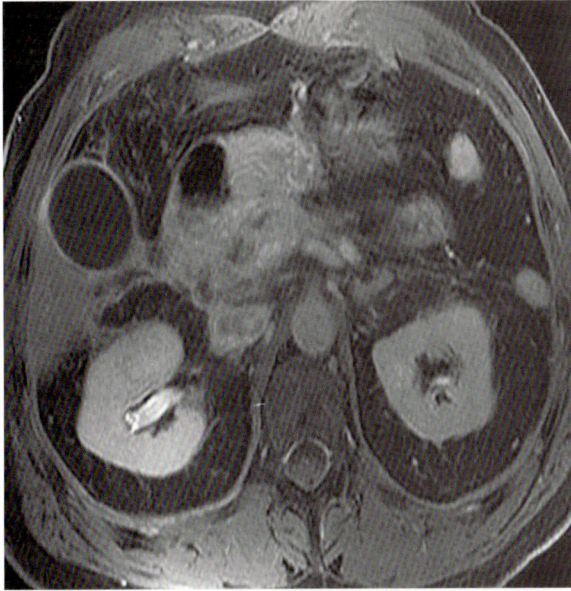

▲ 图 10A-13　坏死性胰腺炎
横轴位增强 $T_1$WI 显示胰头坏死形成的局灶性低信号

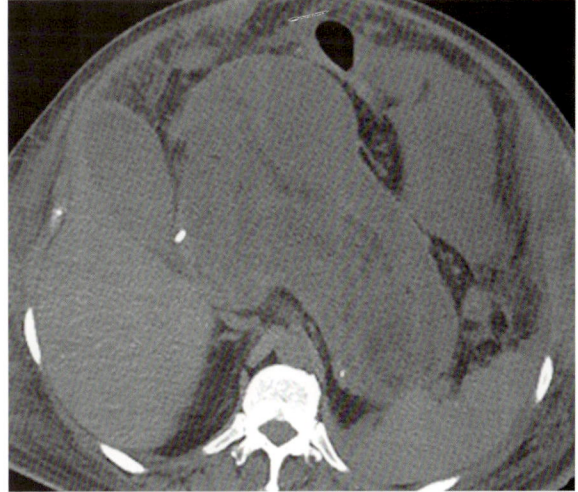

▲ 图 10A-15　包裹性坏死性胰腺炎
横轴位增强 CT 显示坏死性胰腺炎患者胰腺周围包裹性积液；图像为发病 4 周后所得

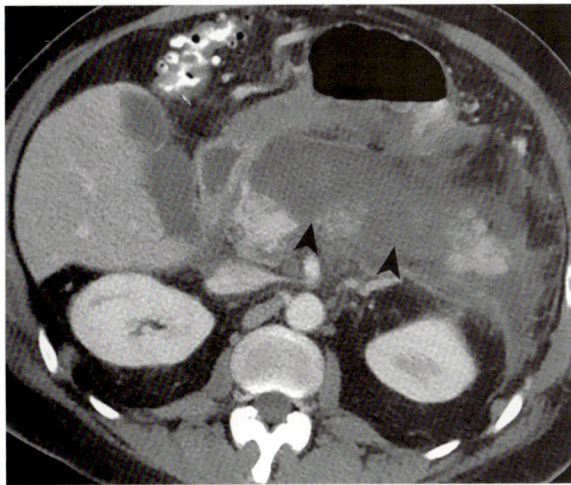

▲ 图 10A-14　急性坏死性积液
横轴位增强 CT 显示混杂密度积液包绕大部分胰腺及胰腺周围组织，伴有周围脂肪内条索和炎症；胰腺内可见坏死形成的无强化区域（箭头）

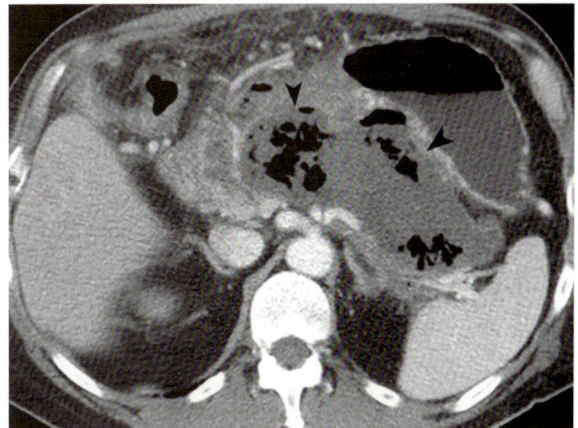

▲ 图 10A-16　坏死性胰腺炎感染性积液
增强 CT 显示胰腺周围大量积液（箭头），伴内部局灶性气体和周围炎性改变

　　**3. 脓肿**　胰腺周围的感染性积液常继发于液化坏死组织的感染，而感染性胰腺假性囊肿可以有类似的表现。典型的影像表现是边界清晰的积液，可伴有或不伴有内部气体。类似于其他部位的脓肿，在增强 CT 上显示为环形强化和周围的炎性改变，可帮助诊断。"蜂窝织炎""胰腺脓肿""组织性坏死""梗死"或"坏死"等术语不应该继续在急性胰腺炎中使用。MRI 的

典型征象是 $T_1$ 低信号 $T_2$WI-FS 高信号，内部无强化。弥散加权图像（DWI）将显示感染性积液中的弥散受限。治疗感染性积液需要进行经皮穿刺引流。

　　**4. 假性动脉瘤**　胰酶可以侵蚀血管壁，继而形成假性动脉瘤。在急性胰腺炎的病例中约 10% 发生假性动脉瘤，经常受累的是脾动脉和胃十二指肠动脉。彩色多普勒超声可以显示假性动脉瘤颈部的双向血流频谱和瘤体内的"阴-阳"图案（图 10A-17A）。CT 或 MR 血管成像可以显示来源于动脉的边界清晰的强化结构。

如果假性动脉瘤有血栓形成，在非增强扫描上可以表现为高密度，或者在增强后图像上可见造影剂填充（图 10A-17B 和图 10A-18）。

**5. 静脉血栓** 急性胰腺炎可引起周围静脉结构的血栓形成，包括门静脉、脾静脉和肠系膜上静脉。典型影像表现为增强 CT 图像上的低密度充盈缺损（图 10A-19）。在 CT 和 MRI 上强化的栓子被认为是肿瘤的癌栓，而急性胰腺

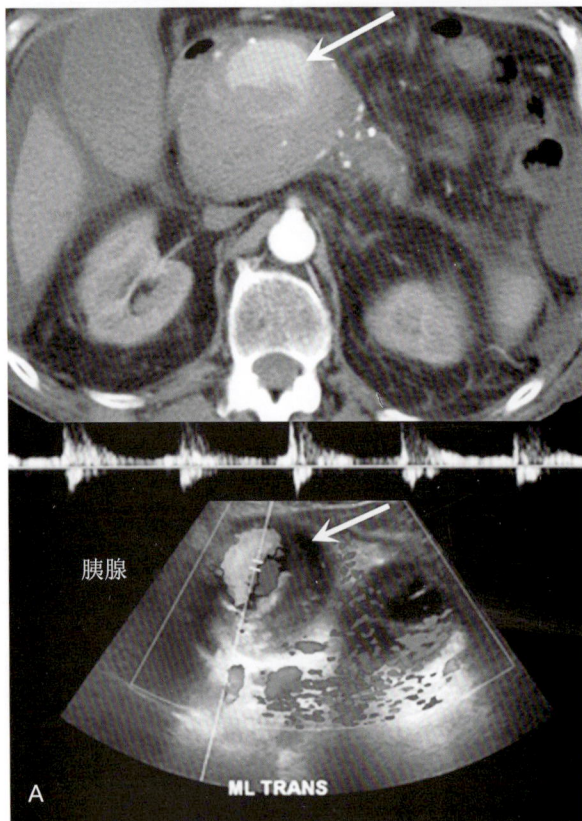

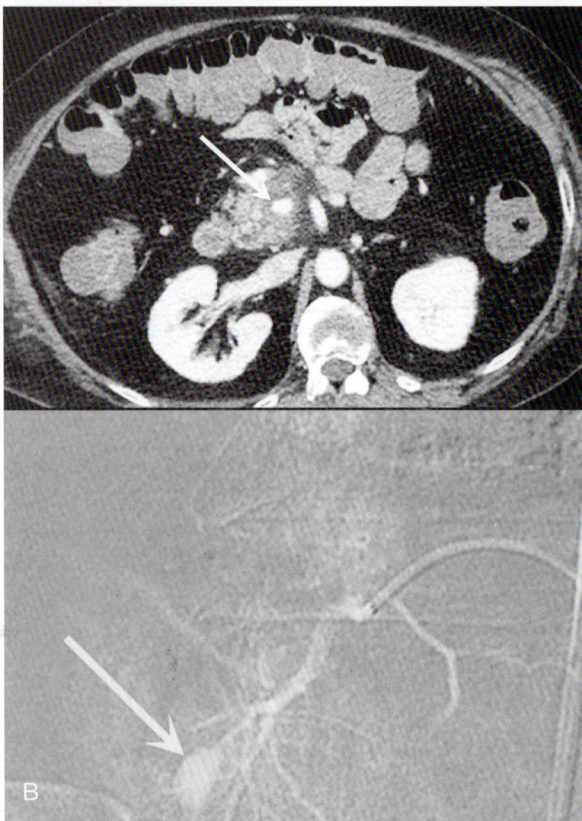

▲ 图 10A-17　胃十二指肠动脉假性动脉瘤

A. 横轴位动脉期 CT 显示一个巨大的强化血管，与胰头关系密切并且部分形成血栓（箭），相应的多普勒图像显示动脉瘤内"阴 - 阳"血流图案（箭）；B. 增强 CT 显示胰腺实质内异常局灶性强化（箭），这个患者有反复胰腺炎病史，增强血管造影显示来源于胃十二指肠动脉分支的假性动脉瘤（箭）

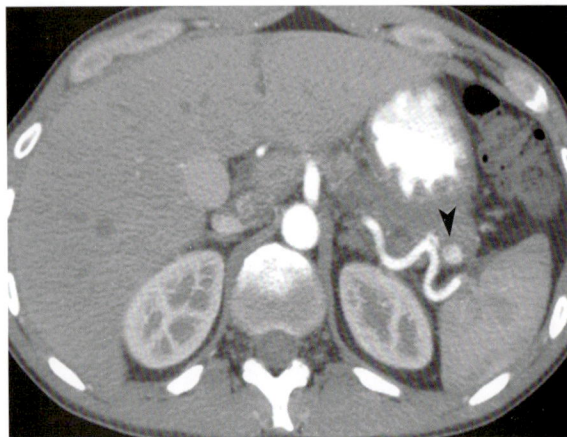

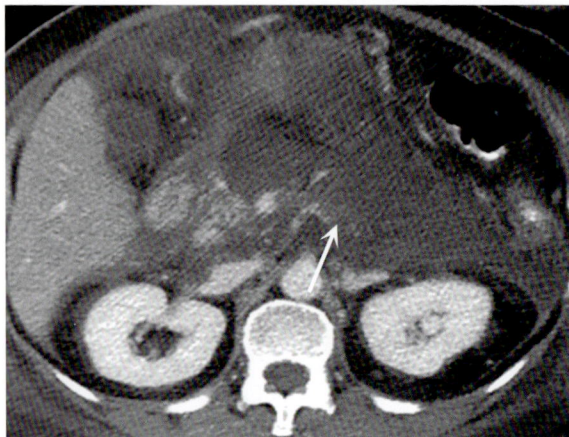

▲ 图 10A-18　脾动脉假性动脉瘤

横轴位增强 CT 显示一个来源于脾动脉分支的 1cm 假性动脉瘤（箭头）

▲ 图 10A-19　脾静脉血栓

横轴位 CT 显示脾静脉区域的充盈缺损（箭），源于坏死性胰腺炎

炎引起的静脉栓子是不强化的。

## 慢性胰腺炎

慢性胰腺炎的定义是反复的胰腺炎发作引起的胰腺不可逆损伤。持续的炎症引起纤维化反应并继发胰腺萎缩和功能异常。酗酒是慢性胰腺炎最常见的病因，其次是胆石症和自身免疫性胰腺炎。在CT和MR图像上可显示胰管的串珠样改变，并有交替的扩张和狭窄。这个征象与胰腺癌不同，后者常表现为胰管光滑扩张。慢性胰腺炎有胰腺实质萎缩，常伴有钙化（图10A-20）。有时局限性纤维化引起的胰腺增大可类似肿块性病变，特别是在胰头部。3%～23%的患者可发生胆管梗阻，这是继发于胰头部的胆总管狭窄[11]。MRCP可以显示胰管扩张（图10A-21）并伴有胰管内结石引起的充盈缺损。胰腺实质正常 $T_1$ 高信号消失，并且不均匀强化，强化模式取决于是否有长期并发症例如假性囊肿的形成。

沟槽型胰腺炎是慢性胰腺炎的一种亚型，累及胰十二指肠沟。这种胰腺炎的边界以胰头为内界，十二指肠降段为外界，胆总管末段为后界。临床上，单纯的沟槽型胰腺炎可以引起胰管狭窄并继发更广泛的胰腺炎。在CT上，它表现为沟槽内的低密度肿块，并伴有邻近十二指肠的炎性改变。MRI的典型征象是沟槽内的片状肿块，在 $T_1WI$ 图像上为低信号，在 $T_2WI$ 图像上为不均匀信号。增强后图像可以显示纤维化引起的不均匀强化。

自身免疫性胰腺炎是另外一种类型的胰腺炎，可能与IgG4相关。患者通常有其他的自身免疫性疾病例如干燥综合征和溃疡性结肠炎。图像特征包括胰腺弥漫性肿大并伴有周围晕征，晕征在CT上表现为低密度（图10A-22），在 $T_2WI$ 图像上表现为低信号。通常无血管受累、钙化或假性囊肿形成，并且胰管为弥漫性狭窄。CT增强图像上可有多种表现，典型征象是无胰腺周围脂肪内条索。MRCP可以显示胆管和胰管的多发狭窄，类似于原发性硬化性胆管炎的

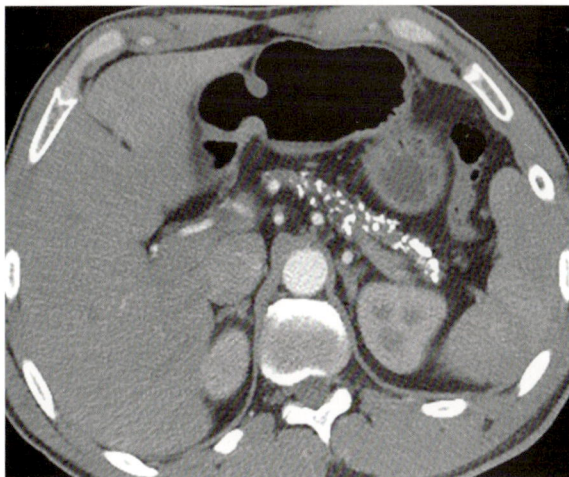

▲ 图 10A-20　慢性胰腺炎
横轴位 CT 显示胰腺实质萎缩，内含多个颗粒状钙化

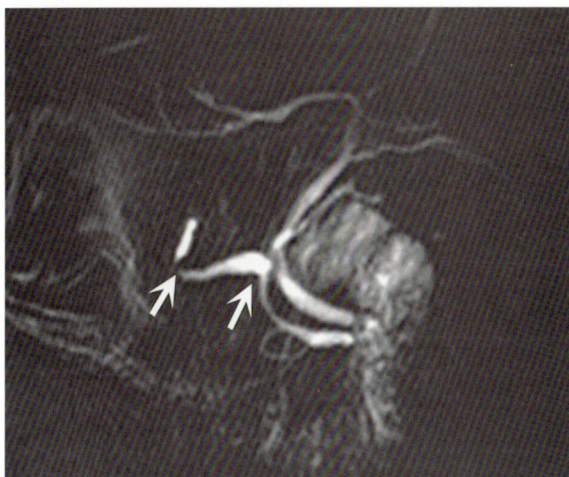

▲ 图 10A-21　慢性胰腺炎
冠状位 MRCP 图像显示胰管局限性狭窄（箭）和扩张，继发于患者的慢性胰腺炎病史

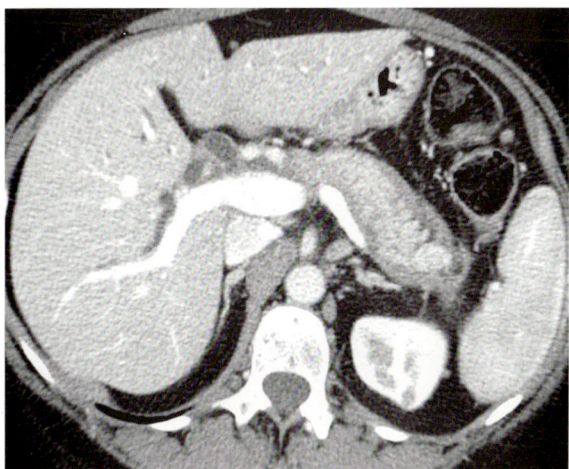

▲ 图 10A-22　自身免疫性胰腺炎
横轴位增强 CT 显示胰腺肿胀并伴有邻近脾静脉的低密度环

表现[12]。患者通常对激素治疗的反应良好。

## 胰腺假性囊肿

急性间质性胰腺炎引起的积液可以根据症状发生到积液形成的时间，积液周围是否有边界或是否有感染来进行分类。

在急性间质性胰腺炎发生的前4周，胰腺周围的无包裹性积液被称为急性胰周积液。在CT上这种积液为均匀的低密度，并且没有固体成分或内部强化。这种积液通常可以自行吸收而不需要引流。

急性胰腺炎发病4周后，这些积液周围可能形成包裹而被称为假性囊肿（图10A-23）。急

性间质性胰腺炎引起的积液几乎总是发生在胰腺周围组织而很少发生在胰腺实质，当积液发生于胰腺实质时则认为发生了坏死过程。这些囊肿可以与胰管交通，患者的症状取决于囊肿的大小和相关的肿块效应。

在超声上，这些囊肿的典型表现是边界清晰并伴有后部增强。复杂假性囊肿可以有内部回声反射和分隔而表现为多囊状。在CT上，这些囊肿表现为水样低密度。囊肿的纤维包膜可以强化，内部的气体提示可能有感染。内部密度增高提示可能有内部出血。在MR上，假性囊肿在$T_1WI$图像表现为边界清晰的低信号，并且边缘强化（图10A-24）。多数含有液体的囊肿在$T_2WI$图像上为高信号，但是有内部碎片和其他成分时为混杂信

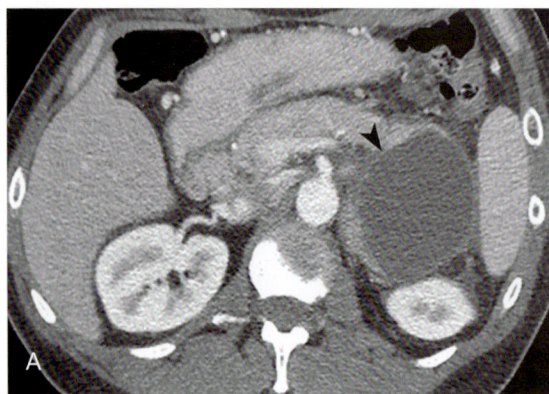

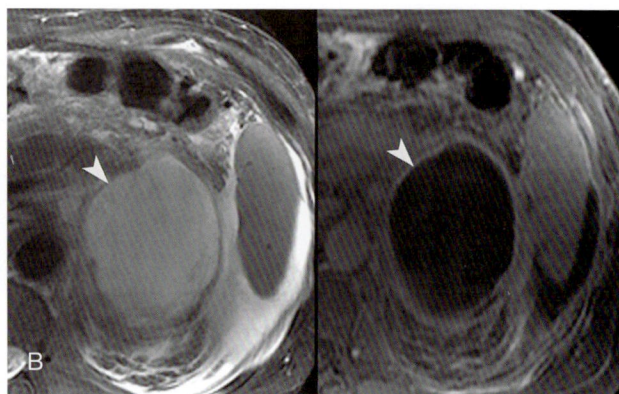

▲ 图 10A-23　胰腺假性囊肿

A. 横轴位增强 CT 显示邻近胰尾部一个巨大的低密度积液（箭头），伴囊壁强化，此患者有两个月前胰腺炎病史；B. 同一个患者 $T_2WI$ 和增强后 $T_1WI$ 显示 $T_2$ 高信号伴边缘强化（箭头），符合假性囊肿形成

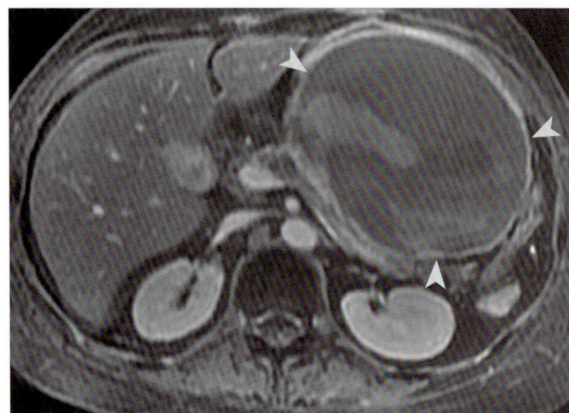

▲ 图 10A-24　胰腺假性囊肿

增强后 $T_1WI$ 显示一个巨大的假性囊肿（箭头）伴有强化的边缘；假性囊肿内部有一个靠近边缘的凝块

号。在 MRI 上囊肿内部是否有壁结节可以帮助鉴别良性囊肿和恶性囊性病变。

## 创伤

腹部钝性创伤引发的胰腺损伤很少见，相对发生率为 1%～2%[13]。胰腺损伤根据是否有胰腺挫伤、实质损伤、主胰管损伤或挤压伤来分级。

CT 可以显示胰腺形态异常，包括胰腺增大，周围脂肪渗出性改变，胰腺实质密度不均匀，胰腺撕裂或破裂（图10A-25）。MRCP 可以帮助

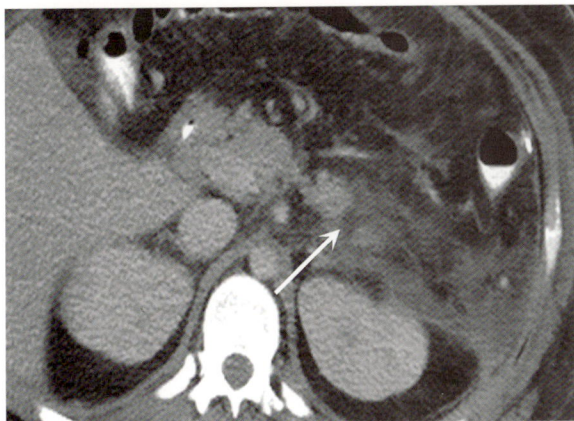

▲ 图 10A-25　胰腺创伤
一个有摩托车事故病史的患者，横轴 CT 图像显示胰腺尾部撕裂（箭）并伴有周围积液和炎性改变

评估胰管的完整性，而 MRI 可以显示 $T_1$ 信号减低和增强后不均匀强化。如果入院时没有发现最初的胰腺损伤，则后来的并发症风险会增加，包括脓肿、瘘管和假性囊肿的形成。死亡率可达 30%，且死亡大多发生于受伤的 48h 内。

## 胰腺结节病

　　胰腺结节病是一种肉芽肿性疾病，可累及多个不同的器官系统。胰腺结节病，尽管非常罕见，但是也有胰腺实质或胰腺周围淋巴结受累的报道。这种肿块可类似于胰腺癌，并且多见于胰头部。此病可合并胆总管或胰管梗阻，患者表现为腹痛和梗阻性黄疸。在超声上病灶表现为低回声，在 CT 上表现为低密度。MRI 表现为 $T_1$ 低信号和 $T_2$ 高信号，不伴有明显强化。

## 胰腺内副脾

　　胰腺实质内异位脾组织很少能在图像上发现，因为其体积很小。然而胰尾部是异位副脾的常见发生部位，在尸检时发生率为 10% ～ 30% [14]。当病灶可见时，其表现为边界清晰的肿块，与脾组织影像特征类似。它们与脾在所有时期的 CT 图像均密度一致，并且随后密度要高于胰腺（图 10A-26）。在 MRI 上，胰腺内副脾相对于胰腺为 $T_1$ 低信号和 $T_2$ 高信号。使用核素硫胶体扫描可以确诊，可疑副脾表现为核素摄取增加。

## 胰腺血管瘤

　　胰腺血管瘤非常罕见。CT 典型征象为边界清晰的低密度病灶，增强后可见强化 [15]。与海绵状血管瘤类似，它们在 $T_1WI$ 图像上为等信号，在 $T_2WI$ 图像上为高信号。

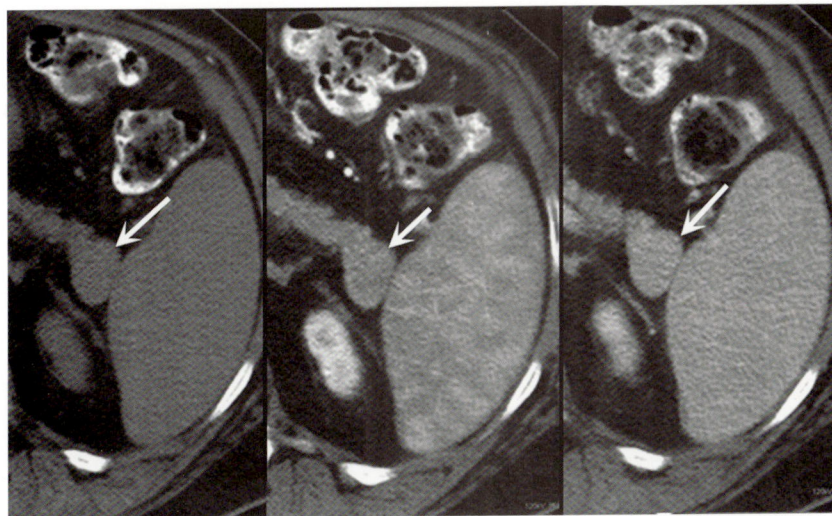

◀ 图 10A-26　类似胰腺肿块的副脾
非增强、动脉期和静脉期 CT 图像显示胰尾部局限性病灶（箭）各期均与脾密度一致

# 参考文献

［1］ Borghei P, Sokhandon F, Shirkhoda A, et al. Anomalies, anatomic variants, and sources of diagnostic pitfalls in pancreatic imaging.  Radiology. 2013;266(1):28–36.

［2］ Soto JA, Lucey BC, Stuhlfaut JW. Pancreas divisum: depiction with multi-detector row CT. Radiology. 2005;235(2):503–508.

［3］ Mortelé KJ, Rocha TC, Streeter JL, et al. Multimodality imaging of pancreatic and biliary congenital anomalies. Radiographics. 2006;26(3):715–731.

［4］ Olsen TS. Lipomatosis of the pancreas in autopsy material and its relation to age and overweight. Acta Pathol Microbiol Scand. 1978;86: 367–373.

［5］ Soyer P, Spelle L, Pelage JP, et al. Cystic fibrosis in adolescents and adults: fatty replacement of the pancreas—CT evaluation and functional correlation. Radiology. 1999;210(3):611–615.

［6］ Kim HJ, Byun JH, Park SH, et al. Focal fatty replacement of the pancreas: usefulness of chemical shift MRI. AJR Am J Roentgenol. 2007;188(2):429–432.

［7］ Sarr MG. IAP guidelines in acute pancreatitis. Dig Surg. 2003;20: 1–3.

［8］ Thoeni RF. The revised Atlanta classification of acute pancreatitis: its importance for the radiologist and its effect on treatment. Radiology. 2012;262:751–764.

［9］ Dellinger EP, Forsmark CE, Layer P, et al. Determinant-based classification of acute pancreatitis severity: an international multidisciplinary consultation. Ann Surg. 2012;256:875–880.

［10］ Banks PA, Bollen TL, Dervenis C, et al. Classification of Acute Pancreatitis-2012: Revision of the Atlanta classification and definitions by international consensus. Gut. 2013;62:102–111.

［11］ Dumonceau, J-M, Carlos M-G. Endoscopic management of complications of chronic pancreatitis. World J Gastroenterol. 2013;19(42): 7308–7315.

［12］ Khandelwal A, Shanbhogue AK, Takahashi N, et al. Recent advances in the diagnosis and management of autoimmune pancreatitis. AJR Am J Roentgenol. 2014;202(5):1007–1021.

［13］ Gupta A, Stuhlfaut JW, Fleming KW, et al. Blunt trauma of the pancreas and biliary tract: a multimodality imaging approach to diagnosis. Radiographics. 2004;24(5):1381–1395.

［14］ Low G, Panu A, Millo N, et al. Multimodality imaging of neoplastic and nonneoplastic solid lesions of the pancreas. Radiographics. 2011;31(4):993–1015.

［15］ Mundinger GS, Gust S, Micchelli ST, et al. Adult pancreatic hemangioma: case report and literature review. Gastroenterol Res Pract. 2009;2009:839730.

# 自测题

1. 一个近期有胰腺炎病史的患者，在 CT 上箭头所指的病灶是什么？

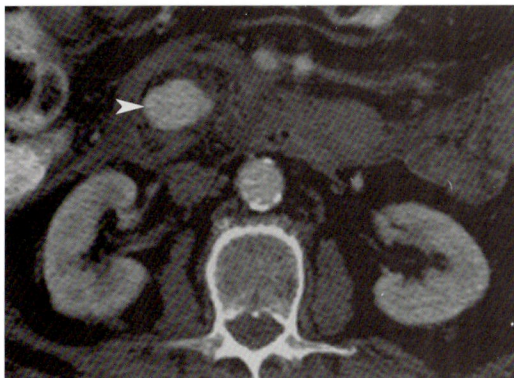

A. 胰岛细胞瘤

B. 假性动脉瘤

C. 副脾

D. 转移瘤

2. 一个摩托车事故后腹痛的患者，在 CT 上有何发现？

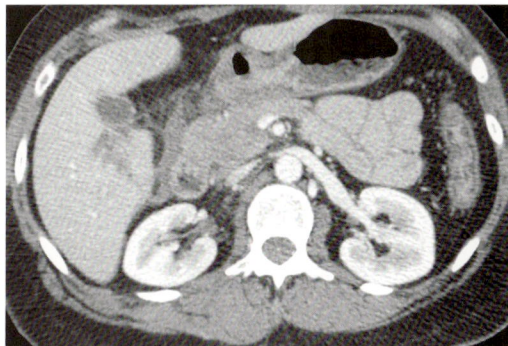

A. 肝脏撕裂和胰腺挫伤

B. 急性胰腺炎

C. 门静脉血栓

D. 主动脉破裂

## 答案与解析

1. B 。CT 增强显示胃十二指肠动脉假性动脉瘤（箭头），常见于胰腺炎或创伤。

2. A 。CT 增强显示位于胆囊窝后方的分支状肝脏撕裂。胰头部有水肿和胰腺周围积液。

# Chapter 10B
# 胰腺：肿瘤性疾病

# Pancreas: Neoplastic Diseases

原著　Caterina Missiroli　Ajay K. Singh

翻译　刘桐希　孙宏亮

胰腺肿瘤预后很差，诊断后平均生存期为4周。因此早期和准确诊断来排除非肿瘤性疾病对于治疗胰腺病变非常重要。由于准确诊断胰腺病变比较困难，因此经常需要多种成像方法来帮助诊断，包括放射成像检查[1, 2]。

CT是发现胰腺肿瘤并进行分级的一种成像方法[3]。影像检查的目的是发现肿瘤并评估血管受累和向胰腺周围浸润情况。胰腺CT检查是双期CT，包括胰腺实质期（在40s，是发现胰腺实质内肿瘤的最佳时期），接下来60～70s是门静脉期[4]。CT层厚为2.5mm，是评估可疑的胰腺肿瘤性病变的最重要参数，可以发现肿瘤和显示侵犯血管的情况，并决定肿瘤的分级[3]。MR可以用于超声和CT不能确诊的可疑胰腺肿瘤患者，以及胰腺肿瘤的随访（主要是囊性肿瘤）[5]。

## 胰腺癌

胰腺癌约占胰腺肿瘤性病变的90%，是肿瘤患者死亡的第四位病因[6]。常见于60－80岁男性（男：女=2：1）[2]。

部位：胰头占60%～70%，胰体占10%～20%，胰尾占5%～10%。胰腺癌预后很差（1年生存率低于20%，5年生存率低于5%）[2]。唯一能够提高预后的治疗方法是手术（5年生存率20%）[7]，但是75%的患者在就诊时肿瘤已经不可切除，并且有85%的患者已经出现转移（肝脏、淋巴结和腹膜）[2]。CT发现肿瘤的准确率为85%～90%，对不可切除的阳性预测值为89%～100%，对可切除的阴性预测值为45%～79%[2]。

CT可发现乏血管的实性病变，直径1.5～10cm（平均直径3cm，胰体肿瘤大于胰尾）（图10B-1）。约10%的肿瘤是等密度的，可以通过胰腺轮廓外凸、胰管梗阻、血管侵犯、血管周围侵犯、血管栓塞和侧支血管（图10B-2）等异常征象来提示肿瘤可能存在。在MR上，胰腺癌由于纤维化在$T_1WI$和$T_2WI$都是低信号，在增强后图像为乏血供。MR在发现小肿瘤和肝转移上优于CT，MR图像对胰腺癌分级的准确率为90%～100%（图10B-3）。

### 提示胰腺癌不可切除（$T_4$期）的影像特征（图10B-4）

1. 腹腔干、肠系膜上动脉、肝总动脉或肝固有动脉受累。动脉与肿瘤接触超过180°提示血管包绕。

2. 远处转移。

3. 胰腺外邻近器官受侵犯。胰尾部肿瘤常不可切除的原因是诊断延迟。

4. 肿瘤大小＞3cm。

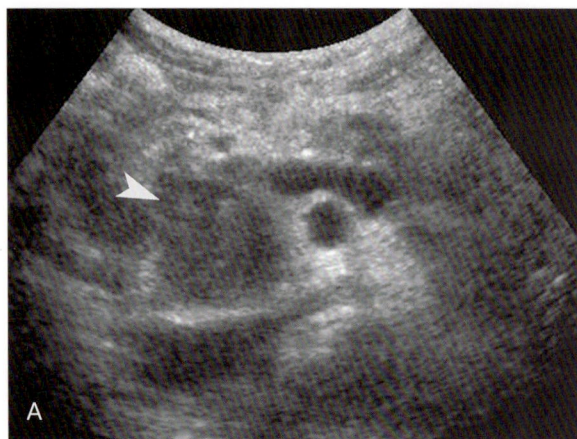

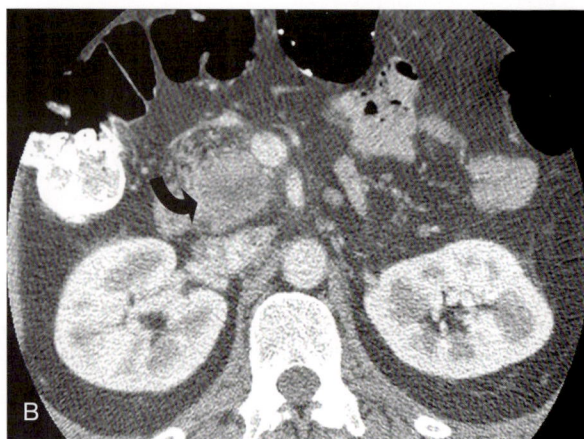

▲ 图 10B-1 胰腺癌
A. 超声显示胰头实性肿物（箭头），不伴有胰管扩张；B. 横轴位增强CT显示胰头和钩突不均匀强化肿物（弯箭），边界不清

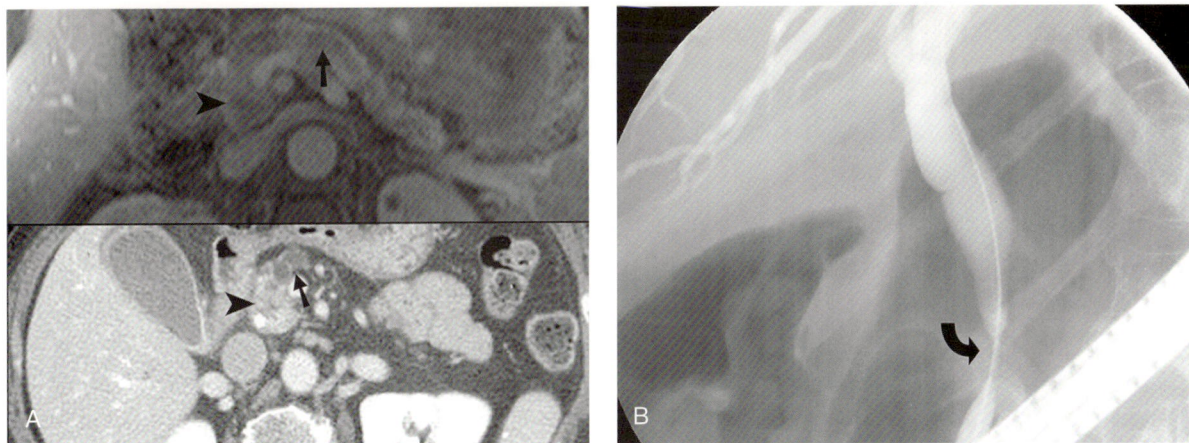

▲ 图 10B-2　胰腺癌伴胆管梗阻

横轴位增强 $T_1WI$ 和增强 CT（A）显示胰头不均匀强化肿物（箭头），伴胰管扩张（直箭）；透视图像（B）显示胰头肿物引起的胆总管下段狭窄（弯箭）

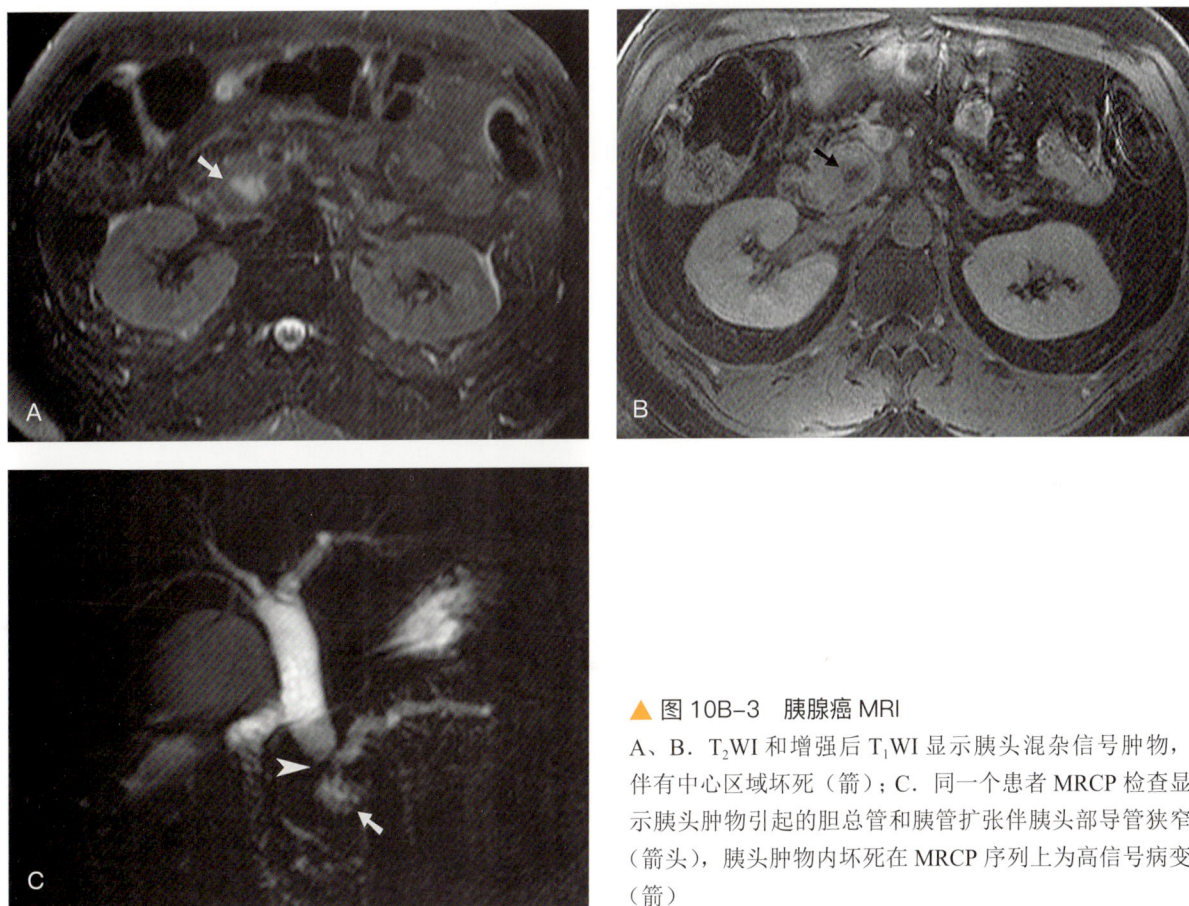

▲ 图 10B-3　胰腺癌 MRI

A、B. $T_2WI$ 和增强后 $T_1WI$ 显示胰头混杂信号肿物，伴有中心区域坏死（箭）；C. 同一个患者 MRCP 检查显示胰头肿物引起的胆总管和胰管扩张伴胰头部导管狭窄（箭头），胰头肿物内坏死在 MRCP 序列上为高信号病变（箭）

## 胰腺囊性肿瘤

胰腺囊性肿瘤包括导管内乳头状黏液性肿瘤（IPMN），黏液性囊性肿瘤、浆液性囊腺瘤和实性肿瘤囊性变（例如神经内分泌肿瘤，实性假乳头状瘤和腺癌）。CT 和 MR 并不能得出非常准确的病理诊断（准确率为 50%），但是可以帮助鉴别恶性和良性疾病（准确率 75% ～ 90%）[4]。

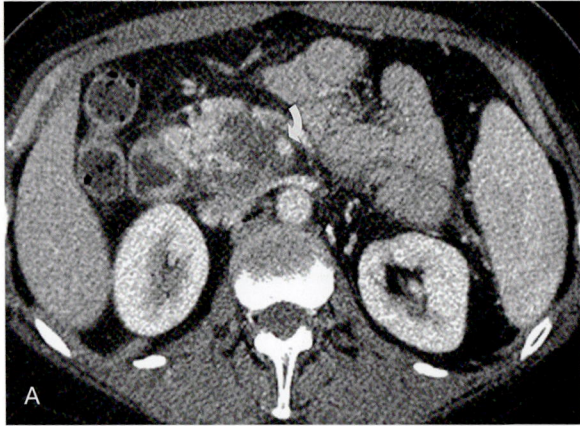

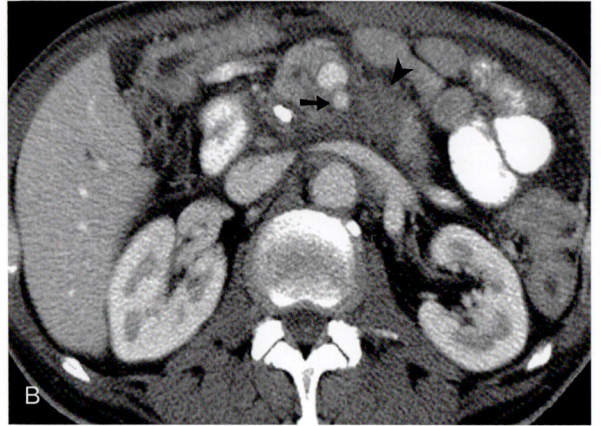

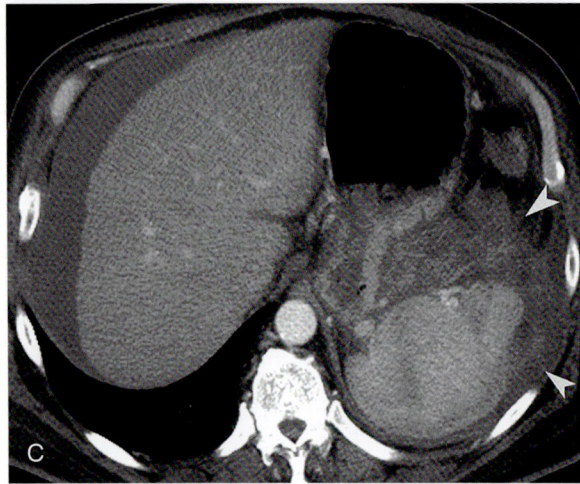

▲ 图 10B-4　不可切除的胰腺癌

A．横轴位增强 CT 显示胰头肿物不均匀强化并包绕肠系膜上动脉（弯箭），未见肠系膜上静脉，因为肿物使其闭塞；B．横轴位增强 CT 检查显示胰体（箭头）低密度肿物，包绕肠系膜上动脉（直箭）；C．横轴位增强 CT 显示胰尾不可切除的腺癌，肿瘤（箭头）侵犯胃壁和脾

## 导管内乳头状黏液性肿瘤

导管内乳头状黏液性肿瘤（IPMN）来源于胰管分泌黏液的上皮，可导致胰管扩张[4]。影像上大多数胰腺囊肿都被认为是 IPMN，因为这种肿瘤广泛存在于胰腺囊性病变的患者（图 10B-5）。IPMN 分类如下。

1. 主胰管型 IPMN（恶性风险高）。

2. 分支胰管型 IPMN（多位于胰头和胰颈）。

IPMN 多见于男性（男：女 =3：2），平均年龄 65 岁（36 － 84 岁）[4, 8]。主要的影像特征见表 10B-1。有些作者提出其他器官（例如胃、结肠、直肠、肺、乳腺和肝脏）同时或不同时发生恶性肿瘤的概率会提高（约 30%）[4]。治疗包括手术切除主胰管型，混合型或分支胰管型 IPMN（测量值＞ 3cm）。对于小于 3cm 的分支胰管型 IPMN，只有存在壁结节、阳性细胞学发现或囊肿快速生长时才需要手术切除。小于 1cm 的分支胰管型 IPMN 没有恶性征象时可以用影像检查随诊（超声、CT 或 MR）[4]（图 10B-5C）。

表 10B-1　胰腺导管内乳头状黏液性肿瘤：影像特征

| IPMN | CT | MR |
|---|---|---|
| 1 型<br>（主胰管型<br>IPMN） | 主胰管扩张（弥漫性或节段性）<br>低密度 | 乳头状膨胀，内含黏液<br>$T_1$ 低信号<br>$T_2$ 高信号 |
| 2 型<br>（分支胰管型 IPMN） | 小囊状（多个分隔）<br>大囊状（单房或多房病变，少量分隔）<br>低密度，增强后不均匀强化 | 小的圆形分叶状肿物，不累及主胰管<br>增强后低信号 |

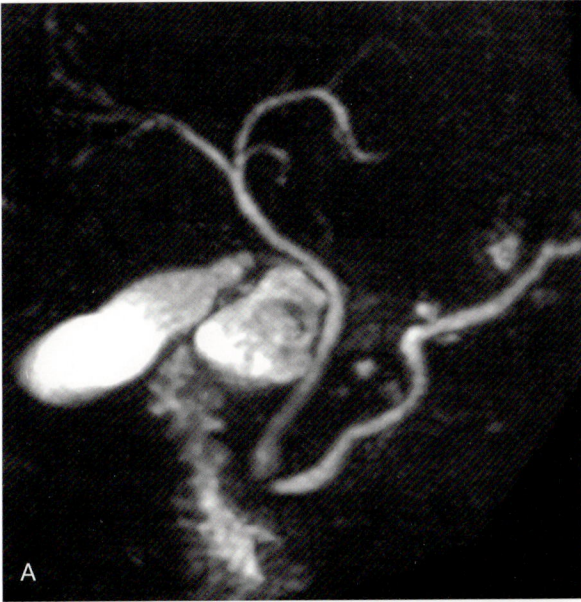

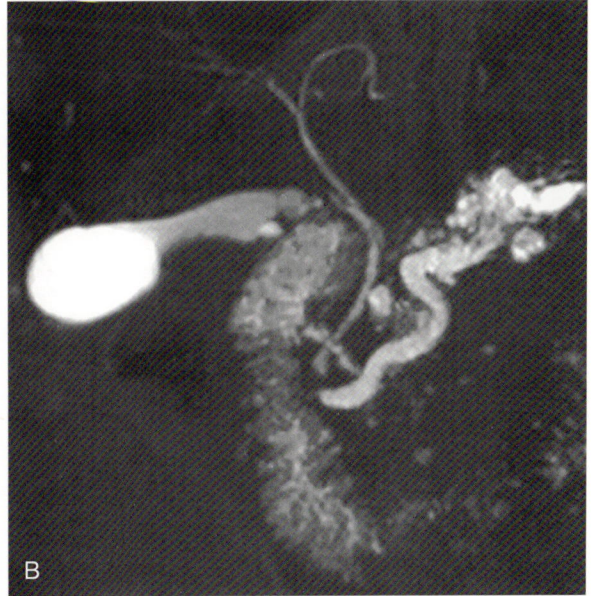

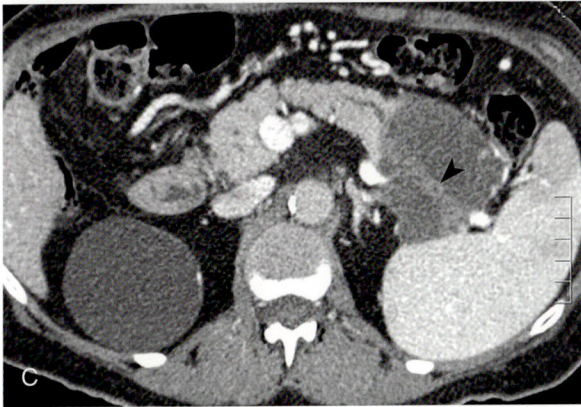

▲ 图 10B-5　导管内乳头状黏液性中心

A. MRCP 显示多个分支胰管型 IPMN，部分可见与胰管交通；B. MRCP 显示多个分支胰管型 IPMN 和扩张的主胰管，这个患者同时有主胰管型 IPMN；C. 一个患者胰尾有 IPMN，增强 CT 显示增厚的分隔（箭头），代表了 IPMN 的恶性转化

## 黏液性囊性肿瘤

黏液性囊性肿瘤是产生黏液的有潜在恶性的肿瘤，多见于中年女性（平均年龄 47 岁）。它们比浆液性囊腺瘤更多见。它们由不典型的上皮细胞和巢状基质组成，大多位于胰腺尾部或体部（图 10B-6）。

在 CT 和 MR 上，它们的影像特征如下（图 10B-7）。

1. 单房或分隔的囊性病变。

2. 轮廓光滑。

3. 囊壁和分隔强化。

4. 不与主胰管交通。

5. 有时可见周围钙化（15% 的病例）和软组织强化结节。

6. 无中心瘢痕。

黏液性囊性肿瘤被认为是癌前病变，17% 的患者有局灶癌。体积大（＞6cm）、周围蛋壳样钙化、不规则壁结节和累及主胰管是提示恶

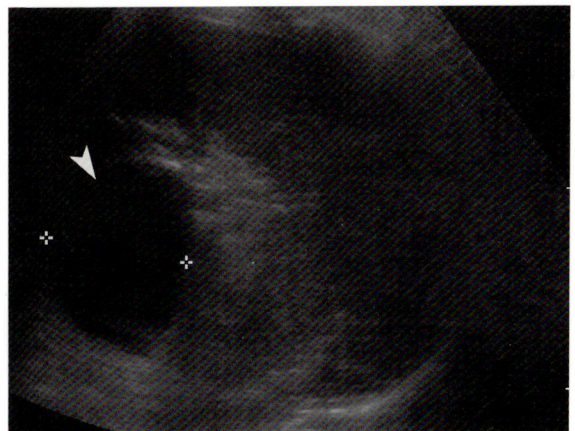

▲ 图 10B-6　胰腺黏液性囊腺瘤

超声显示胰尾囊性病变（箭头）没有任何壁结节或内部分隔

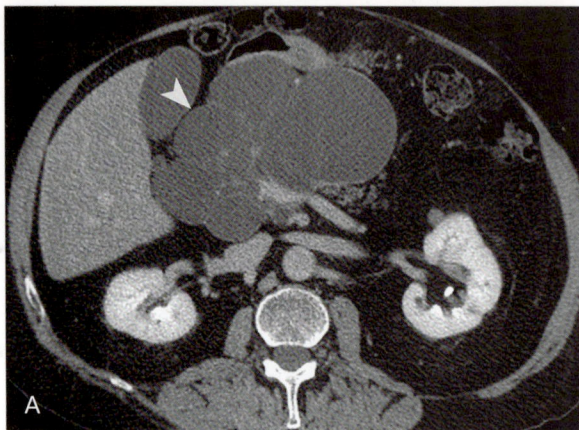

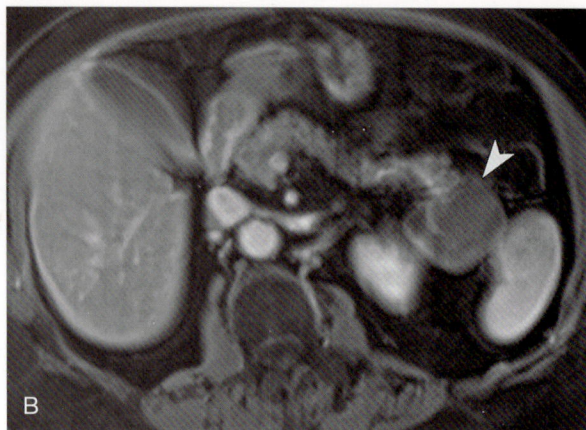

▲ 图 10B-7　胰腺黏液性囊腺瘤
A．增强 CT 显示胰头一个巨大的分叶状囊性肿物（箭头），囊性肿物中个别囊直径＞ 2cm；B．增强后 T₁WI 显示胰尾可见分隔的囊性病变（箭头）

性的征象[4]。黏液性囊性肿瘤的治疗是手术切除，完整切除时未见复发，因此随诊是不必要的。

### 浆液性囊腺瘤

浆液性囊腺瘤是一种良性病变，占所有胰腺囊性病变的 20%。该病多见于女性（75%），发病年龄（平均 61.5 岁）大于黏液性囊腺瘤[4]。75% 的 von Hippel-Lindau 综合征的患者可见此病。浆液性囊腺瘤最常见的部位是胰头部。

在图像上，典型的浆液性囊腺瘤多为小囊状，特征如下。

1. 多个小于 1cm 的小囊（常 1 ～ 5mm）簇状分布（图 10B-8A）。MR 显示 T₂WI 上高信号小囊，可见分隔和中心瘢痕，延迟期瘢痕可见强化（图 10B-8B、C）。

2.70% 的病变呈分叶状并有中心瘢痕。少于 10% 的囊腺瘤为少囊或大囊型，包含一个或多个直径＞ 2cm 的囊性病变[2, 9, 10]。

3.30% 的病例中心星芒状瘢痕可见钙化。

4. 病变与主胰管无交通。

恶性转变很罕见，因此对于无症状患者建议非手术治疗。约 0.8% 的肿瘤为恶性（伴有远处转移）[4]。

### 神经内分泌肿瘤

它们来源于导管多功能干细胞，占所有胰腺囊性病变的 1% ～ 5%。它们可以被分为功能性（65% ～ 85%）或非功能性肿瘤（表 10B-2）。胰岛细胞瘤是最常见的功能性神经内分泌肿瘤，90% 的病例为良性。它们常发生于 40 － 60 岁（平均年龄 51 － 57 岁），只有 1% ～ 2% 与家族性综合征相关，如多发性神经内分泌肿瘤 I 型（MEN type 1）、von Hippel-Lindau 综合征、神经纤维瘤病 I 型（NF type 1）和结节性硬化。

在增强 CT 和 MR 上，病变相较于胰腺实质明显强化（图 10B-9）。当病变较小时通常密度均匀，当病变较大时由于有坏死、钙化、纤维化和囊性区域而密度混杂[2, 11]。在超声上病变为边界光滑的低回声，注射对比剂后为富血供。在 MR 上，病变在 T₁WI 为低信号的圆形肿物，在 T₂WI 相对于胰腺实质为高信号。恶性神经内分泌肿瘤可能发生肝转移和淋巴结转移。

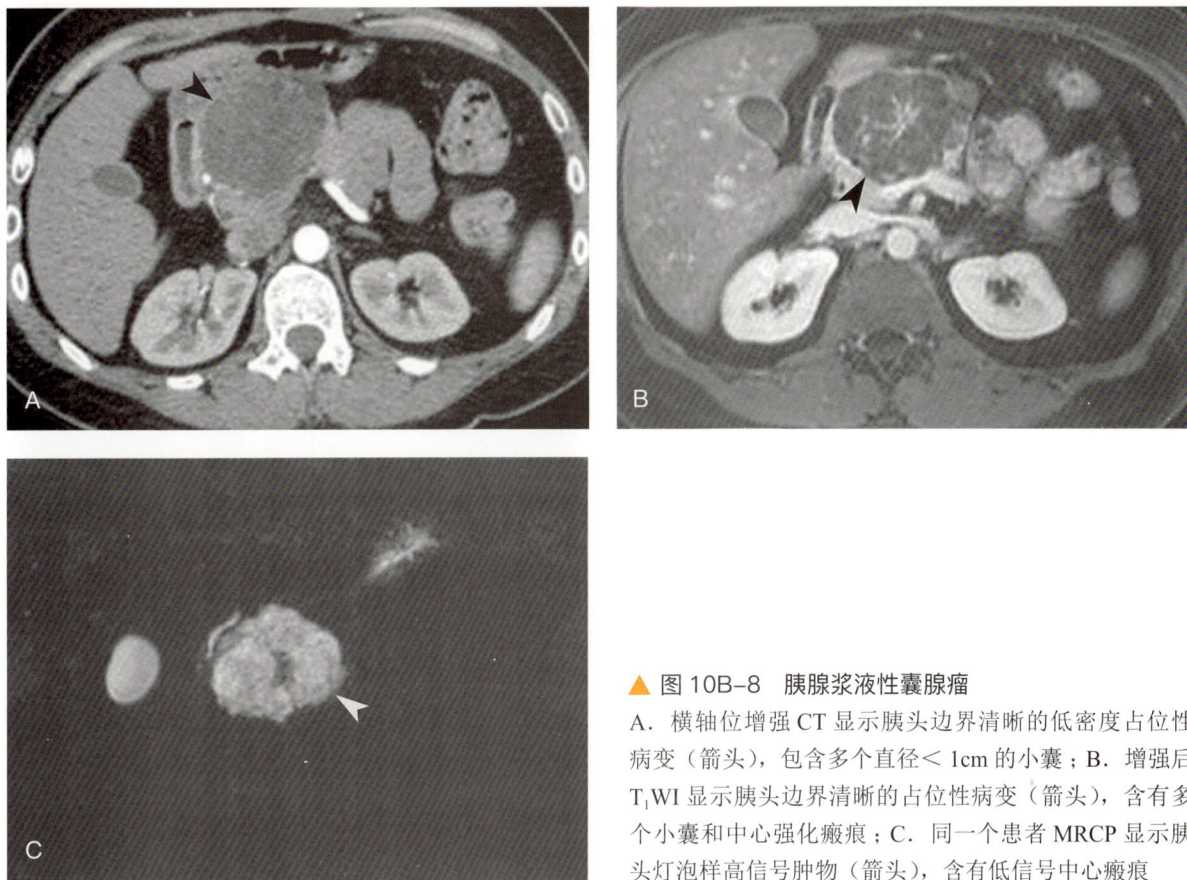

▲ 图 10B-8　胰腺浆液性囊腺瘤
A．横轴位增强 CT 显示胰头边界清晰的低密度占位性病变（箭头），包含多个直径＜1cm 的小囊；B．增强后 $T_1WI$ 显示胰头边界清晰的占位性病变（箭头），含有多个小囊和中心强化瘢痕；C．同一个患者 MRCP 显示胰头灯泡样高信号肿物（箭头），含有低信号中心瘢痕

表 10B-2　胰腺神经内分泌肿瘤的重要特征

| 肿瘤类型 | 恶性率 | 部位 | 症状 |
|---|---|---|---|
| 胰岛细胞瘤（50%）（90%＜2cm） | 10% | 胰腺（90%） | 低血糖症 |
| 胃泌素瘤（20%）（平均 4cm） | 60% | 胰腺（25%～60%）胃泌素瘤三角（90%） | 佐林格 - 埃利森综合征 |
| 胰高血糖素瘤（1%）（通常 2～6cm） | 70% | 胰腺（＞90%）（体部或尾部） | 坏死性游走性红斑，糖尿病，腹泻 |
| 血管活性肠肽瘤（3%）（平均 5cm） | 75% | 胰尾（90%）胰腺外（10%～20%）（后腹膜交感链和肾上腺） | Verner-Morrison 综合征 |
| 生长抑素瘤（＜1%）（通常＞5cm） | 50% | 胰腺（50%）十二指肠（50%） | 胆石症，腹泻，糖尿病 |
| 无功能肿瘤（30%）（范围 3～24cm；30%＞10cm） | 90% | 胰头 | 腹痛，黄疸，消化道出血 |

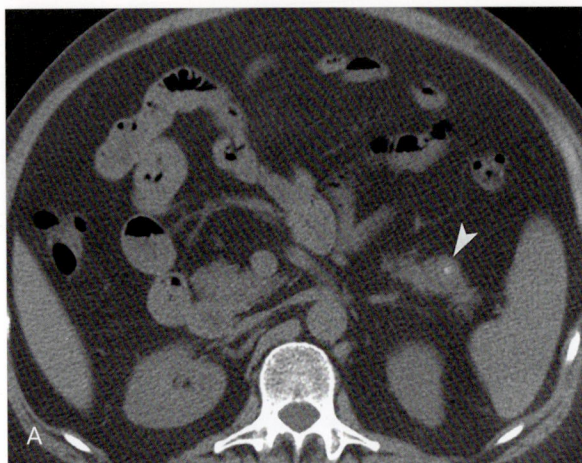

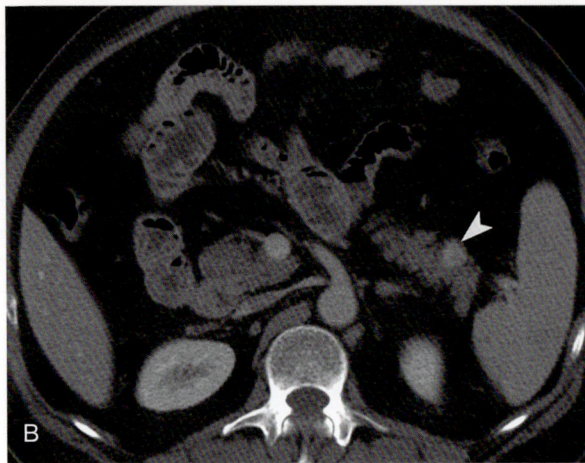

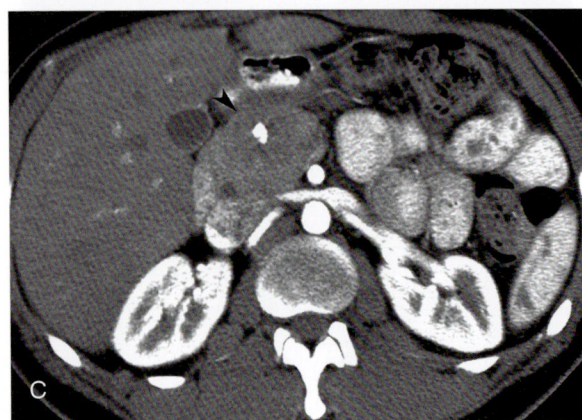

▲ 图 10B-9　胰腺神经内分泌肿瘤

A，B. 非增强和增强后 CT 显示胰尾边界清晰直径 1.5cm 的病变（箭头），伴有中心钙化，这个病变在增强后 CT 为明显强化；C. 横轴位增强 CT 显示胰头肿物（箭头）伴中心钙化

## 实性假乳头状肿瘤

尽管这种肿瘤在过去有很多不同的名称（如实性囊性乳头状上皮肿瘤、乳头状囊性肿瘤、实性和囊性肿瘤），在 1996 年世界卫生组织将其重新命名为实性假乳头状肿瘤。这种病变很罕见，占所有胰腺肿瘤的 1%～2%，最常见于非白人种（非洲裔和亚裔）的年轻成年女性（平均年龄 25 岁）[2, 12-14]。这种肿瘤通常为良性，但是在 15% 的病例中可见恶性变，所以最好的治疗方法是完全切除。转移不常见（7%～9% 的病例），通常累及肝脏（常为实性并且可以切除）、网膜、腹膜、淋巴结和血管 / 神经鞘。

### 实性假乳头状肿瘤的影像特征

1. 典型征象是低密度的巨大病变（平均为 9cm），生长缓慢有完整包膜，并有不同比例的实性和囊性区域。

2. 大多数在胰尾部，15% 的病例有症状（图 10B-10）。

3. 肿瘤推挤周围结构而不是侵犯，因此很少发生胆管或胰管梗阻。

4. 内部出血，坏死和囊变常见并且经常位于中心，原因是肿瘤内血管网脆弱。

5. 中心和边缘钙化见于 29% 的病例。

6. 肿瘤内亚急性出血在 $T_1$ 为高信号，在 $T_2$ 为多种信号。有时（30% 的病例）可见边缘钙化 [2, 13]。

## 胰母细胞瘤

胰母细胞瘤见于儿童患者（平均年龄 5 岁），占所有胰腺肿瘤的 0.2% [2, 14]。组织学上肿瘤来源于不完全分化的胎儿胰腺腺泡组织，被分类为来源于腹侧或背侧原基的肿瘤。前者预后良好，位于右侧，有完整包膜并且没有钙化；后者预后较差，位于左侧，浸润性生长，伴有肿瘤内胰岛细胞和钙化。在多数病例，肿瘤缓慢生长且无临床症状，因此在就诊时肿瘤巨大（平均 10cm）。

在一些病例中可见激素相关性综合征，例如库欣综合征和过度的抗利尿激素综合征（副肿瘤综合征产生激素）。侵袭性生长，局灶或远处播散罕见：转移发生于肝脏、淋巴结、肺、骨、后纵隔、腹膜和网膜[2]。

横轴位图像上表现为有边界的、分叶状肿物，部分为囊性或钙化，伴有分隔且增强后可见强化（图 10B-11）。可见血管受累（动脉包绕和静脉侵犯）[2]。在超声上可见混杂回声肿物，伴有囊变或低回声区域和高回声分隔[2, 14]。在 MR 上肿瘤在 $T_1WI$ 为低信号至中等信号，在 $T_2WI$ 为高信号，注射对比剂后轻度强化[2, 14]。侵犯周围器官和远处转移（常见于肝脏和淋巴结）可能发生于边界不清的肿瘤。最好的治疗方法是手术（75% 可切除），胰体或胰尾肿瘤可能切除困难。

# 淋巴瘤

胰腺淋巴瘤多见于非霍奇金淋巴瘤，可分为原发（罕见）或继发（常见）。继发淋巴瘤最常见且直接来源于胰腺周围淋巴结侵犯。就诊时平均年龄为 55 岁（35－75 岁），并且患者常伴有免疫系统受损（例如 HIV，接受移植）。

这种疾病的两种形态学类型如下。

1. 局灶且边界清晰型（80% 病例），发生在胰头（平均大小为 8cm）。在 CT 上为均匀低密度。在 $T_1WI$ 为低信号在 $T_2WI$ 为中等信号，增强后图像为轻微强化（图 10B-12）。

2. 第二种是浸润型，边界不清，类似于急性胰腺炎的表现（腺体增大）。在 MR 上，肿瘤在 $T_1WI$ 和 $T_2WI$ 为低信号，增强后均匀强化。

淋巴瘤与胰腺癌是可以鉴别的，前者肿瘤较大但没有明显的胆管扩张，在深静脉水平下可见肿大淋巴结，生长时不遵循解剖边界（浸润至腹膜后或上腹膜器官和胃肠道）。

化疗是一线治疗方法，可以达到疾病的长期缓解[2]。

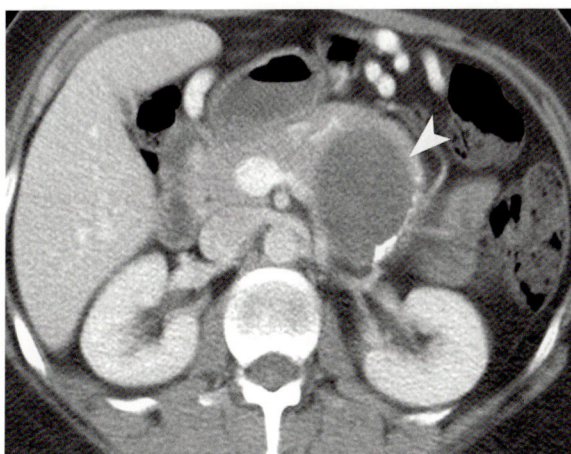

▲ 图 10B-10　胰腺实性假乳头状肿瘤
腹部增强 CT 显示胰体边界清晰的囊性病变（箭头）伴边缘钙化，患者为年轻成年女性

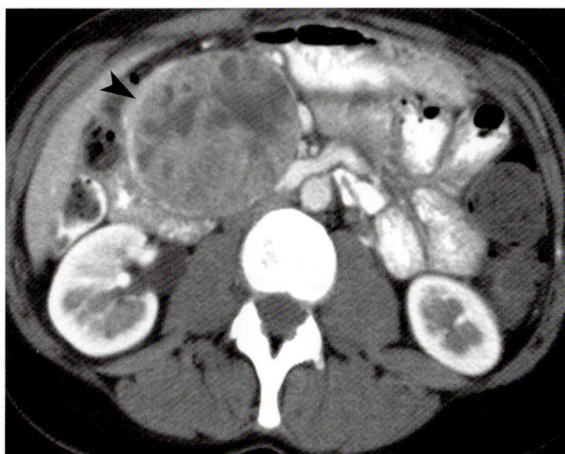

▲ 图 10B-11　胰母细胞瘤
横轴位增强 CT 检查显示胰头边界清晰的肿物（箭头），伴有多发低密度区域

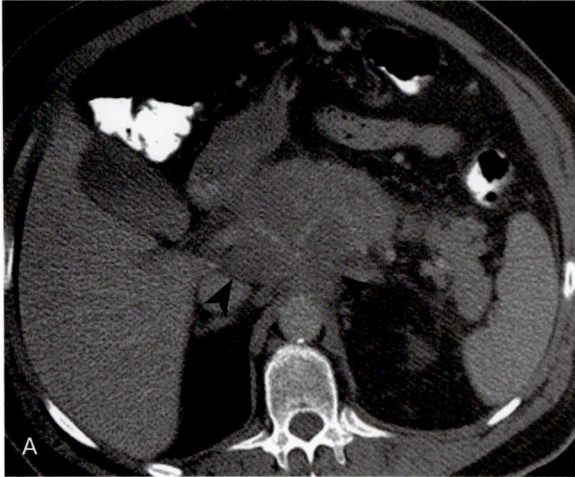

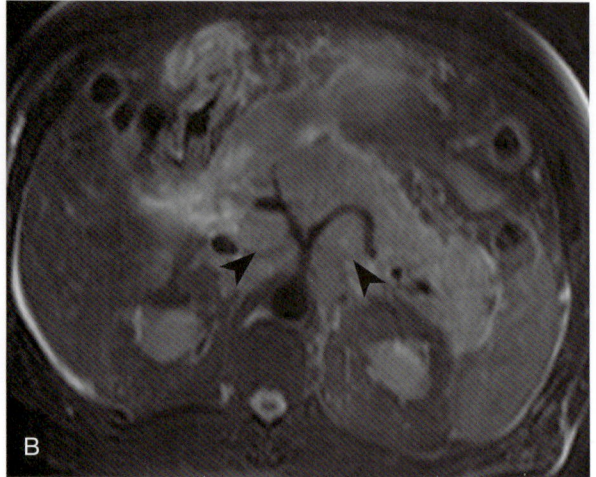

▲ 图 10B-12　胰腺淋巴瘤（大细胞型）
横轴位增强 CT（A）和横轴位 T₂WI（B）显示一个浸润性肿物（箭头）侵犯至胰头并包绕腹腔干分叉处

## 转移瘤

　　胰腺转移瘤占所有胰腺肿瘤的 2%～5%，最常见的是来源于肾细胞癌和肺癌。胰腺转移瘤预后好于胰腺癌，当切除原发肿瘤与发生胰腺转移之间有较长的无病间期或者转移瘤局限于胰腺时，可以选择手术切除。胰腺受累可有三种形态学类型：实性（50%～70% 病例）、局灶性（5%～10%），图 10B-13 和弥漫性（15%～44%）转移瘤[2]。在影像上，超声常表现为边界清晰的低回声或高回声肿物，CT 表现为低密度或等密度，T₁WI 为低信号，T₂WI 为高信号。胰腺转移瘤的主要鉴别诊断是神经内分泌肿瘤和胰腺癌。

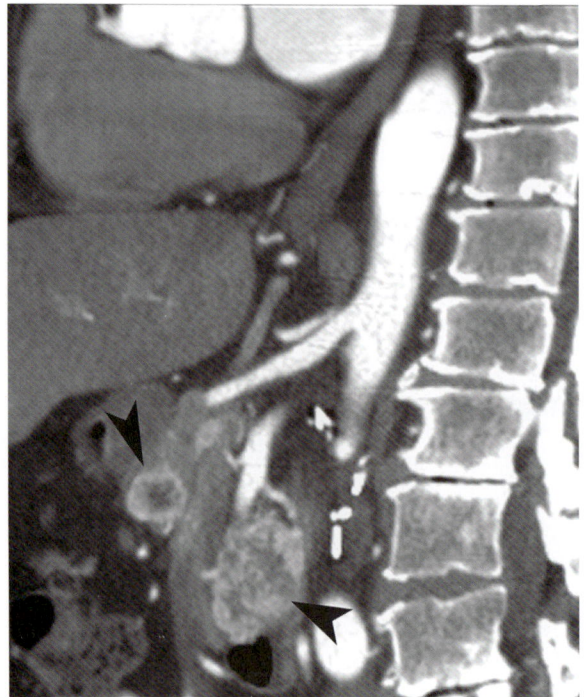

▲ 图 10B-13　胰腺转移瘤
矢状位增强 CT 重建显示胰腺两个肿物（箭头），这个患者有肾细胞癌和肾切除病史

# 参考文献

［1］Karlson B-M, Ekbom A, Lindgren PG, et al. Abdominal US for diagnosis of pancreatic tumors: prospective cohort analysis. Radiology. 1999;213:107–111.

［2］Low G, Panu A, Millo N, et al. Multimodality imaging of neoplastic and nonneoplastic solid lesions of the pancreas. Radiographics. 2011;31(4):993–1015.

［3］Fletcher JG, Wiersema MJ, Farrell MA, et al. Pancreatic malignancy: value of arterial, pancreatic and hepatic phase imaging with multidetector row CT. Radiology. 2003;229:81–90.

［4］Kucera JN, Kucera S, Perrin SD, et al. Cystic lesions of the pancreas: radiologic-endosonographic correlation. Radiographics. 2012;32: E283–E301.

［5］Sandrasegaran K, Lin C, Akisik FM, et al. State-of-the-art pancreatic MRI. AJR Am J Roentgenol. 2010;195:42–53.

［6］Fukukura Y, Takumi K, Kamimura K, et al. Pancreatic adenocarcinoma: variability of diffusion-weighted MR imaging findings. Radiology. 2012;263(3):732–740.

［7］McNulty NJ, Francis IR, Platt JF, et al. Multi-detector row helical CT of the pancreas: effect of contrast-enhanced multiphasic imaging on enhancement of the pancreas, peripancreatic vasculature and pancreatic adenocarcinoma. Radiology. 2001;220:97–102.

［8］Ishigami K, Yoshimitsu K, Irie H, et al. Imaging of intraductal tubular tumors of the pancreas. AJR Am J Roentgenol. 2008;191:1836–1840.

［9］Kim HJ, Lee DH, Ko YT, et al. CT of serous cystadenoma of the pancreas and mimicking masses. AJR Am J Roentgenol. 2008;190:406–412.

［10］Kim SY, Lee JM, Kim SH, et al. Macrocystic neoplasms of the pancreas: CT differentiation of serous oligocystic adenoma from mucinous cystadenoma and intraductal papillary mucinous tumor. AJR Am J Roentgenol. 2006;187:1192–1198.

［11］Lewis RB, Lattin GE Jr, Paal E, et al. Pancreatic endocrine tumors: radiologic- clinicopathologic correlation. Radiographics. 2010;30: 1445–1464.

［12］Coleman KM, Doherty MC, Bigler SA. Solid-pseudopapillary tumor of the pancreas. Radiographics. 2003;23:1644–1648.

［13］Choi J-Y, Kim M-J, Kim JH, et al. Solid pseudopapillary tumor of the pancreas: typical and atypical manifestations. AJR Am J Roentgenol. 2006;187:W178–W186.

［14］Chung EM, Travis MD, Conran RM. From the archives of the AFIP: pancreatic tumors in children: radiologic-pathologic correlation. Radiographics. 2006;26:1211–1238.

# 自测题

1. CT上所见局灶性病变最可能的病理诊断是什么？

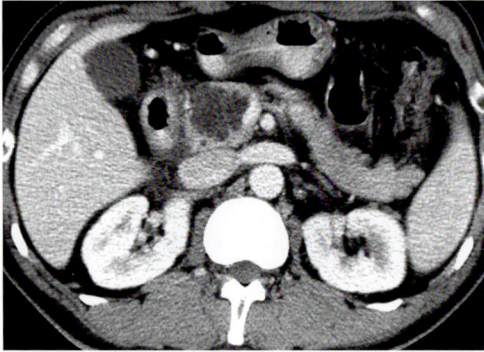

A. 浆液性囊腺瘤

B. 黏液性囊腺瘤

C. 实性和囊性乳头状肿瘤

D. 腺癌

2. MR上所见局灶性病变最可能的病理诊断是什么？

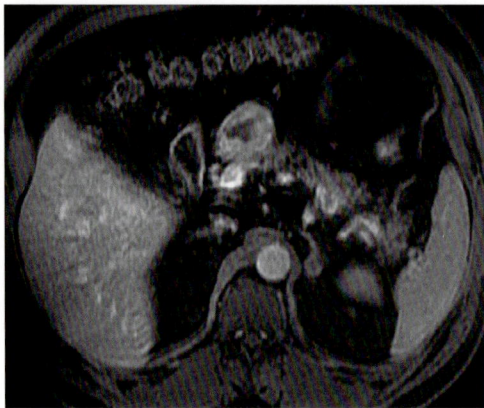

A. 大囊性肿瘤

B. 神经内分泌肿瘤

C. IPMN

D. 腺癌

3. 在CT检查中发现的胰腺囊肿，累及哪个结构使其不可切除？

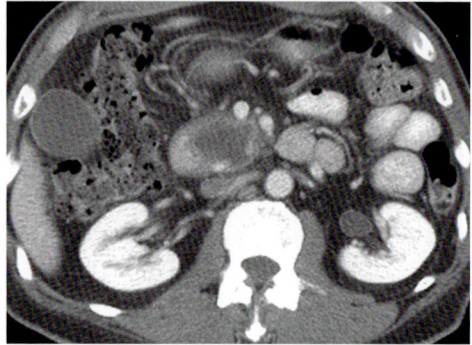

A. 肠系膜下动脉

B. 胰管

C. 肠系膜上动脉

D. 胃十二指肠动脉

## 答案与解析

1. A。CT显示浆液性囊腺瘤，表现为囊性，肿瘤有分叶状外形和数个小囊。

2. B。增强MR显示相较于胰腺实质高强化的肿物，伴有中心坏死。高强化能够鉴别神经内分泌肿瘤和胰腺癌。

3. C。CT上腹腔干、肠系膜上动脉、肝总动脉或肝固有动脉受累提示肿瘤不可切除。

# Chapter 11

# 脾

# Spleen

原著　J. Paul Nielsen　Ajay K. Singh

译　刘茜玮　孙宏亮

学习目标

➤ 描述脾肿瘤性和非肿瘤性病变的
适用检查方法和重要的影像学表
现

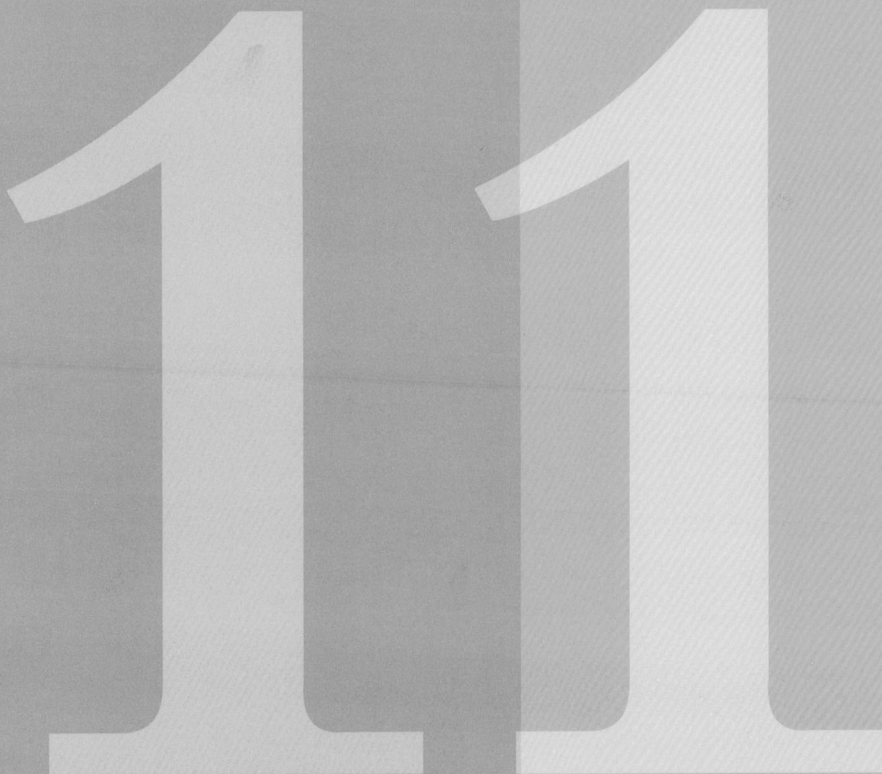

11

脾位于左上腹，由胃脾韧带、脾肾韧带和膈结肠韧带固定。脾主要由脾动脉供血，脾动脉在脾门处分出大致六支分支。脾内血液流速大致为 50ml/m，大约占总心排血量的 5%。

由于脾实质的富血供和脆弱性，在钝性损伤中脾是最常见和最重要的受累器官。

## 先天异常

### 副脾

副脾是一个小结节状正常脾组织，与脾不相连。副脾可以由于胚胎时期组成脾的部分未融合或早期外伤所致[1]。通常情况下，在临床上无症状被偶然发现，由于脾功能亢进进行脾切除后残留的副脾可以导致持续的血细胞计数异常[2]。更常见的情况是副脾经常被误诊为肿块或增大的淋巴结，特别是少见的胰腺内副脾。

副脾在超声、CT 和 MR 影像上的表现与脾实质相近。副脾表现为边界清晰，类圆形且直径＜2cm 的结节，最常位于左上腹，脾的后中部（图 11-1）。在多普勒超声中，副脾可以见到血供。在 CT 动脉期，副脾可以表现为脾的不均匀条带状强化。胰腺内副脾在 CT 所有时相内均比胰腺密度高，可能会被误诊为神经内分泌肿瘤，但是神经内分泌肿瘤仅仅在动脉期比胰腺实质密度高。

99mTc 标记的热处理红细胞显像是一种能够确诊的特异性影像检查方法。

### 脾种植

脾种植是指脾的自体种植，继发于有脾创伤史或脾切除病史并发生脾破裂的患者。具有与副脾相似的影像学表现，但是比副脾数量更多、范围更广（图 11-2）。与副脾一样，99mTc 标记的热处理红细胞显像是最准确的确诊方法（图 11-3）。99mTc 硫胶体扫描也是诊断方式之一（图 11-4）。

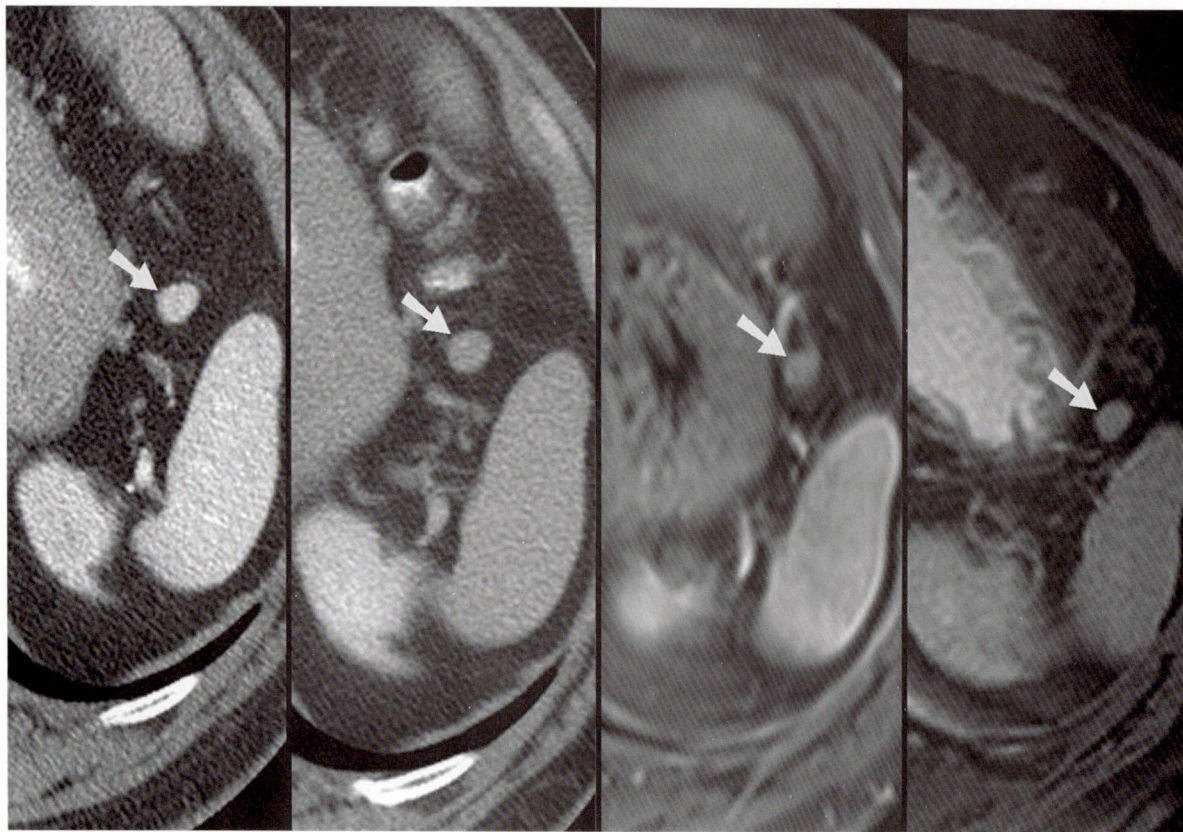

▲ 图 11-1 副脾
增强 CT 和 MR 的动脉期和门静脉期图像显示副脾（箭）与脾实质密度和信号相同

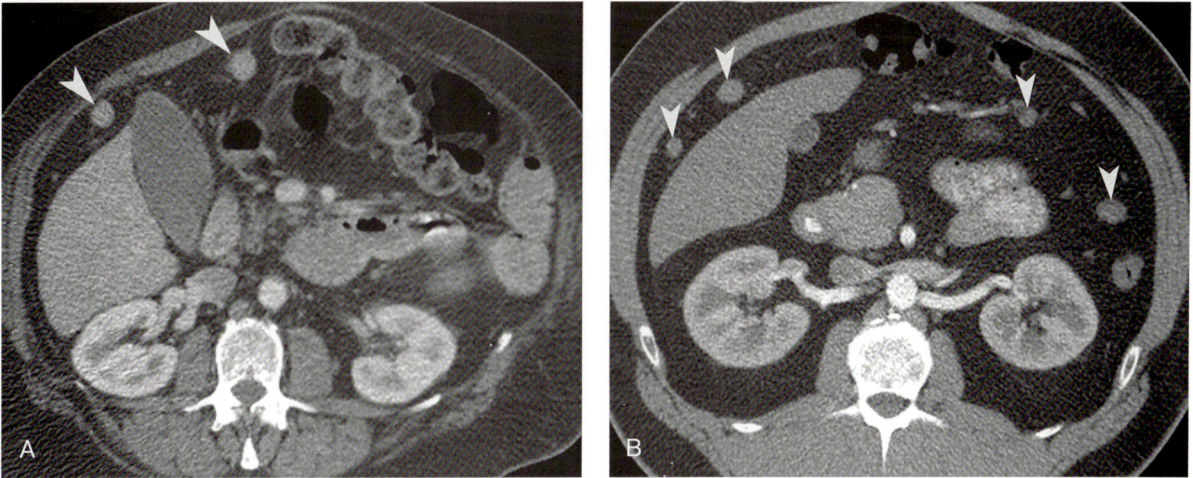

▲ 图 11-2 脾种植

多发强化的软组织密度结节，箭头所指为一个有脾切除史患者的大网膜脾种植

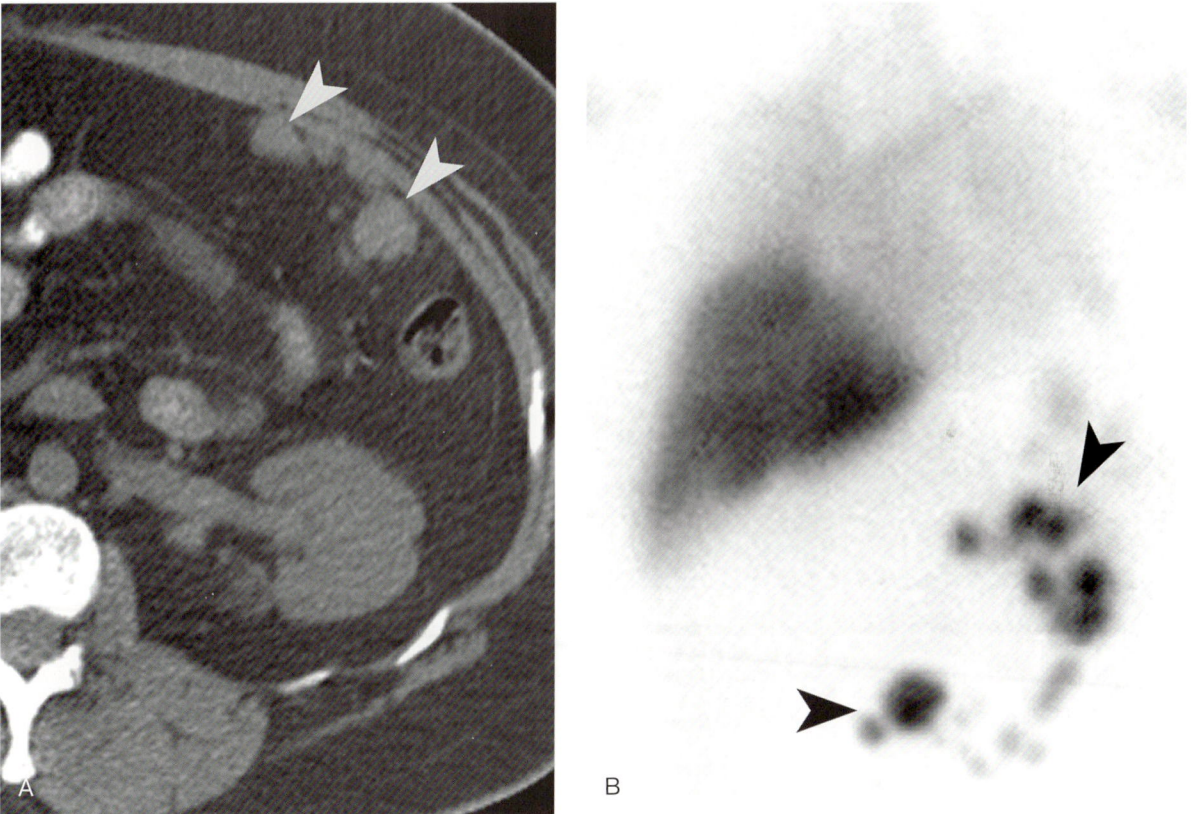

▲ 图 11-3 脾种植

轴位 CT 扫描（A）和 $^{99m}$Tc 标记的热处理红细胞显像（B）显示左侧大网膜多发局部结节，由种植的脾组成（箭头）

255

后均相对于脾实质呈等或轻度低密度，常常由于轮廓异常而被发现（图 11-21）。当病变较大时，可能会表现出不均匀的强化。在 MR 图像中，错构瘤边界清楚，$T_1WI$ 上呈等或轻度高信号。在 $T_2WI$ 上呈不均匀的高信号。在增强早期呈不均匀强化，在晚期逐渐呈现均匀强化。有文献报道由于脾错构瘤存在网状内皮细胞，$^{99m}Tc$ 硫胶体可以被脾错构瘤摄取。最终诊断通常很难只通过影像学检查来确定，因为脾错构瘤与其他脾肿瘤的影像表现有重叠。

## 恶性肿瘤

淋巴瘤是脾最常见的恶性肿瘤，血管肉瘤是脾最常见的原发恶性肿瘤（图 11-22）。这些均为高度恶性的肿瘤，易出现早期转移，预后较差。在 50 岁以上的人群中最常见，与氧化钍胶体暴露无关。CT 表现包括血管丰富的肿块、不均匀强化、局部坏死和广泛的转移。

最常发生脾转移的肿瘤是黑色素瘤和卵巢癌（图 11-23）。

## 氧化钍胶体残留

钍（二氧化钍）在 20 世纪 50 年代之前是

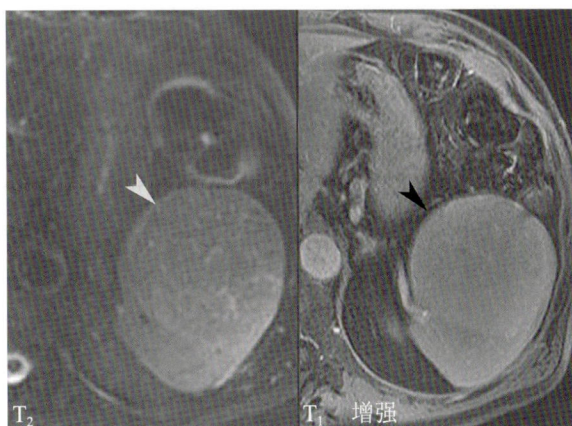

▲ 图 11-22　脾淋巴瘤
A. 上腹部超声显示一个脾的实性占位（箭头），后经活检证实为 B 细胞淋巴瘤；B. 增强 CT 和增强 $T_1WI$ 显示一个脾实质内分叶状占位（箭头），为淋巴瘤

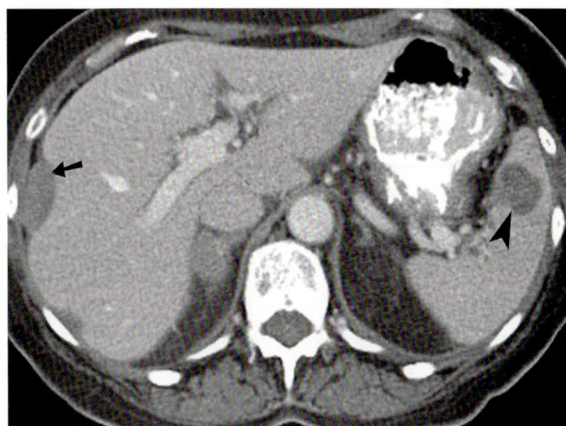

▲ 图 11-21　脾错构瘤
$T_2WI$ 和增强后 $T_1WI$ 显示脾轮廓异常（箭头），是由一个等信号的脾错构瘤所致

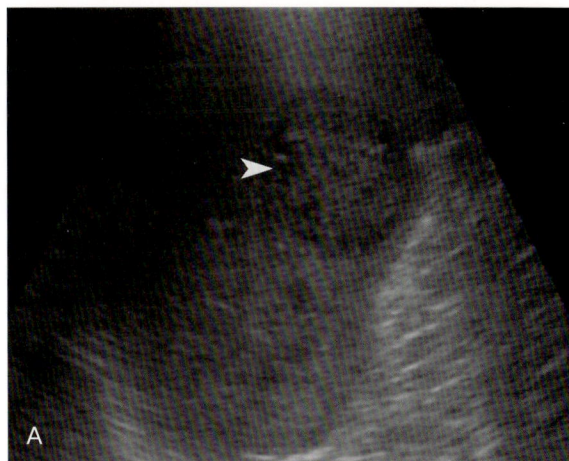

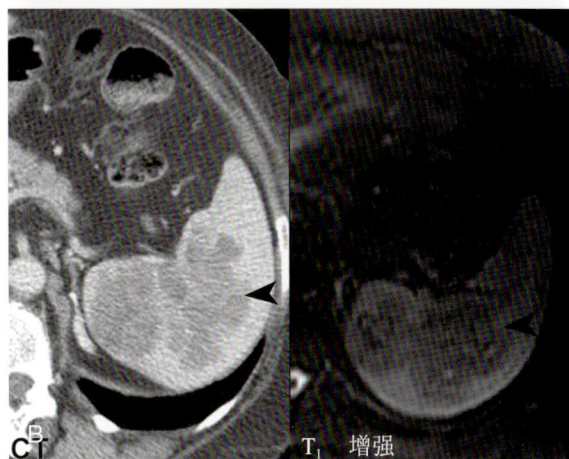

▲ 图 11-23　卵巢癌转移至脾
轴位增强 CT 显示一个脾实质内低密度结节（箭头）；一个肝脏右缘的腹膜转移灶（箭），引起肝被膜的扇形改变

被用作静脉造影剂的，但是存在网状内皮系统内的残留，最显著的是在肝脏、脾、骨髓和淋巴结内的残留。这种物质的生物学半衰期是22年，所以可以在患者的有生之年一直在体内存留。由于它可以释放α粒子，因此会增加患者患白血病、血管肉瘤和胆管癌的风险。在影像图像中，常见的表现是萎缩的脾内结节状的高密度影，是由于网状内皮系统内的二氧化钍的聚集（图11-24）。肝脏密度增高的程度远远低于脾。

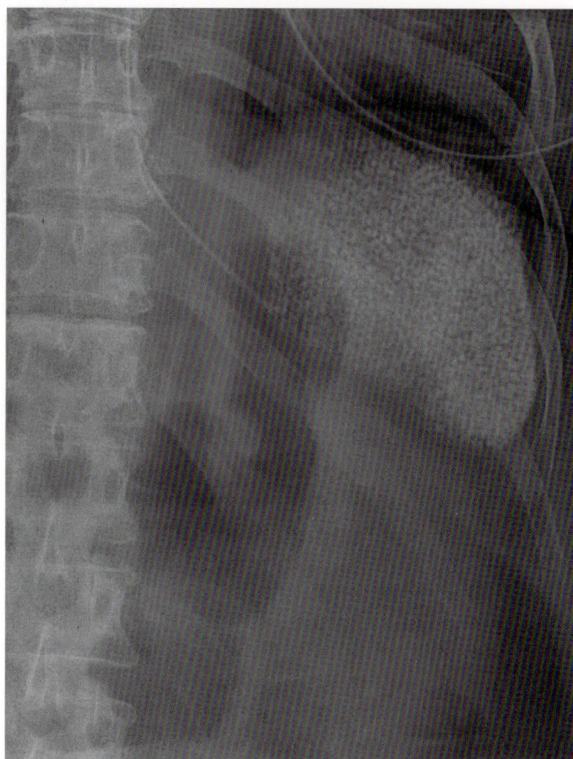

▲ 图 11-24 氧化钍胶体残留
平片显示无数的高密度结节灶，是由于脾内二氧化钍沉积

## 参考文献

[1] Gayer G, Zissin R, Apter S, et al. CT Findings in congenital anomalies of the spleen. Br J Radiol. 2001;74(884):767–772.

[2] Thanarajasingam G, Vaidya R, Erie A, et al. Accessory splenectomy for refractory immune thrombocytopenic purpura. Am J Hematol. 2011;86:520–523. doi: 10.1002/ajh.22011.

[3] Applegate KE, Goske MJ, Pierce G, et al. Situs revisited: imaging of the heterotaxy syndrome. Radiographics. 1999;19:837–852

[4] Sutherland MJ, Ware SM. Disorders of left–right asymmetry: heterotaxy and situs inversus. Am J Med Genet C: Semin Med Genet. 2009;151(4):307–317.

[5] Uludag M, Yetkin G, Citgez B, et al. Giant true cyst of the spleen with elevated serum markers, carbohydrate antigen 19-9 and cancer antigen 125. BMJ Case Rep. 2009;2009:bcr03.2009.1691.

[6] Goerg C, Schwerk WB. Splenic infarction: sonographic patterns, diagnosis, follow-up, and complications. Radiology. 1990;174(3):803–807.

[7] Warshauer DM, Lee JK. Imaging manifestations of abdominal sarcoidosis. AJR Am J Roentgenol. 2004;182(1):15–28.

[8] Hsu C-W, Lin C-H, Yang T-L, et al. Splenic inflammatory pseudotumor mimicking angiosarcoma. World J Gastroenterol. 2008;14(41):6421–6424. doi: 10.3748/wjg.14.6421.

[9] Chan YL, Yang WT, Sung JJ, et al. Diagnostic accuracy of abdominal ultrasonography compared to magnetic resonance imaging in siderosis of the spleen. J Ultrasound Med. 2000;19(8):543–547.

[10] Resteghini N, Nielsen J, Hoimes ML, et al. Delayed splenic rupture presenting 70 days following blunt abdominal trauma. Clin Imaging. 2014;38(1):73–74.

[11] Taylor AJ, Dodds WJ, Erickson SJ, et al. CT of acquired abnormalities of the spleen. AJR Am J Roentgenol. 1991;157(6):1213–1219.

# 自测题

1. 一个患者脾内有一个 $T_2$ 高信号结节伴边缘结节样强化。这种表现常与哪一个综合征相关？

   A．Sturge-Weber 综合征

   B．结节性硬化

   C．Kasabach-Merritt 综合征

   D．镰状细胞贫血

2. Gamna-Gandy 小体与下列哪项相关？

   A．镰状细胞贫血症导致的小梗死

   B．微出血导致的铁质沉着结节

   C．非干酪性肉芽肿

   D．平列型囊肿

3. CT 图像中脾内局部占位代表什么？

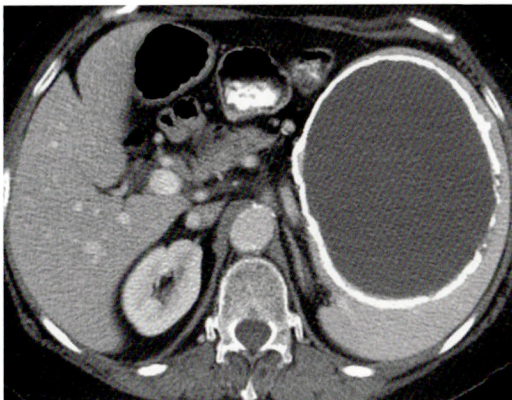

   A．假性囊肿

   B．真性上皮细胞囊肿

   C．错构瘤

   D．血管瘤

4. 这是一个免疫功能不全的患者的 CT 图像，造成脾内新发异常密度结节最可能的病因是？

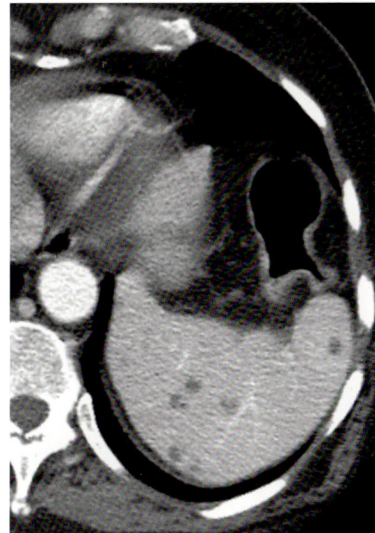

   A．卡波西肉瘤

   B．真菌性脓肿

   C．梗死

   D．血管瘤

5. 最可能造成以下CT图像中多发结节病变的原因是？

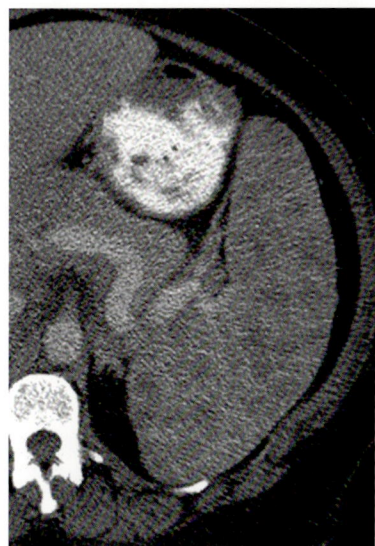

   A．囊肿

   B．梗死

   C．结节病

   D．血管肉瘤

## 答案与解析

1．C。脾血管瘤经常与 Kasabach-Merritt 综合征和 Klippel-Trenaunay-Weber 综合征相关。

2．B。Gamna-Gandy 小体，也被称为脾内铁质沉着结节，是脾内细小的钙化和铁点状沉积，通常见于继发于门静脉高压而发生慢性微出血的患者。

3．A。CT 图像表现为一个伴有环形钙化的囊肿。附壁钙化很常见，假性囊肿的壁通常很厚。

4．B。真菌性脓肿在 CT 图像上典型表现为多发、小的低密度灶伴环形强化。鉴别诊断包括真菌性脓肿、结节病、囊肿和血管瘤。在这个病例中，脾病变是新发的，所以可以排除脓肿以外的其他诊断。

5．C。在这个患者图像中我们可以看到脾内多发非囊性低密度结节及脾大。这些符合结节病的 CT 图像特点，典型表现包括脾大和多发直径 < 3cm 的结节。

# 自我测评

# Self-Assessment Exam

翻译　杨敏星　孙宏亮　徐俏宇

# 自测题

1. 一名男性患者上腹痛 8 周，上消化道造影显示的胃窦异常征象（箭头）是什么？

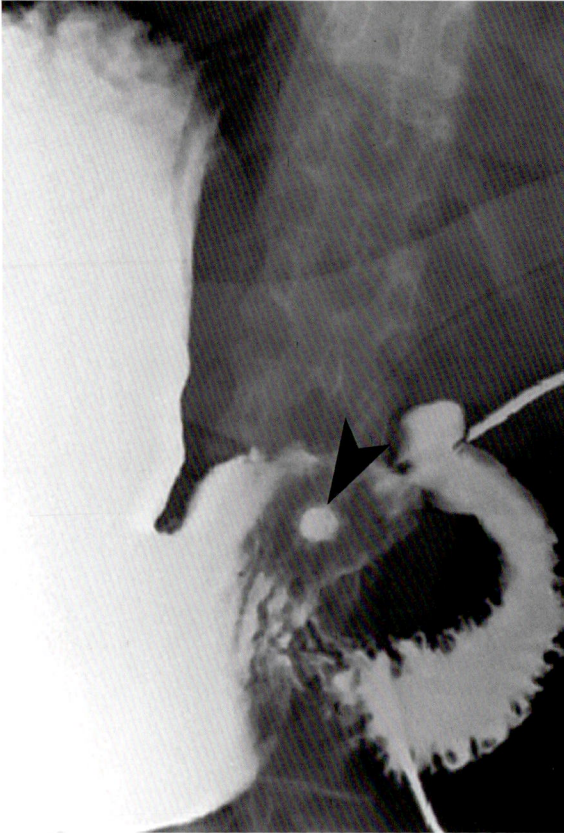

   A. 息肉
   B. 憩室
   C. 溃疡
   D. 穿孔

2. 墨西哥帽征是哪种病变的钡餐造影征象？
   A. 憩室
   B. 溃疡
   C. 无蒂息肉
   D. 有蒂息肉

3. 一名男性腹痛患者的上消化道造影显示的是什么类型的憩室（箭头）？

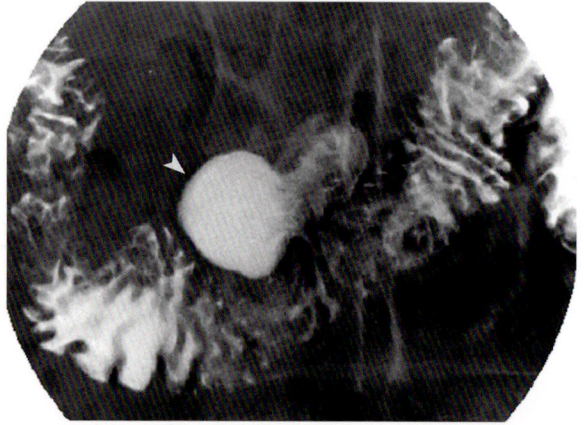

   A. 真性憩室
   B. 牵拉性憩室
   C. 假性憩室
   D. Zenker 憩室

4. 钡餐造影显示的是什么类型的憩室（箭头）？

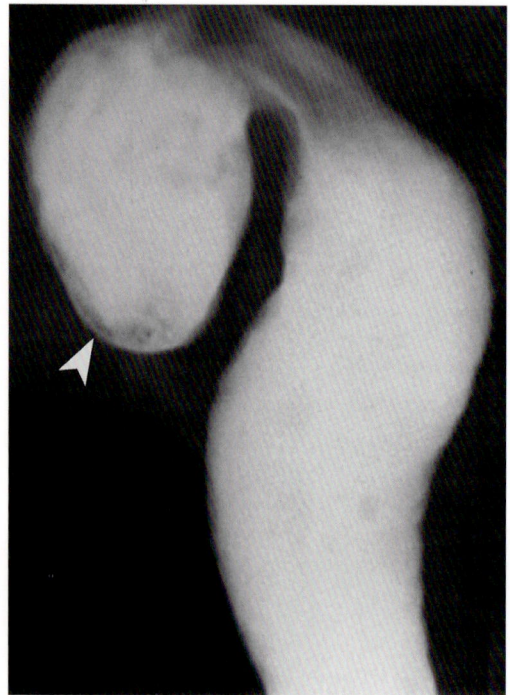

   A. 真性憩室
   B. 牵拉性憩室
   C. 压力性憩室
   D. Zenker 憩室

5. 上消化道造影显示的是什么病变？

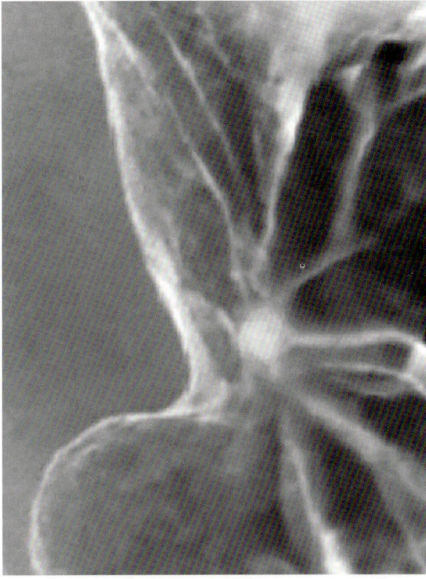

A. 类癌

B. 恶性溃疡

C. 牛眼病变

D. 良性溃疡

6. 根据食管双重对比造影，该免疫缺陷患者的食管炎病因可能是什么？

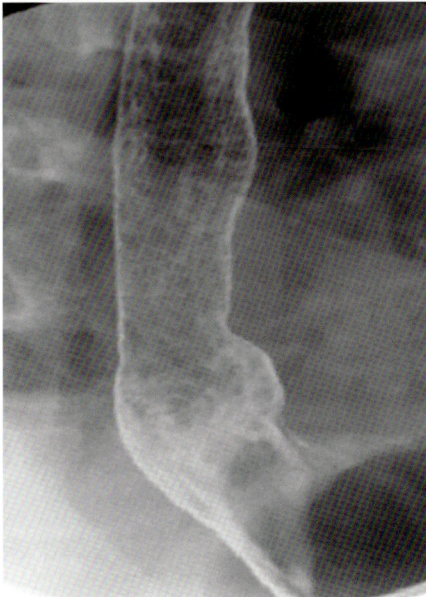

A. 念珠菌

B. 疱疹

C. 巨细胞病毒

D. 艾滋病病毒

7. 一名免疫缺陷患者钡餐透视可见一过性的黏膜横行细皱襞，诊断是什么？

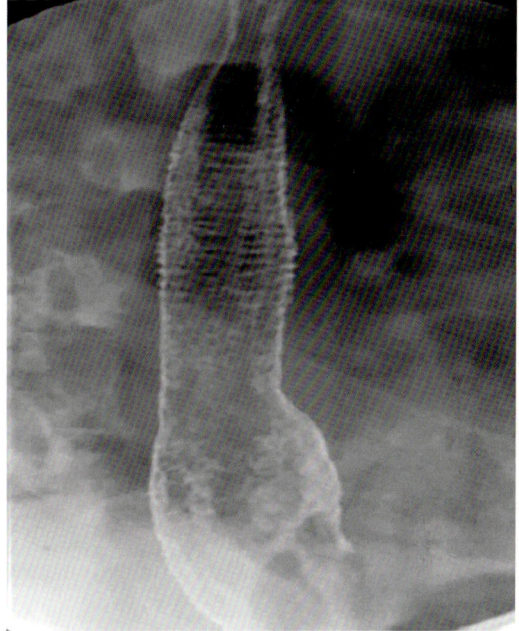

A. 念珠菌性食管炎

B. 猫科食管

C. 反流性食管炎

D. 食管撕裂

8. 该胸片可能的诊断是什么？

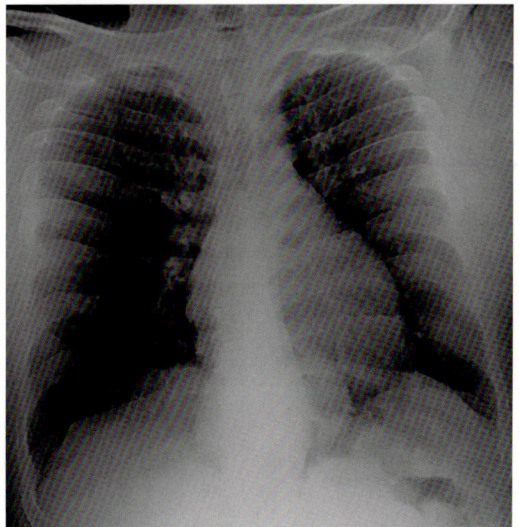

A. 主动脉瘤

B. 食管裂孔疝

C. 纵隔气肿

D. 肺不张

9. 单对比钡餐造影显示该患者吞咽困难的原因是什么？

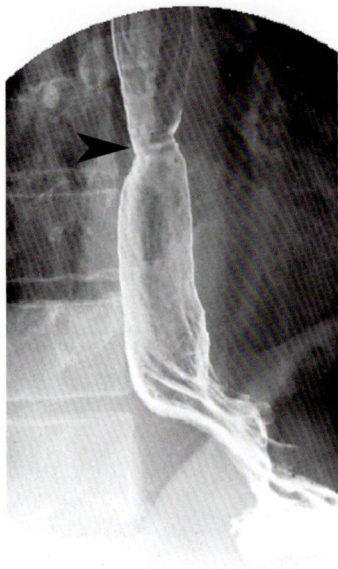

A. 恶性狭窄

B. 良性狭窄

C. 食管蠕动障碍

D. 外压

10. 钡餐所示小的充盈缺损的病因是什么？

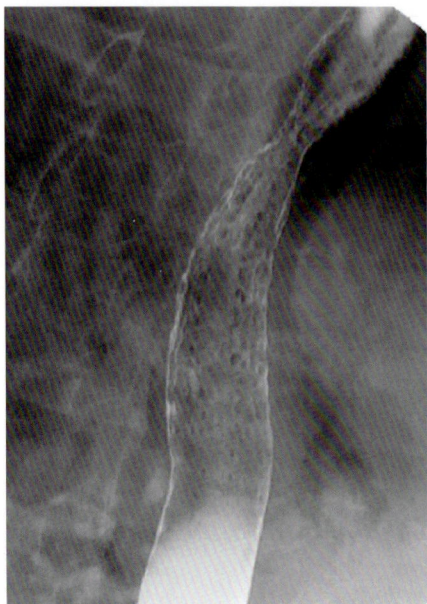

A. 正常变异

B. 卡波西肉瘤

C. 乳腺癌

D. 念珠菌病

11. 钡餐造影显示的是什么类型的憩室（箭头）？

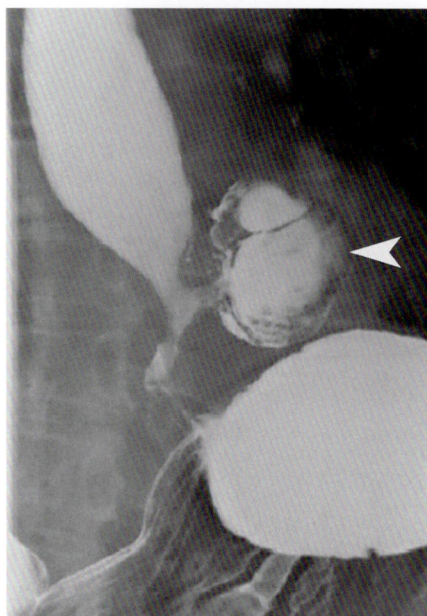

A. Zenker 憩室

B. 牵拉性憩室

C. 膈上憩室

D. Killian-Jamieson 憩室

12. 该患者腹部 CT 征象的可能原因是什么？

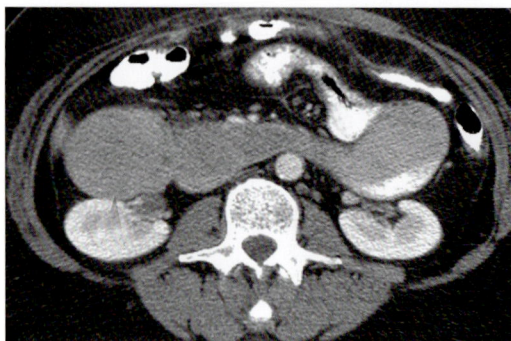

A. 肠套叠

B. 肠梗阻

C. 肠扭转

D. 肠缺血

13. 异位胰腺好发于下列哪个部位？

A. 胃体

B. 胃底

C. 贲门

D. 胃窦

14. 胃憩室的最常见部位是?

   A. 胃体
   B. 胃窦
   C. 幽门
   D. 贲门

15. 双重对比上消化道造影显示的异常征象在哪儿?

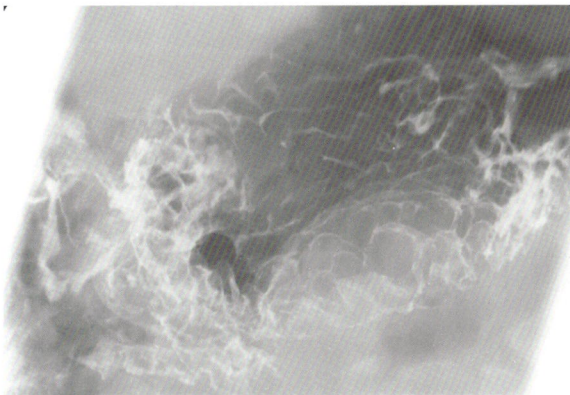

   A. 胃小区
   B. 胃大弯
   C. 胃小弯
   D. 胃皱襞

16. 下列哪种恶性病变最可能引起 MR 中显示的双侧卵巢增大?

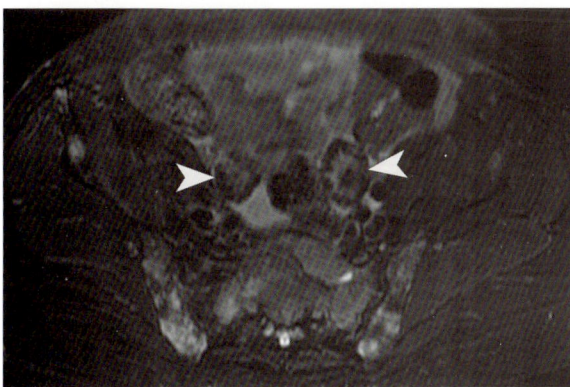

   A. 腺癌
   B. 淋巴瘤
   C. 胃肠道间质瘤
   D. 类癌

17. 上消化道造影显示的病变最可能的病理诊断是?

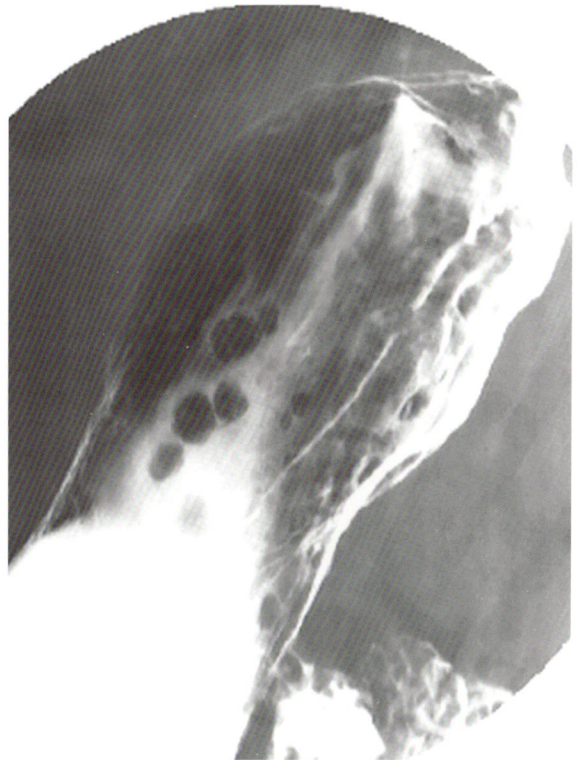

   A. 增生性息肉
   B. 胃底腺息肉
   C. 炎性息肉
   D. 腺瘤性息肉

18. 上消化道造影显示的局部胃窦病变(箭)是?

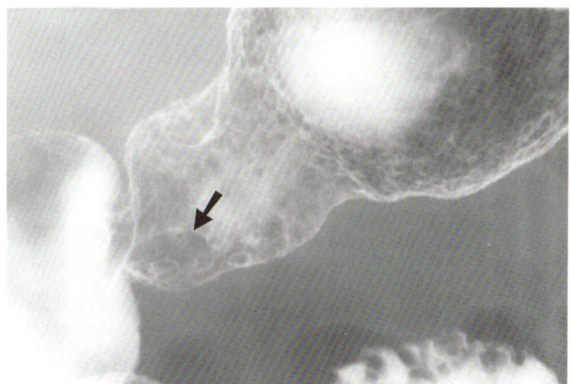

   A. 黏膜息肉
   B. 黏膜下肿块
   C. 外源性肿块
   D. 恶性溃疡

19. 下图上消化道造影显示的病变最可能位于？

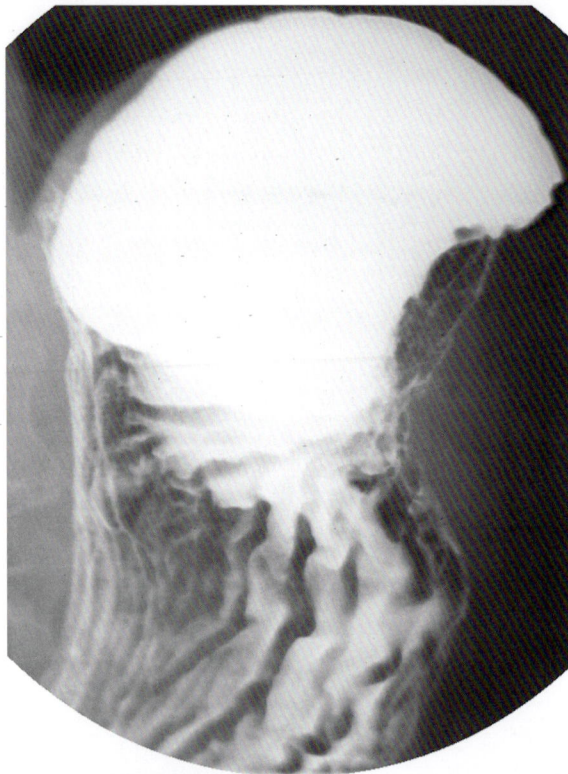

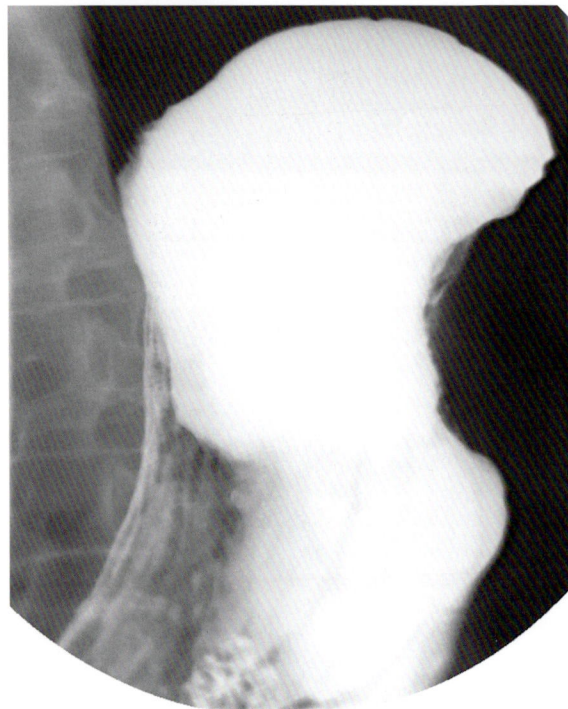

A. 黏膜

B. 黏膜下

C. 腔外

D. 腔内

20. 单对比上消化道造影显示的异常是？

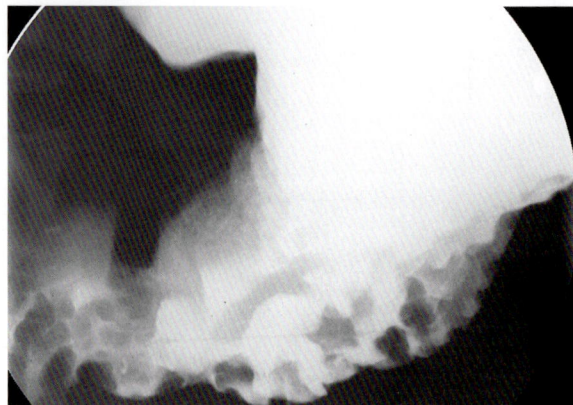

A. 黏膜皱襞增厚

B. 黏膜溃疡

C. 突出的胃小区

D. 黏膜息肉

21. 全身多发淋巴结肿大的患者，CT征象（箭头）的原因可能是？

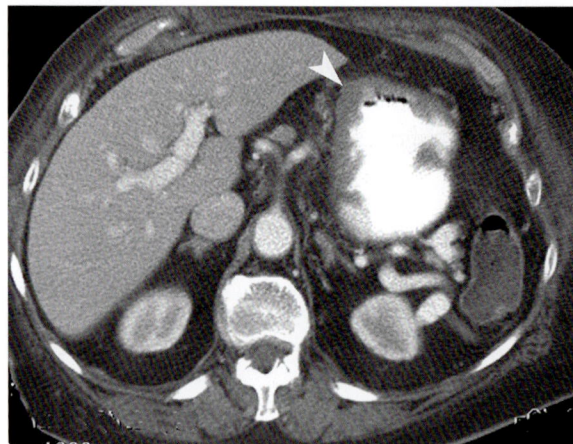

A. 腺癌

B. 淋巴瘤

C. 胃肠道间质瘤

D. 类癌

22. 一个年轻患者，CT 征象（箭头）的原因可
能是？

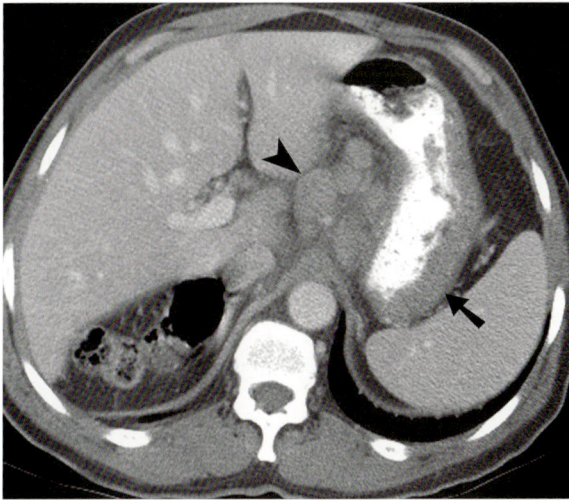

A. 胃腺癌

B. 胃淋巴瘤

C. 胃肠道间质瘤

D. 胃类癌

23. 上消化道造影显示的病变可能是？

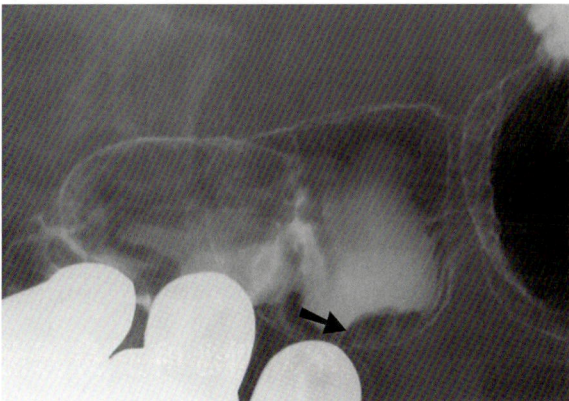

A. 增生性息肉

B. 胃底腺息肉

C. 腺瘤性息肉

D. Brunner 腺错构瘤

24. 上消化道造影显示的该年轻患者呕吐的原
因是？

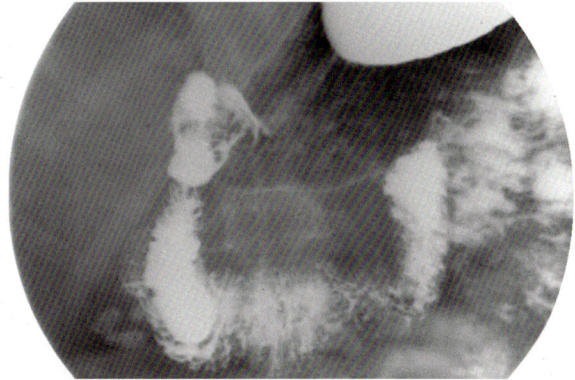

A. 十二指肠溃疡

B. 十二指肠蹼

C. 十二指肠憩室

D. 十二指肠腺癌

25. 患者 1 周前腹部受到方向盘损伤，该患者
十二指肠梗阻的原因是？

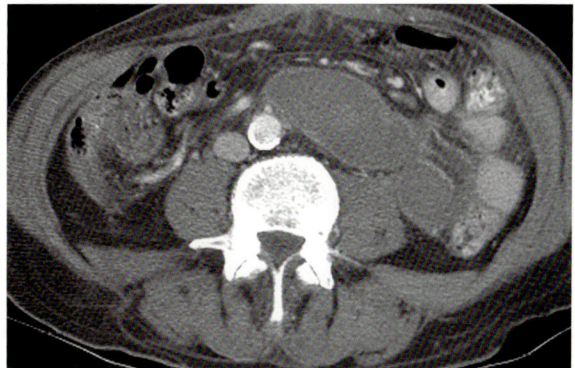

A. 淋巴瘤

B. 腺癌

C. 血肿

D. 穿孔

26. 该冠状位 CT 重建图像的偶然发现是？

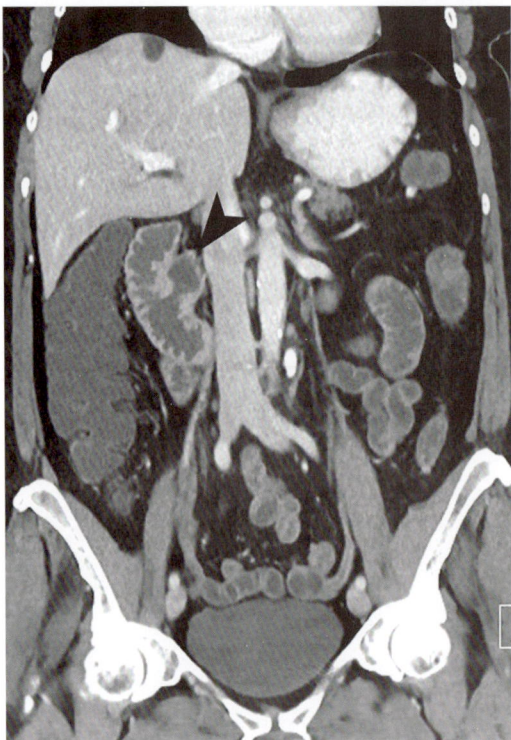

A. 导管内乳头状黏液性肿瘤

B. 憩室

C. 肠套叠

D. 囊性肿瘤

27. CT 显示该患者腹痛的原因（箭头）是？

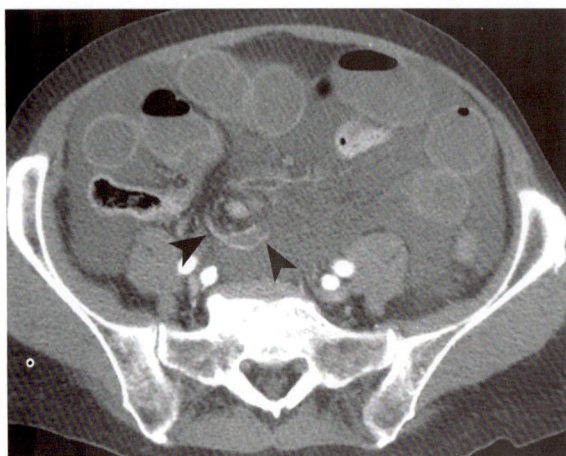

A. 粘连

B. 胆石

C. 缺血

D. 扭转

28. 一位年轻的慢性腹泻患者的全消化道造影提示潜在的疾病是？

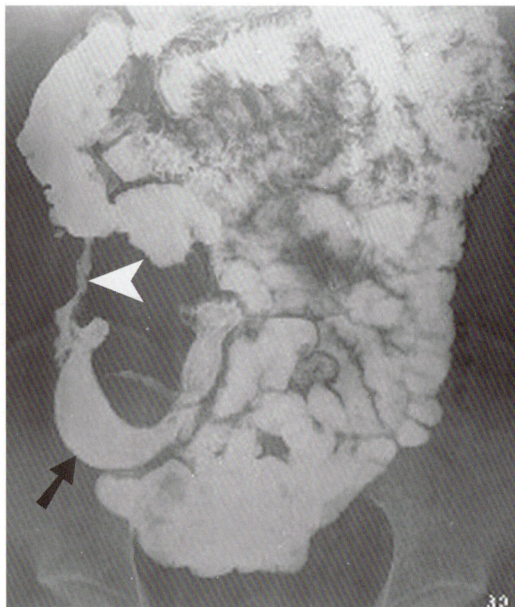

A. 囊性纤维化

B. 盲肠炎

C. 憩室炎

D. 克罗恩病

29. 急腹症患者 CT 显示的小肠病变（箭头）是？

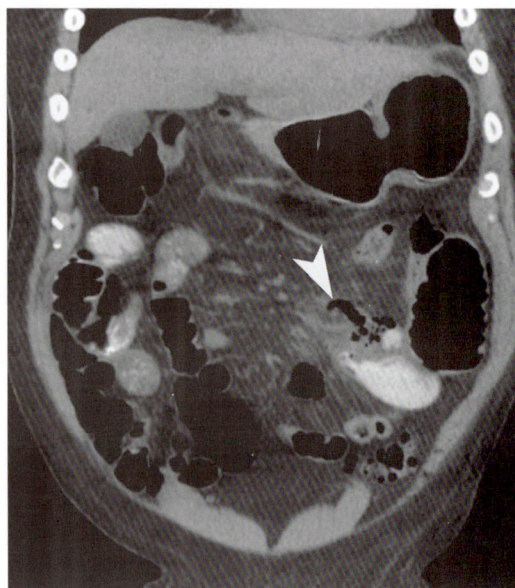

A. 憩室炎

B. 克罗恩病

C. 梗死

D. 旋转不良

30. 全消化道造影显示小肠肠壁结节状增厚，鉴别诊断包括？

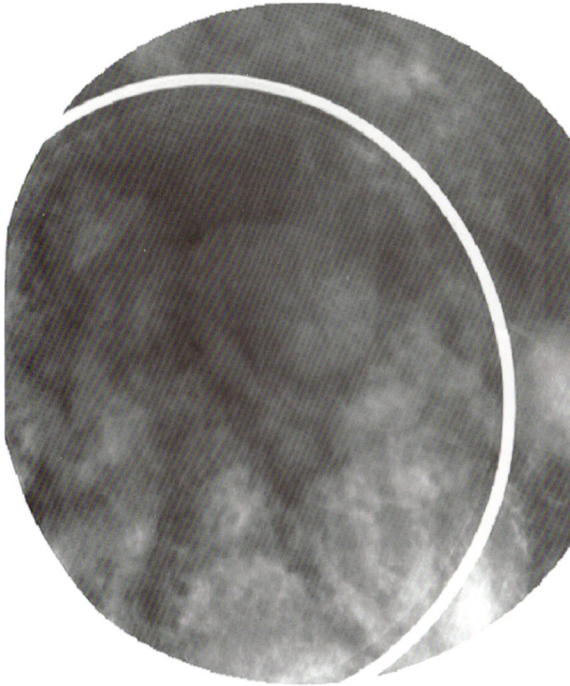

    A. 低蛋白血症

    B. 淋巴管梗阻

    C. 小肠缺血

    D. 囊性纤维化

31. 关于小肠憩室正确的是？

    A. 大部分真性憩室包含肠壁 3 层结构

    B. 常沿小肠系膜对侧缘分布

    C. 发病率高于结肠憩室

    D. 会发生细菌过度生长导致吸收不良

32. 最常见的小肠原发肿瘤是？

    A. 类癌

    B. 腺癌

    C. 淋巴瘤

    D. 胃肠道间质瘤

33. 关于图中 CT 显示的肿瘤正确的是？

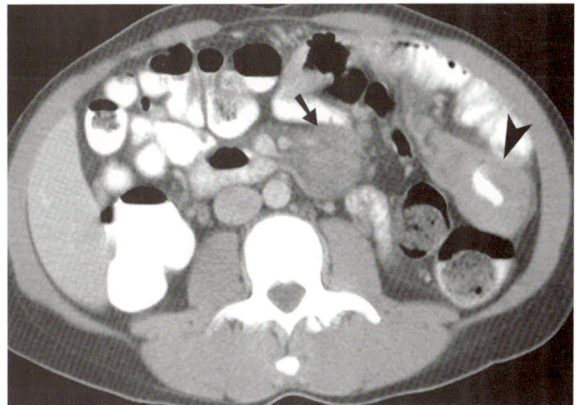

    A. 最常发生于近端空肠

    B. 很少引起肠梗阻

    C. 该肿瘤最常见的肠道部位是小肠

    D. 这是最常见的小肠肿瘤

34. 间歇性呕吐患者的上消化道造影显示的异常是？

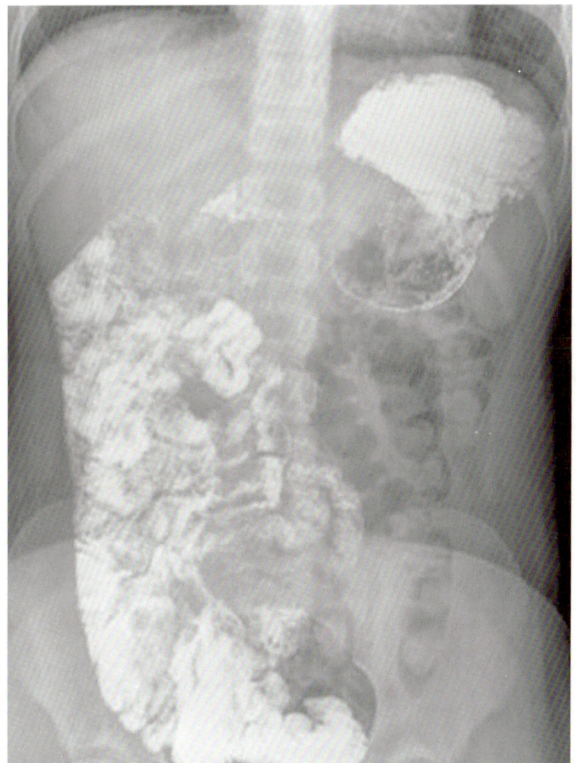

    A. 十二指肠周围疝

    B. 肠旋转不良

    C. 环形胰腺

    D. 肠套叠

35. 34 岁男性复发性腹痛患者，钡灌肠显示的异常是？

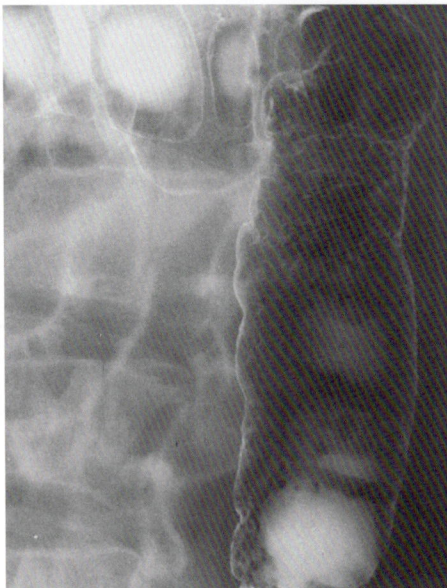

A. 假息肉
B. 瘘
C. 恶性病变
D. 深溃疡

36. 双重对比钡灌肠的诊断是？

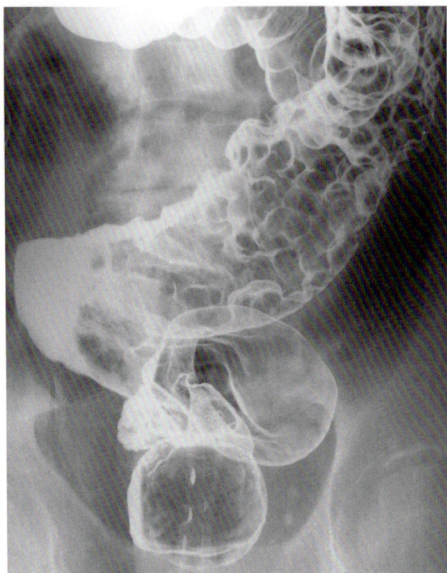

A. 憩室病
B. 肠壁囊样积气
C. 粪便嵌塞
D. 异位胰腺

37. CT 显示的炎性肠病的并发症是？

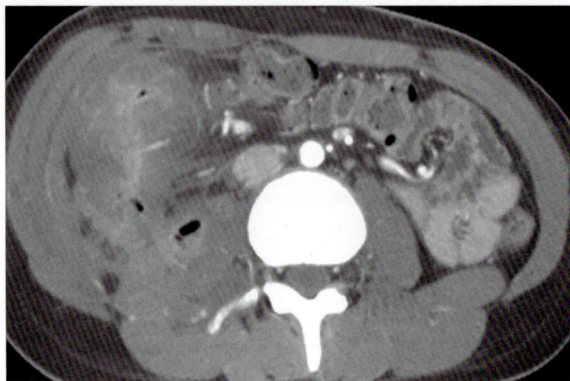

A. 盲肠癌
B. 腰大肌脓肿
C. 结肠狭窄
D. 结肠缺血

38. 该图仰卧位腹部 X 线片的征象是？

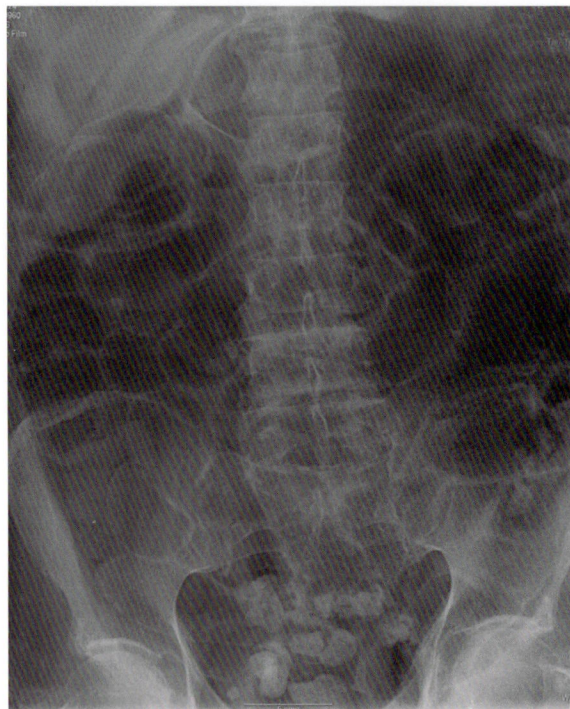

A. Rigler 征
B. 橄榄球征
C. 总督帽征
D. 圆屋顶征

39. 35 岁男性反复腹痛患者,钡灌肠的征象是?

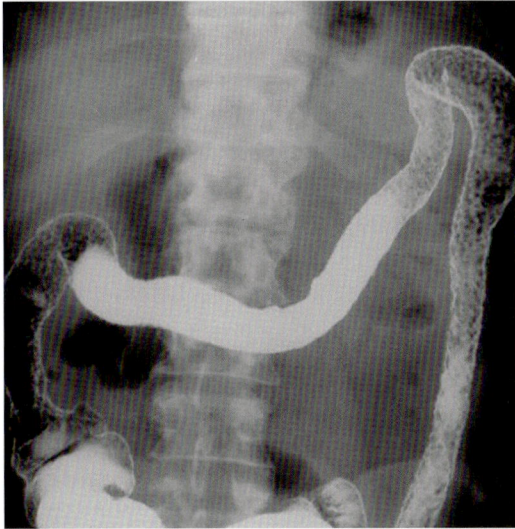

A. 铅管征

B. 鹅颈征

C. 线样征

D. 手风琴征

40. 单对比钡灌肠显示的结肠梗阻（箭头）原因是?

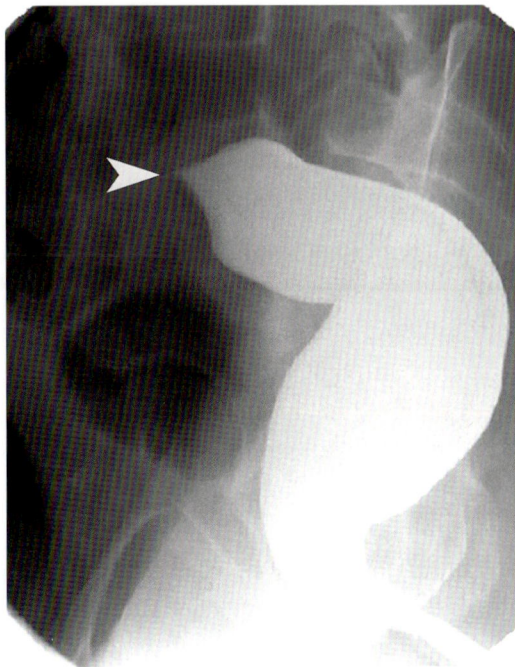

A. 腺癌

B. 憩室

C. 扭转

D. Hirschsprung 病（先天性巨结肠）

41. 钡灌肠显示的结肠病变是?

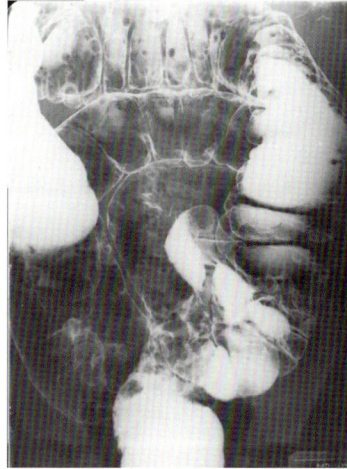

A. 憩室

B. 息肉

C. 溃疡

D. 粪便

42. 阑尾黏液囊肿的最可能原因是?

A. 盲肠癌

B. 阑尾黏液性肿瘤

C. 阑尾类癌

D. 阑尾黏膜增生

43. CT 显示的急腹症原因是?

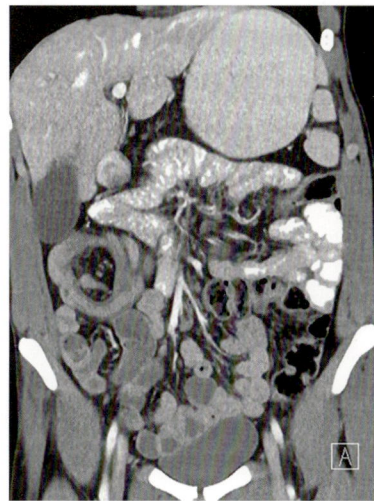

A. 癌

B. 腺瘤

C. 套叠

D. 转移

277

44．CT 显示的肠套叠（箭）可能原因是？

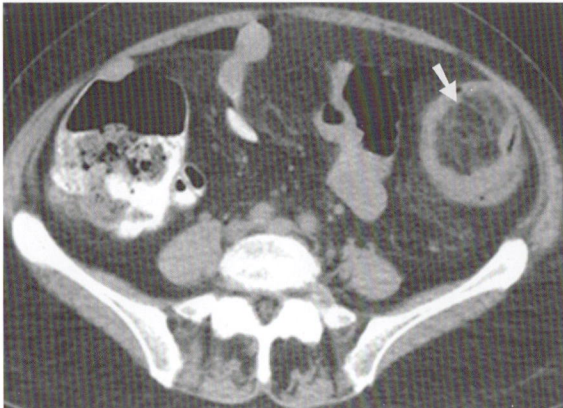

A．腺癌

B．淋巴瘤

C．类癌

D．脂肪瘤

45．慢性腹泻患者的腹部 X 线片可见发现？

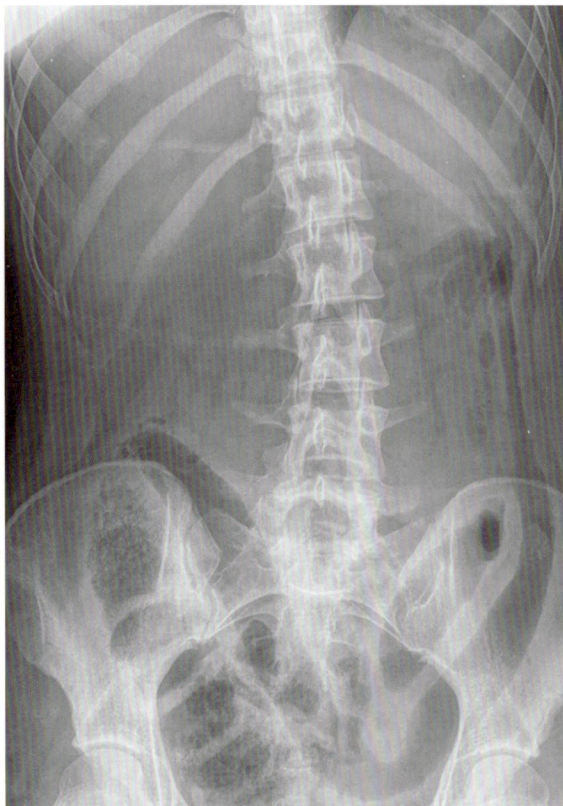

A．无特征肠道

B．肠道扩张

C．游离气体

D．肠扭转

46．钡灌肠显示的病变可能的原因是？

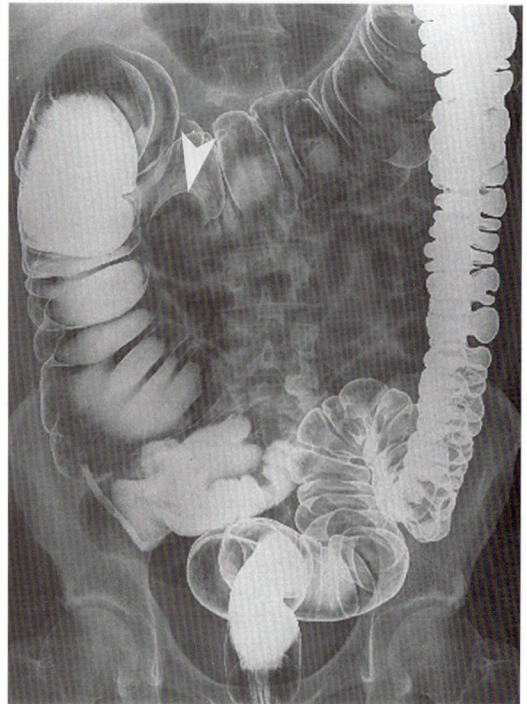

A．黏膜肿块

B．黏膜下肿块

C．外生性肿块

D．浸润性肿块

47．阑尾肿瘤史患者出现腹胀，根据 CT 可能的
诊断是？

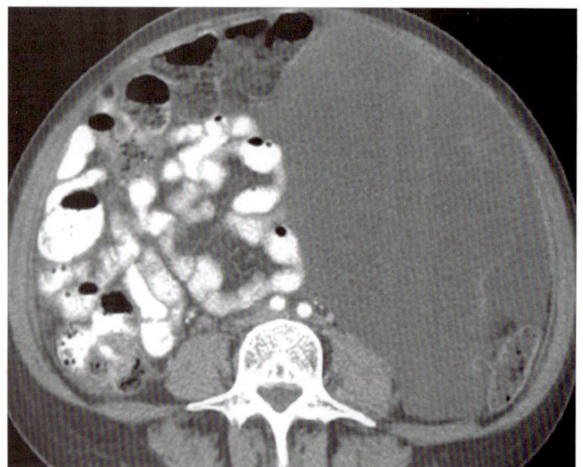

A．肠扭转

B．腹膜假黏液瘤

C．阑尾脓肿

D．肠系膜囊肿

48. 10 岁男孩怀疑阑尾炎，最适合的影像学检
查方法是？

A. US

B. CT

C. MR

D. X 线片

49. 一位孕妇右下腹痛，最适合的影像学检查
方法是？

A. US

B. CT

C. MR

D. X 线片

50. 阑尾最常位于盲肠的什么位置？

A. 前方

B. 外侧

C. 后外侧

D. 后内侧

51. CT 图像中哪一个箭指向横结肠？

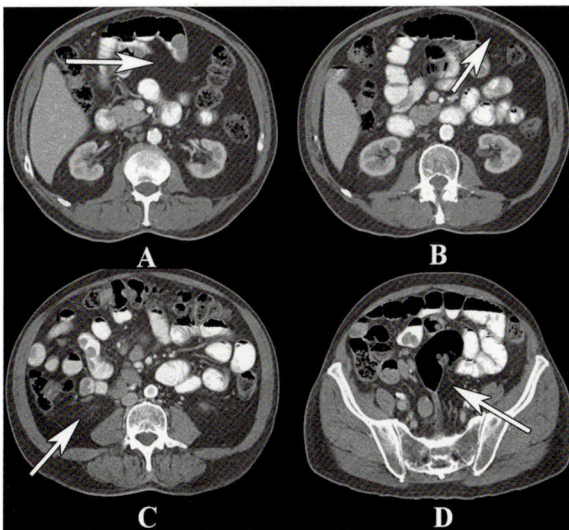

52. 家族性腺瘤性息肉病患者的 CT 图像最可能
的诊断是？

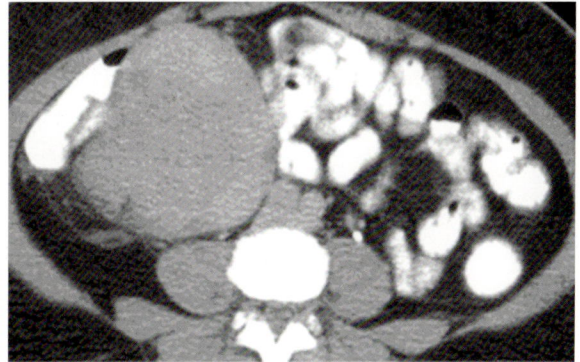

A. 硬化性肠系膜炎

B. 淋巴瘤

C. 硬纤维瘤

D. 腹膜种植转移

53. 喷曲肽扫描正常的患者，根据 CT 征象（箭
头）可能的诊断是？

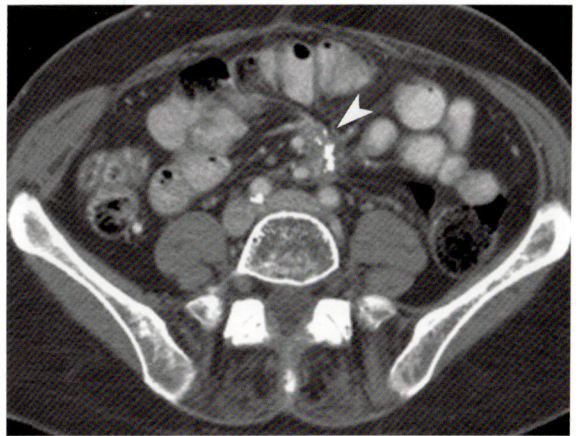

A. 腹膜间皮瘤

B. 腹膜种植转移

C. 结核性腹膜炎

D. 硬化性肠系膜炎

54. 老年女性患者腹胀，最可能的诊断是？

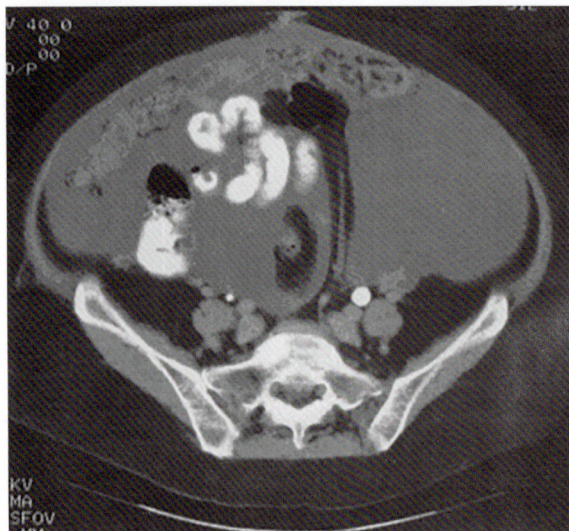

A. 腹膜种植转移
B. 结核性腹膜炎
C. 肠系膜脂膜炎
D. 腹膜假黏液瘤

55. 低血压患者，CT 影像表现的可能原因是？

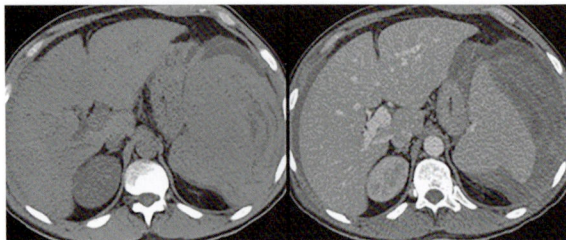

A. 阑尾肿瘤破裂
B. 细菌性腹膜炎
C. 脾破裂
D. 腹膜间皮瘤

56. 腹痛患者，引起腹膜征象的原因是？

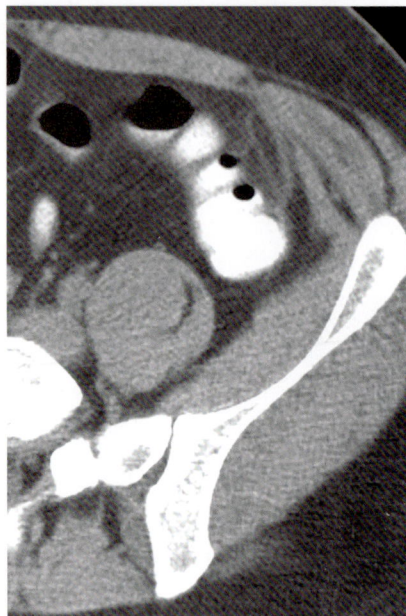

A. 急性肠脂垂炎
B. 节段性网膜梗死
C. 急性乙状结肠憩室炎
D. 小肠憩室炎

57. 男性腹胀患者，CT 最可能的诊断是？

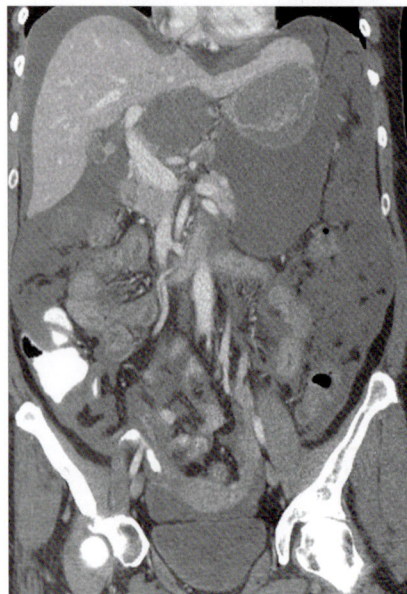

A. 腹水
B. 腹膜假黏液瘤
C. 硬化性系膜炎
D. 腹膜种植转移

58. 对 CT 中的病变最佳治疗是？

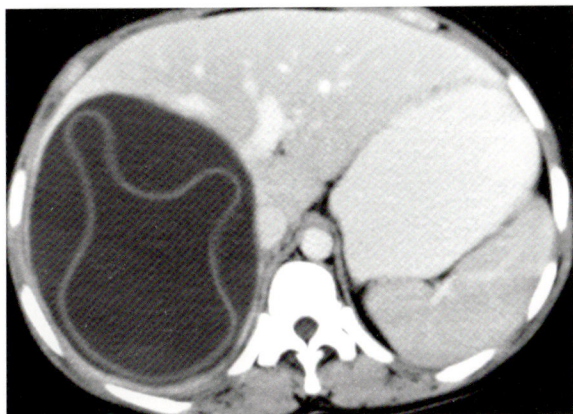

A. 氨苄西林
B. 阿苯达唑
C. 甲硝唑
D. 多柔比星

59. 女性，75 岁，近期惠普尔病手术史，主动脉内球囊泵置入术后。因 LFT 升高和腹痛行 CT 检查，最可能的诊断是？

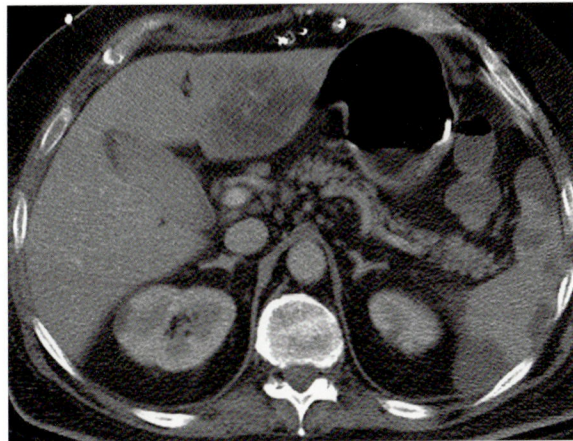

A. 肿瘤
B. 感染
C. 梗死
D. 胆管炎

60. 肝移植后最常见的血管并发症是？
A. 肝动脉狭窄
B. 肝动脉血栓
C. 肝动脉假性动脉瘤
D. 下腔静脉狭窄

61. 最易引起富血供肝转移瘤的原发肿瘤是？
A. 肺
B. 结肠
C. 甲状腺
D. 胰腺

62. 根据 CT 和 MR，最可能的诊断是？

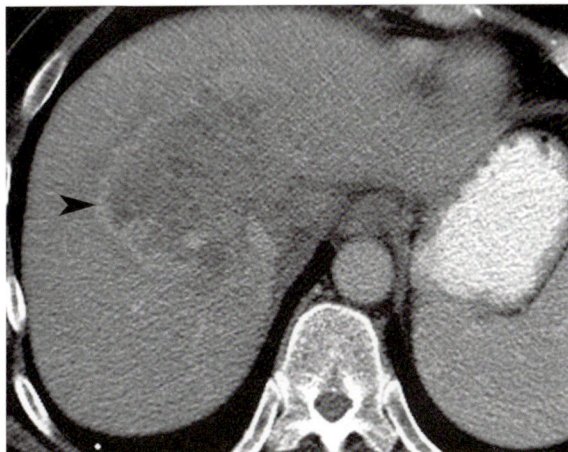

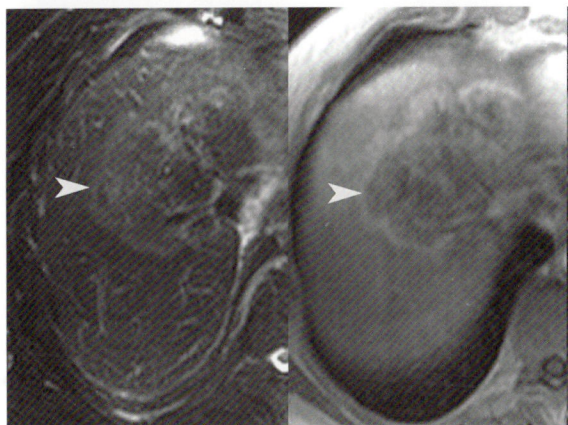

A. 血管瘤
B. 局灶性结节增生
C. 肝细胞癌
D. 脓肿

63. 哪个病变可有如下 CT 和 MR 表现？

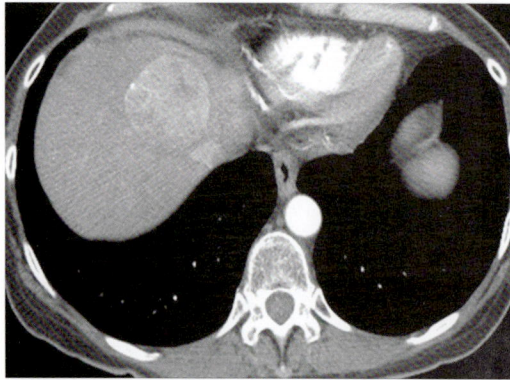

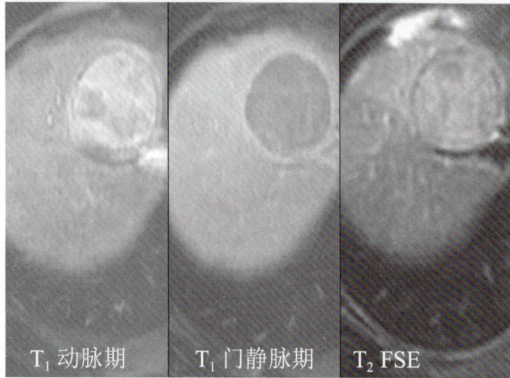

T₁ 动脉期　　T₁ 门静脉期　　T₂ FSE

A. 血管瘤

B. 神经内分泌转移瘤

C. 肝胆管细胞癌

D. 肝细胞癌

64. 无慢性肝脏病史，该患者 CT 所见病变是转移瘤的可能性是？

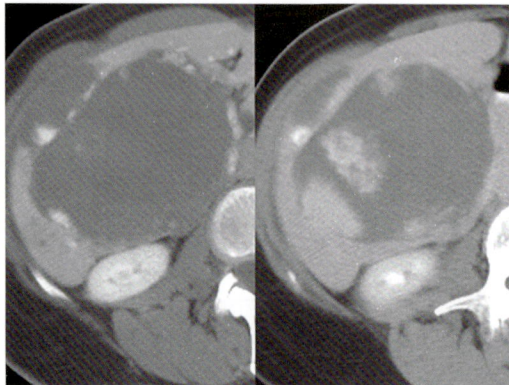

A. 0%

B. 10%

C. 50%

D. 80%

65. 门静脉期 CT 所示的病变是？

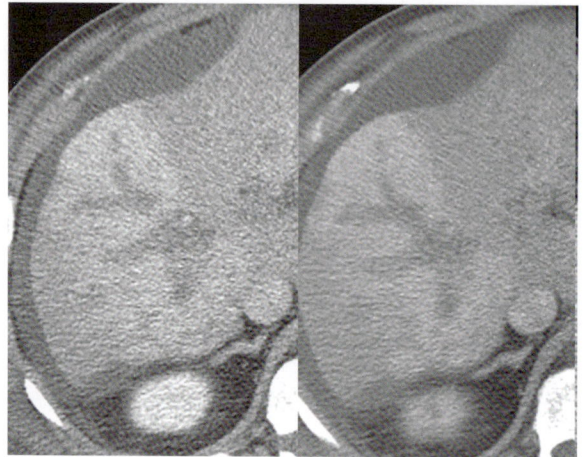

A. 脂肪肝

B. 布 - 加综合征

C. 门静脉血栓

D. 正常肝脏

66. 下面哪点能提示超声发现的胆囊异常更可能是良性病变？

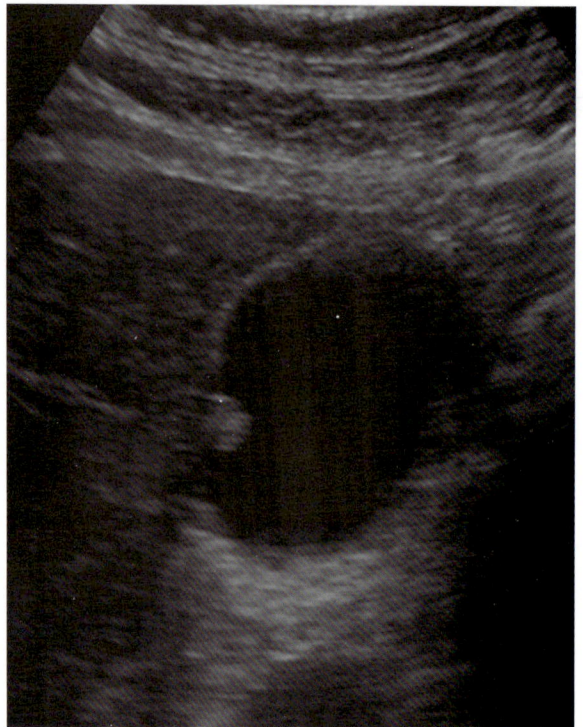

A. ＜ 10mm

B. 厚壁

C. 多普勒血流信号

D. 钙化

67. 胆总管结石最可靠的 CT 征象是？

   A. 轴位图像

   B. 远端胆总管结石

   C. 结石大小＜5mm

   D. 胆总管扩张

68. 胆管癌影像学特征是？

   A. 分散的肿块

   B. 胆道狭窄

   C. 延迟强化

   D. 肝边缘模糊

69. 慢性腹痛患者，CT 显示病变是？

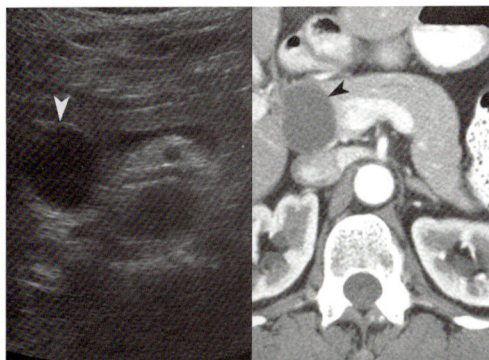

   A. 胰胆管汇合处异常

   B. 胆总管结石

   C. 胆总管囊肿

   D. 寄生虫感染

70. 急性右上腹痛患者，胆道核素显像可看到？

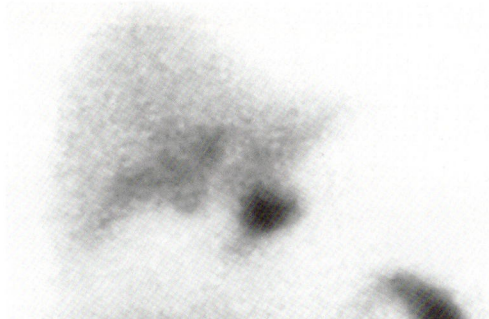

   A. 边缘征

   B. 胆总管扩张

   C. 肠道扩张

   D. 排泄延迟

71. 胰腺周围低密度晕征可见于？

   A. 环形胰腺

   B. 急性胰腺炎

   C. 自身免疫性胰腺炎

   D. 胰腺结节病

72. 下图 CT 显示的胰腺病变原因是？

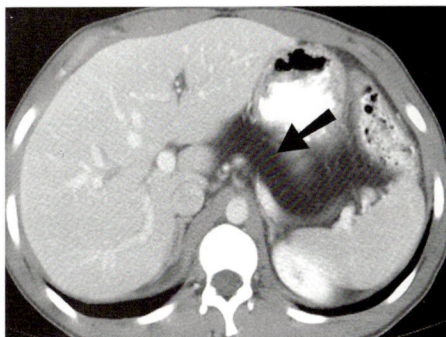

   A. 非霍奇金淋巴瘤

   B. 急性外伤

   C. 囊性纤维化

   D. 急性胰腺炎

73. 胰腺假性囊肿患者,CT 检查的重要发现是？

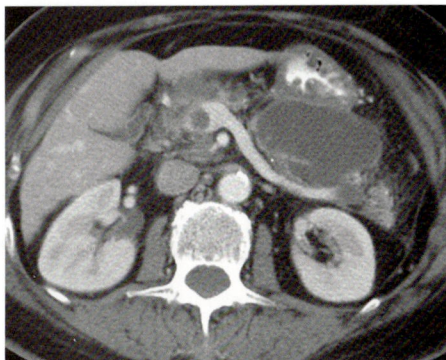

   A. 胆道梗阻

   B. 胰腺坏死

   C. 胰管中断

   D. 门静脉血栓

74. CT 门静脉期强化的血栓可能继发于？

   A. 肿瘤栓子

   B. 胰腺炎引起的血栓

   C. 血栓栓塞性疾病

   D. 高凝状态

75. 有近期急性胰腺炎病史患者，CT 检查发现的病变（箭头）是？

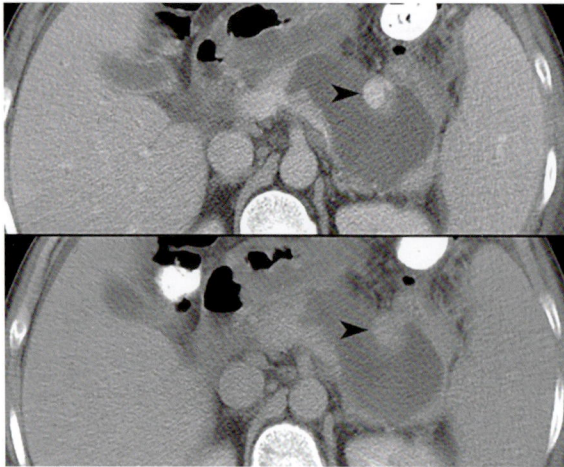

A. 动脉瘤

B. 肿瘤

C. 感染

D. 淤血

76. 急腹症患者，根据 CT 最佳诊断是？

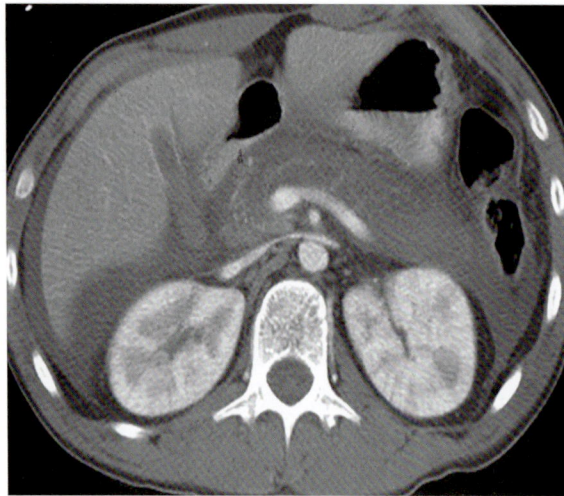

A. 胆石性胰腺炎

B. 自身免疫性胰腺炎

C. 坏死性胰腺炎

D. 胰腺脂肪代谢障碍

77. ERCP 显示胰腺炎的原因是？

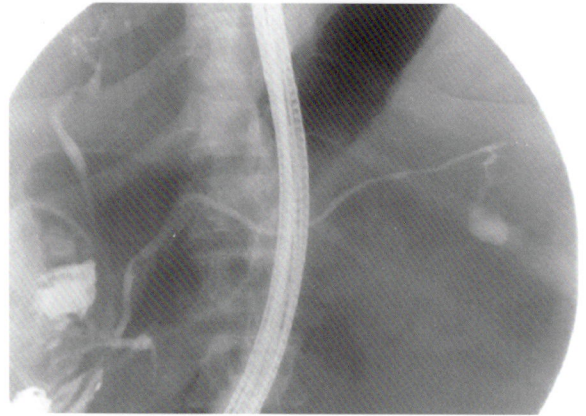

A. 胰管结石

B. 胰管中断

C. 分支型导管内乳头状黏液性肿瘤

D. 胰腺肿瘤

78. 对 CT 显示的局灶性胰腺病变的处理是？

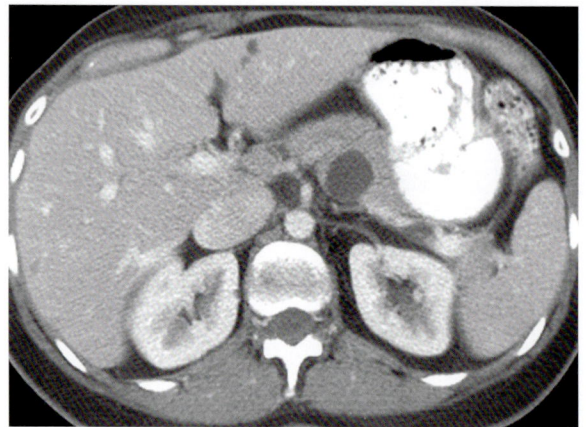

A. 手术

B. 活检

C. 无须进一步的处理

D. CT 复查

79. MR 所示肿瘤最可能是？

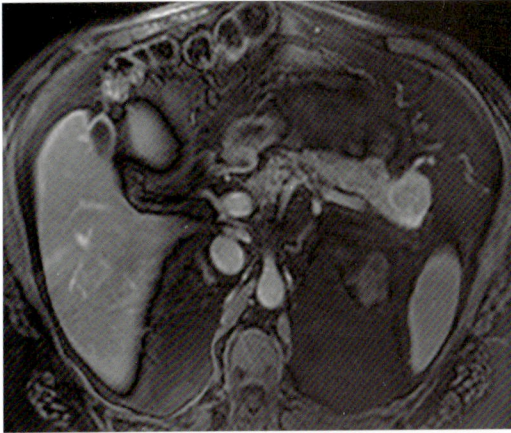

A. 腺癌

B. 转移

C. 胰岛素瘤

D. 淋巴瘤

80. CT 所示病变的治疗是？

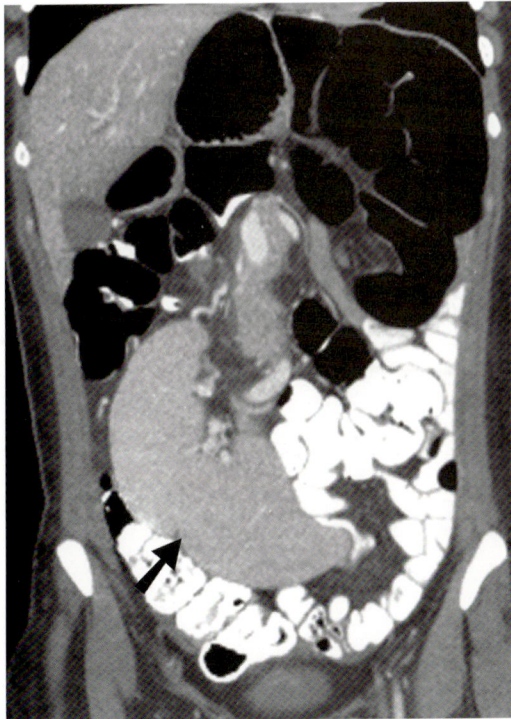

A. 脾切除术

B. 化疗

C. 脾固定术

D. 放疗

81. 急性上腹疼痛的患者，上消化道造影所示引起疼痛的原因是？

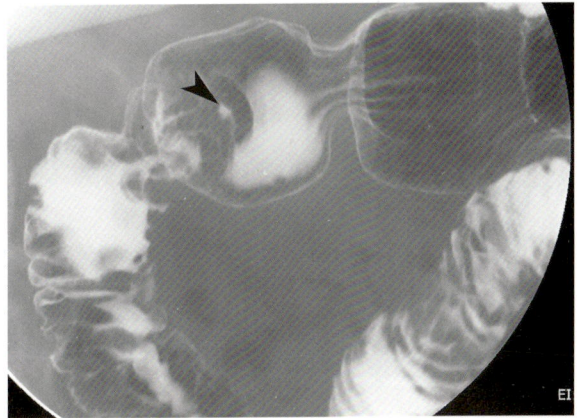

A. 溃疡

B. 息肉

C. 癌

D. 糜烂

82. 图中所示异常（箭头）最可能的胃肿瘤是？

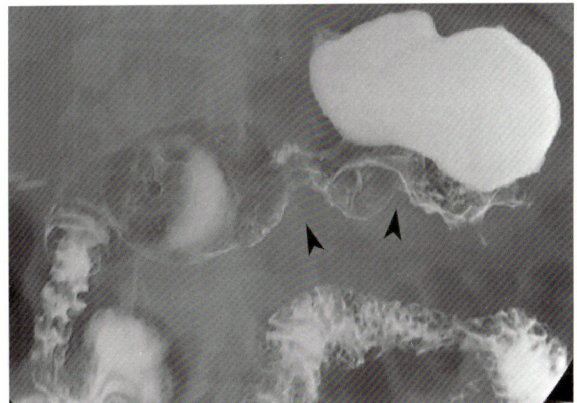

A. 类癌

B. 腺癌

C. 平滑肌肉瘤

D. 淋巴瘤

83. 增强 CT 扫描意外发现的胃病变（箭头）是？

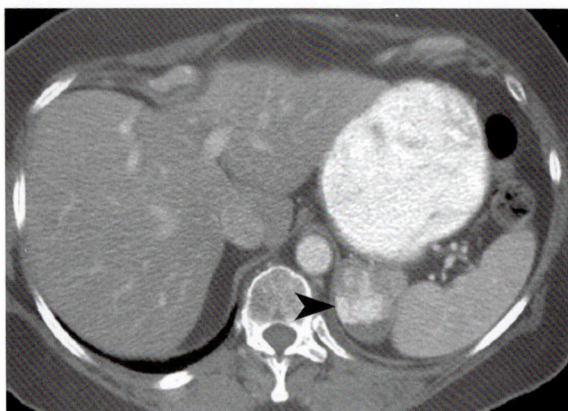

A. 胃穿孔

B. 胃肿瘤

C. 胃溃疡

D. 胃憩室

84. 早期胃癌是？

A. 癌局限于黏膜或黏膜下，不管有无淋巴结或远处转移

B. 癌局限于黏膜或黏膜下且无胃外侵犯

C. 黏膜癌，可有或无远处转移

D. 0 期腺癌

85. 年轻男性慢性恶心呕吐患者，CT 可见的异常（箭头）是？

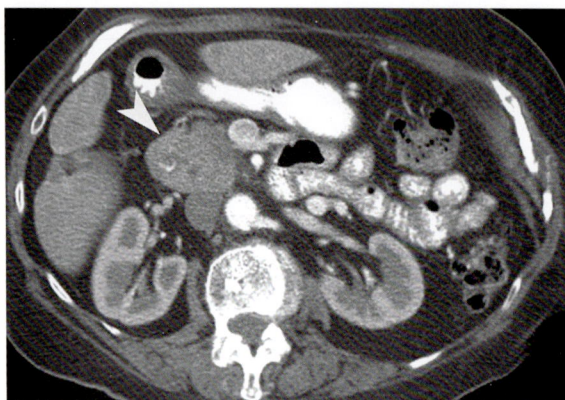

A. 环形胰腺

B. 胰腺炎

C. 十二指肠蹼

D. 十二指肠闭锁

86. 上消化道造影显示的异常是？

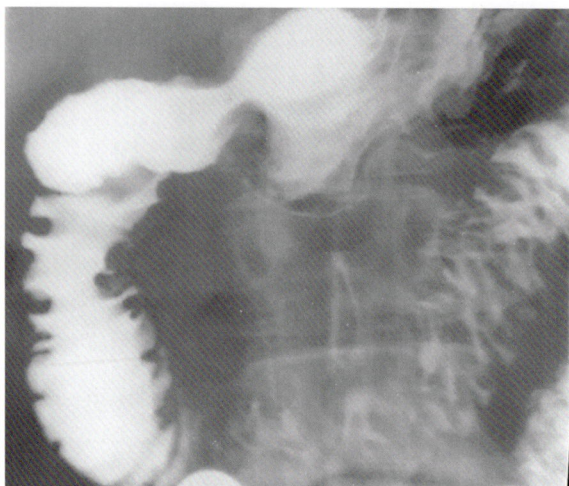

A. 十二指肠憩室

B. 十二指肠炎

C. 十二指肠溃疡

D. 息肉

87. 急腹症患者，CT 所示病变（箭头）的可能原因是？

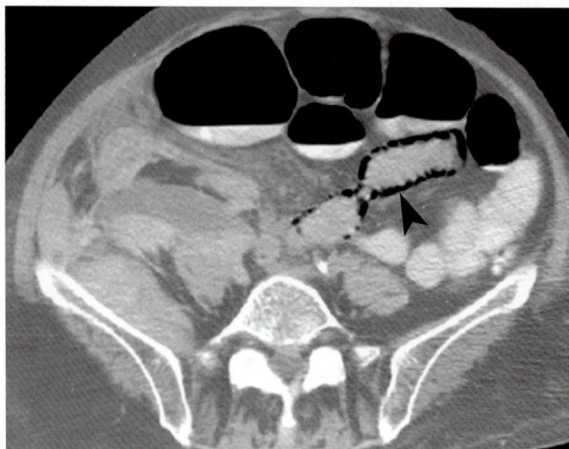

A. 结核

B. 缺陷

C. 盲肠炎

D. 肠动力异常

88. 硬皮病累及小肠的典型影像学征象是？

A. 多发聚集的肠襻伴皱襞一致增厚

B. 小肠扩张伴聚集的僵硬细皱襞

C. 回肠皱襞增多呈空肠样

D. 肠壁环形增厚突然变窄

89. 75 岁女性小肠梗阻患者，CT 显示的梗阻原因是？

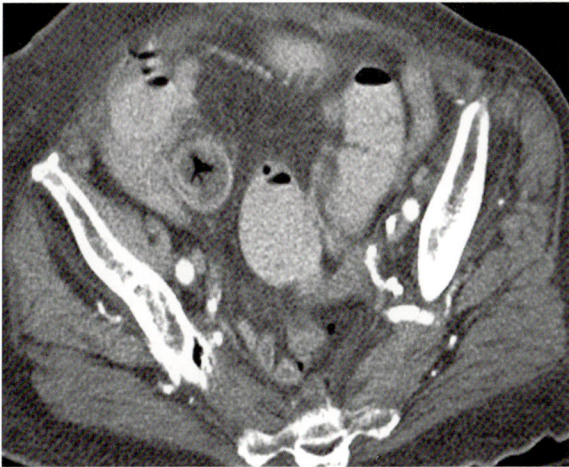

A. 粘连
B. 胆石
C. 肠扭转
D. 肿瘤

90. 下图中弯箭所示的诊断是什么？

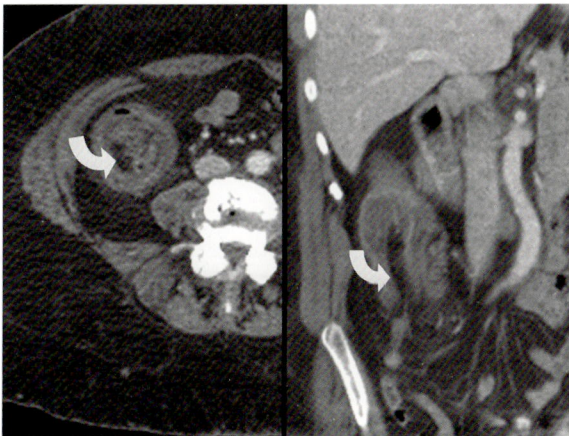

A. 肠扭转
B. 脓肿
C. 肠套叠
D. 阑尾炎

91. 钡灌肠显示的病变是？

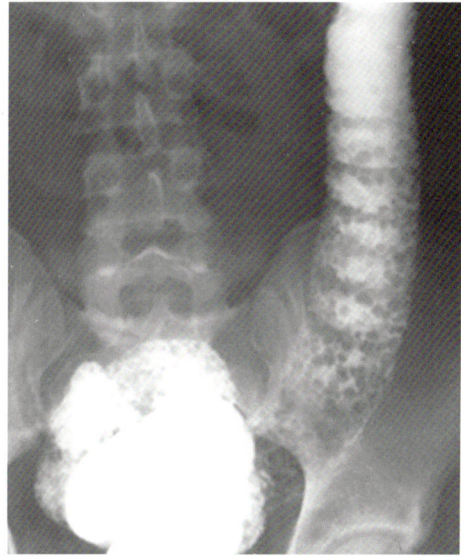

A. 家族性腺瘤性息肉病
B. 结肠憩室
C. 粪便残渣
D. 假膜性结肠炎

92. 溃疡性结肠炎患者的双重对比钡灌肠显示的异常是？

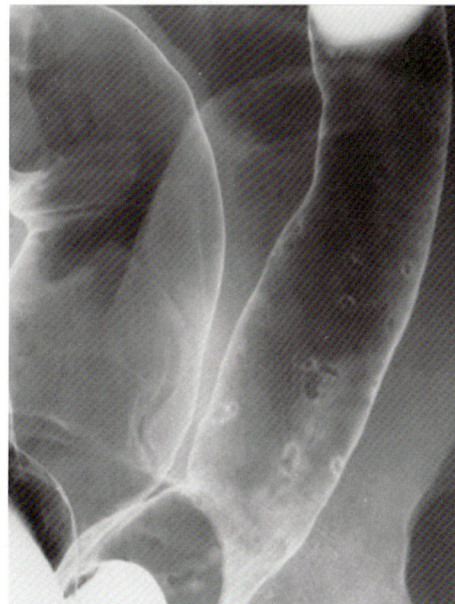

A. 息肉
B. 假息肉
C. 憩室
D. 黏膜溃疡

93. 腹部冠状位重建图像显示的病变是？

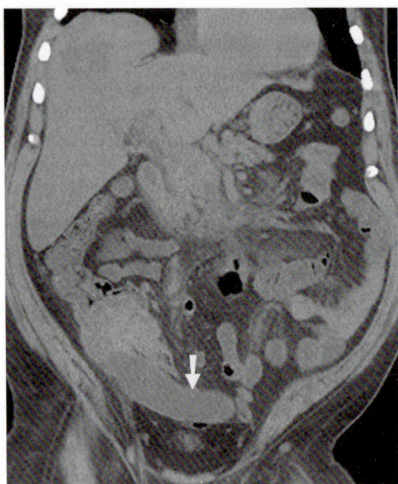

A. 憩室性脓肿

B. 远端回肠扩张

C. 阑尾黏液囊肿

D. 盲肠翼

94. 55 岁男性乙肝患者，用 MR 来评价 CT 发现的 4 段异常（箭头）。最可能的诊断是？

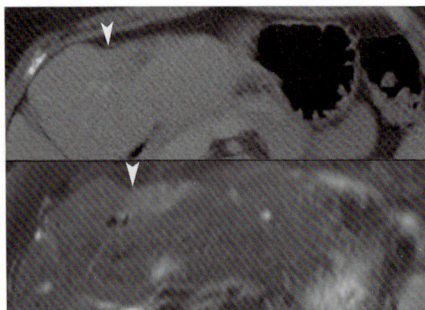

A. 融合性肝纤维化

B. 局灶脂肪浸润

C. 肝梗死

D. 肝内胆管癌

95. 30 岁男性重度地中海贫血患者，肝功能异常，MRI 显示肝实质及脾实质 $T_1$ 信号正相位比反相位低。胰腺实质信号相对正常。该患者最可能的诊断是？

A. Wilson 病

B. 脂肪肝

C. 原发血色病

D. 继发血色病

96. 下列哪一个是局灶性结节样增生不典型的表现？

A. 5cm

B. $T_2$ 低信号瘢痕

C. $T_1$ 等信号

D. 等信号

97. 下列哪个因素与肝癌自发破裂最相关？

A. 肿瘤直径 > 5cm

B. 肿瘤环形强化

C. 肿瘤脂肪变

D. 位于中央的肿瘤

98. 口服避孕药的年轻女性患者，根据动脉期 $T_1WI$，最可能的诊断是？

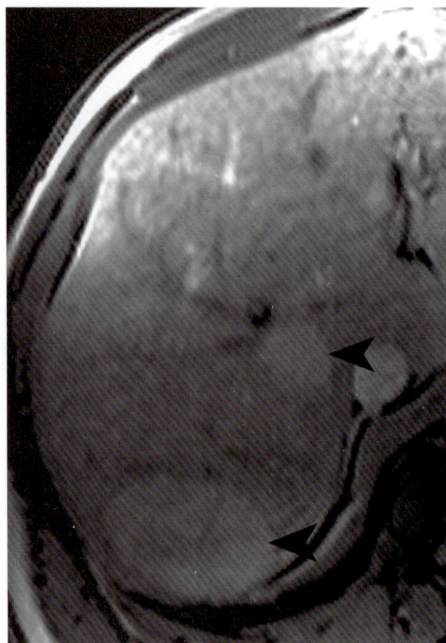

A. 肝细胞癌

B. 血管瘤

C. 局灶性结节样增生

D. 腺瘤

99. 急性胰腺炎患者 2 周后出现胰腺周围积液，正确的术语是？

A. 急性胰腺周围积液

B. 胰腺假性囊肿

C. 脓肿

D. 坏死性胰腺炎

100．胰腺脓肿的典型 MRI 表现是？

　　A．$T_1$ 和 $T_2$ 高信号，弥散不受限

　　B．$T_1$ 和 $T_2$ 低信号，弥散不受限

　　C．$T_1$ 低信号，$T_2$ 高信号，弥散受限

　　D．$T_1$ 高信号，$T_2$ 低信号，弥散受限

101．胰腺炎的急性并发症应该在发病后多久评价？

　　A．发病时

　　B．发病后 24h

　　C．发病后 48h

　　D．发病后 72h

102．胰腺转移瘤最常见的原发肿瘤是？

　　A．肺癌

　　B．乳腺癌

　　C．嗜酸细胞瘤

　　D．黑色素瘤

103．胰头癌患者，出现下列哪点肿瘤将无法切除？

　　A．肠系膜上动脉周围脂肪层消失

　　B．肿瘤边界不清

　　C．中央坏死

　　D．胰管扩张

104．该患者梗阻性黄疸的原因可能是？

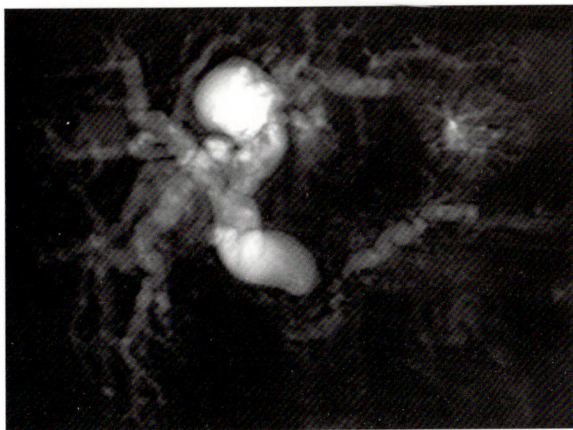

　　A．淋巴瘤

　　B．肝癌

　　C．腺癌

　　D．胰岛细胞瘤

105．胰腺或胆管系统的 MRCP 检查的关键序列是？

　　A．SSFSE

　　B．FIESTA

　　C．$T_2$-FSE

　　D．STIR

106．27 岁孕妇急性腹痛后行 MRI 平扫，患者腹痛的原因是？

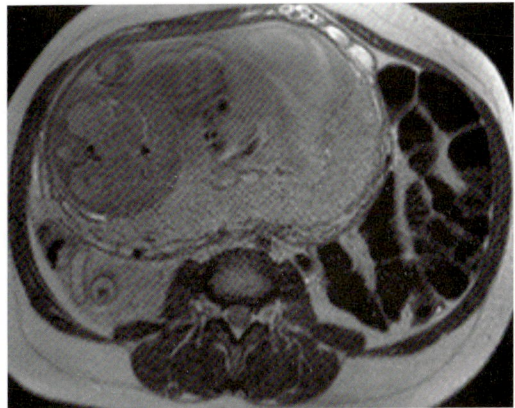

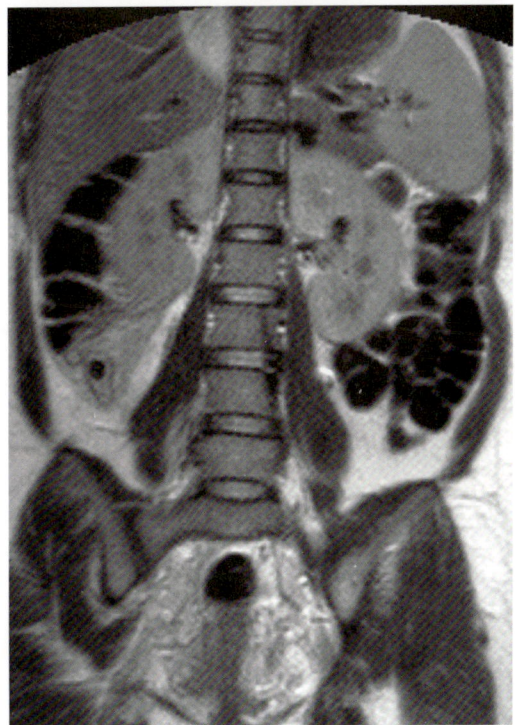

　　A．胎盘剥离

　　B．小肠梗阻

　　C．急性阑尾炎

　　D．急性憩室炎

107. 检查阑尾炎时, MRI 与 CT 哪种方式更灵敏?

A. CT 更灵敏

B. MR 更灵敏

C. MR 与 CT 相似

D. MR 灵敏度多变

108. 免疫缺陷患者臀部痛, 根据 MR, 疼痛原因是?

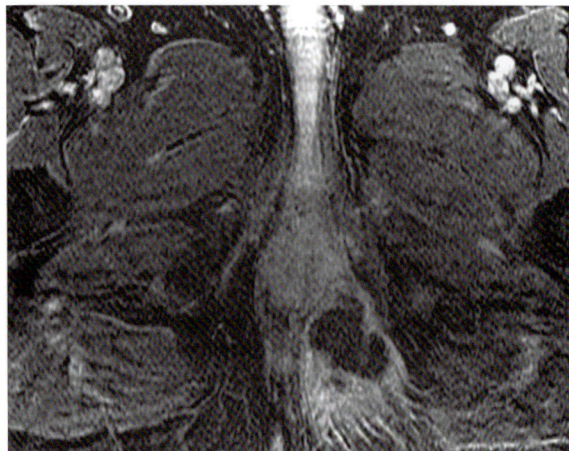

A. 直肠炎

B. 脓肿

C. Fournier 坏疽

D. 肌炎

109. 62 岁女性患者行超声引导下肝脏肿块活检后出现右上腹痛和轻度头痛, 根据 CT 平扫和增强图像, 可能的是原因是?

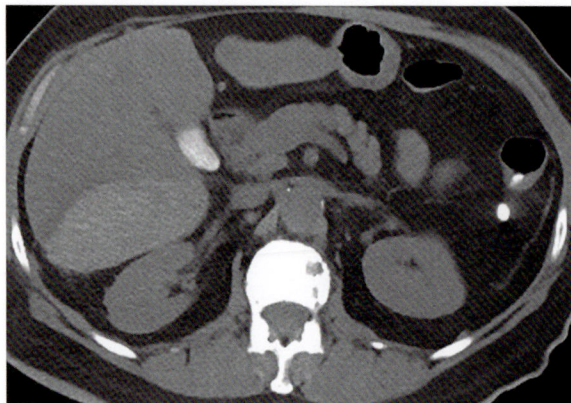

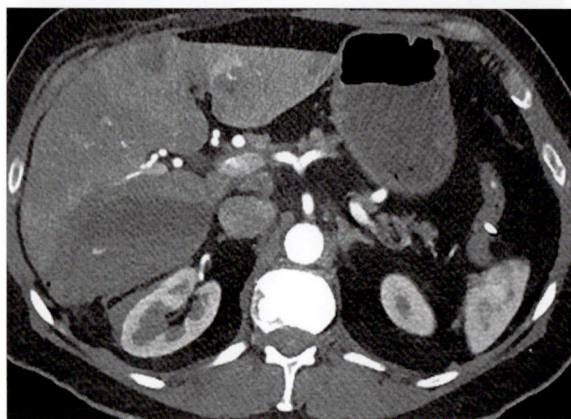

A. 肝实质内出血

B. 被膜下出血

C. 门静脉梗阻

D. 肝破裂

110. 上题中患者的进一步处理是?

A. 动脉栓塞

B. 观察

C. 手动压迫

D. 静脉 TPA

111. 25 岁女性 CT 检查发现胰腺病变，可能诊断是？

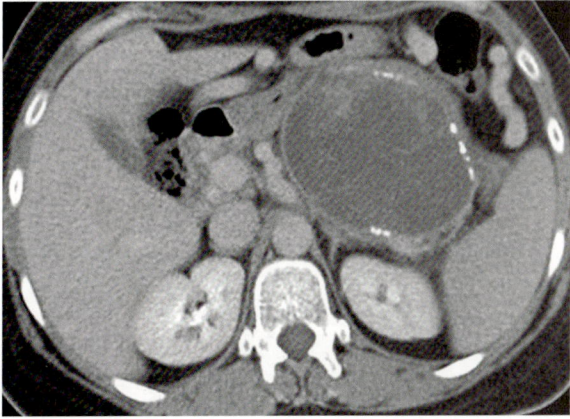

A. 急性出血

B. 脓肿

C. 肿瘤

D. 胰腺横断面

112. 最常见的胰岛细胞瘤类型是？

A. 血管活性肠肽瘤

B. 胃泌素瘤

C. 胰高血糖素瘤

D. 胰岛素瘤

113. 35 岁女性患者腹泻伴发热，根据 MR，可能的原因是？

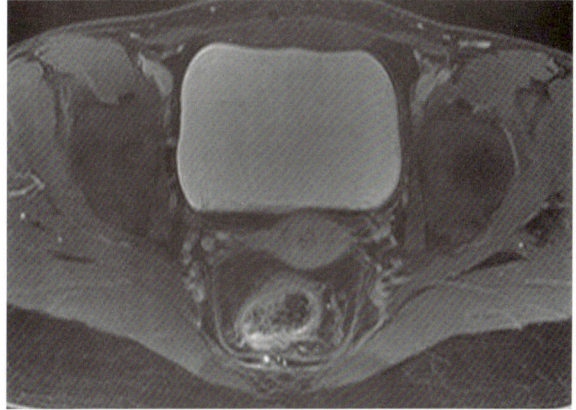

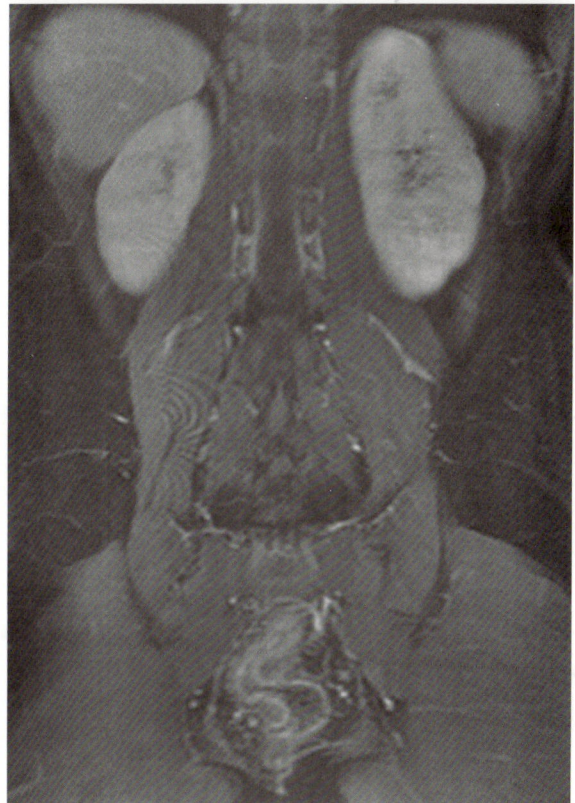

A. 子宫内膜炎

B. 炎性肠病

C. 肠系膜淋巴结炎

D. 直肠癌

114. 65 岁男性患者，体重下降、厌食、上腹痛。根据 MRI 可能的诊断是？

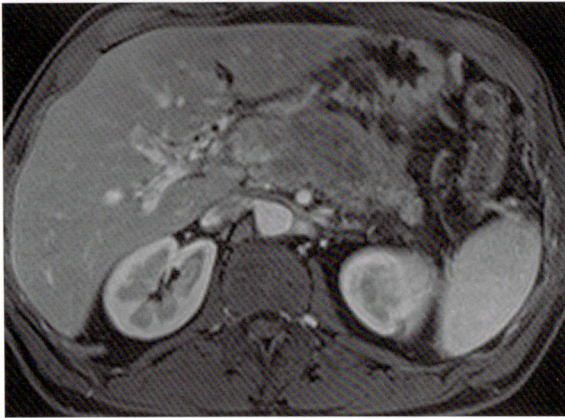

A. 囊性纤维化

B. 胰腺癌

C. 急性胰腺炎

D. 综合征性胰岛细胞瘤

115. 与 MRI 显示的病变相关的疾病可能是？

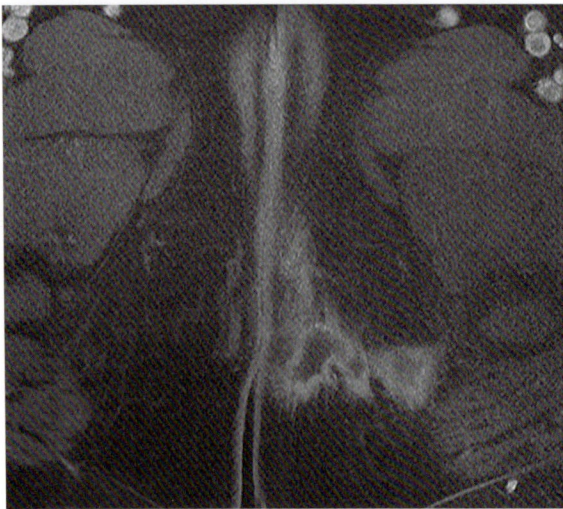

A. 结核

B. 克罗恩病

C. 溃疡性结肠炎

D. 肝炎

116. 第二常见的食管肿瘤类型是？

A. 鳞状细胞癌

B. 腺癌

C. 腺鳞癌

D. 类癌

117. 老年女性吞咽困难 3 个月,钡餐显示的病变是？

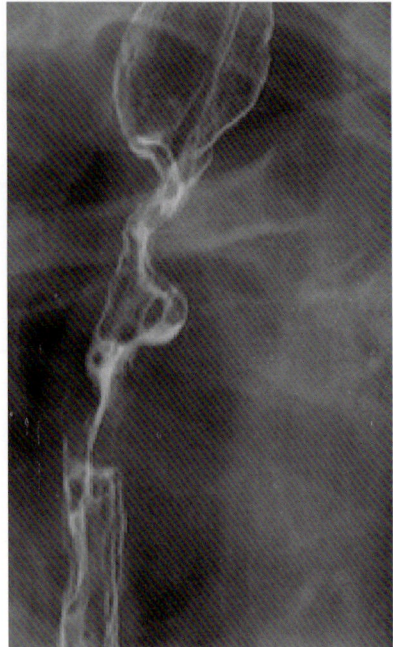

A. 碱液狭窄

B. 化学性食管炎

C. 食管癌

D. 反流性食管炎

118. 多发肝脓肿患者，CT 冠状位图像显示可能的原因是？

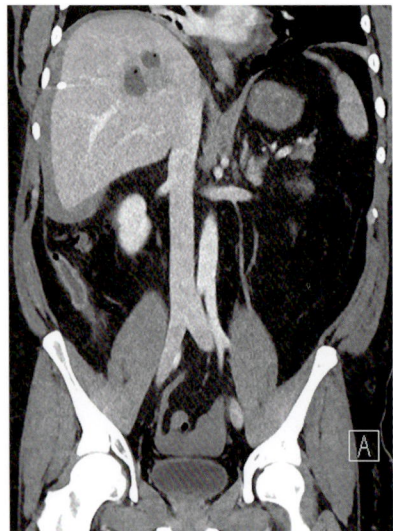

A. 急性憩室炎

B. 急性胃炎

C. 急性阑尾炎

D. 急性胆管炎

119. 85岁女性患者，阵发性潮红、心悸。CT所示的什么病变可能解释这些症状？

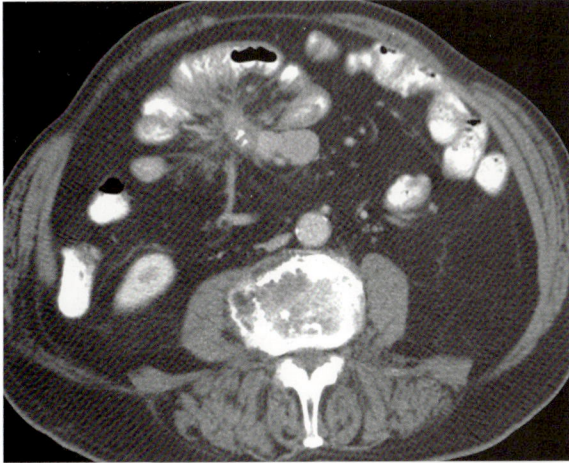
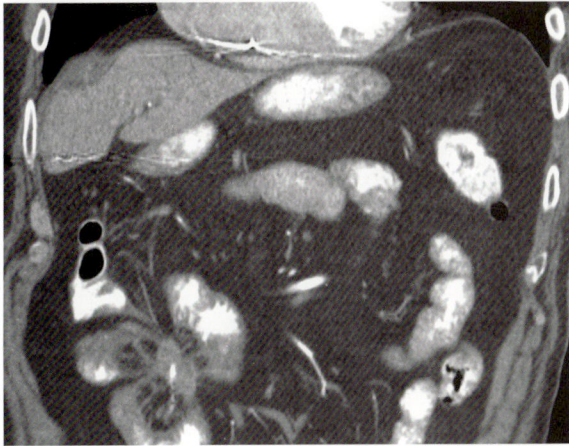

A. 类癌
B. 硬纤维瘤
C. 肠系膜收缩
D. 淋巴瘤

120. 20岁患者右上腹痛，根据对比增强CT，该患者腹痛的原因是？

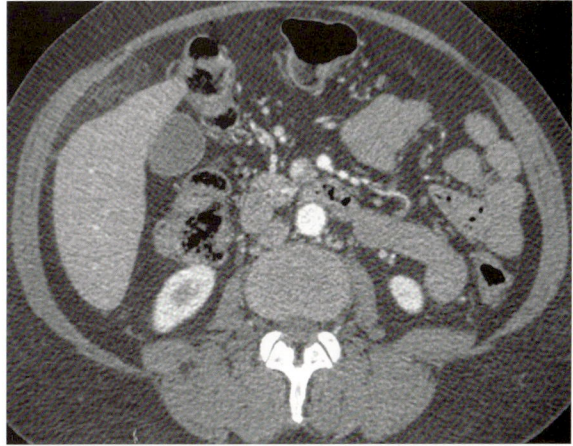

A. 急性肠脂垂炎
B. 阶段性网膜梗死
C. 急性胆囊炎
D. 急性肝炎

121. 50岁男性患者急性腹痛，有反复小肠梗阻病史，超声图像中箭指的是？

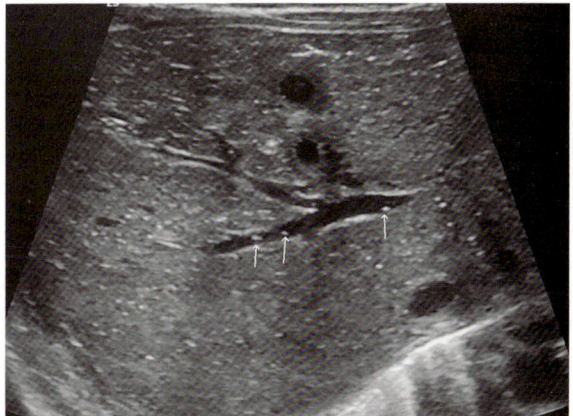

A. 胆总管结石
B. 胆道积气
C. 门静脉积气
D. 钙化

122. 腹痛患者的轴位和冠状位图像中的异常发现，其可能原因是？

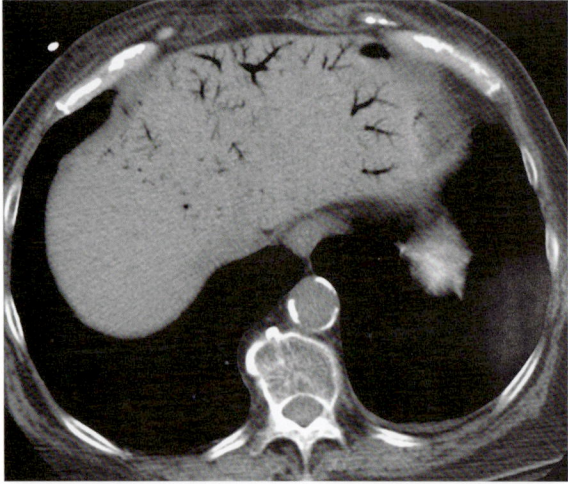

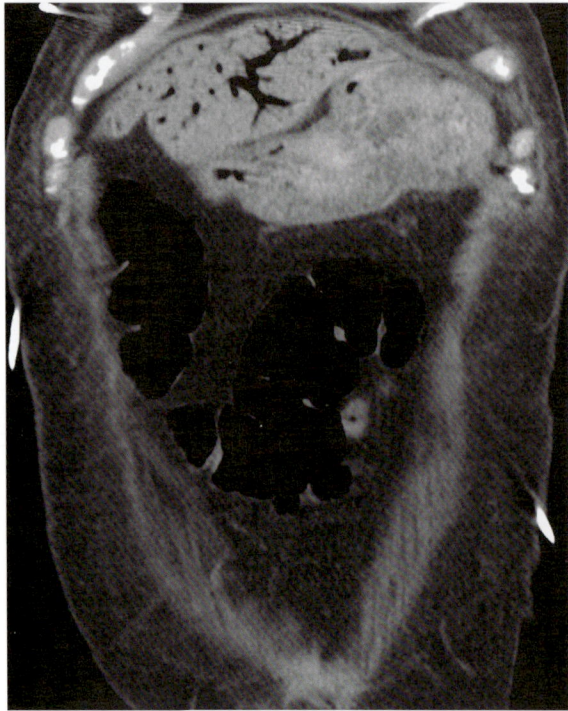

A. 哮喘

B. 类固醇

C. 感染

D. 缺血

123. 老年腹痛患者，CT 增强图像显示门静脉积气，其原因是？

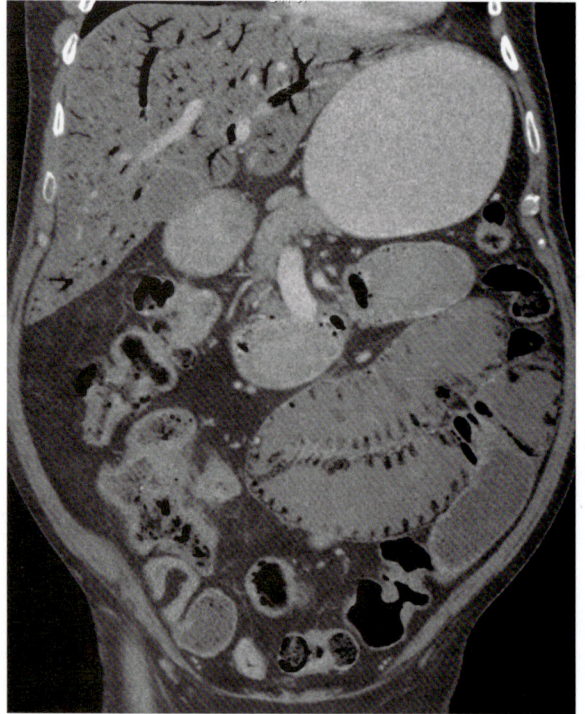

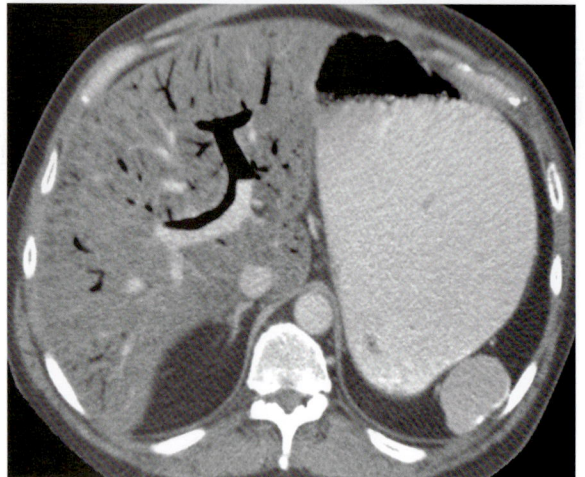

A. 移植抗宿主病

B. 克罗恩病

C. 溃疡性结肠炎

D. 小肠缺血

124. 超声发现图中所示病变的灵敏度与 CT 和
MR 比较如何？

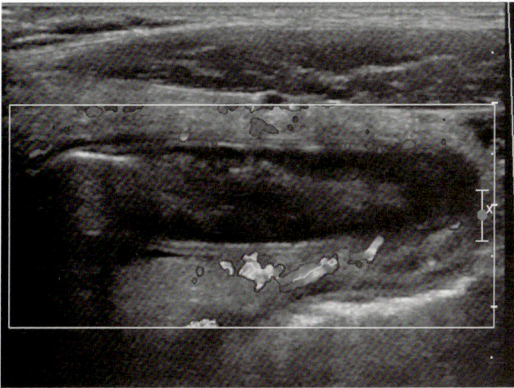

A. 超声比 CT 灵敏
B. CT 比超声灵敏
C. CT 与超声一样灵敏
D. 超声比 MR 灵敏

125. 右下腹痛患者，使用直肠内对比剂和静脉
对比剂（延迟 100s）后 CT 扫描，其可能
原因是？

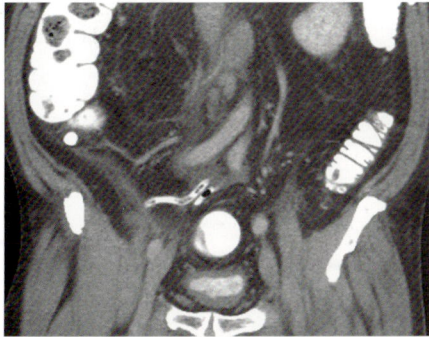

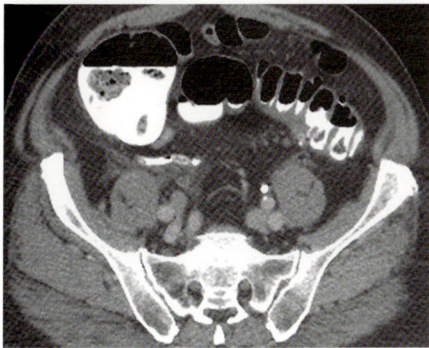

A. 急性阑尾炎
B. 急性憩室炎
C. 盲肠炎
D. 输尿管梗阻

126. 患儿下腹痛伴发热，根据 CT 其可能诊断
是？

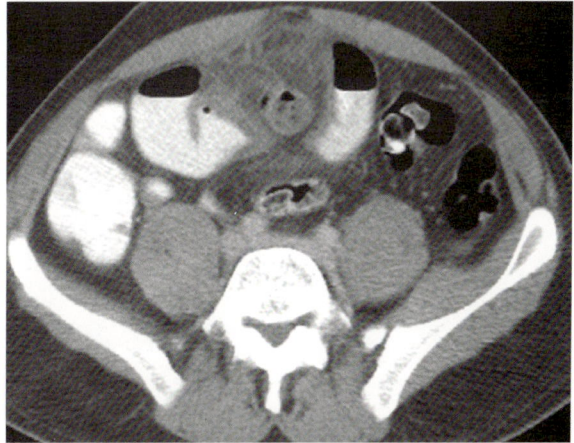

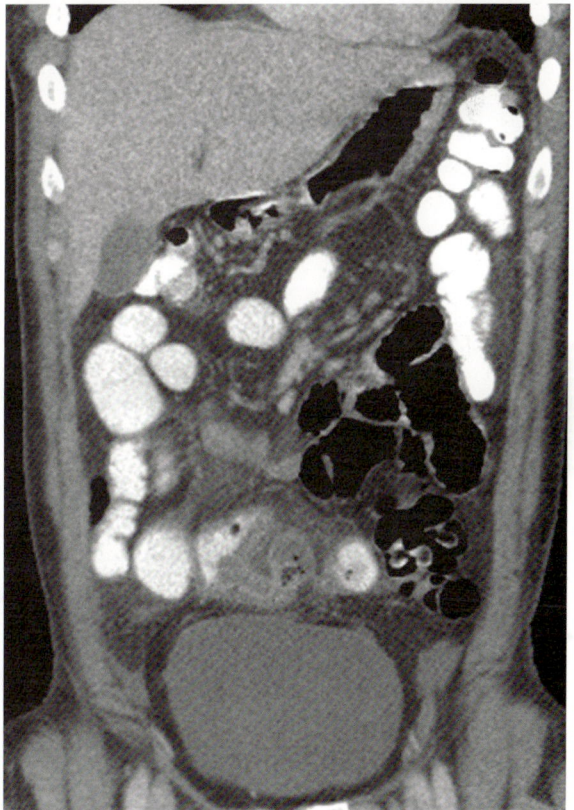

A. 肠套叠
B. 膀胱炎
C. 梅克尔憩室炎
D. 肠梗阻

127. 体重下降患者，其 CT 检查发现的异常是？

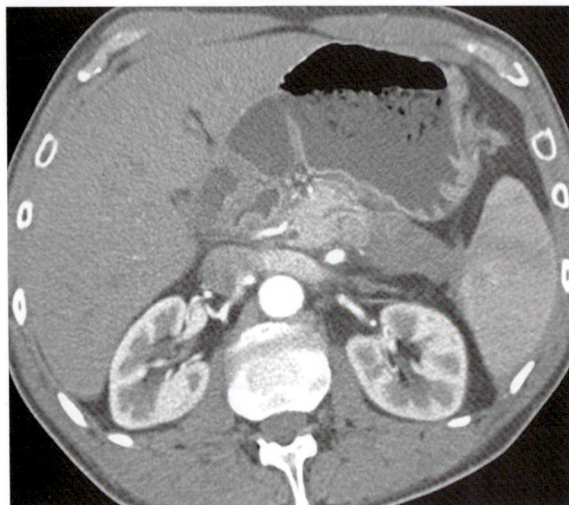

A. 下腔静脉血栓
B. 胰腺肿瘤
C. 胃炎
D. 肾盂肾炎

128. 根据 $T_1WI$ 增强图像，描述正确的是？

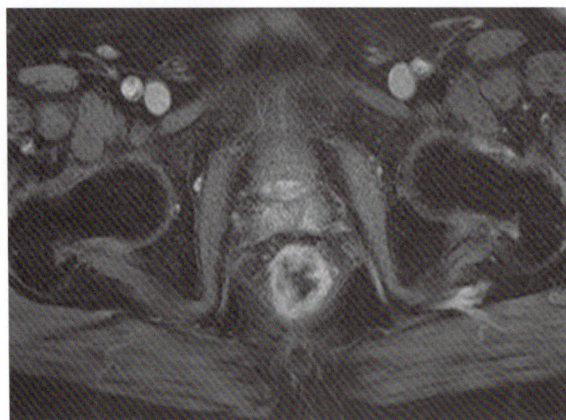

A. 侵犯盆底肌
B. 盆腔淋巴结肿大
C. 侵犯浆膜外
D. 骨转移

129. 钆增强的 $T_1WI$ 图像显示的肝脏异常是？

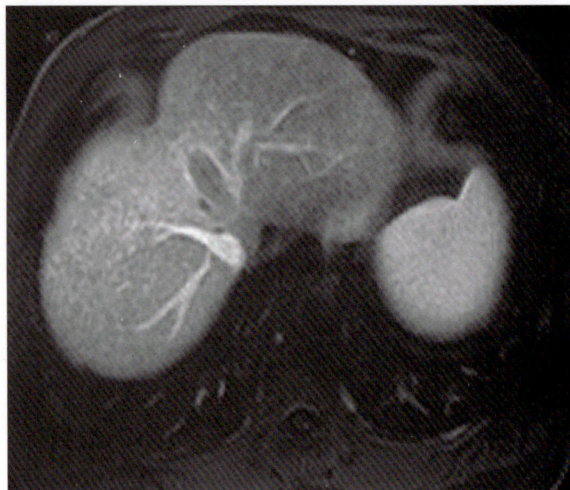

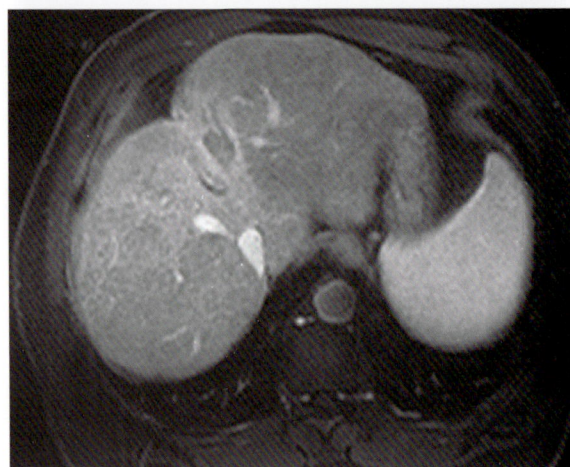

A. 下腔静脉血栓
B. 门静脉血栓
C. 肝静脉血栓
D. Mattingly 狭窄

130. 腹痛患者腹部 X 线片显示的最有意义的发现是？

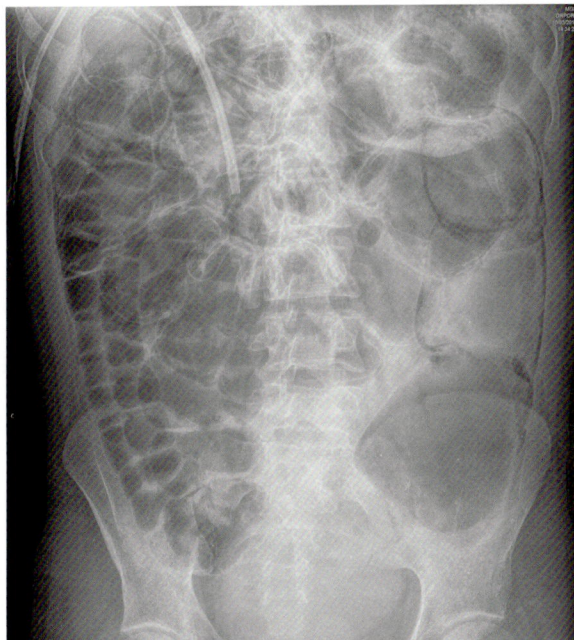

A. 肠梗阻

B. 麻痹性肠梗阻

C. 气肿

D. 门静脉积气

131. 该立位腹部 X 线片最重要的影像学征象是？

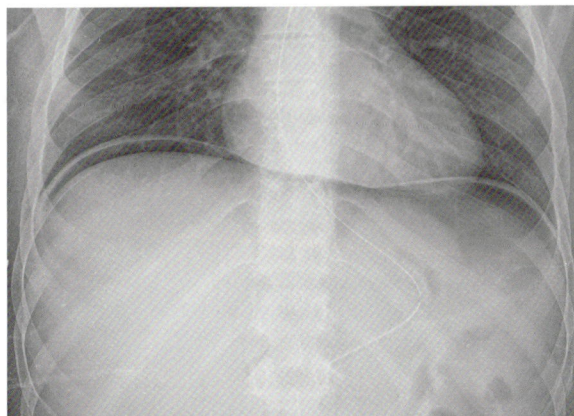

A. 总督帽征

B. 连续横膈征

C. 橄榄球征

D. Rigler 征

132. 根据早产儿败血症患者的腹部 X 线片，影像学诊断是？

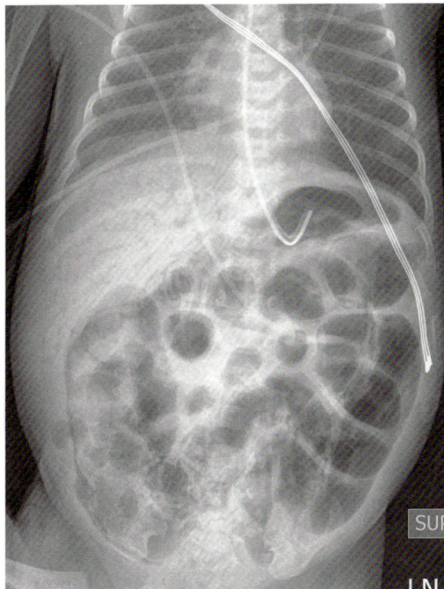

A. 肠套叠

B. 肠扭转

C. 肠梗阻

D. 坏死性小肠结肠炎

133. 该患者的腹部 X 线片提示可能的病变是？

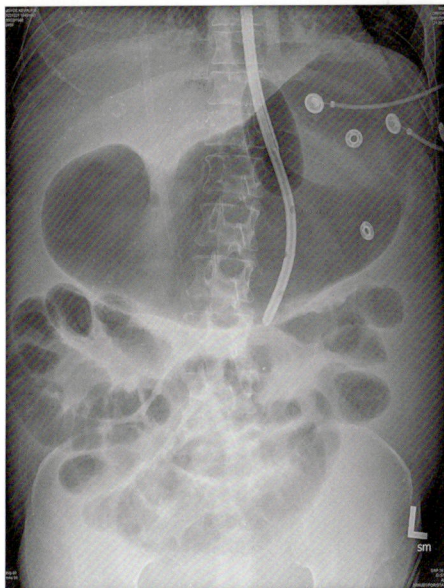

A. 地中海贫血

B. 肝硬化

C. 溃疡性结肠炎

D. 卡塔格内综合征